W. Petersen / T. Zantop
Das vordere Kreuzband

W. Petersen / T. Zantop

Das vordere Kreuzband

Grundlagen und aktuelle Praxis der operativen Therapie

Unter Mitarbeit von Roland Becker, Peter U. Brucker, Freddie H. Fu, Sebastian Kopf, Hermann O. Mayr, Volker Musahl, Christian Stärke, Michael Wagner, Andreas Weiler, Dörthe Willkomm

Mit 210 farbigen Abbildungen in 342 Einzeldarstellungen und 29 Tabellen

Deutscher Ärzte-Verlag Köln

ISBN 978-3-7691-0562-9

aerzteverlag.de

Bibliografische Information der Deutschen Nationalbibliothek
Die Deutsche Nationalbibliothek verzeichnet diese Publikation in der Deutschen Nationalbibliografie; detaillierte bibliografische Daten sind im Internet über http://dnb.d-nb.de abrufbar.
Die Wiedergabe von Gebrauchsnamen, Handelsnamen, Warenbezeichnungen usw. in diesem Werk berechtigt auch ohne besondere Kennzeichnung nicht zu der Annahme, dass solche Namen im Sinne der Warenzeichen- oder Markenschutz-Gesetzgebung als frei zu betrachten wären und daher von jedermann benutzt werden dürften.

Wichtiger Hinweis:
Die Medizin und das Gesundheitswesen unterliegen einem fortwährenden Entwicklungsprozess, sodass alle Angaben immer nur dem Wissensstand zum Zeitpunkt der Drucklegung entsprechen können.
Die angegebenen Empfehlungen wurden von Verfassern und Verlag mit größtmöglicher Sorgfalt erarbeitet und geprüft. Trotz sorgfältiger Manuskripterstellung und Korrektur des Satzes können Fehler nicht ausgeschlossen werden.
Der Benutzer ist aufgefordert, zur Auswahl sowie Dosierung von Medikamenten die Beipackzettel und Fachinformationen der Hersteller zur Kontrolle heranzuziehen und im Zweifelsfall einen Spezialisten zu konsultieren.
Der Benutzer selbst bleibt verantwortlich für jede diagnostische und therapeutische Applikation, Medikation und Dosierung.
Verfasser und Verlag übernehmen infolgedessen keine Verantwortung und keine daraus folgende oder sonstige Haftung für Schäden, die auf irgendeine Art aus der Benutzung der in dem Werk enthaltenen Informationen oder Teilen davon entstehen.
Das Werk ist urheberrechtlich geschützt. Jede Verwertung in anderen als den gesetzlich zugelassenen Fällen bedarf deshalb der vorherigen schriftlichen Genehmigung des Verlages.

Copyright © 2009 by
Deutscher Ärzte-Verlag GmbH
Dieselstraße 2, 50859 Köln

Umschlagkonzeption: Hans Peter Willberg und Ursula Steinhoff
Titelgrafik: Bettina Kulbe
Manuskriptbearbeitung: Marko Roeske
Satz: Plaumann, 47807 Krefeld
Druck/Bindung: Kösel, 87452 Altusried-Krugzell

5 4 3 2 1 0 / 620

Autoren

Prof. Dr. med. Wolf Petersen
Klinik für Orthopädie und Unfallchirurgie
Martin-Luther-Krankenhaus
Caspar-Theyß-Straße 27–31
14193 Berlin-Grunewald

Dr. med. Thore Zantop
Poliklinik und Klinik für Unfall-, Hand- und
Wiederherstellungschirurgie
Universitätsklinikum Münster
Waldeyerstraße 1
48149 Münster

Unter Mitarbeit von

PD Dr. med. Roland Becker
Zentrum für Orthopädie und Unfallchirurgie
Städtisches Klinikum Brandenburg
Hochstraße 29
14770 Brandenburg

Dr. med. Dipl.-Sportwiss. Peter U. Brucker
Abteilung und Poliklinik für Sportorthopädie
Klinikum rechts der Isar der Technischen Universität
München
Ismaningerstraße 22
81675 München

Freddie H. Fu, M.D., D. Sci.
University of Pittsburgh
Department of Orthopaedic Surgery
3471 Fifth Avenue
Pittsburgh, PA 15213
USA

Sebastian Kopf, M.D.
University of Pittsburgh
Department of Orthopaedic Surgery
3471 Fifth Avenue
Pittsburgh, PA 15203
USA

PD Dr. med. Hermann O. Mayr
OCM Gemeinschaftspraxis
Steinerstraße 6
81369 München

Volker Musahl, M.D.
Department of Orthopaedic Surgery
Kaufmann Building, Suite 1011
3471 Fifth Avenue
Pittsburgh PA 15213
USA

Dr. med. Christian Stärke
Orthopädische Universitätsklinik Magdeburg
Leipziger Straße 44
39120 Magdeburg

Dr. med. Michael Wagner
Sports Traumatology and Arthroscopy Service
Center for Muskuloskeletal Surgery
Charité – Universitätsmedizin Berlin
Augustenburger Platz 1
13353 Berlin

PD Dr. med. Andreas Weiler
Zentrale für spezielle Gelenkchirurgie
Praxis für Unfallchirurgie
Oranienburger Straße 71
13437 Berlin

Dörthe Willkomm
Robert Franz Ring 9
06114 Halle/Saale

Vorwort

Das Kniegelenk steht im Dienste der Fortbewegung. Eine Funktionseinschränkung beeinträchtigt den betroffenen Patienten in seiner Mobilität und seiner Aktivität. Da gerade sportliche Aktivität in der heutigen Gesellschaft auch in höherem Alter eine immer bedeutendere Rolle spielt, können Verletzungen des Kniegelenkes zu einer beachtlichen Einschränkung der Lebensqualität führen.

Eine Literaturrecherche hat gezeigt, dass das vordere Kreuzband – gemessen an der Zahl der Publikationen – im Mittelpunkt der Forschung am Kniegelenk steht. Das hat verschiedene Gründe:

- Die Ruptur des vorderen Kreuzbandes ist eine folgenschwere Verletzung für das Kniegelenk. Sie kann zur Instabilität führen und den betroffenen Patienten unmittelbar in seiner (sportlichen) Aktivität beeinträchtigen.
- Langfristig kann eine unbehandelte symptomatische Instabilität zur Entwicklung einer posttraumatischen Osteoarthrose beitragen.
- Trotz der Vielzahl an Publikationen sind viele Fragen im Hinblick auf das vordere Kreuzband noch nicht gelöst oder werden in der Fachwelt kontrovers diskutiert.

In den letzten Jahren begannen sich jedoch einige Trends abzuzeichnen, die wir kurz skizzieren möchten. So haben epidemiologische Studien gezeigt, dass Frauen häufiger eine Ruptur des vorderen Kreuzbandes erleiden als Männer. Bewegungsanalysen könnten zeigen, dass bestimmte „weibliche" Bewegungsmuster diese Daten erklären können. Die daraus entwickelten Präventionsstrategien sind Gegenstand aktueller Forschung. Erste Studienergebnisse zeigen jedoch, dass sich eine Ruptur des vorderen Kreuzbandes durch verschiedene Maßnahmen verhindern lässt.

Auch in den Bereichen Diagnostik und Therapie hat sich einiges getan. Das betrifft einerseits die Bildgebung, die mit dreidimensionalen Darstellungen im CT und neuen MRT-Ebenen und -Sequenzen eine immer differenziertere präoperative Diagnostik erlaubt. So können neue Untersuchungstechniken insbesondere für die Diagnose von Partialrupturen, aber auch für die Abgrenzung zu Zusatzverletzungen hilfreich sein. Dazu zählen insbesondere komplexe ligamentäre Instabilitäten. Konventionelle klinische Untersuchungstechniken dürfen dabei allerdings nicht in Vergessenheit geraten. Nur sie erlauben eine funktionelle Untersuchung des Kniegelenkes.

Kontrovers wird nach wie vor die Entstehung der instabilitätsbedingten Osteoarthrose diskutiert. Für „Aufregung" sorgen immer wieder Studien, die zeigen, dass eine Osteoarthrose auch nach Rekonstruktion des vorderen Kreuzbandes auftreten kann. Bei der Bewertung dieser Ergebnisse sollte allerdings bedacht werden, dass es bereits beim initialen Trauma zu Meniskus- und Knorpelschäden kommen kann, die langfristig zu degenerativen Gelenkschäden führen können. Außerdem handelt es sich meist nicht um Daten, die am Patientenkollektiv eines Operateurs gewonnen wurden. Unstrittig ist jedoch, dass die Operationstechnik einen großen Einfluss auf das postoperative Ergebnis und damit auch den präventiven Effekt der Kreuzbandersatzplastik hat.

Im Hinblick auf die OP-Techniken ist in den letzten Jahren eine Rückbesinnung auf die Anatomie zu beobachten. Lange Zeit haben Themen wie Fixation, Transplantatwahl oder Rehabilitation die Diskussion geprägt. Bereits Jack Hughston hat das Motto „Anatomy is the key to the knee" geprägt. Bereits in den frühen 80er Jahren haben verschiedene Autoren versucht, diese komplexe Anatomie bei der Rekonstruktion des vorderen Kreuzbandes zu berücksichtigen. Die Beschreibung der ersten arthroskopischen Techniken zum Ersatz des vorderen Kreuzbandes ließ die Anatomie jedoch wieder in Vergessenheit geraten. Ein Grund war die Beliebtheit der technisch einfachen transtibialen Bohrtechnik. Ein Problem des transtibialen Vorgehens ist, dass der femorale Tunnel schon bei Anlage des tibialen Tunnels geplant werden muss. Wird der tibiale Tunneleingang nicht weit genug medial gewählt, besteht die Gefahr einer hohen femoralen Tunnellage, entweder im AM-Ursprungsgebiet oder sogar außerhalb des normalen Ursprunges des vorderen Kreuzbandes („high-noon"-Position). Das Auftreten von postoperativen Streckdefiziten führte dann dazu, dass empfohlen wurde, den tibialen Tunnel möglichst weit hinten zu positionieren. Es resultierte eine sogenannte PL-AM- oder sogar eine PL-high-noon-Position mit einem steilen Transplantat. Auch wenn ein steiles Transplantat wesentlich ineffektiver gegen anteriore Kräfte stabilisieren kann, so war die A-P-Stabilität bei einem Teil der Patienten mit einer solchen Transplantatposition durchaus zufriedenstellend. Trotzdem gab es

Patienten, die über subjektive Instabilitätsgefühle unter Belastung berichteten. Dabei ist schon länger bekannt, dass das vordere Kreuzband auch eine Rolle für die Rotationsstabilität des Kniegelenkes besitzt. Biomechanische Studien konnten zeigen, dass diese Stabilitätskomponente vornehmlich durch das posterolaterale Bündel vermittelt wird.

Fehlpositionierungen der Bohrkanäle sind einer der häufigsten Gründe für Revisionsoperationen nach VKB Rekonstruktion.

Diese Zusammenhänge verschafften der Anatomie des vorderen Kreuzbandes wieder mehr Beachtung. Unterstützt durch die biomechanische Grundlagenforschung wurden an verschiedenen Zentren der Welt arthroskopische Techniken entwickelt, mit denen AM- und PL-Bündel separat rekonstruiert werden konnten. Diese Techniken sind heute Gegenstand der aktuellen wissenschaftlichen Diskussion.

In dem vorliegenden Werk möchten wir einen aktuellen Literaturüberblick über das vordere Kreuzband geben. Dabei wurden wir von verschiedenen Autoren unterstützt, denen unser Dank gilt. Das Buch richtet sich einerseits an den Spezialisten, den Facharzt, den interessierten Assistenzarzt, aber auch an den interessierten Physiotherapeuten und vielleicht auch Trainer.

Zuletzt möchte ich die Gelegenheit nutzen, mich bei meinen Lehrern zu bedanken. In chronologischer Reihenfolge gilt mein Dank Prof. Dr. B. Tillmann, emeritierter Direktor des Anatomischen Institutes der Christian-Albrechts-Universität zu Kiel. Bernard Tillmann lehrte mich das wissenschaftliche Arbeiten. Weiterhin gilt mein Dank Dr. H. Laprell, Chefarzt am Lubinus Clinicum in Kiel. Heinz Laprell hat 1992 mein linkes Kniegelenk in minioffener Technik mit einem Patellarsehnentransplantat versorgt, das immer noch hält und stabil ist. Außerdem lernte ich unter seiner Anleitung im Rahmen meiner Facharztausbildung das Arthroskopieren. Die Kunst der Arthroskopie konnte ich dann Jahre später unter der Anleitung von Professor M. Strobel verfeinern. Michaels Expertise insbesondere auf dem Gebiet der komplexen Instabilitäten war mir bei meinem weiteren Weg in der Unfallchirurgie eine sehr wichtige Hilfe. Zuletzt gilt mein Dank Professor M. Raschke, Direktor der Klinik für Unfall-, Hand- und Wiederherstellungschirurgie des Universitätsklinikums Münster. Ich folgte Michael kurz nach seiner Berufung nach Münster. Die Zeit in einem universitären „Traumazentrum" war für meine Expertise in der Kniechirurgie von größter Wichtigkeit, da ich hier mit sehr komplexen Fällen, insbesondere komplexen ligamentären Instabilitäten, konfrontiert wurde.

Dr. Thore Zantop hat nicht nur zum Gelingen dieses Buches beigetragen, er unterstützt mich seit vielen Jahren wissenschaftlich und klinisch mit unglaublichem Engagement. Als Team konnten wir zusammen viel erreichen.

Liebe Leserin, lieber Leser, ich hoffe, dass dieses Buch Ihnen bei Ihren therapeutischen Entscheidungen hilft.

Wolf Petersen

Inhaltsverzeichnis

Grundlagen 1

1 Bandapparat des Kniegelenkes 3
Wolf Petersen, Thore Zantop
1.1 Einleitung – 3
1.2 Artikulierende Anteile – 3
    1.2.1 Patella und Streckapparat – 3
    1.2.2 Bandapparat – 3
    1.2.3 Medialer Bandkomplex – 3
    1.2.4 Lateraler Bandkomplex – 4
    1.2.5 Posteriore Kapsel – 5
    1.2.6 Kreuzbänder – 5

2 Biomechanik des Kniegelenkes 11
Thore Zantop
2.1 Kniegelenkkinematik des VKB-intakten Kniegelenkes – 11
2.2 Kniegelenkkinematik des VKB-defizienten Kniegelenkes – 14
2.3 Kniegelenkkinematik des VKB-rekonstruierten Kniegelenkes in Einzelbündel-Technik – 16
2.4 Kniegelenkkinematik des VKB-rekonstruierten Kniegelenkes in Doppelbündel-Technik – 18

3 Epidemiologie, Verletzungsmechanismen und Ursachen 23
Wolf Petersen
3.1 Einleitung – 23
3.2 Epidemiologie – 23
3.3 Anatomische Risikofaktoren – 23
3.4 Hormonelle Risikofaktoren – 24
3.5 Verletzungsmechanismen – 24
    3.5.1 Rolle der Quadrizepsmuskulatur bei der Entstehung von Kreuzbandverletzungen – 26
    3.5.2 Protektiver Effekt der ischiokruralen Muskulatur – 26
    3.5.3 Propriozeption, neuromuskuläre Kontrolle und funktionelle Stabilität – 27
    3.5.4 Geschlechtsspezifische neuromuskuläre, propriozeptive und kinematische Unterschiede – 27

4 Prävention von Rupturen des VKBs 31
Wolf Petersen
4.1 Einleitung – 31
4.2 Aufklärung über Verletzungsmechanismen und Modifikation gefährdender Bewegungsmuster – 31
4.3 Propriozeptionstraining – 33
4.4 Sprungübungen (neuromuskuläres Training) – 33
4.5 Kombinationsprogramme – 34
    4.5.1 Handball – 34
    4.5.2 Fußball – 36

5 Intraartikuläres Rupturmuster und Partialrupturen 39
Thore Zantop
5.1 Verletzungsmuster – 39
5.2 Klassifikationen der VKB-Ruptur – 40
5.3 Arthroskopische Diagnostik – 42
5.4 Klinische Relevanz – 43

Diagnostik und Indikation ... 47

6 Diagnostik von Bandverletzungen ... 49
Wolf Petersen

- 6.1 Anamnese – 49
  - 6.1.1 Vorderes Kreuzband (VKB) – 49
  - 6.1.2 Hinteres Kreuzband (HKB) – 50
  - 6.1.3 Meniskus – 50
- 6.2 Untersuchung – 50
  - 6.2.1 Inspektion – 50
  - 6.2.2 Punktion – 51
  - 6.2.3 Beweglichkeit – 51
  - 6.2.4 Diagnostische Tests – 52
  - 6.2.5 Instrumentelle Translationsmessungen – 54
  - 6.2.6 Dynamische anteriore Subluxations-Tests – 55
  - 6.2.7 Instrumentelle Subluxations-Tests – 56
  - 6.2.8 Aktive Laxitäts-Tests – 56
  - 6.2.9 Sprung-Tests – 57
  - 6.2.10 Meniskus-Tests – 57
- 6.3 Röntgenuntersuchung – 58
  - 6.3.1 Standarddiagnostik – 58
  - 6.3.2 Gehaltene Aufnahmen – 60
  - 6.3.3 Achsdiagnostik – 60
  - 6.3.4 Computertomografie (CT) – 61
  - 6.3.5 Magnetresonanztomografie (MRT) – 61
- 6.4 Diagnostische Arthroskopie – 63

7 Indikation zur operativen oder nicht operativen Therapie der Kreuzbandruptur ... 67
Wolf Petersen

- 7.1 Spontanverlauf nach VKB-Ruptur – 67
- 7.2 Osteoarthrose nach VKB-Rekonstruktion – 68
- 7.3 Knie-Trauma-Kaskade – 69
- 7.4 Risikofaktoren für symptomatische Instabilität, sekundäre Meniskusläsionen und Osteoarthrose – 71
- 7.5 Dynamische Stabilität – 72
- 7.6 Unterscheidung von kompensierenden (Coper) und nicht-kompensierenden Patienten (Non-Coper) – 72
- 7.7 Dislozierter Korbhenkelriss – 72
- 7.8 Therapie bei Kindern und Jugendlichen – 73
- 7.9 Therapie bei älteren Patienten – 73
- 7.10 Zusammenfassung – 74

Operationsverfahren ... 77

8 Geschichtliche Entwicklung der Therapie von VKB-Läsionen ... 79
Thore Zantop

- 8.1 Geschichtlicher Überblick – 79
- 8.2 Geschichte der therapeutischen Strategien – 80
  - 8.2.1 Primäre Bandnaht – 80
  - 8.2.2 Gestielter Sehnentransfer – 80
  - 8.2.3 Freier Sehnentransfer mit Einzel- und Doppelbündel-Technik in offener Technik – 80
  - 8.2.4 Freier Sehnentransfer mit Einzel- und Doppelbündel-Technik in arthroskopischer Technik – 82

9 Transplantatwahl ... 85
Hermann O. Mayr, Dörthe Willkomm, Wolf Petersen

- 9.1 Einleitung – 85
- 9.2 Struktureigenschaften des normalen VKBs – 85
- 9.3 Entnahmemorbidität – 86

       9.3.1   Patellarsehne – 86
       9.3.2   Beugesehnen (Semitendinosus-/Gracilissehne) – 87
       9.3.3   Quadrizepssehne – 88
       9.3.4   Spendertransplantate – 89

10 Fixation von Kreuzbandtransplantaten 97
Wolf Petersen
   10.1   Einleitung – 97
   10.2   Kräfte im VKB – 97
   10.3   Biologische Einheilung von Kreuzbandtransplantaten – 98
   10.4   Interpretation biomechanischer Studien – 98
   10.5   Fixation von Patellarsehnentransplantaten – 99
   10.6   Beugesehnentransplantate ohne Knochenblock – 100
   10.7   Gelenkferne Fixationstechniken – 100
   10.8   Gelenknahe Fixation – 101
   10.9   Gelenknahe Fixation mit Interferenzschrauben – 102
       10.9.1   Material – 102
       10.9.2   Schraubendesign – 102
       10.9.3   OP-Technik – 103
       10.9.4   Sekundärstabilität – 103
       10.9.5   Klinische Ergebnisse – 103
       10.9.6   Sonderformen – 104
   10.10 Hybridfixation – 104
       10.10.1 Biomechanische Ergebnisse – 104
       10.10.2 Klinische Ergebnisse – 104
   10.11 Transfemorale Fixationstechniken – 104
   10.12 Transfemorale Fixationstechniken mit zwei Pins – 104
       10.12.1 Klinische Ergebnisse – 105
   10.13 Transfemorale Fixation mit einem Pin am Tunnelende – 105
       10.13.1 Klinische Ergebnisse – 106
   10.14 Implantatfreie Fixation – 106
   10.15 Fazit für die Praxis – 106

11 Tunnelposition 111
Wolf Petersen
   11.1   Einleitung – 111
   11.2   Topografie der Fossa intercondylaris – 112
   11.3   Femorale Tunnel – 112
       11.3.1   Probleme femoraler Tunnelfehllagen – 112
       11.3.2   Transtibiales Bohren vs. Portal-Bohren – 113
       11.3.3   Visualisierung der femoralen Insertion über das mediale Portal – 113
       11.3.4   Femorale Landmarken – 113
   11.4   Tibiale Tunnel – 114
       11.4.1   Probleme tibialer Tunnelfehllagen – 114
       11.4.2   Tibiale Landmarken – 114
   11.5   Radiologische Insertionsanatomie – 116

12 Spannung des Transplantates 117
Wolf Petersen
   12.1   Spannung des normalen Kreuzbandes – 117
   12.2   Biomechanik – 117
   12.3   Spannung und „Remodeling" – 118
   12.4   Faktoren, welche die initiale Transplantatspannung beeinflussen – 118
   12.5   Klinische Studien zur initialen Transplantatspannung – 118
   12.6   Spannung von Doppelbündel-Transplantaten – 119
   12.7   Zusammenfassung – 119

13 Augmentation des VKBs **121**
Volker Musahl, Peter U. Brucker, Thore Zantop, Freddie H. Fu
- 13.1 Einleitung – 121
- 13.2 Klassifizierung von VKB-Partialrupturen – 121
- 13.3 Arthroskopische Diagnostik – 122
- 13.4 Klinische und bildgebende Diagnostik – 122
- 13.5 Behandlung und Ergebnisse – 123
- 13.6 Technische Aspekte – 123
  - 13.6.1 Operationstechnik – 124
  - 13.6.2 Augmentation des PL-Bündels – 124
  - 13.6.3 Augmentation des AM-Bündels – 125
- 13.7 Zusammenfassung und klinischer Algorithmus – 127

14 Einzelbündel-Rekonstruktion mit Patellarsehne **129**
Wolf Petersen
- 14.1 Einleitung – 129
- 14.2 OP-Technik – 129
  - 14.2.1 Sehnenentnahme – 129
  - 14.2.2 Transplantatvorbereitung – 129
  - 14.2.3 Portale – 130
  - 14.2.4 Femoraler Tunnel – 130
  - 14.2.5 Tibialer Tunnel – 130
  - 14.2.6 Transplantateinzug – 130
  - 14.2.7 Fixation und Spannung – 131
- 14.3 Diskussion – 131

15 Einzelbündel-Rekonstruktion mit Semitendinosussehne in Portal-Technik (Hybridfixation) **133**
Wolf Petersen
- 15.1 Einleitung – 133
- 15.2 OP-Technik – 133
  - 15.2.1 Sehnenentnahme – 133
  - 15.2.2 Transplantatvorbereitung – 133
  - 15.2.3 Arthroskopische VKB-Ersatzplastik – 134
- 15.3 Diskussion – 135

16 VKB-Plastik in transtibialer oder medialer Einbündel-Technik mit femoraler TransFix-Verankerung **139**
Roland Becker, Christian Stärke
- 16.1 Einleitung – 139
- 16.2 Portale – 139
- 16.3 Bohrkanäle – 139
- 16.4 Das TransFix-System – 140

17 Doppelbündel-Rekonstruktion mit Semitendinosussehne **143**
Wolf Petersen
- 17.1 Einleitung – 143
- 17.2 OP-Technik – 143
  - 17.2.1 Sehnenentnahme – 143
  - 17.2.2 Transplantatvorbereitung – 144
  - 17.2.3 Portale – 145
  - 17.2.4 Femorale Tunnel – 145
  - 17.2.5 Tibiale Tunnel – 146
  - 17.2.6 Transplantateinzug – 148
  - 17.2.7 Spannung und Fixation – 149
- 17.3 Diskussion – 150

18 Refixation von knöchernen Ausrissen 153
Wolf Petersen
- 18.1 Einleitung – 153
- 18.2 OP-Technik – 153
  - 18.2.1 Nahtcerclage – 153
  - 18.2.2 Schraubenosteosynthese – 154

19 VKB-Plastik bei Kindern 159
Roland Becker, Sebastian Kopf
- 19.1 Inzidenz – 159
- 19.2 Diagnostik – 159
- 19.3 Therapie – 159
- 19.4 Zusammenfassung – 162

20 Hohe tibiale Umstellungsosteotomie bei vorderer Instabilität 165
Wolf Petersen
- 20.1 Osteotomie bei Instabilität – 165
- 20.2 Indikation – 166
- 20.3 Öffnende oder schließende Osteotomie – 167
- 20.4 Osteosynthese – 167
- 20.5 Präoperative Planung – 167
  - 20.5.1 Osteotomielokalisation – 168
  - 20.5.2 Osteotomiehöhe – 168
  - 20.5.3 Sagittalkorrektur – 169
  - 20.5.4 Korrekturwinkel – 169
- 20.6 Osteotomie allein oder in Kombination mit VKB-Plastik – 170
- 20.7 Technik der öffnenden tibialen Umstellungsosteotomie – 170
- 20.8 Rehabilitation – 172

Begleitverletzungen 173

21 Begleitende Knorpelschäden 175
Wolf Petersen
- 21.1 Einleitung – 175
- 21.2 Epidemiologie – 175
- 21.3 Spontanverlauf – 175
- 21.4 Klassifikation von Knorpelschäden – 175
  - 21.4.1 Chondrale Schäden – 176
  - 21.4.2 Osteochondrale Schäden – 176
  - 21.4.3 Osteoarthrose – 176
- 21.5 Therapie bei VKB-Ruptur und Knorpelschaden – 176
  - 21.5.1 Chondrale Schäden – 177
  - 21.5.2 Osteochondrale Schäden – 178
  - 21.5.3 Osteoarthrose bei normaler Beinachse – 179
  - 21.5.4 Osteoarthrose bei varischer Beinachse – 179

22 Begleitende Meniskusläsionen 181
Wolf Petersen
- 22.1 Einleitung – 181
- 22.2 Refixation oder Resektion – 181
- 22.3 Management – 182
- 22.4 Meniskusteilresektion – 182
- 22.5 Technik der Meniskusrefixation – 182
  - 22.5.1 Vertikale oder horizontale Nähte – 183
  - 22.5.2 Arthroskopische Zugänge zur Meniskusrefixation – 184

22.5.3 Stimulation der Meniskusheilung durch Anfrischung, Stichelung, perimeniskale Synovialektomie oder Fibringerinnsel – 184
22.5.4 Outside-in-Naht – 184
22.5.5 All-inside-Naht – 185
22.6 Postoperative Behandlung – 185
22.7 Ergebnisse aus dem Schrifttum – 187

23 Multiligamentverletzungen 191
Wolf Petersen
23.1 Anteromediale Instabilitäten – 191
23.2 VKB-Ruptur mit anterolateraler und posterolateraler Instabilität – 192
23.2.1 Anterolaterale Instabilität – 192
23.2.2 Posterolaterale Instabilität – 193
23.3 Komplexe Bandverletzungen – 193
23.3.1 Akutes Management komplexer Bandverletzungen – 194
23.4 Chronische Komplexinstabilitäten – 194
23.5 Technik der VKB-, HKB-, PLS- oder PMS-Rekonstruktion – 195
23.5.1 Transplantatentnahme – 195
23.5.2 HKB- und VKB-Rekonstruktion – 195
23.5.3 Posterolaterale Rekonstruktion – 197
23.5.4 Posteromediale Rekonstruktion – 197
23.6 Rehabilitation – 198

Komplikationen 199

24 Tunnelweitung 201
Wolf Petersen
24.1 Zeitlicher Verlauf und Morphologie – 202
24.2 Mechanische Faktoren – 202
24.2.1 Bungee- und Scheibenwischer-Effekt – 202
24.2.2 Primäre Tunnelweitung durch Interferenzschrauben – 203
24.2.3 Rehabilitation – 203
24.2.4 Primäre Tunnelweitung durch transtibiales Bohren – 204
24.2.5 Transplantatfehlplatzierungen – 204
24.3 Biologische Faktoren – 205
24.3.1 Allogene Transplantate – 205
24.3.2 Zytokine und Synovialflüssigkeit – 206
24.3.3 Transplantathypertrophie und Druck – 206
24.4 Zusammenfassung – 206

25 Bewegungseinschränkungen und Arthrofibrose nach VKB-Ersatz 209
Wolf Petersen
25.1 Einleitung – 209
25.2 Ätiologie und Klassifikation – 209
25.3 Folgen der Arthrofibrose – 211
25.4 Prävention – 211
25.4.1 OP-Zeitpunkt – 211
25.4.2 Perioperativer und postoperativer Schmerz – 211
25.4.3 Postoperative Rehabilitation – 212
25.4.4 Begleitende Bandverletzungen – 212
25.4.5 OP-Technik – 212
25.5 Therapie – 212
25.5.1 Konservative Therapie – 213
25.5.2 Arthroskopische Arthrolyse – 213
25.5.3 Offene Arthrolyse – 123
25.6 Postoperative Therapie – 214

26 Infektion nach VKB-Ersatz **215**
Wolf Petersen
26.1 Einleitung – 215
26.2 Ursachen und Risikofaktoren – 215
26.3 Erreger – 217
26.4 Klassifikation – 218
26.5 Diagnose – 218
26.6 Prävention – 218
26.7 Therapie – 219
26.8 Eigenes Vorgehen – 219

27 Revisionsersatz des VKBs **221**
Michael Wagner, Andreas Weiler
27.1 Einleitung – 221
27.2 Fehleranalyse – 222
    27.2.1 Radiologische Untersuchung – 222
    27.2.2 Begleitpathologien – 223
27.3 Verbliebene Implantate – 226
    27.3.1 Implantatentfernung – 226
27.4 Tunnelmanagement – 226
    27.4.1 Fehlplatzierte Tunnel – 226
    27.4.2 Klassifikation vorliegender Tunnelpositionen – 228
    27.4.3 Chirurgisches Management – 228
    27.4.4 Tunnelerweiterung – 231
27.5 Transplantatauswahl und Verankerung – 231
    27.5.1 Wahl des Transplantates – 231
    27.5.2 Verankerung des Transplantates – 232
27.6 Eigene Ergebnisse – 233
27.7 Fazit für die Praxis – 234

Rehabilitation 237

28 Rehabilitation nach VKB-Rekonstruktionen **239**
Thore Zantop
28.1 Reduktion der postoperativen Schwellung (Phase 1) – 239
28.2 Steigerung der Beweglichkeit (Phase 2) – 241
28.3 Muskelkräftigung (Phase 3) – 242
28.4 Wiederaufnahme der sportlichen Aktivität (Phase 4) – 244

Stichwortverzeichnis **247**

Grundlagen

1 Bandapparat des Kniegelenkes 3
2 Biomechanik des Kniegelenkes 11
3 Epidemiologie, Verletzungsmechanismen und Ursachen 23
4 Prävention von Rupturen des VKBs 31
5 Intraartikuläres Rupturmuster und Partialrupturen 39

1 Bandapparat des Kniegelenkes

Wolf Petersen, Thore Zantop

1.1 Einleitung

Die Bewegungen im Kniegelenk besitzen eine große Bedeutung für die Funktion der unteren Extremität.

Aufgrund der exponierten Lage als gelenkige Verbindung zwischen Femur und Tibia sind Verletzungen seiner anatomischen Strukturen häufig. Das gilt besonders für den Bandapparat.

Aufgrund der fehlenden Kongruenz der Gelenkpartner ist das Kniegelenk in hohem Maße auf die Stabilisierung durch den kräftigen Bandapparat angewiesen. Chronische Instabilitäten können zu erheblichen funktionellen Einschränkungen führen.

Das folgende Kapitel soll einen Überblick über die zur Stabilisierung des Kniegelenkes notwendigen Strukturen geben. Dabei soll das Augenmerk auf der Beschreibung des vorderen Kreuzbandes liegen.

1.2 Artikulierende Anteile

Das Kniegelenk ist ein zusammengesetztes Gelenk, in dem Femur, Tibia und Patella sowie die Menisken miteinander artikulieren. Es wird aufgrund der Form des distalen Femurs auch als Kondylengelenk bezeichnet.

Femorotibialgelenk und Femoropatellargelenk liegen in einer gemeinsamen Gelenkhöhle. Beide Gelenke sind in ihrer Kinematik miteinander gekoppelt [22]. Aufgrund der Geometrie der artikulierenden Gelenkflächen sind Drehbewegungen, Translationsbewegungen und Abrollbewegungen möglich.

Beim Erwachsenen ist das Tibiaplateau um etwa 5–7° gegenüber der Horizontalen nach posterior geneigt. Diese Retroversion wird im englischen Schrifttum und auch im klinischen Sprachgebrauch als „Tibial slope" bezeichnet.

1.2.1 Patella und Streckapparat

Die Patella ist als Sesambein in die Quadrizepssehne eingelagert und vergrößert den virtuellen Hebelarm des Streckapparates [22]. Von der Spitze der Patella, Apex patellae, zieht das Ligamentum patellae zur Tuberositas tibiae. Der oberflächliche Teil der Quadrizepssehne verläuft kontinuierlich vom Muskel-Sehnen-Übergang des M. quadriceps femoris über die Vorderfläche der Kniescheibe zur Tuberositas tibiae. Beide Sehnen können als Transplantat für den Kreuzbandersatz dienen. Die Quadrizepssehne besteht ebenso wie die Patellarsehne aus einem flächigen Sehnenanteil, der über chondrale Sehnenansatzstrukturen in den Knochen übergeht.

1.2.2 Bandapparat

Die Gelenkkapsel besteht aus einem fibrösen Anteil und der Synovialmembran [22]. Der fibröse Teil der Kniegelenkkapsel spannt sich zwischen den Kondylen der Tibia und des Femur. Die Membrana synovialis zieht von der Knorpel-Knochen-Grenze des Tibiaplateaus zunächst zum Unterrand der Menisken. Im vorderen Abschnitt der Area intercondylaris anterior bedeckt die Synovialmembran den Hoffaschen Fettkörper. Die Synovialmembran umhüllt die Kreuzbänder in der Weise, dass diese außerhalb der Gelenkhöhle (extraartikulär), jedoch innerhalb des fibrösen Teils der Gelenkkapsel liegen (intrasynovial).

1.2.3 Medialer Bandkomplex

Im Schrifttum existieren verschiedene Beschreibungen des medialen Bandkomplexes. Diese Beschreibungen unterscheiden sich in der Terminologie und der Beschreibung der einzelnen Strukturen.

Eigene anatomische Studien [18] stimmen mit Beobachtungen von Hughston und Eilers [7] überein (s. Abb. 1.1). Danach besteht der mediale Bandkomplex aus 4 verschiedenen Strukturen, die teilweise schwer zu differenzieren sind:
1. Oberflächliches mediales Kollateralband (engl. Abkürzung: sMCL)
2. Tiefes mediales Seitenband (engl. Abkürzung: dMCL)
3. Hinteres Schrägband (engl. Abkürzung: POL)
4. Posteromediale Kapsel (engl. Abkürzung: PMC)

Oberflächlicher und tiefer Anteil des Ligamentum collaterale tibiale haben ihren Ursprung am Epicondylus medialis ossis femoris unterhalb des Tuberculum adductorium.

Der oberflächliche Anteil zieht nach distal-vorn und inseriert etwa 6–8 cm unterhalb des Tibiaplateaus. Er be-

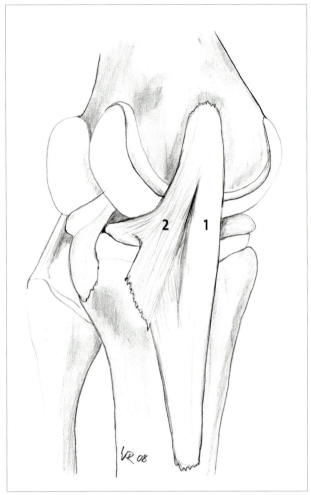

Abb. 1.1: Ansicht eines Kniegelenkes von medial. Der oberflächliche Anteil (**1**) des medialen Kollateralbandes (sMCL: superficial medial collateral ligament) bedeckt den tiefen Anteil (dMCL: deep medial collateral ligament), der auf dieser Abbildung nicht sichtbar ist. Hinter dem medialen Seitenband entspringt das hintere Schrägband (**2**). Es inseriert oberhalb des Ansatzes der Sehne des M. semimembranosus. Hinter dem Schrägband liegt die posteromediale Gelenkkapsel, die zur Demonstration nicht dargestellt ist.

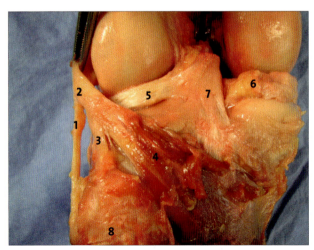

Abb. 1.2: Ansicht eines Kniegelenkes von posterolateral: (**1**) laterales Kollateralband, (**2**) Popliteussehne, (**3**) Ligamentum popliteofibulare, (**4**) M. popliteus, (**5**) Außenmeniskus, (**6**) Innenmeniskus, (**7**) hinteres Kreuzband, (**8**) Fibula

sitzt keine Verbindung zum medialen Meniskus. Die Insertionszone des Bandes liegt unmittelbar hinter dem Ansatz der Sehnen des Pes anserinus superficialis und wird von dessen Sehnen überlagert. Zwischen Innenband und Pes anserinus superficialis liegt die Bursa anserina. Aufgrund des schrägen Verlaufes ist das oberflächliche mediale Seitenband auch in Beugung gespannt.

Der tiefe Anteil ist vom oberflächlichen Anteil durch lockeres Bindegewebe getrennt. Er ist mit dem medialen Meniskus verbunden und inseriert direkt unterhalb des Tibiaplateaus.

Oberflächlicher und tiefer Anteil des medialen Seitenbandes stabilisieren hauptsächlich gegen Valgusstress.

Hinter dem medialen Epikondylus liegt der Ursprung des hinteren Schrägbandes (Ligamentum collaterale tibiale obliquum). Es zieht mit schräg verlaufenden Fasern vom Femur zum Meniskus (menisko-femorale Fasern) sowie zur proximalen Tibia. Menisko-tibiale Fasern werden auch als Ligamentum coronarium bezeichnet. Direkt unter der Insertion liegt ein Ansatzsehnenzipfel des M. semimembranosus.

Hinter dem Ligamentum collaterale tibiale obliquum liegt die posteromediale Gelenkkapsel. Beide Strukturen sind häufig nicht eindeutig voneinander abgrenzbar. Die posteromediale Gelenkkapsel wird vom Ursprung des medialen Gastrocnemiuskopf verstärkt (Polkappe). Zwischen der Sehne des Caput mediale des M. gastrocnemius und dem Condylus medialis liegt die Bursa subtendinea m. gastrocnemii medialis, die in den meisten Fällen mit der Gelenkhöhle kommuniziert und damit einen Rezessus bildet (Ursprung der Bakerzyste).

Das hintere Schrägband und die posteromediale Kapsel sind in Streckstellung gespannt und beteiligen sich in dieser Stellung wesentlich an der posteromedialen Stabilisierung.

1.2.4 Lateraler Bandkomplex

Auch auf der lateralen Seite beteiligen sich verschiedene Strukturen an der Stabilisierung des Kniegelenkes (s. Abb. 1.2):
1. Tractus iliotibialis
2. Laterales Seitenband
3. Sehne des M. popliteus
4. Popliteofibulares Band

Die äußerste Schicht des lateralen Komplexes bildet der Tractus iliotibialis, dessen Hauptanteil im Tuberculum tractus iliotibialis (Gerdyi) inseriert. Der Tractus iliotibialis ist über das Septum intermusculare femoris laterale mit dem Labium laterale der Linea aspera des Femur verbunden [8, 10]. Auf diese Weise entsteht im anterolateralen Bereich des Kniegelenks ein Stabilisierungssystem, das als Ligamentum femoro tibiale laterale anterius bezeichnet wird [12]. Der Tractus iliotibialis beteiligt sich an der antero-lateralen Stabilisierung des Kniegelenkes.

Das rundliche Ligamentum collaterale fibulare (Außenband) entspringt am Epicondylus lateralis des Femur und zieht schräg nach distal-hinten zur Seiten- und Vorderfläche des Fibulakopfes. Das Band ist über lockeres Bindegewebe von der Gelenkkapsel getrennt. Das Ligamentum collaterale fibulare stabilisiert vornehmlich gegen Varusstress.

Das Außenband wird von der Ursprungssehne des M. popliteus unterkreuzt. Er inseriert etwas weiter distal und anterior des lateralen Kollateralbandes. Die Popliteussehne ist in die Kapsel eingebaut und begrenzt im Bereich des Recessus subpopliteus die Gelenkhöhle. Die tiefen Anteile der Ursprungssehne sind über 2 Faszikel mit dem Hinterhorn des lateralen Meniskus verwachsen. Zwischen dem hinteren (Fasciculus popliteo-meniscealis superior) und dem vorderen seitlichen Zügel (Fasciculus popliteo-meniscealis inferior) liegt der Recessus subpopliteus; hier hat die Basis des Meniskushinterhorns keine Anheftung an der Gelenkkapsel. Durch die Verbindung zwischen M. popliteus und lateralem Meniskus ist der Muskel bei Beugung im Kniegelenk an der aktiven Rückverlagerung des Meniskus beteiligt.

Die Sehne des M. popliteus ist über den medialen Bogen des Ligamentum popliteum arcuatum mit dem Ligamentum popliteum obliquum und über das Ligamentum popliteofibulare mit der Fibula verbunden.

Das Ligamentum popliteofibulare entspringt an der Rückfläche der proximalen Fibula, es vereinigt sich ungefähr auf Höhe des Gelenkspaltes mit der Popliteussehne und inseriert mit dieser gemeinsam am Femur. Es ist ein wichtiger passiver Stabilisator gegen die Außenrotation und posteriore tibiale Translation. M. popliteus und Ligamentum politeofibulare werden im klinischen Sprachgebrauch auch als posterolaterale Strukturen bezeichnet.

Die posterolaterale Gelenkkapsel wird proximal durch die Ursprungssehne des lateralen M. gastrocnemius verstärkt. In der Ursprungssehne des lateralen Gastrocnemiuskopfes kann man ein Sesambein, die laterale Fabella, beobachten, die mit dem Condylus lateralis des Femur artikuliert. Angaben über die Häufigkeit einer lateralen Fabella schwanken zwischen 8–20% der Fälle [9]. Ist eine laterale Fabella vorhanden, kann ein Band, das als Ligamentum fabellofibulare bezeichnet wird, seitlich neben dem Ligamentum popliteum arcuatum von der Fibula zur Fabella ziehen.

1.2.5 Posteriore Kapsel

Auf der Rückseite des Kniegelenkes wird die Kapsel durch die Sehnen der hier verlaufenden Muskeln verstärkt (Ursprungssehnen der Gastrocnemiusköpfe). Den Hauptanteil der Kapselverstärkung in der Kniekehle bildet das Ligamentum popliteum obliquum, das als lateraler Teil der Ansatzsehne des M. semimembranosus von medial-distal nach proximal-lateral zieht. Das Ligamentum popliteum obliquum ist über den medialen Bogen des Ligamentum popliteum arcuatum mit der Ursprungsehne des M. popliteus verbunden.

1.2.6 Kreuzbänder

Die Kreuzbänder bilden die sog. Zentralpfeiler des Kniegelenks; sie liegen innerhalb der Fossa intercondylaris. Die Fossa intercondylaris wird nach hinten durch die Linea intercondylaris von der Facies poplitea des Femurs abgegrenzt. Nach vorne bildet die Fossa intercondylaris eine schmale Rinne, um die sich in Streckung das vordere Kreuzband windet. Die Weite der Fossa intercondylaris variiert individuell; sie beträgt bei Männern im Mittel 22 mm und bei Frauen im Mittel 20 mm. Die Inzidenz von Kreuzbandverletzungen soll bei enger Fossa intercondylaris erhöht sein.

Das Dach der Fossa intercondylaris ist zur Femurlängsachse um ca. 40° (35–60°) geneigt.

Die Kreuzbänder werden im vorderen und seitlichen Anteil von der Membrana synovialis bedeckt. In der Kniekehle fehlt der synoviale Überzug, hier grenzt das hintere Kreuzband an die Membrana fibrosa der Gelenkkapsel.

Vorderes Kreuzband
Das vordere Kreuzband (VKB), Ligamentum cruciatum anterius, entspringt an den hinteren Anteilen der Innenseite des lateralen Femurkondylus; es verläuft schräg durch die Fossa intercondylaris und inseriert im Bereich der Eminentia intercondylaris (s. Abb. 1.3).

Bündel. Am vorderen Kreuzband werden 2 unterschiedliche Faserbündel unterschieden, ein anteromediales und ein posterolaterales Bündel [5, 16, 23]. Einige Autoren unterscheiden außerdem ein intermediäres Bündel [2]. Histologisch lässt sich das anteromediale Bündel nicht vom posterolateralen Bündel abgrenzen [13]. Das vordere Kreuzband besteht histologisch aus einer Vielzahl kleiner Faserbündel, die von lockerem Bindegewebe unterteilt werden.

Unter funktionellen Gesichtspunkten ist es jedoch sinnvoll, ein anteromediales (AM) und posterolaterales (PL) Bündel zu unterscheiden, da sich die einzelnen AM-

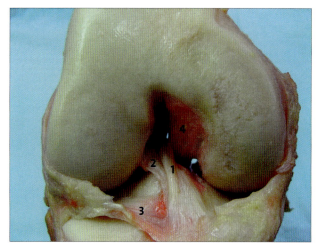

Abb. 1.3: Ansicht eines 90° gebeugten Kniegelenkes von anterior: **(1)** AM-Bündel des VKB, **(2)** PL-Bündel des VKB, **(3)** Außenmeniskusvorderhorn, **(4)** HKB

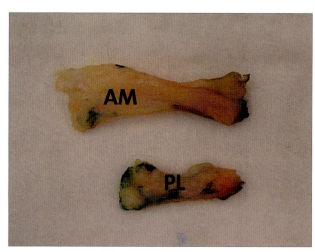

Abb. 1.4: AM- und PL-Bündel des VKB

und PL-Fasern bei verschiedenen Gelenkstellungen unterschiedlich anspannen. Das AM-Bündel kommt in *Beugung* unter Spannung; das PL-Bündel spannt sich in *Streckung* an. Die Länge des AM-Bündels beträgt ca. 38 mm, die Länge des PL-Bündels beträgt ca. 20 mm [24,25] (s. Abb. 1.4).

Femorale Insertion. Der femorale Ursprung des vorderen Kreuzband liegt in den hinteren Anteilen der Fossa intercondylaris und hat eine ovale oder halbmondartige Form mit einem Längsdurchmesser von ca. 18 mm und einem Querdurchmesser von ca. 11 mm [13, 16, 17]. Er grenzt oben an die Linea intercondylaris und erstreckt sich entlang der Knorpel-Knochen-Grenze.

Das anteromediale Bündel entspringt im oberen und hinteren Anteil, das PL-Bündel entspringt darunter (s. Abb. 1.5). Wird das Knie gebeugt, rotiert das PL-Bündel in Relation zur Tibia nach vorn (s. Abb. 1.6). Diese Situa-

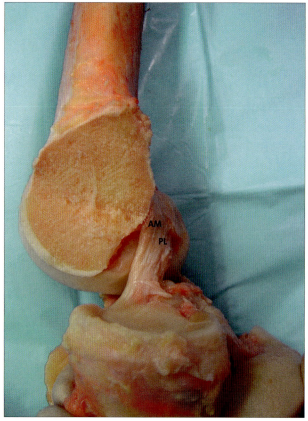

Abb. 1.5: Aufsicht auf den lateralen Femurkondylus von medial bei gestrecktem Kniegelenk. Der mediale Femurkondylus wurde entfernt.

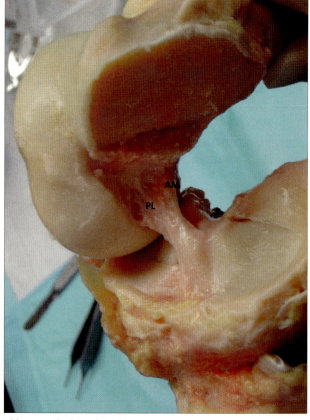

Abb. 1.6: Aufsicht auf den lateralen Femurkondylus von medial bei gebeugtem Kniegelenk. Der mediale Femurkondylus wurde entfernt. Die femorale Insertion des PL-Bündels rotiert in Relation zur Tibia nach vorn.

tion entspricht der Position des Kniegelenkes während einer arthroskopischen Operation.

Es hat sich im klinischen Schrifttum und in der Praxis etabliert, die Position beider Bündel als Zeiger auf einer Uhr anzugeben (Uhr-Position). So soll das AM-Bündel auf der 10- oder 11-Uhr-Position und das PL-Bündel auf der 9-Uhr-Position liegen.

Diese Beschreibung wird dem dreidimensionalen Charakter des femoralen Ursprunges nicht gerecht. Sie erfasst die Position beider Bündel nur in der Frontalebene. Präziser ist es, insbesondere zur Beschreibung von Tunnelpositionen, die Tunnel in Relation zum AM- bzw. PL-Ursprung zu beschreiben.

Anatomische Studien haben gezeigt, dass der VKB-Ursprung im oberen Anteil an die Linea intercondylaris grenzt und sich entlang des Knorpel-Knochen-Übergangs nach *vorne unten* erstreckt. Die Insertion des AM-Bündels grenzt direkt an die Linea intercondylaris, die hintere Begrenzung der Fossa intercondylaris (s. Abb. 1.7). Das PL-Bündel grenzt an die Knorpel-Knochen-Grenze. Der Übergang der Linea intercondylaris zum Knorpel-Knochen-Übergang liegt zwischen beiden Insertionsgebieten. Er kann als Landmarke zur Orientierung in der Sagittalebene dienen (s. Abb. 1.7).

Die Distanz zwischen Mitte der AM- und PL-Insertion beträgt ca. 8–10 mm. Der Abstand der Mittelpunkte vom Knorpel-Knochen-Übergang und Linea intercondylaris beträgt 5–6 mm.

Tibiale Insertion. Während ihres Verlaufes durch die Fossa intercondylaris liegen die Bündel hintereinander, sodass das VKB einen ovalen Querschnitt aufweist. Zur tibialen Insertion hin fächern sich die einzelnen Fasern des VKB wieder auf, sodass das VKB im Bereich der tibialen Insertion einen dreieckigen Querschnitt aufweist. Aufgrund dieser charakteristischen Form wird die tibiale Insertion im Schrifttum oft als „Entenfuß" („Duck's foot") bezeichnet [3] (s. Abb. 1.3).

Die tibiale Insertionszone befindet sich im mittleren Anteil der Area intercondylaris zwischen dem Tuberculum intercondylare mediale und laterale. Ihre Form ist variabel mit einer Ausdehnung von durchschnittlich 17 mm in der Sagittalebene und durchschnittlich 11 mm in der Transversalebene [23, 24, 25]. Das PL-Bündel inseriert im hinteren Anteil der Insertionszone. Das AM-Bündel inseriert im vorderen Anteil der Insertionszone in Höhe des Außenmeniskusvorderhornes. Dieser Bereich liegt vor der Verlängerung der Fossa intercondylaris. Das bedeutet, dass sich das AM-Bündel in voller Streckung um den vorderen Rand der Fossa intercondylaris winden muss.

Es besteht also ein „physiologisches Impingement" zwischen VKB und Fossa intercondylaris [15, 16]. Als funktionelle Anpassung auf die Druckbeanspruchung in

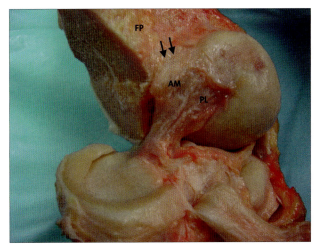

Abb. 1.7: Aufsicht auf den lateralen Femurkondylus von posteromedial. Der mediale Femurkondylus wurde entfernt. Die Linea intercondylaris (Pfeile) ist die Begrenzung der Fossa intercondylaris zur Facies poplitea (FP). An diese Linie grenzt die Insertion des AM-Bündels. Die PL-Insertion grenzt an die Knorpel-Knochen-Grenze.

diesem Bereich befindet sich im unteren Drittel des AM-Bündels eine umschriebene Zone aus avaskulärem Faserknorpel [14] (s. Abb. 1.8). Das „physiologische Impingement" des normalen VKBs muss vom „pathologischen Impingement" einer fehlinserierten Kreuzbandplastik unterschieden werden (s. auch Kap. 11).

Histologische Struktur. Die histologische Struktur des vorderen Kreuzbandes ist regional unterschiedlich. Der größte Teil des Bandes besteht aus straffem kollagenfasrigen Bindegewebe, das aus Typ-I-Kollagen besteht. Im distalen Abschnitt des vorderen Kreuzbandes, ca. 5–10 mm oberhalb der tibialen Insertionszone fehlt die Umhüllung aus lockerem synovialen Bindegewebe. Das vordere Kreuzband besteht in dieser Region aus Faserknorpel [15, 16].

Das Auftreten von Faserknorpel im vorderen Kreuzband ist funktionsbedingt. In Streckstellung liegt der untere vordere Teil des VKBs am Vorderrand der Fossa intercondylaris in der Weise an, dass es im Kontaktbereich mit dem Hypomochlion zu einer intermittierenden Druck- und Schubbeanspruchung des Bandes kommt [1]. Die biomechanische Situation am vorderen Kreuzband ist mit der Entstehung von Faserknorpel an Gleitsehnen vergleichbar [19].

Blutgefäßversorgung. Die Blutgefäßversorgung des vorderen Kreuzbandes ist strukturabhängig; sie erfolgt in den proximalen Anteilen über die Endäste der A. media genus [4, 14, 21]. Im distalen Bereich erhält das vordere Kreuzband seinen arteriellen Zufluss aus Endästen der Aa. inferiores medialis und lateralis genus. Die Blutgefäße bilden jeweils proximal und distal ein periligamentäres Netzwerk, von dem die Blutgefäße horizontal in das vordere Kreuzband eindringen. Innerhalb des Bandes laufen die Gefäße in Richtung der Kollagenfibrillenbün-

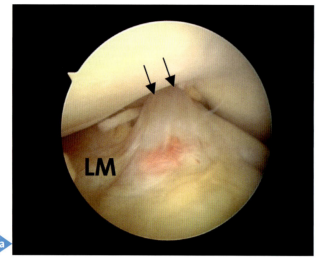

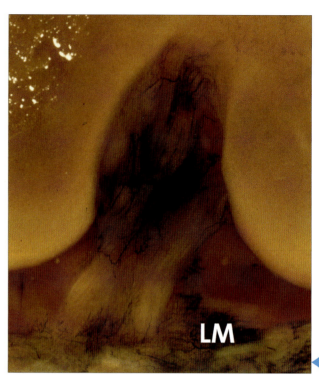

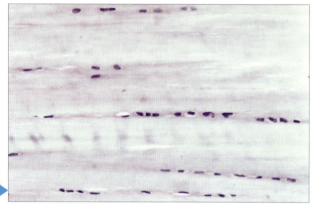

Abb. 1.8a–c: Arthroskopische Sicht auf die tibiale Insertion des VKB. Die Insertion liegt vor der Begrenzung der Fossa intercondylaris (**a**). Injektionspräparat eines menschlichen Kniegelenkes. In dem Anteil, in dem sich das VKB um die Fossa intercondylaris windet, befindet sich im vorderen Anteil des Bandes eine avaskuläre Zone (**b**). Histologischer Ausschnitt aus der avaskulären Zone des VKB. In diesem Anteil weicht die Struktur des VKB von der eines typischen Bandes ab. Hier besteht das VKB aus Faserknorpel (**c**).

del. Zwischen proximalem und distalen Gefäßgebiet, etwa 5–10 mm oberhalb der tibialen Insertion fehlt das periligamentäre Gefäßnetz bei den meisten Präparaten; das Band hat in diesem Bereich, der aus Faserknorpel besteht, eine avaskuläre Zone [14].

Hinteres Kreuzband

Das Ligamentum cruciatum posterius ist das kräftigste Band des Kniegelenks. Es entspringt fächerförmig in den vorderen Anteilen der Fossa intercondylaris an der Innenfläche des medialen Femurkondylus und verläuft schräg nach distal-posterior; es inseriert im hinteren Anteil der Area intercondylaris ca. 7–10 mm unterhalb des Tibiaplateaus; seine Insertion greift auf die Rückseite des Tibiakopfes über (s. Abb. 1.9).

Der femorale Ursprung des hinteren Kreuzbandes beginnt direkt an der Knorpel-Knochen-Grenze und erstreckt sich halbmondförmig entlang der Knorpel-Knochen-Grenze nach posterior. Die vorderen Fasern des hinteren Kreuzbandes strahlen direkt in den femoralen Gelenkknorpel ein. Die Fläche des femoralen Ursprunges ist doppelt so groß wie die Fläche der tibialen Insertion. Der Querschnitt des hinteren Kreuzbandes nimmt von femoral nach tibial ab [6]. Die tibiale Insertion hat enge topographische Beziehungen zur A. poplitea.

Makroskopisch lassen sich am hinteren Kreuzband ebenfalls 2 Faserzüge abgrenzen, ein kräftiges anterolaterales Bündel und ein posteromediales Bündel.

Das anterolaterale Bündel entspringt im vorderen Bereich der femoralen Insertionszone und spannt sich bei Flexion an. Die maximale Reißkraft des anterolateralen Bündels wird mit 1494 N angegeben. Das posteromediale Bündel entspringt im hinteren Areal der femoralen Insertionszone und spannt sich bei Extension an. Das posteromediale Bündel ist weniger reißfest (242 N) als das anterolaterale Bündel [20]. Histologisch lassen sich beide Faserportionen nicht voneinander trennen. Um der komplexen Biomechanik gerecht zu werden,

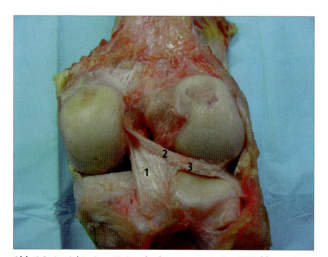

Abb. 1.9: Ansicht eines Kniegelenkes von posterior: HKB (**1**), meniskofemorales Band (**2**), Außenmeniskus (**3**)

unterteilen einige Autoren das hintere Kreuzband in mehr als 3 Faserzüge [11].

Histologisch besteht das hintere Kreuzband aus Kollagenfaserbündeln mit einem Durchmesser von ca. 150 µm. Die einzelnen Faserbündel werden von lockerem Bindegewebe umhüllt, das Blut- und Lymphgefäße enthält. Die Blutgefäßversorgung des hinteren Kreuzbandes erfolgt hauptsächlich über die A. media genus [21]. Im distalen Anteil erfolgt der arterielle Zufluss über die Aa. inferiores medialis et lateralis genus. Immunhistochemische Studien haben gezeigt, dass die Verteilung der Blutgefäße innerhalb des Bandes nicht homogen ist [15]. Im proximalen und distalen Drittel des hinteren Kreuzbandes kommen vergleichsweise mehr Blutgefäße vor als im mittleren Drittel.

Literatur

1. Altmann K. Zur kausalen Histogenese des Knorpels. W. Roux's Theorie und die experimentelle Wirklichkeit. Ergeb Anat Entwickl-Gesch 1964; 44: 1–167
2. Amis AA, Dawkins GP. Functional anatomy of the anterior cruciate ligament. Fibre bundle actions related to ligament replacements and injuries. J Bone Joint Surg 1991; 73-B: 260–267
3. Amis AA, Jakob RP. Anterior cruciate ligament graft positioning, tensioning and twisting. Knee Surg Sports Traumatol Arthrosc 1998; 6(1): 2–12
4. Arnoczky SP, Rubin RM, Marshall JL. Microvasculatur of the cruciate ligaments and its response to injury. J Bone Joint Surg 1979; 61-A: 1221–1229
5. Girgis FG, Marshall JL, Monajem A. The cruciate ligaments of the knee joint. Anatomical functional and experimental analysis. Clin Orthop 1975; 106: 216–231
6. Harner CD, Livesay GA, Choi NY. Evaluation of the sizes and shapes of the human anterior and posterior cruciate ligament: a comparative study. Trans Orthop Res Soc 1992; 123
7. Hughston JC, Eilers AF. The role of the posterior oblique ligament in repairs of acute medial (collateral) ligament tears of the knee. J Bone Joint Surg Am 1973; 55: 923–94
8. Kaplan EB. The iliotibial tract. J Bone Joint Surg 1958; 40-A: 817–832
9. Lanz T v, Wachsmuth W. Praktische Anatomie 1979. 2. Aufl., Bd I/4. Springer, Berlin
10. Lobenhoffer P, Posel P, Witt S, Piehler J, Wirth CJ. Distal femoral fixation of the iliotibial tract. Arch Orthop Trauma Surg 1987; 106: 285–290
11. Mommersteeg TJA, Kooloos JGM, Blankevoort L, Kauer JMG, Huiskes R, Roeling FQC. The fibre bundle anatomy of human cruciate ligament. J Anat 1995; 187: 461–471
12. Müller W. Das Knie. Form, Funktion und ligamentäre Wiederherstellungschirurgie 1985. Springer, Berlin
13. Odensten M, Gillquist J. Functional anatomy of the anterior cruciate ligament and a rationale for reconstruction. J Bone Joint Surg Am 1985; 67: 257–262
14. Petersen W, Hansen U. Blood and lymph supply of the anterior cruciate ligament: Cadaver study by immunohistochemical and histochemical methods. J Orthop Sci 1997; 2: 313–318
15. Petersen W, Tillmann B. Structure and vascularization of the cruciate ligaments of the human knee joint. Anat Embryol (Berl) 1999; 200: 325–334
16. Petersen W, Zantop T. Anatomy of the Anterior Cruciate Ligament. Clin Orthop Rel Res. 2007; 454: 35–47
17. Petersen W, Zantop T. Anatomische VKB Rekonstruktion. Arthroskopie 2007; 20: 132–138
18. Petersen W, Zantop T. The Role of the Posteromedial Structures in Controlling Posterior Tibial Translation in the PCL Deficient Knee – Knee Stability examined with a UFS/Robotic Testing System. Am J Sports Med 2008; 36: 495–501
19. Ploetz E. Funktioneller Bau und funktionelle Anpassung der Gleitsehnen. Z Orthop 1938; 67: 212–234
20. Race A, Amis AA. The mechanical properties of the two bundles of the human posterior cruciate ligament. J Biomech 1994; 27: 13–24
21. Scapinelli R. Studies on the vasculature of the human knee joint. Acta anat 1998; 70: 305–331
22. Tillmann B. Untere Extremität. In: Rauber/Kopsch, Leonhardt H, Tillmann B, Töndury G, Zilles K (Hrsg.). Anatomie des Menschen: Lehrbuch und Atlas/Bd. 1 Bewegungsapparat/hrsg. und bearb. von Tillmann B und Töndury G, 2., verb. Aufl. 1998, Thieme, Stuttgart, 546–571
23. Zantop T, Herbort M, Raschke MJ, Fu FH, Petersen W. The role of the anteromedial and posterolateral bundles of the anterior cruciate ligament in anterior tibial translation and internal rotation. Am J Sports Med. 2007 Feb; 35(2): 223–227
24. Zantop T, Petersen W, Fu F. Anatomy of the anterior cruciate ligament. Operat Tech Orthop 2005; 15: 20–28
25. Zantop T, Petersen W, Sekiya J, Musahl V, Fu F. ACL Anatomy and function relating to anatomic reconstruction. Knee Surg Sports Traumatol Arthrosc 2006; 14: 982–992

2 Biomechanik des Kniegelenkes

Thore Zantop

Die Biomechanik des Kniegelenkes ist eine entscheidende Komponente zur Sicherung der normwertigen Belastung des Kniegelenkes. Eine Veränderung der biomechanischen Beanspruchung kann zur Überbeanspruchung einzelner kartilaginärer Kompartimente oder ligamentärer Strukturen führen. Die biomechanischen Besonderheiten des humanen Kniegelenkes können in Struktureigenschaften und Kniegelenkkinematik unterschieden werden. Die strukturellen Eigenschaften des intakten VKBs und einzelner rekonstruktiver Techniken beschreiben das Verhalten des Ligamentes bei einer Belastung. Hier kann die Steifheit, Versagenslast und maximale Versagenslast zur Quantifizierung erhoben werden. Eine Erhebung der Elongation unter einem zyklischen Belastungsprotokoll ist zur Beurteilung von repetitiven Belastungen der Rehabilitation wichtig. Auf die strukturellen Eigenschaften des nativen VKBs und der Fixationstechniken wird in Kapitel 10 sowie den einzelnen Beschreibungen der operativen Technik eingegangen. Als Kinematik des Kniegelenkes wird die Stellung der gelenkbildenden Knochen zueinander unter der Einwirkung definierter äußerer Kräfte beschrieben. Ziel dieses Kapitels ist es, die Kniegelenkkinematik des VKB-intakten, VKB-defizienten und VKB-rekonstruierten Kniegelenkes genauer zu beleuchten.

2.1 Kniegelenkkinematik des VKB-intakten Kniegelenkes

Die Kinematik des Kniegelenkes wird durch die Integrität des VKB signifikant beeinflusst. Aufgrund des schrägen intraartikulären Verlaufs des VKBs vom Ursprung am lateralen Femurkondylus zur tibialen Insertion zwischen dem medialen und lateralen Höcker der tibialen Eminenz (s. Kap. 1) besitzt das VKB 2 hauptsächliche Kontrollmechanismen im intakten Kniegelenk. Zum einen wird durch den Verlauf des Ligamentes in der Sagittalebene die anteriore tibiale Translation unter anteriorer tibialer Kraft limitiert. Die anteriore tibiale Translation kann klinisch durch den vorderen „Schubladentest" erfasst werden. Hier ist es entscheidend, darauf zu achten, dass es nicht zu einer Kontraktion der ischiokruralen Muskulatur kommt. Aufgrund des Hebelarmes der Hamstring-Muskulatur in 90° Flexion kann es bei einer Kontraktion zu einer Limitation der vorderen Schublade kommen. Das Resultat ist ein falsch negatives Ergebnis der vorderen Schublade. Ein Testen der anterioren tibialen Translation in 20°-Beugestellung im Sinne eines stabilen Lachman-Tests kann die Sensitivität erhöhen. Hier kann die anteriore tibiale Translation mit Hilfe einer instrumentierten Messung quantifiziert werden (KT-1000-Test; s. Kap. 6). Dabei muss darauf geachtet werden, dass die Werte der anterioren Translation in Relation zum kontralateralen (intakten) Kniegelenk interpretiert werden. Insbesondere zwischen weiblichen und männlichen Sportler kann die physiologische Laxizität der Bänder deutliche Unterschiede aufweisen, sodass eine Betrachtung der absoluten Werte alleine irreführend in der Diagnostik sein kann. Auch bei der klinischen Untersuchung der Kinematik im kindlichen Kniegelenk ist die Notwendigkeit einer Normalisierung zur Gegenseite essenziell. Die anteriore tibiale Translation wird bei einer klinischen Untersuchung mit einem KT-1000-Test standardisiert in Antwort auf eine definierte Kraft gegeben [9]. Das dritte akustische Signal entspricht einer äußeren Krafteinwirkung von 30 kp.

Dieser klinische Test kann im Rahmen von In-vitro-Untersuchungen zur Analyse der Kniegelenkkinematik simuliert werden [25, 26, 31]. Hierfür kann ein Roboter-/Kraft-Moment-Sensor-System genutzt werden [10, 11, 13, 17, 19, 23, 25, 26, 27, 31, 35, 37, 28, 29, 40, 41, 42, 43, 44]. Es wird ein handelsüblicher Roboter mit einem Kraft-Moment-Sensor gekoppelt, sodass das System in der Lage ist, die Position der gelenkbildenden Knochen mit hoher Präzision zu bestimmen und zeitgleich die einwirkenden Kräfte zu quantifizieren (s. Abb. 2.1). Damit kann dieses System dieselbe Kraft aufbringen wie in der klinischen Untersuchung (s. Abb. 2.2). Gleichzeitig kann über eine positionsgesteuerte Applikation des Systems die Kraft in einem Ligament bei einer bestimmten Position angegeben werden. So kann zum z.B. zunächst die maximale anteriore tibiale Translation unter 134 N (entsprechend einer anterioren Kraftapplikation von 30 kp im Rahmen eines KT-1000-Tests) bestimmt werden. Die Position wird dann mit Hilfe von bestimmten Koordinaten im Raum gespeichert. Anschließend kann durch das System dann positionsgesteuert dieselbe Position nach einer Modifikation des Kniegelenkes (VKB-Durchtrennung oder VKB-Rekonstruktion) angefahren werden und die auftretenden Kräfte erneut bestimmt werden. Die Differenz der beiden Kräfte bei einer be-

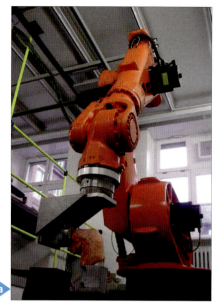 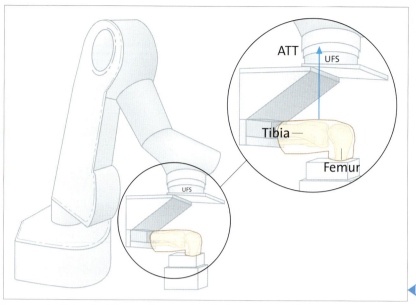

Abb. 2.1a, b: Biomechanischer Testaufbau zur Bestimmung der Kniegelenkkinematik. Ein sechsgelenkiger Roboter (**a**) wird mit einem Kraft-Moment-Sensor zusammengeschlossen. Das Kniegelenk wird mit der Tibia an den Roboter befestigt und in 3 Richtungen und Momenten äußere Kräfte appliziert (**b**).

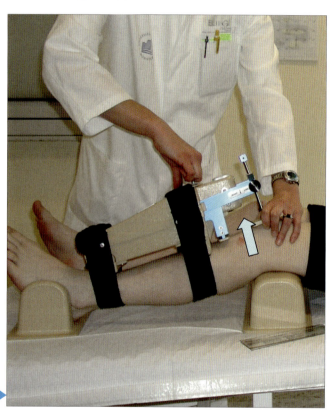 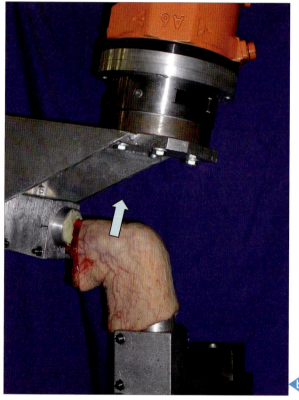

Abb. 2.2 a, b: Simulation der klinischen Untersuchung mit Hilfe eines Roboter-/KMS-Systems. Bei der KT-1000-Untersuchung wird mit einer instrumentierten Messung die anteriore tibiale Translation unter einer definierten Kraft gemessen (**a**). Dieselbe Kraft kann bei der In-vitro-Untersuchung mit einem Roboter-/KMS-System appliziert werden. Auch hier wird die anteriore tibiale Translation bestimmt (**b**).

stimmten Position vor und nach einer Ligamentdurchtrennung kann dann nach dem Prinzip der Superposition dem Ligament zugeschrieben werden.

Ein weiterer Vorteil des Systems ist die einzigartige Möglichkeit, dass in einem Kniegelenk unterschiedliche Zustände gemessen und miteinander verglichen werden können. Das bedeutet, dass die Messung einer Kontrollgruppe im selben Kniegelenk stattfindet. So kann die anteriore tibiale Translation des intakten Kniegelenkes mit der des VKB-defizienten Kniegelenkes und der Translation des VKB-rekonstruierten Gelenkes verglichen werden und eine hohe statistische Aussagekraft erreicht werden. Die anteriore tibiale Translation des intakten Kniegelenkes zeigt in unterschiedlichen in-vitro-Studien Werte zwischen 2 mm und 7 mm [10, 11, 13, 17, 19, 23, 25, 26, 27, 31, 35, 37, 38, 39, 40, 41, 42, 43, 44].

Abb. 2.3a–d: Die Rolle der lateralen Strukturen bei der Limitation der anterioren tibialen Translation unter einem simulierten Pivot-Shift-Test. Bei einer Innenrotation und Valgusposition der Tibia kommt es zu einer Verlagerung der Fibula nach anterior (**a** und **b**). Insbesondere bei einer VKB-Defizienz kann der Verlauf des LCLs parallel dem VKB sein und somit als sekundärer Stabilisator der anterioren tibialen Translation gelten (**c** und **d**).

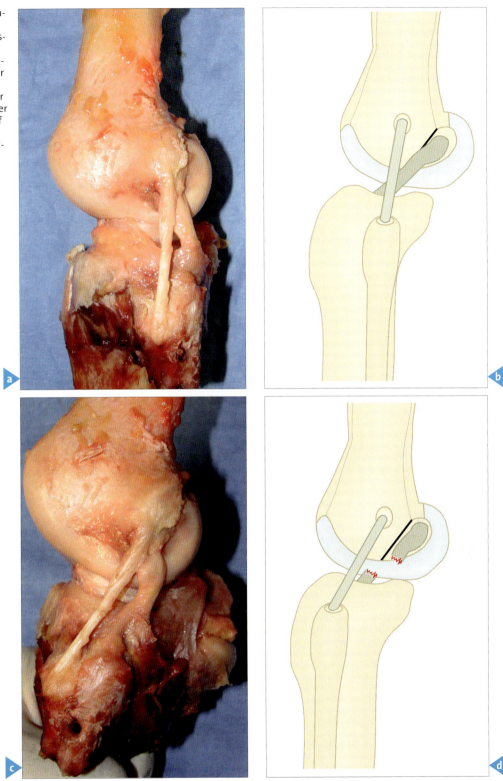

Die zweite Hauptfunktion des VKBs ergibt sich aus dem schrägen Verlauf des Kreuzbandes. Hieraus resultiert eine Limitation der sog. Rotationsstabilität des Kniegelenkes. Die Definition der Rotationsstabilität des Kniegelenkes ist häufig widersprüchlich. Mit diesem Begriff im Rahmen der Funktion des VKBs wird *nicht* die passive Rotation der Tibia gegen das Femur definiert. Diese Funktion wird im gesunden Kniegelenk primär durch die Seitenbänder gewährleistet [1, 43]. Das VKB spielt seine Hauptrolle bei der Limitation der anterioren tibialen Translation unter einer Rotationskraft [10]. Diese Rotationsstabilität ist bei der Insuffizienz des VKBs erhöht und führt zu einer anterolateralen Rotationsinstabilität (ALRI) [1, 43]. Klinisch kann die Rotationsinstabilität mit dem Pivot-Shift-Test erfasst werden (s. Kap. 6). Hier scheint es erwähnenswert, dass die Befundung des Pivot-Shift-Tests streng subjektiv ist und eine hohe Variabilität zwischen unterschiedlichen Untersuchern aufweist [3]. Im Vergleich zur Testung der anterioren tibialen Translation unter anteriorer Kraft gibt es bisher keine Möglichkeit, die Translation unter Pivot-Shift-Kraft zu quantifizieren. Insbesondere bei einer zusätzlichen Verletzung der lateralen Strukturen, wie z.B. des lateralen Kollateralbandes, ist diese Rotationsinstabilität erhöht (s. Abb. 2.3).

Es ist zu anzunehmen, dass der Rotationsstabilität in naher Zukunft eine größere Bedeutung zugemessen wird. Jonsson et al. untersuchten 5–9 Jahre nach VKB-Rekonstruktion 63 Patienten und wandten neben dem Lysholm-Tegner-Aktivitäts-Score und einem Ein-Bein-Sprungtest auch den Pivot-Shift-Test und den KT-1000-Test an [16]. Die Osteoarthrose der Patienten wurde anhand von Röntgenbildern und Skelettszintigrafie erfasst. Während die Werte der instrumentierten AP-Translation mittels KT-1000 nicht mit der Entwicklung einer Osteoarthrose korrelierten, zeigten Patienten mit einem positiven Pivot-Shift-Test vermehrt osteoarthrotische Veränderungen [16]. Die Autoren schlussfolgerten, dass zum Ziele der Entwicklung einer Osteoarthrose die Limitation der Rotationsstabilität (Pivot-Shift-Test) und nicht die Wiederherstellung der AP-Laxizität unter anteriorer tibialer Kraft das primäre Ziel einer VKB-Rekonstruktion sein sollte [16]. Diese Daten stehen in Übereinstimmung mit den Ergebnissen von Kocher et al. [18]. Hier konnte eine positive Korrelation der subjektiven Zufriedenheit nach VKB-Rekonstruktion mit dem Pivot-Shift abgeleitet werden. Eine positive Korrelation mit den Werten einer reinen anterioren Instabilität, gemessen mit dem KT-1000-Test, ergab sich nicht [18]. Bei In-vitro-Untersuchungen konnte gezeigt werden, dass die anteriore tibiale Translation unter einem simulierten KT-1000-Test ähnlich hoch ist, wie die anteriore tibiale Translation unter einem simulierten Pivot-Shift-Test [17, 35, 38, 41, 43].

In jüngeren wissenschaftlichen Arbeiten sind zunehmend die beiden unterschiedlichen Hauptfunktionen des VKBs bei der Führung der Kniegelenkkinematik in das Interesse gerückt [28, 39, 42, 43]. Es wird im Wesentlichen darauf abgezielt, die Sicherung der AP-Translation und die Rotationsstabilität des Kniegelenkes mit den anatomischen Besonderheiten des Kniegelenkes in Einklang zu bringen. Obwohl es sicher erscheint, dass das humane VKB in mehrere Bündel eingeteilt werden kann [28, 32, 35], so scheint sich jedoch eine funktionelle Zweibündel-Struktur des VKBs durchzusetzen (s. Kap. 1). Untersuchungen mit Spannungsmessvorrichtungen auf dem intakten VKB haben gezeigt, dass das AM-Bündel sich mit zunehmender Flexion anspannt, während das PL-Bündel in extensionsnahen und Rotationsstellungen Spannung aufnimmt [7, 10, 32, 35]. Diese Untersuchungen werden durch In-vitro-Studien mit einem Roboter-/Kraft-Moment-Sensor-System bestätigt. Sakane et al. berichten über eine vermehrte Spannung im PL-Bündel (in situ Kraft) extensionsnah, während das AM-Bündel in Flexionstellungen anspannt [32]. Eine selektive Durchtrennung des AM- und PL-Bündels zeigt nur dann eine signifikante Rotationsinstabilität, wenn das PL-Bündel durchtrennt wird [39]. Obwohl die Zweibündel-Struktur des humanen VKBs eine Vereinfachung der komplexen Anatomie des Bandes darstellt, ist diese Struktur jedoch vonseiten der biomechanischen Bedeutung als akzeptiert anzusehen.

2.2 Kniegelenkkinematik des VKB-defizienten Kniegelenkes

Schon eine isolierte Ruptur des VKBs führt zu einer signifikanten Veränderung der Kinematik des Kniegelenkes. Diese Veränderung der intakten Kniegelenkkinematik äußert sich beim Patienten in den meisten Fällen als subjektives Instabilitätsgefühl. In vielen Fällen ist eine Instabilität mit einem erhöhten Risiko der Entwicklung von chondralen oder meniskalen Folgeverletzungen verbunden [8, 28, 42]. Roos et al. konnten zeigen, dass ein Patient mit einer VKB-Läsion und einer damit verbunden posttraumatischen Osteoarthrose 15–20 Jahre jünger als ein Patient mit primärer Osteoarthrose ist [29]. Ein möglicher Grund hierfür wird in einer kürzlich veröffentlichten Studie von Meunier et al. diskutiert, die 100 Patienten 15 Jahre nach VKB-Ruptur untersuchten [22]. In dieser randomisierten Studie wurden 44 Patienten mit einem Durchschnittsalter von 22 Jahren operativ versorgt, während für 56 Patienten (Durchschnittsalter: 21 Jahre) das konservative Therapieregime gewählt wurde. Die Randomisierung erfolgte nach geradem oder ungeradem Geburtsjahr. Ein Drittel der nicht operativ versorgten Patienten äußerte den Wunsch nach operativer Therapie aufgrund von Instabilitätsgefühlen. Eine frühzeitige operative Therapie der VKB-Ruptur konnte die Häufigkeit des Risikos von sekundären Meniskusschäden reduzieren [22]. Da 66% aller Patienten mit Meniskektomie einen frühen Beginn von Osteoarthrose zeigten, schlussfolgerten die Autoren, dass eine operative Therapie der VKB-Ruptur vorteilhaft für das Langzeitergebnis sei. Die Instabilität in der *Sagittalebene* mit vermehrter anteriorer Translation der Tibia führt zu einer vermehrten Belastung des Hinterhornes des medialen und lateralen Meniskus. Kommt es nun zu einer axialen Belastung, so ist die anteriore tibiale Translation aufgrund des Gefälles des Tibiakopfes („Tibial slope") zusätzlich erhöht [13]. Daniel beschrieb in seiner klassischen Arbeit über Schicksal des VKB-defizienten Kniegelenkes den Zusammenhang zwischen Instabilität und späteren Meniskusschäden im Kniegelenk [9]. Levy et al. untersuchten diesen Zusammenhang etwas genauer und berichten eine Inzidenz von Meniskusläsionen bei nicht operativer Therapie einer VKB-Ruptur von 40% nach 1 Jahr, von 60% nach 5 Jahren und von 80% nach 10 Jahren nach Ruptur [20].

Zusätzlich zu der Instabilität in der Sagittalebene, kommt es nach einer VKB-Verletzung zu einer Rotationszentrumsverlagerung nach medial (s. Abb. 2.4). Die Verlagerung der Rotationsachse bewirkt eine gekoppelte anteriore tibiale Translation und vergrößert in Kombination mit der vermehrten Innenrotation auf diese Weise die Bewegung des lateralen Tibiaplateaus [28, 42, 43]. Dieser Mechanismus wird mit dem Pivot-Shift erfasst [3, 12]. Beim Pivot-Shift-Test wird diese vermehrte anteriore Translation und Innenrotation des lateralen Tibiaplateaus bei 30° Beugung durch die Zugrichtung des Tractus iliotibialis reponiert (s. Kap. 6). Bei einer zusätzlichen Verletzung der anterolateralen Strukturen (laterales Kollateralband, Kapsel) wird dieser Mechanismus verstärkt. Klinisch wird dieses Phänomen als anterolaterale Rotationsinstabilität (ALRI) [43] bezeichnet. Andriacchi et al. untersuchten die Auswirkungen einer solchen Rotationsinstabilität auf die Knorpeloberfläche mit Hilfe von Ganganalysen und „Finite element modelling" [5]. Die Autoren konnten eine vermehrte Belastung und somit frühere Arthrosezeichen im medialen Kompartiment beschreiben. Als Ursache gaben sie die Verlagerung des Rotationszentrums nach medial bei VKB-Ruptur an.

Biomechanische In-vitro-Untersuchungen können die Kniegelenkkinematik bei VKB-Defizienz zuverlässig beurteilen. Hier konnte gezeigt werden, dass sich die einzelnen Bündel des VKBs in unterschiedlicher Weise und in unterschiedlichen Stellungen an der Stabilisierung des Kniegelenkes beteiligen [39]. Da das PL-Bündel in Streckung gespannt ist, stabilisiert es unter einem simulierten Lachman-Test vornehmlich in extensionsnahen Kniestellungen [11, 34, 39] (s. Abb. 2.5). Hier kommt es bei einer isolierten Durchtrennung des PL-Bündels zu einem signifikanten Anstieg der anterioren tibialen Translation bei 30° Knieflexion [39]. Das AM-Bündel kommt bei zunehmender Beugung unter Spannung und entfaltet seine stabilisierende Funktion hauptsächlich in Flexionsstellungen. Eine selektive Durchtrennung des AM-Bündels führt zu einer signifikanten Erhöhung der anterioren tibialen Translation bei 60° und 90° Knieflexion [39]. Aufgrund des medialen Verlaufs der Fasern des AM-Bündels in der Fossa intercondylaris sichert das AM-Bündel die Tibia hauptsächlich gegen die anteriore tibiale Translation und nur in geringerem Maße gegen Rotationskräfte (s. Abb. 2.5) [11, 39].

Dem PL-Bündel wird aufgrund seines schrägen intraartikulären Verlaufes neben der AP-Translationssicherung noch eine wichtige Rolle bei der Rotationssicherung zugeschrieben. Unter Verwendung eines an einen Kraft-Moment-Sensor gekoppelten Roboters konnte gezeigt werden, dass unter einer Kombination aus Valgusstress und Rotationslast (simulierter Pivot-Shift-Test)

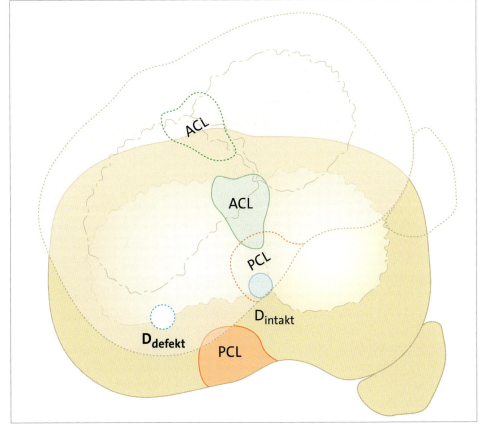

Abb. 2.4: Im intakten Kniegelenk (schwarz) ist das Rotationszentrum (D_{intakt}) im Bereich der lateralen tibialen Eminenz lokalisiert. Bei VKB-Insuffizienz (grau) kommt es zu einer Verlagerung des Rotationszentrums nach medial (D_{defekt}). Aufgrund der ausgeprägteren Mobilität des lateralen Tibiaplateaus und der konvexen Form ist die anteriore tibiale Translation lateralseitig erhöht. Es kommt zu einer sog. anterolateralen Rotationsinstabilität.

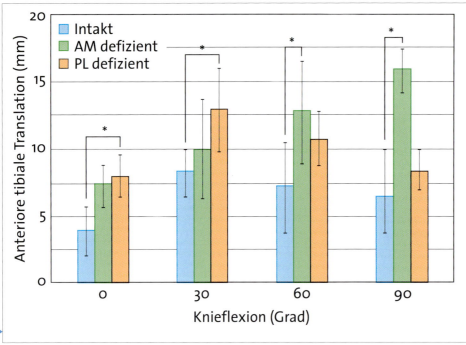

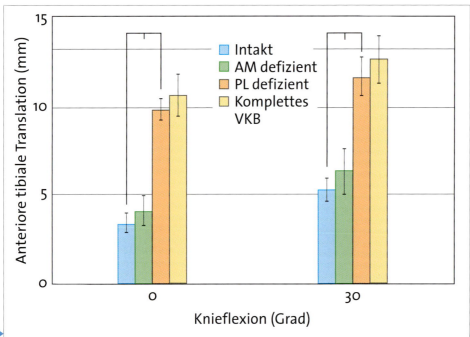

Abb. 2.5 a, b: Anteriore tibiale Translation in mm unter simuliertem Lachman-Test (**a**). Bei isolierter Durchtrennung des AM-Bündels kommt es zu einem signifikanten Anstieg der Translation bei 60 und 90°. Bei PL-Durchtrennung steigt die Translation bei 0 und 30° signifikant an. Unter simuliertem Pivot-Shift-Test (**b**) scheint eine Durchtrennung des AM-Bündels keine signifikante Erhöhung der Translation zu bringen. Erst eine Durchtrennung des PL-Bündels führt zu einer signifikanten Instabilität.

hohe Spannungen im PL-Bündel entstehen [11, 32]. In Streckstellung waren die Spannungen im PL-Bündel am höchsten. Diese Daten stehen in Übereinstimmung mit Versuchen, in denen das AM- und PL- Bündel selektiv durchtrennt wurden und dann die Kniegelenkkinematik unter einem simulierten Pivot-Shift-Test erhoben wurde [39]. Aus diesen Befunden wurde die Schlussfolgerung gezogen, dass das PL-Bündel eine wichtige Rolle bei der Rotationskontrolle spielt (s. Abb. 2.5).

2.3 Kniegelenkkinematik des VKB-rekonstruierten Kniegelenkes in Einzelbündel-Technik

Ziel einer VKB-Rekonstruktion ist eine Wiederherstellung beider Funktionen des vorderen Kreuzbandes: der AP-Stabilität und der Rotationsstabilität. Biomechanische Studien an Kniegelenken von Körperspendern haben zeigen können, dass die femorale Tunnelposition einen entscheidenden Einfluss auf beide Stabilitätskomponenten hat [21, 25, 28, 35, 38, 40]. So konnten Woo et al. mit einem an einen Kraft-Moment-Sensor gekoppelten Roboter zeigen, dass die Rotationsstabilität mit einer Einzelbündel-Rekonstruktion nur unzureichend wiederhergestellt werden kann [35]. In dieser Studie wurde jedoch eine hohe femorale Tunnelposition verwendet, die wahrscheinlich dem Ursprung des AM-Bündels entsprach. Mit einer Einzelbündel-Rekonstruktion, bei der das Bündel eher im Ursprung des PL-Bündels oder in der Mitte des femoralen Ursprunges verankert wird, wurde diese Technik nicht verglichen. Tashman et al. konnten in einer In-vivo-Studie ähnliche Daten erheben [33]. Diese Autoren konnten mittels röntgenologisch basierter Ganganalyse zeigen, dass beim Bergablaufen eine Einzelbündel-VKB-Rekonstruktion mit Semitendinosus-/Gracilissehne oder Patellarsehne die anteriore tibiale Translation bis zum Level der gesunden kontralateralen Seite limitieren konnte, die VKB-rekonstruierten Kniegelenke allerdings in der Standphase signifikant erhöhte tibiale Rotation und Angulation in der Frontalebene aufwiesen. Die femorale Tunnelposition wird in dieser Studie nicht beschrieben [33]. Dabei haben verschiedene Studien zeigen können, dass sich die Rotationsstabilität einer Einzelbündel-Rekonstruktion verbessert, je weiter der Tunnel im PL-Ursprung liegt (s. Abb. 2.6).

Loh et al. untersuchten ebenfalls mit einem Roboter-/Kraft-Moment-System 2 unterschiedliche femorale Tunnelpositionen bei Einzelbündel-VKB-Rekonstruktion [21]. Die Ergebnisse zeigten anhand einer signifikant reduzierten anterioren tibialen Translation und höheren Spannungen im VKB-Transplantat, dass eine femorale Tunnelpositionierung in der 10-Uhr-Position effektiver die Rotationsstabilität des intakten Kniegelenkes wieder herstellt als eine 11-Uhr-Positionierung. Allerdings konnten beide unterschiedlichen femoralen Tunnelpositionen bei Einzelbündel-Rekonstruktionen nicht die Rotationsstabilität des intakten Kniegelenkes wiederherstellen [21]. Arnold et al. berichteten, dass eine VKB-Rekonstruktion mit femoraler Tunnelposition in der 9-Uhr-Position das „physiologische Spannungsverhalten des VKB" replizieren konnte, während eine femorale Tunnelposition in der 10- und 11-Uhr-Position die Spannung des intakten VKBs nicht replizieren konnte [6]. In dieser Studie wird allerdings das Spannungsverhalten des Transplantates mit dem „Spannungsverhalten des gesamten VKBs" verglichen. Das ist methodisch jedoch nicht korrekt, da bekannt ist, dass sich das Spannungsverhalten von AM- und PL-Bündel deutlich unterscheidet. Die von Arnold et al. publizierte Spannungskurve entspricht dem Spannungsverhalten des PL-Bündels [6].

In den letzten Jahren wurde außerdem vielfach das Konzept der isometrischen Tunnelpositionierung diskutiert. Zusammenfassend kann geurteilt werden, dass dieses Konzept als nicht anatomisch angesehen werden muss. Aufgrund der Einteilung der Fasern des VKBs in 2

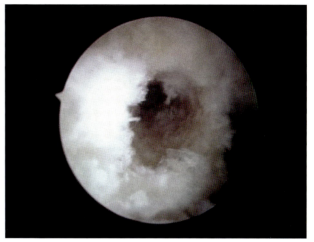

Abb. 2.6: Anatomische femorale Tunnelplatzierung in medialer Portaltechnik – Blick durch das mediale Portal. Aufgrund der konkaven Form der dorsalen Femurkondyle kommt der femorale Tunnel mit einer Tunnelpositionierung Richtung 9 Uhr mit Hilfe eines Over-the-top-guides automatisch auch weiter anterior in das femorale Ursprungsgebiet des PL-Bündels.

funktionelle Bündel scheinen die Bestrebungen, eine isometrische Tunnelpositionierung zu erreichen, nicht der komplexen Anatomie gerecht zu werden. Vielmehr scheint der Synergismus der beiden Bündel das anatomische Konzept der VKB-Rekonstruktion maßgeblich zu beeinflussen [27, 28]. Musahl et al. untersuchten die resultierende Kniegelenkkinematik nach Einzelbündel-VKB-Rekonstruktion mit anatomischer femoraler Tunnelposition (AM-Bündel) und einer Tunnelpositionierung im isometrischen Ursprung [25]. Hier konnte die anatomische Tunnelposition die intakte Kniegelenkkinematik signifikant besser wiederherstellen als eine isometrische Tunnelposition. Auch in dieser In-vitro-Studie zeigte sich ein signifikanter Unterschied zwischen dem Einzelbündel-VKB-rekonstruierten Kniegelenk und dem intakten Zustand.

Einen weiteren wichtigen Einfluss auf die Kniegelenkkinematik kann die Positionierung des tibialen Tunnels spielen. Bei der konventionellen Einzelbündel-Rekonstruktion dient vielen Operateuren der vordere Rand des HKBs zur Orientierung bei der Anlage des tibialen Tunnels [15, 24]. Bei dieser Technik liegt der tibiale Tunnel jedoch im hinteren Anteil der Insertion im Bereich des PL-Bündels. Grund für die posteriore tibiale Tunnelpositionierung ist meist eine transtibiale Tunneltechnik. Hierbei wird der femorale Tunnel durch einen zuvor angelegten tibialen Tunnel platziert (s. Kap. 16). Um eine femorale anteriore Tunnelfehlpositionierung zu vermeiden, muss der tibiale Tunnel im tibialen PL-Ansatz gewählt werden. Eine weitere Ursache für die posteriore „unanatomische" tibiale Tunnellage ist das „Impingement syndrom". Ein Impingement, also ein Anstoßen des VKBs an das Dach der interkondylären Notch, ist jedoch physiologisch und ist zu unterscheiden von einem pathologischen Impingement. Ein pathologisches Impingement ist definiert als Bewegungseinschränkung nach VKB-Rekonstruktion, insbesondere ein resultierendes Streckdefizit [28, 41, 42]. Um eine solche pathologische Bewegungseinschränkung zu vermeiden, wurde von einigen Autoren eine posteriore tibiale Tunnelpositionierung empfohlen [15, 24]. Die Ergebnisse anatomischer Rekonstruktionen mit einer tibialen Tunnelplatzierung im AM-Ursprung und einer medialen Portaltechnik femoral lassen jedoch vermuten, dass das Problem des pathologischen Impingements eher auf der femoralen Seite zu suchen ist und eine posteriore tibiale Tunnelplatzierung nicht notwendig ist. Wird ein Transplantat femoral hoch positioniert (High-noon-Position), verläuft das Transplantat steiler und es kommt eher zu einem Anstoßen als bei einem flacheren Transplantatverlauf. Eine kürzlich vorgestellte biomechanische Studie hat gezeigt, dass eine VKB-Rekonstruktion mit dem tibialen Tunnel im Ansatz des PL-Bündels und einer femoralen Tunnelpositionierung im AM-Ursprungsgebiet die intakte Kniegelenkkinematik nicht so gut wiederherstellen kann, wie eine anatomische Rekonstruktion mit der tibialen und femoralen Tunnelpositionierung im AM-Bündel-Gebiet [40].

Zusammenfassend haben die Untersuchungen zur Kniegelenkkinematik nach Einzelbündel-VKB-Rekonstruktionen gezeigt, dass die Wiederherstellung der Rotationsstabilität entscheidend von der femoralen Tunnelposition abhängt. Je weiter der Tunnel im femoralen PL-Ursprungsgebiet liegt, umso besser die Rotationsstabilität. Klinische Studien haben gezeigt, dass die Sicherung der Rotationsstabilität mit einer reduzierten Arthroserate einhergeht [16]. Die tibiale Tunnelpositionierung sollte aus kinematischer Sicht im anteromedialen Bündelbereich liegen. Ein pathologisches Impingement mit Extensionsdefizit ist nicht mit einer anterioren tibialen Tunnelpositionierung assoziiert, sondern muss als femorale Tunnelfehllage interpretiert werden. Häufig sind hier anteriore und steile Tunnelpositionen, die in einer transtibialen Technik gebohrt wurden.

2.4 Kniegelenkkinematik des VKB-rekonstruierten Kniegelenkes in Doppelbündel-Technik

Um eine Wiederherstellung beider Funktionen des vorderen Kreuzbandes, der AP-Stabilität und der Rotationsstabilität zu erreichen, kann neben der Einzelbündel- auch eine Doppelbündel-VKB-Rekonstruktion gewählt werden. Aufgrund der komplexen Anatomie und der kinematischen Details der VKB-Struktur scheint dieses Konzept theoretisch eine Erfolg versprechende Strategie zu sein. Yagi et al. haben unter Verwendung eines an einen Kraft-Moment-Sensor gekoppelten Roboters eine Technik, mit der beide Bündel des VKBs rekonstruiert wurden (Doppelbündel-Technik; femoral 1, tibial 2 Tunnel), mit einer Einbündel-Technik verglichen [37]. In dieser Studie konnte gezeigt werden, dass die Spannungen der Transplantate einer Doppelbündel-Rekonstruktion auf eine anteriore tibiale Translation (134 N) vergleichbar denen des vorderen Kreuzbandes sind (97%). Bei einer Einbündel-Rekonstruktion erreichte die Spannung des Transplantates nur 89% des vorderen Kreuzbandes [37]. Bei einem simulierten Pivot-Shift-Test mit Valgus (10 N/m) und Innenrotationsmoment (5 N/m) fiel der Unterschied noch deutlicher aus. Unter diesen Bedingungen erreichte die Einzelbündel-Rekonstruktion nur 66% der normalen Spannungen des vorderen Kreuzbandes, die Doppelbündel-Rekonstruktion ereichte 91%. Auch die Stabilität der mit dem Doppelbündel-Transplantat rekonstruierten Kniegelenke kam der intakter Kniegelenke näher als nach einer Einbündel-Rekonstruktion. Kritisch muss bei der Interpretation dieser Daten jedoch angemerkt werden, dass bei der Einzelbündel-Rekonstruktion eine hohe femorale Tunnelposition verwendet wurde, die dem AM-Ursprung entsprach. Es zeigte sich ein signifikanter Unterschied zwischen dem VKB-intakten und dem Doppelbündel-VKB-rekonstruierten Knie in anteriorer tibialer Translation in 0° und 30° Flexion.

Über den Effekt der tibialen Tunnelposition gibt es im Schrifttum nur wenige Angaben. Bisher wurde versucht, den tibialen Tunnel möglichst weit nach hinten zu legen, um ein pathologisches Impingement am vorderen Rand der Fossa intercondylaris zu vermeiden. Die Folge ist ein eher steiles Transplantat, das theoretisch weniger AP-Stabilität erzeugt als ein weniger steiles Transplantat [42]. Der biomechanische Vergleich von 2 Doppelbündel-Techniken konnte diese Hypothese bestätigen [27]. In dieser Studie wurde eine Doppelbündel-Technik mit 2 tibialen Tunneln mit einer Doppelbündel-Technik mit einem tibialen Tunnel mit einem Roboter-/Kraft-Moment-System verglichen. Bei der tibialen Ein-Kanal-Technik lag der tibiale Tunnel in der PL-Insertion; bei der Zwei-Kanal-Technik lag der PL-Tunnel in der PL-Insertion und der AM-Tunnel in der AM-Insertion. Dadurch war der Verlauf des AM-Transplantates in der interkondylären Notch flacher und das physiologische Impingement des intakten VKBs kann imitiert werden (s. Abb. 2.7). Sowohl AP-Stabilität als auch Rotationsstabilität (10 N/m Valgus und 4 N/m Innenrotation; simulierter Pivot-Shift-Test) waren mit der tibialen Zwei-Kanal-Technik besser. Mit dieser Studie konnte erstmals gezeigt werden, dass auch die tibiale Tunnelposition einen entscheidenden Einfluss auf die Stabilität nach VKB-Rekonstruktion hat. Ein weiterer Vorteil der Zwei-tibialen-Tunnel-Technik scheint eine selektive Spannung bei der Fixation der beiden Bündel zu sein. In

2.4 Kniegelenkkinematik des VKB-rekonstruierten Kniegelenkes in Doppelbündel-Technik

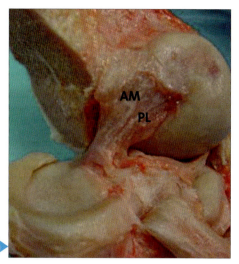 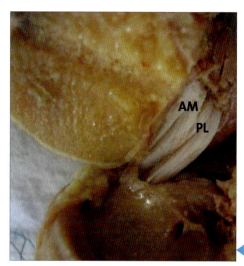

Abb. 2.7 a, b: Physiologisches Impingement des intakten VKBs (**a**) und einer anatomischen Doppelbündelrekonstruktion mit 2 femoralen und 2 tibialen Tunneln (**b**). Bei einer Anspannung des AM-Bündels bei 45° und des PL-Bündels bei 15° ist das AM-Bündel in extensionsnahen Stellungen entspannt und kann sich physiologisch um das Dach der interkondylären Notch biegen.

dieser Studie wurde das AM-Bündel bei 45° und das PL-Bündel bei 15° fixiert, da die Bündel in diesen Flexionstellungen die höchste Spannung zeigen [11]. Miura et al. untersuchten den Effekt von unterschiedlichen Flexionsgraden bei der Fixation von Doppelbündel-VKB-Rekonstruktionen und beschrieben, dass es bei einer gleichzeitigen Fixation der beiden Bündel bei 30° zu einer Überlastung des PL-Bündels kommt [23]. Eine Fixation in 60° Flexion (AM-Bündel) und 0° Flexion (PL-Bündel) führte hingegen zu einer Überlastung des AM-Bündels. In einer nachfolgenden Studie konnte die gleiche Arbeitsgruppe eine Fixation des PL-Bündels bei 15° und des AM-Bündels bei 45° Knieflexion empfehlen [34].

Ähnlich der Einzelbündel-Rekonstruktion ist auch die femorale Tunnelposition bei einer Doppelbündel-Rekonstruktion einer der entscheidenden Faktoren zur Sicherung eines guten klinischen Ergebnisses. Die ersten *arthroskopischen* Doppelbündel-VKB-Rekonstruktionen wurden der Anatomie des VKBs nicht gerecht und müssen somit als nicht anatomische Doppelbündel-Rekonstruktionen bezeichnet werden. Rosenberg beschrieb 1994 in einer von einer Firma publizierten Operationsanleitung die ersten Gedanken zur arthroskopischen Doppelbündel-Rekonstruktion [30]. Hier wurde jedoch der eine femorale Tunnel sehr steil im Dach der interkondylären Notch platziert, während der zweite Tunnel im Ursprungsgebiet des AM-Bündels platziert wurde [30]. Eine solche Rekonstruktion zeigt keine kinematischen Vorteile gegenüber einer Einzelbündel-Rekonstruktion. Hamada et al. untersuchten 160 Patienten mit einem mittleren Follow-up nach Einzelbündel- und Doppelbündel-Rekonstruktion mit der Rosenberg-Tunnelposition und konnten keine Vorteile im subjektiven Ergebnis oder der instrumentierten Kniestabilität zeigen [14]. Ein möglicher Grund für die femorale Fehlplatzierung außerhalb des anatomisches Ursprunggebietes des VKBs ist eine transtibiale Bohrtechnik durch einen tibialen Tunnel. Die Platzierung des femoralen PL-Bündel-Tunnels erscheint im Vergleich zum AM-Bündel-Tunnel deutlich erschwert [27, 28, 38, 44]. Hier kann die Visualisierung über das mediale Portal notwendig sein, um eine Fehlplatzierung zu vermeiden (s. Kap. 1). Eine Studie zum Effekt der femoralen PL-Bündel-Platzierung zeigt, dass nur eine anatomische PL-Bündel-Platzierung eine Sicherung der Rotationsstabilität gewährleisten kann [38]. Bei einer zu tiefen Platzierung des femoralen PL-Bündels auf der Ebene des AM-Bündels kommt es zu einer Augmentation der Fasern des AM-Insertionsgebietes (s. Abb. 2.8). Hier scheint es für den Operateur hilfreich zu sein, zu bedenken, dass sich der Ursprung des VKBs von Flexion (eher horizontal) zur Extension (eher vertikal) verändert [38]. Eine nicht anatomische PL-Bündel-Lokalisation resultiert in einer signifikant erhöhten anterioren tibialen Translation unter einem simulierten Pivot-Shift-Test und könnte ähnlich wie eine Rosenberg-Rekonstruktion nicht zu einem biomechanischen Vorteil gegenüber einer Einzelbündel-Technik führen.

Zusammenfassend lässt sich schlussfolgern, dass die komplexen biomechanischen Anforderungen an die Struktur des VKBs mit einer Doppelbündel-Rekonstruktion mit 2 femoralen und 2 tibialen Tunnel besser wiederhergestellt werden können, als mit einer Einzelbündel-Rekonstruktion. Ein entscheidender Vorteil scheint hier die Sicherung der Rotationsstabilität durch die Rekonstruktion des PL-Bündels zu sein. Dieser biomechanische Vorteil lässt sich inzwischen durch klinische Studien belegen (s. Kap. 3). Ähnlich wie bei Einzelbündel-Rekonstruktionen scheinen die femorale Tunnelpositionierung und die Flexionsstellung bei Fixation der Bündel eine wichtige Rolle zu spielen. Ein operativer Fehler mit einer nicht anatomischen femoralen Tunnelplatzierung oder Überlastung eines Bündels durch fehlerhafte Spannung kann den biomechanischen Vorteil einer Doppelbündel-Rekonstruktion zunichte machen.

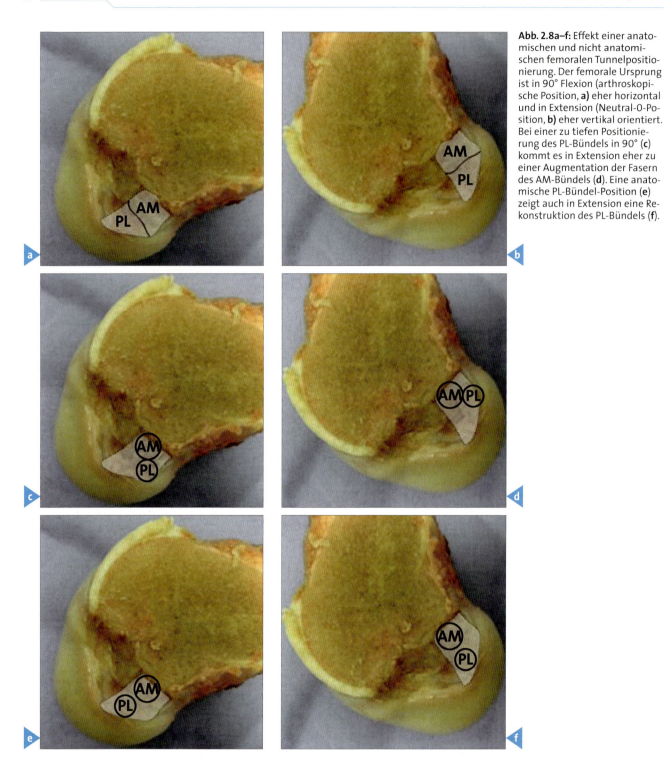

Abb. 2.8a–f: Effekt einer anatomischen und nicht anatomischen femoralen Tunnelpositionierung. Der femorale Ursprung ist in 90° Flexion (arthroskopische Position, **a**) eher horizontal und in Extension (Neutral-0-Position, **b**) eher vertikal orientiert. Bei einer zu tiefen Positionierung des PL-Bündels in 90° (**c**) kommt es in Extension eher zu einer Augmentation der Fasern des AM-Bündels (**d**). Eine anatomische PL-Bündel-Position (**e**) zeigt auch in Extension eine Rekonstruktion des PL-Bündels (**f**).

Literatur

1. Amis A, Bull AMJ, Lie DT. Biomechanics of Rotational Instability and Anatomic Anterior Cruciate Ligament Reconstruction. Oper Tech Orthop 2005; 15: 29–35
2. Amis AA, Dawkins GP. Functional anatomy of the anterior cruciate ligament. Fiber bundle actions related to ligament replacements and injuries. J Bone Joint Surg Br 1991; 73: 260–267
3. Amis AA, Jakob RP. Anterior cruciate ligament graft positioning, tensioning and twisting. Knee Surg Sports Traumatol Arthrosc 1998; 6(1): 2–12
4. Andersen HN, Dyhre-Poulsen P. The anterior cruciate ligament does play a role in controlling axial rotation in the knee. Knee Surg Sports Traumatol Arthrosc 1997; 5(3): 145–149
5. Andriacchi TP, Briant PL, Bevill SL, Koo S. Rotational changes at the knee after ACL injury cause cartilage thinning Clin Orthop Relat Res 2006; 442: 39–44
6. Arnold MP, Verdonschott N, van Kampen A. ACL graft can replicate normal ligaments tension curve. Knee Surg Sports Traumatol Arthrosc 2005; 13: 625–631
7. Bach JM, Hull HL, Patterson HA. Direct measurements of strain in the posterolateral bundle of the anterior cruciate ligament. J Biomec 1997; 30: 281–283
8. Dandy DJ. Arthroscopic surgery of the knee 1981. Churchill Livingstone, Edinburgh, London, New York
9. Daniel DM, Stone ML, Sachs R, Macolm L. Instrumented measurement of anterior knee laxity in patients with acute anterior cruciate ligament disruption. Am J Sports Med 1985; 13: 401–407
10. Diermann N, Schumacher T, Schanz S, Raschke MJ, Petersen W, Zantop T. Rotational instability of the knee: Internal tibial rotation under a simulated pivot shift test. Arch Orthop Trauma Surg (im Druck)
11. Gabriel MT, Wong EK, Woo SL, Yagi M, Debski RE. Distribution of in situ forces in the anterior cruciate ligament in response to rotatory loads. J Orthop Res 2004; 22: 85–89
12. Galway HR, MacIntosh DL. The lateral pivot shift: a symptom and sign of anterior cruciate Ligament insufficiency. Clin Orthop Relat Res 1980; 4: 45
13. Giffin JR, Stabile KJ, Zantop T, Vogrin TM, Woo SL, Harner CD. Importance of tibial slope for stability of the posterior cruciate ligament deficient knee. Am J Sports Med 2007; 35(9): 1443–1449
14. Hamada M, Shino K, Horibe S, Mitsuoka T, Miyama T, Shiozaki T. Single- versus bi-socket anterior cruciate ligament reconstruction using autogenous multiple-stranded hamstring tendons with endobutton femoral fixation: A prospective study. Arthroscopy 2001; 17: 801–807
15. Howell SM. Principles for placing the tibial tunnel and avoiding roof impingement during reconstruction of a torn anterior cruciate ligament. Knee Surg Sports Traumatol Arthrosc 1998; 6(1): 49–55
16. Jonsson H, Riklund-Ahlstrom K, Lind J. Positive pivot shift after ACL reconstruction predicts later osteoarthrosis: 63 patients followed 5–9 years after surgery. Acta Orthop Scand 2004; 75(5): 594–599
17. Kanamori A, Zeminski J, Rudy TW, Li G, Fu FH, Woo SL. The effect of axial tibial torque on the function of the anterior cruciate ligament: a biomechanical study of a simulated pivot shift test. Arthroscopy 2002; 18: 394–398
18. Kocher MS, Steadman JR, Briggs KK, Sterett WI, Hawkins RJ. Relationships between objective assessment of ligament stability and subjective assessment of symptoms and function after anterior cruciate ligament reconstruction. Am J Sports Med 2004; 32: 629–634
19. Lenschow S, Zantop T, Weimann A, Lemburg T, Raschke M, Strobel M, Petersen W. Joint kinematics and in situ forces after single-bundle PCL reconstruction: a graft placed at the center of the femoral attachment does not restore normal posterior laxity. Arch Orthop Trauma Surg 2006; 126: 253–259
20. Levy AS, Meier SW. Approach to knee cartilage injury in the anterior cruciate ligament deficient. Orthop Clin N Am 2003; 34: 149–167
21. Loh JC, Fukuda Y, Tsuda E, Steadman RJ, Fu FH, Woo SL. Knee stability and graft function following anterior cruciate ligament reconstruction: Comparison between 11 o'clock and 10 o'clock femoral tunnel placement. 2002 Richard O'Connor Award paper. Arthroscopy 2003; 19(3): 297–304
22. Meunier A, Odensten M, Good L. Long term results after primary repair or non-surgical treatment of ACL rupture: a randomized study with a 15 year follow up. Scand J Med Sci Sports 2007; 17: 230–237
23. Miura K, Woo SL, Brinkley R, Fu YC, Noorani S. Effects of knee flexion angles for graft fixation on force distribution in double-bundle anterior cruciate ligament grafts. Am J Sports Med 2006; 34: 577–585
24. Morgan CD, Kalman VR, Grawl DM. Definitive landmarks for reproducible tibial tunnel placement in anterior cruciate ligament reconstruction. Arthroscopy 1995; 11: 275–288
25. Musahl V, Plakseychuk A, VanScyoc A, Sasaki T, Debski RE, McMahon PJ, Fu FH. Varying femoral tunnels between the anatomical footprint and isometric positions: effect on kinematics of the anterior cruciate ligament-reconstructed knee. Am J Sports Med 2005; 33(5): 712–718
26. Petersen W, Lenschow S, Weimann A, Strobel MJ, Raschke MJ, Zantop T. Importance of femoral tunnel placement in double-bundle posterior cruciate ligament reconstruction: biomechanical analysis using a robotic/universal force-moment sensor testing system. Am J Sports Med 2006; 34: 456–463
27. Petersen W, Tretow H, Weimann A, Herbort M, Raschke M, Zantop T. Biomechanical Evaluation of Two Techniques for Double-Bundle Anterior Cruciate Ligament reconstruction: One Tibial Tunnel Versus Two Tibial Tunnels. Am J Sports Med 2007; 35(2): 228–234
28. Petersen W, Zantop T. Anatomy of the Anterior Cruciate Ligament with Regard to Its Two Bundles. Clin Orthop Relat Res 2007; 454: 35–47
29. Roos H, Adalberth T, Dahlberg L, Lohmander LS. Osteoarthritis of the knee after injury to the anterior cruciate ligament or meniscus. The influence of time and age. Osteoarthritis Cartilage 1995; 3: 261–267
30. Rosenberg TD, Graf B. Techniques for ACL reconstruction with Multi-Trac drill guide 1994. Acufex Microsurgical, Mansfield
31. Rudy TW, Livesay GA, Xerogeanes JW, Woo SLY. A combined robotics/UFS approach to measure knee kinematics and determine in-situ ACL forces. ASME Adv Bioeng 1994; 28: 287–288
32. Sakane M, Fox RJ, Woo SL, Livesay GA, Li G, Fu FH. In situ forces in the anterior cruciate ligament and its bundles in response to anterior tibial loads. J Orthop Res 1997; 15(2): 285–293
33. Tashman S, Collon D, Anderson K, Kolowich P, Anderst W. Abnormal Rotational Knee Motion During Running After Anterior Cruciate Ligament Reconstruction. Am J Sports Med 2004; 32: 974–983
34. Vercillo F, Woo SL, Noorani SY, Dede O. Determination of a safe range of knee flexion angles for fixation of the grafts in double-bundle anterior cruciate ligament recon-

struction: a human cadaveric study. Am J Sports Med 2007; 35(9): 1513–1520

35 Woo SL, Kanamori A, Zeminski J, Yagi M, Papageorgiou C, Fu FH. The effectiveness of reconstruction of the anterior cruciate ligament with hamstrings and patellar tendon. A cadaveric study comparing anterior tibial and rotational loads. J Bone Joint Surg Am 2002; 84: 907–914

36 Yagi M, Kuroda R, Nagamune K, Yoshiya S, Kurosaka M. Double-bundle ACL Reconstruction Can Improve Rotational Stability. Clin Orthop Rel Res 2007; 454: 100–107

37 Yagi M, Wong EK, Kanamori A, Debski RE, Fu FH, Woo SL. Biomechanical analysis of an anatomic anterior cruciate ligament reconstruction. Am J Sports Med 2002; 30: 660–666

38 Zantop T, Diermann N, Schumacher T, Schanz S, Fu FH, Petersen W. Anatomical and Non-anatomical Double-Bundle Anterior Cruciate Ligament Reconstruction: Importance of Femoral Tunnel Location on Knee Kinematics. Am J Sports Med. 2008; 2: 22

39 Zantop T, Herbort M, Raschke MJ, Fu FH, Petersen W. The Role of the Anteromedial and Posterolateral Bundles of the Anterior Cruciate Ligament in Anterior Tibial Translation and Internal Rotation. Am J Sports Med 2007; 35(2): 223–227

40 Zantop T, Herbort M, Raschke MJ, Fu FH, Petersen W. ACL mismatch reconstruction: Influence of different tunnel placement strategies in single bundle ACL reconstructions on the knee kinematics. Arthroscopy (eingereicht)

41 Zantop T, Petersen W, Sekiya JK, Musahl V, Fu FH. Anterior cruciate ligament anatomy and function relating to anatomical reconstruction. Knee Surg Sports Traumatol Arthrosc 2006; 14: 982–92

42 Zantop T, Petersen W. Anatomische Rekonstruktion des vorderen Kreuzbandes. Arthroskopie 2007; 20: 94–104

43 Zantop T, Schumacher T, Diermann N, Schanz S, Raschke MJ, Petersen W. Anterolateral rotational knee instability: role of posterolateral structures. Arch Orthop Trauma Surg 2007; 127(9): 743–752

44 Zantop T, Wellmann M, Fu FH, Petersen W. Tunnel Positioning of Anteromedial and Posterolateral Bundles in Anatomic Anterior Cruciate Ligament Reconstruction: Anatomic and Radiographic Findings. Am J Sports Med 2008; 36(1): 65–72

3 Epidemiologie, Verletzungsmechanismen und Ursachen

Wolf Petersen

3.1 Einleitung

Verschiedene Studien haben gezeigt, dass die Inzidenz von Kreuzbandrupturen bei weiblichen Athleten im Ballsport deutlich höher ist als bei Männern. In den letzten Jahren wurden zahlreiche Studien durchgeführt, um Ursachen für die Geschlechtsunterschiede in der Inzidenz von Kreuzbandverletzungen zu identifizieren – mit dem Ziel, aus diesen Erkenntnissen Präventionsstrategien zu entwickeln.

Ziel dieses Beitrages ist es, einen Literaturüberblick über Epidemiologie und Ursachen von Kreuzbandverletzungen zu geben.

3.2 Epidemiologie

In den Vereinigten Staaten werden jedes Jahr ca. 75000 Kreuzbandrupturen registriert [19]. Diese Zahl entspricht einer Inzidenz von 1 auf 3500 Einwohner. Etwa 70% der VKB-Rupturen ereignen sich in einem Lebensalter zwischen 15 und 45 Jahren. Für diesen Anteil der Bevölkerung liegt die Inzidenz bei etwa 1 Verletzung auf 1750 Einwohner [15]; für die Altersklasse zwischen 15–25 Jahren liegt die Inzidenz bei 1 zu 1000.

Die häufigste Ursache sind Sportunfälle in Sportarten mit Sprüngen und plötzlichen Drehbewegungen (Handball, Basketball und Fußball). Auch im Alpinski kommt es oft zu VKB-Rupturen. Ungefähr 70% der Verletzungen entstehen ohne direkte Beteiligung eines Mitspielers in sog. Nicht-Kontakt-Situationen [58].

Zahlreiche Untersuchungen zeigen, dass Kreuzbandverletzungen im Fußball, Basketball und Handball bei weiblichen Spielern häufiger vorkommen als bei männlichen Spielern [41, 45, 46, 60]. Bei jugendlichen Fußballspielern war die Verletzungsrate weiblicher Spieler dreimal höher als die der männlichen Spieler [38]. Auch nach Berichten der amerikanischen College-Sport-Vereinigung (NCAA) kommen Kreuzbandrupturen bei weiblichen Fußballspielern 2,4-mal häufiger und bei weiblichen Basketballspielern 4,2-mal häufiger vor [2]. Eine amerikanische Studie an High-School-Basketballspielern hat gezeigt, dass weibliche Athleten ein 3,7-fach höheres Risiko für das Erleiden einer Kreuzbandruptur haben als Männer. Bei norwegischen Handballspielerinnen war die Inzidenz von Kreuzbandverletzungen um den Faktor 5 im Vergleich zu männlichen Spielern erhöht [44]. Strand et al. [57] ermittelten unter norwegischen Handballspielerinnen 0,82 Kreuzbandverletzungen auf 1000 Spielstunden; wobei zwei Drittel dieser Verletzungen Nicht-Kontakt-Verletzungen waren.

Nicht nur die Kreuzbandverletzungsrate ist bei weiblichen Sportlern erhöht. Wedderkopp et al. [60] ermittelten bei dänischen Handballspielerinnen Verletzungsraten zwischen 40,7 und 54,8 auf 1000 Spielstunden. Rückraumspielerinnen hatten die höchste Verletzungsrate. Untersuchungen an deutschen Herrenmannschaften haben eine Verletzungsrate von 2,5 auf 1000 Spielstunden ergeben [54].

3.3 Anatomische Risikofaktoren

Es gibt eine Vielzahl anatomischer Unterschiede an der unteren Extremität zwischen Männern und Frauen, welche die geschlechtsspezifische Inzidenz an Kreuzbandrupturen erklären könnten. Bei Frauen ist die femorale Anteversion höher als bei Männern und die Muskulatur ist schwächer entwickelt. Der Q-Winkel ist erhöht und Frauen neigen zum Genu valgum [29].

Kontrovers wird im Schrifttum der Einfluss der Weite der Fossa intercondylaris auf die Entstehung von Kreuzbandverletzungen diskutiert. So soll die Weite der Fossa intercondylaris bei Patienten mit beidseitiger Kreuzbandruptur geringer sein als in einem Vergleichskollektiv mit einseitiger Kreuzbandruptur [53]. Verschiedene Autoren haben beschrieben, dass die Weite der Fossa intercondylaris bei Frauen geringer ist als bei männlichen Athleten [43, 53]. Der genaue Mechanismus, der bei enger Fossa intercondylaris zur Kreuzbandverletzung führt, ist unklar. Nach Angaben von Muneta et al. [43] soll bei enger Fossa intercondylaris ein Impingement am vorderen Rand der Fossa die Entstehung von Kreuzbandrupturen begünstigen; nach Angaben von Shelbourne [54] bedingt der kleinere Durchmesser der Fossa intercondylaris einen kleineren Kreuzbanddurchmesser und damit auch eine geringere Reißfestigkeit.

Die Weite der Fossa intercondylaris korreliert mit dem frontalen Durchmesser der Femurkondylen und ist abhängig von der Körpergröße. Aus diesem Grunde ist sie bei weiblichen Sportlern geringer als bei Männern. Da Basketballspielerinnen gewöhnlich größer als Fußballspielerinnen sind, müsste sich dieses Verhältnis auch in der Inzidenz von Kreuzbandrupturen widerspiegeln. Derartige Beobachtungen sind bisher allerdings nicht gemacht worden. Prospektive Studien zur Klärung der Beziehung von Kreuzbandrupturen und der Weite der Fossa intercondylaris fehlen jedoch. Aus diesem Grunde kann aus den anatomischen Daten keine Empfehlung hinsichtlich der Prävention ausgesprochen werden.

3.4 Hormonelle Risikofaktoren

Die Frage, ob die weiblichen Sexualhormone einen Einfluss auf die unterschiedlichen Verletzungsraten haben, wird im Schrifttum kontrovers diskutiert. Es ist lange bekannt, dass weibliche Geschlechtshormone Einfluss auf die Eigenschaften von Bindegewebe haben. An einem Rattenmodell konnte gezeigt werden, dass hohe Östrogenlevel die Kollagenmenge und den Fibrillendurchmesser signifikant reduzieren [23]. Auch im Zellkulturmodell konnte durch hohe Östrogenkonzentrationen eine Reduktion der Kollagensynthese und Fibroblastenproliferation erzielt werden [39]. Der Nachweis von Östrogen- und Progesteronrezeptoren auf Kreuzbandzellen führte zu der Vermutung, dass Struktur und biomechanische Eigenschaften des vorderen Kreuzbandes unmittelbar von den Sexualhormonen beeinflusst werden. Auch Rezeptoren für Relaxin konnten auf Kreuzbandzellen nachgewiesen werden.

Im Tiermodell (Kaninchen) konnte die Zugfestigkeit des vorderen Kreuzbandes durch sehr hohe Östrogengaben signifikant reduziert werden [55]. Durch die Gabe physiologischer Östrogendosen (vergleichbar mit den Schwankungen während des weiblichen Zyklus) konnten die biomechanischen Bandeigenschaften jedoch nicht beeinflusst werden [7].

Auch die Untersuchungen am Menschen kamen zu unterschiedlichen Ergebnissen. Karageanes et al. [33] untersuchten die Laxizität des vorderen Kreuzbandes mit dem KT-1000-Arthrometer an 26 adoleszenten weiblichen Athleten (14–18 Jahre) und kamen zu dem Ergebnis, dass der Menstruationszyklus die Kreuzbandlaxität nicht beeinflusst. Romani et al. [50] testeten die Kniegelenksstabilität an 20 weiblichen Probanden (18–40 Jahre) mit dem KT-2000-Arthrometer und bestimmten gleichzeitig die Hormonkonzentration im Serum. In dieser Studie bestand eine signifikante Korrelation zwischen der Östrogen- bzw. Progesteronkonzentration und der Kreuzbandlaxität. Heitz et al. [24] konnten ebenfalls zeigen, dass bei jungen Frauen (Alter 21–32) die Kreuzbandlaxität während der Ovulations- und Lutealphase steigt, wenn die Östrogenkonzentration am höchsten ist. Einerseits könnte eine erhöhte Bandlaxität protektiv auf das Kreuzband wirken, da es eher zur Elongation als zur Ruptur kommt. Anderseits könnte die propriozeptive Rückkopplung über die im Kreuzband vorhandenen Nozizeptoren durch die erhöhte Laxizität negativ beeinflusst werden.

Angaben im Schrifttum zur Beantwortung der Frage, ob es zu bestimmten Zeiten des weiblichen Zyklus gehäuft zu Kreuzbandrupturen kommt, sind ebenfalls widersprüchlich. Myklebust et al. [44] berichten, dass während des Östrogenanstieges in der Mitte des weiblichen Zyklus signifikant weniger Kreuzbandverletzungen auftreten als in anderen Phasen. Im Gegensatz dazu beobachteten Wojtys et al. [61] zwischen dem 10. und 14. Zyklustag eine signifikante Zunahme der Kreuzbandverletzungen. Über den Einfluss oraler Kontrazeptiva auf Kreuzbandverletzungen gibt es keine Angaben. Möller-Nielsen et al. [42] konnten jedoch zeigen, dass die Inzidenz allgemeiner Kniedistorsionen durch die Einnahme oraler Kontrazeptiva signifikant reduziert werden konnte. Es ist unklar, ob dieser Effekt durch eine Beeinflussung des Bindegewebes oder eine hormonelle Beeinflussung des neuromuskulären Systems bedingt ist.

3.5 Verletzungsmechanismen

Videoanalysen von Kreuzbandverletzungen im Basketball haben Aufschluss über die Verletzungsmechanismen gebracht [11,58]. Nach diesen Studien entstehen Verletzungen des vorderen Kreuzbandes überwiegend ohne direkte Einwirkung des Gegners; 72–95% der Kreuzbandrupturen entstehen in sog. Nicht-Kontakt-Situationen [11, 44, 58].

Nach Angaben von Teitz [58] sind die gefährlichsten Spielsituationen:
1. Das Landen nach einem Sprung
2. Das plötzliche Abstoppen
3. Plötzliche Drehbewegungen

In dieser Studie wurden Videobänder aus verschiedenen Ballsportarten mit weiblichen und männlichen Athleten analysiert. Eine norwegische Studie an Handballspielerinnen identifizierte 2 Hauptmechanismen [47]:
1. Plötzliche Drehbewegungen („Plant and cut maneuver", 12 von 20 Verletzungen)
2. Das einbeinige Landen nach einem Sprung (4 von 20 Verletzungen)

Die Körperhaltung zum Zeitpunkt der Verletzung war in beiden Studien aufrecht mit leicht flektiertem Knie- und Hüftgelenk (5–25° Knieflexion) (s. Abb. 3.1). Das Bein wurde mit 80–100% des Körpergewichtes belastet. Der Unterschenkel war in den meisten Fällen außen- oder innenrotiert und in Valgusposition, eine Stellung, in der das vordere Kreuzband maximal gespannt ist. Außer-

3.5 Verletzungsmechanismen

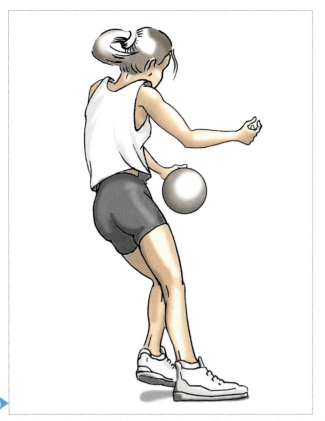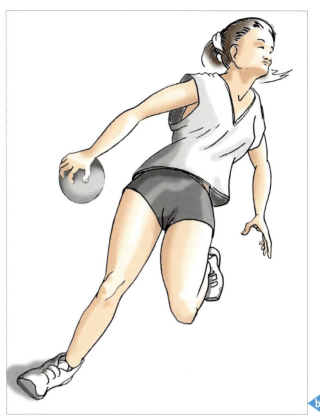

Abb. 3.1a, b: Typische Verletzungssituationen für das VKB im Handball. Die Zeichnungen wurden nach Videoanalysen angefertigt. Das Kniegelenk befindet sich zur Zeit der Verletzung in nur leichter Beugung und Valgusposition. Der Unterschenkel ist außenrotiert. In dieser Knieposition ist die Spannung im vorderen Kreuzband am höchsten und die muskulären Agonisten des vorderen Kreuzbandes, die ischiokruralen Muskeln, haben einen ungünstigen Hebelarm, um das Tibiaplateau zu sichern.

dem kann es zu einem Impingement von vorderem Kreuzband und lateralem Femurkondylus kommen. Die meisten Sportler berichteten, dass die Schuhsohle zum Zeitpunkt der Verletzung am Boden fixiert und eine Drehung des Fußes nicht möglich war. Der Körperschwerpunkt war in der überwiegenden Mehrzahl der Fälle hinter dem Zentrum des Kniegelenkes, der Fuß wurde flach aufgesetzt [58].

Auch im Skisport ist die Inzidenz von VKB-Rupturen bei weiblichen Athletinnen erhöht. Hier entsteht der Großteil der VKB-Verletzungen in einer Situation, in der das Kniegelenk stark flektiert ist, sich der Körperschwerpunkt hinter dem Knie befindet und der Unterschenkel innenrotiert ist (s. Abb. 3.2). Dieser Mechanismus ist im Schrifttum auch als „Phantomfuß-Mechanismus" bekannt [18].

In dieser Position bewirkt eine Kontraktion des M. quadriceps femoris hohe Spannungen im vorderen Kreuzband und die ischiokruralen Muskeln haben einen ungünstigen Hebelarm, um das vordere Kreuzband zu schützen. Außerdem muss in dieser Position die Hüfte gebeugt werden, um das Gleichgewicht zu halten; dabei kommt es zur starken Anspannung des M. quadriceps. Colby et al. [13] konnten mittels Oberflächen-EMG zeigen, dass diese Bewegungen mit einer starken Quadrizepsaktivierung verbunden sind. Die Aktivität der ischiokruralen Muskeln war dagegen gering.

Diese Mechanismen können auch als Erklärung für die hohe Inzidenz an Kreuzbandrupturen bei weiblichen Ballspielern dienen. Nach Angaben von Devita und Skelly [16] landen Frauen nach einem Sprung aufrechter als Männer mit einem weniger gebeugten Knie- und Hüftgelenk, und sie halten das Knie vermehrt in Valgusposition. Auch bei Drehbewegungen haben Frauen eine aufrechtere Körperhaltung. Die Muskelmechanik begünstigt in dieser Position den M. quadriceps. Zu-

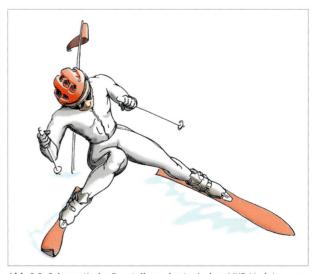

Abb. 3.2: Schematische Darstellung des typischen VKB-Verletzungsmechanismus im Skisport. Nachgezeichnet nach Ettlinger et al. [18]

Tab. 3.1: Fazit für die Praxis

Kreuzbandrupturen kommen im Ballsport bei weiblichen Sportlern etwa 2,4–9,5-mal häufiger vor als bei Männern.

70% der Verletzungen entstehen in Nicht-Kontakt-Situationen.

Verletzungssituation: Landung nach einem Sprung und während schneller Richtungswechsel

Stellung des Kniegelenkes: leichte Beugung, in Valgus- und Außenrotationsstellung, Körperschwerpunkt hinter dem Kniegelenk; Kontraktion des M. quadriceps kann zur Ruptur des vorderen Kreuzbandes führen.

Frauen landen nach einem Sprung aufrechter mit einem nur wenig gebeugten Kniegelenk.

Frauen sind häufig quadrizepsdominant. Hinweise, dass die Bandlaxizität und die muskulotendinöse Steifigkeit durch geschlechtspezifische hormonelle Unterschiede beeinflusst werden.

sätzlich ist der Hebelarm der ischiokruralen Muskulatur, die den Tibiakopf nach vorne sichert, verkürzt.

Frauen erreichen bei der Landung nach einem Sprung einen durchschnittlichen Kniebeugewinkel von 17°; Männer erreichen einen Kniebeugewinkel von durchschnittlich 31° [36]. Nach dem Bodenkontakt beim Landen erreichen Frauen den maximalen Kniebeugewinkel deutlich schneller als Männer. Auf diese Weise werden die Kräfte nach einem Sprung bei weiblichen Sportlern abrupter absorbiert als bei Männern.

Chappell et al. [12] untersuchten das Sprungverhalten weiblicher und männlicher Sportler bei Stopp-Sprüngen mittels Videoanalyse und Kraftmessplatte. Auch diese Untersuchungen zeigten, dass Frauen mit geringerem Kniebeugewinkel und in größerer Valgusstellung landen als Männer. In dieser Position kam es zu höheren vorderen Scherkräften, die das vordere Kreuzband unter Stress setzen können.

3.5.1 Rolle der Quadrizepsmuskulatur bei der Entstehung von Kreuzbandverletzungen

Grood et al. [20] haben an Kniegelenken von Körperspendern gezeigt, dass eine Anspannung der Ansatzsehne des M. quadriceps in allen Stellungen des Gelenkes zu einer Anspannung von Fasern des vorderen Kreuzbandes führt. Die Kräfte im vorderen Kreuzband nahmen mit abnehmender Beugung zu. Die Kräfte, die durch den M. quadriceps im Kreuzband erzeugt werden, sind abhängig von der Resultierenden, die den Tibiakopf nach vorne zieht. Diese Resultierende ist wiederum abhängig vom Winkel zwischen Patellarsehne und Tibiaschaft [34, 48]. Mit abnehmender Beugung soll sich die Resultierende, die den Tibiakopf nach vorne zieht, erhöhen. Auf diese Weise können bei einer exzentrischen Quadrizepskraft von 6000 N Kräfte bis zu 2000 N im vorderen Kreuzband entstehen. Diese Kräfte sind hoch genug um ein vorderes Kreuzband zu zerreißen [20]. De Morat et al. [14] simulierten an 13 Kniegelenken von Körperspendern eine Quadrizepskraft von 4500 N in 20° Knieflexion. In 6 Kniegelenken kam es zur makroskopisch sichtbaren Ruptur des vorderen Kreuzbandes. In den übrigen Gelenken kam es zur Elongation.

Renström et al. [49] konnten zeigen, dass der Zug des M. quadriceps femoris die Spannung im vorderen Kreuzband bei Kniewinkeln zwischen 0° und 45° deutlich steigerte. Diese Befunde stehen in Einklang mit Kraftmessungen im vorderen Kreuzband [40]. Experimentell konnte durch Zug am Ligamentum patellae (200 N) bereits bei 50° Flexion eine messbare Kraft im vorderen Kreuzband erzeugt werden. Mit zunehmender Streckung erhöhte sich die im Band gemessene Kraft bis auf ca. 207 N in voller Streckung. Diese Befunde konnten durch Spannungsmessungen über ein arthroskopisch implantiertes Messgerät bestätigt werden [10]. Passive Kniebewegungen bewirkten nur eine geringe Spannungszunahme im vorderen Kreuzband. Bei Kontraktion des M. quadriceps femoris kam es zwischen 10° und 48° Flexion zu sehr hohen Spannungen.

Bewegungsanalysen haben gezeigt, dass sich das Kniegelenk während des Aufsetzens des Fußes bei den sog. Risikomanövern (Landen nach einem Sprung, plötzliches Abstoppen, plötzliche Drehbewegungen) in einem durchschnittlichen Beugewinkel von 22° befindet [13]. In dieser Gelenkstellung wird das vordere Kreuzband maximal belastet. Hinzu kommt, dass es sich beim Landen nach einem Sprung oder auch bei Richtungswechseln um exzentrische Quadrizepsaktionen handelt. Verschiedene Autoren konnten zeigen, dass bei exzentrischen Kontraktionen höhere Kräfte entstehen als bei konzentrischen Kontraktionen [17].

3.5.2 Protektiver Effekt der ischiokruralen Muskulatur

Die ischiokruralen Muskeln sind zweigelenkige Muskeln; sie extendieren die Hüfte und flektieren das Knie. Bei fixiertem Fuß sichern die ischiokruralen Muskeln den Tibiakopf gegen die Verschiebung nach vorn und gelten als Antagonisten zum M. quadriceps. Die vektorielle Zerlegung der auf die Tibia wirkenden Kräfte zeigt, dass die ischiokrurale Muskulatur mit zunehmender Streckung ihre Wirksamkeit verliert, den Tibiakopf zu sichern. Außerdem wird die Kraftentfaltung der ischiokruralen Muskeln durch die Stellung des Hüftgelenkes beeinflusst. Bei gestrecktem Hüftgelenk werden sie weniger vorgedehnt und damit passiv insuffizient.

3.5.3 Propriozeption, neuromuskuläre Kontrolle und funktionelle Stabilität

Bei Tätigkeiten des täglichen Lebens entstehen im Kniegelenk Kräfte des ein- bis zweifachen Körpergewichtes. Im Sport werden Kräfte des 5-fachen Körpergewichtes erreicht. Biomechanische Studien haben gezeigt, dass der Bandapparat diese Kräfte allein nicht halten kann [1, 6, 19, 20]. In der Sagittalebene kann die ischiokrurale Muskulatur ein Abweichen der Tibia nach vorn verhindern („vordere Schublade"). Der M. quadriceps wirkt dieser Kraft entgegen. Die Fähigkeit, das Gelenk über das Zusammenspiel beider Muskelgruppen mit den passiven Stabilisatoren zu stabilisieren, wird als funktionelle Stabilität bezeichnet. Muskelaktivierung kann bewusst oder unbewusst erfolgen [36].

Um ein Band zu schützen und somit eine Verletzung zu verhindern, ist neben Kraft und Wirkungsgrad auch die Zeit, in der ein Muskel seine Kraft entfaltet, von entscheidender Bedeutung. Die Zeit zwischen Stimulus (Unfall) und Aktionspotenzial wird als Muskelreaktionszeit oder Latenzzeit bezeichnet [36].

Der Begriff neuromuskuläre Kontrolle bezeichnet die unbewusste Aktivierung von dynamischen Stabilisatoren eines Gelenkes auf mechanische Stimuli. Propriozeption (afferente Informationen über die Stellung des Gelenkes) ist die sensorische Quelle für Informationen, welche die neuromuskuläre Kontrolle eines Gelenkes ermöglichen [36]. Propriozeptive Informationen werden von verschiedenen Mechanorezeptoren gemeldet, die in Muskeln, Gelenken (Bändern und Kapsel) und in der Haut vorkommen. Das vordere Kreuzband selbst enthält im Verankerungsbereich an Femur und Tibia sowie im subsynovialen Bindegewebe zahlreiche Mechanorezeptoren [22]. Die Propriozeption in den Kreuzbändern hat für die Kinematik des Kniegelenkes große mechanische Bedeutung [3, 4, 5, 30, 31, 32]. Patienten mit einer Ruptur des vorderen Kreuzbandes haben deutliche Schwierigkeiten, die Stellung ihres Kniegelenkes wahrzunehmen [8]. Es gibt zahlreiche Hinweise, dass die Propriozeptoren im vorderen Kreuzband als Sensoren für die Gelenkstellung dienen und auf diese Weise den Tonus und die Aktivität der stabilisierenden Muskeln steuern [59]. Durch elektrische Stimulation des vorderen Kreuzbandes während einer Arthroskopie konnten z.B. EMG-Signale im M. biceps femoris und im M. semitendinosus erzeugt werden. Beide Muskeln gehören zur ischiokruralen Muskulatur und wirken agonistisch zum vorderen Kreuzband, indem sie die Tibia nach hinten ziehen. Diese Befunde stehen in Einklang mit Beobachtungen von Beard et al. [8], nach denen es beim Auslösen der vorderen Schublade zur Anspannung der ischiokruralen Muskulatur kommt. Bei Patienten mit rupturiertem vorderen Kreuzband bleibt dieser Reflex aus.

Auf welcher Ebene dieser Kreuzbandreflex verschaltet ist, ist bisher unklar. Ein Teil der Informationen wird gleich auf spinaler Ebene weiterverarbeitet, ein weiterer Teil gelangt in das Zentralnervensystem, wo die Informationen überwiegend im Kleinhirn weiterverarbeitet werden. Hier werden außerdem Informationen des visuellen und vestibulären Systems gesammelt.

Die motorische Kontrolle erfolgt auf 3 Ebenen [37]:
- Spinale Reflexe
- Hirnstamm-Kontrolle
- Kognitive Programme

Die Reflexaktivierung von afferenten α- oder γ-Motoneuronen durch Propriozeptoren spielt eine große Rolle für die neuromuskuläre Kontrolle. γ-Motoneuronen kontrollieren über die Muskelspindelorgane die Steifheit des Muskels. Als Muskelsteifheit („Stiffness") wird das Verhältnis von Kraft zur Längenänderung bezeichnet [37]. Je steifer ein Muskel ist, desto mehr Energie einer destabilisierenden Kraft kann er absorbieren. Da steifere Muskeln eine Last schneller auf die Spindelorgane übertragen können, wird auf diese Weise auch die elektromechanische Verzögerung reduziert. Durch Voraktivierung kann die Steifigkeit schon vor Einsetzen eines destabilisierenden Auslösers helfen, das Knie zu schützen.

3.5.4 Geschlechtsspezifische neuromuskuläre, propriozeptive und kinematische Unterschiede

Geschlechtsspezifische Unterschiede in der Muskelkraft sind im Wesentlichen auf die Muskelmasse zurückzuführen [9]. Je mehr Kraft ein Muskel entfalten kann, desto besser kann er das entsprechende Gelenk schützen. Weiterhin gibt es Hinweise, dass auch effektivere kontraktile Eigenschaften die geschlechtsspezifischen Kraftunterschiede bedingen [35].

Rozzi et al. [51] haben gezeigt, dass weibliche Sportler eine höhere Gelenklaxizität als männliche Sportler aufweisen und gleichzeitig einen schlechteren Gelenkstellungssinn besitzen. Diese Arbeitsgruppe zog aus diesen Befunden die Schlussfolgerung, dass die eine hohe Gelenklaxizität verminderte propriozeptive Eigenschaften bedingt und das Knie auf diese Weise nicht vor schädigenden Kräften geschützt werden kann [51].

Auch die Aktivierung der das Kniegelenk stabilisierenden Muskeln weist geschlechtsspezifische Unterschiede auf. Weibliche Sportler scheinen sich hinsichtlich der Aktivierungsmuster der Kniegelenksmuskulatur von männlichen Sportlern zu unterscheiden. Huston und Woitys [61] beobachteten, dass weibliche Hochleistungssportler bei einer experimentellen vorderen tibialen Translation (Verletzungsreiz) mit einer Aktivierung des M. quadriceps antworteten (Quadrizeps-Dominanz). Bei männlichen Sportlern sowie untrainierten Kontrollpersonen (weiblich und männlich) kam zu einer Aktivierung der ischiokruralen Muskulatur. Hewett et al. [25] konnten zeigen, dass männliche Athleten die Knieflexoren beim Landen nach einem Sprung im Vergleich zu weiblichen Athleten signifikant schneller aktivieren. Biomechanische Analysen haben ergeben, dass auf diese Weise sehr hohe Bodenreaktionskräfte entstehen [25, 26].

Die Befunde zu den geschlechtsspezifischen Unterschieden der neuromuskulären und propriozeptiven Funktionen dienten der Entwicklung von Präventionsstrategien zur Verhinderung von Kreuzbandverletzungen. Durch ein spezielles Sprungtraining konnte die muskuläre Dysbalance zwischen M. quadriceps und ischiokruraler Muskulatur beseitigt und die Aktivität der ischiokruralen Muskulatur gesteigert werden [25, 26].

Verschiedene Studien haben gezeigt, dass eine schnelle Aktivierung der ischiokruralen Muskulatur auf einen Verletzungsreiz einen wichtigen Beitrag zur funktionellen Sicherung des Kniegelenkes leistet [1, 8, 21, 28, 56].

Literatur

1 Aune AK, Ekeland A, Nordsletten L. Effect of quadriceps or hamstring contraction on the anterior shear force to anterior cruciate ligament failure: An in vivo study in the rat. Acta Orthop Scand 1995; 66: 261–265
2 Arendt E, Dick R. Knee injury pattern among men and women in collegiate basketball and soccer: NCAA data and review of literature. Am J Sports Med 1995; 23: 695–701
3 Barrack RL, Skinner HB, Brunet ME, Cook SD. Joint laxity and proprioception in the knee. Physician Sportsmed 1983; 11: 130–135
4 Barrack RL, Skinner HB, Brunet ME, Cook SD. Joint kinaesthesia in the tightly trained knee. Am J Sports Med 1984; 24: 18–24
5 Barrack RL, Skinner HB, Buckley SL. Proprioception in the anterior cruciate ligament deficient knee. Am J Sports Med 1989; 17: 1–6
6 Barrata R, Solomonow M, Letson D, Chuinard R, D'Ambrosia R. Muscular coactivation: The role of the antagonist musculature in maintaining knee stability. Am J Sports Med 1988; 16: 113–122
7 Belanger M, Moore DC, McAllister SC, Ehrlich MG. The mechanical properties of rat ACL are independent of serum oestrogen levels. Trans Orthop Res Soc 2000; 25: 151
8 Beard DJ, Kyberd PJ, O'Connor JJ. Reflex hamstring contraction latency in anterior cruciate deficiency. J Orthop Res 1994; 12: 219–228
9 Behm DG, Sale DG. Voluntary and evoked muscle contractile characteristics in active men and women. Can J Appl Physiol 1994; 19: 253–65
10 Beynnon B, Howe J, Pope M, Johnson R, Fleming B. The measurement of anterior cruciate ligament strain in vivo. Int Orthop 1992; 16: 1–12
11 Boden BP, Dean GS, Feagin JA, Garrett WE. Mechanisms of anterior cruciate ligament injury. Orthopaedics 2000; 23: 573–578
12 Chappell JD, Yu B, Kirkendahl DT, Garrett WE. A comparison of knee kinematics between male and female recreational athletes in Stop-jump tasks. Am J Sports Med 2002; 30: 261–267
13 Colby S, Franciscos A, Yu B, Krikendahl D, Finch M, Garret W. Electrimyographic and kinematic analysis of cutting maneuvers. Am J Sports Med 2000; 29: 234–240
14 Daniel DM, Stone ML, Dobson BE, Fithian DC, Rossman DJ, Kaufman KR. The fate of the ACL injured patient. A porspective outcome study. Am J Sports Med 1994; 22: 632–644
15 De Morat G, Weinhold P, Blackburn T, Chudik S, Garret W. Aggressive quadriceps loading can induce noncontact anterior cruciate ligament injury. Am J Sports Med 2004; 32: 477–483
16 Devita P, Skelly WA. Effect of landing stiffness on joint kinetics and energetics in the lower extremity. Med Sci Sports Exerc 1992; 24: 108–115
17 Eloranta V, Komi PV. Function of the quadriceps femoris muscle under maximal concentric and eccentric contractions. Electromyogr Clin Neurophysiol 1980; 20: 159–174
18 Ettlinger CF, Johnson RJ, Shealy JE. A method to help reduce the risk of serious knee sprains incurred in alpine skiing. Am J Sports Med 1995; 23(5): 531–537
19 Garrick JG, Requa RK. Anterior cruciate ligament injuries in men and women: How common are they? In: Griffin LY (Hrsg.). Prevention of noncontact ACL injuries, American Academy of Orthopaedic Surgeons 2000, Rosemont
20 Grood ES, Suntay WJ, Noyes FR, Bulter DL. Biomechanics of the knee-extension exercise: Effect of cutting the anterior cruciate ligament. J Bone Joint Surg Am 1984; 66: 725–735
21 Hagood S, Solomonow M, Luo Z, D'Ambrosia R: The effect of joint velocity on the contributionof the antagonist musculature to knee stiffness and laxity. Am J Sports Med 1990; 18: 182–187
22 Halata Z, Haus J. The ultrastructure of sensory nerve endings in the human anterior cruciate ligament. Anat Embryol 1989; 179: 415–421
23 Hama H, Yamamuro T, Takeda T. Experimental studies on connective tissue of the capsular ligament. Influence of sex hormones and ageing. Acta Orthop Scand 1976; 7: 21–27
24 Heitz NA, Eisenman PA, Beck CL. Hormonal changes throughout the menstrual cycle and increased anterio cruciate ligament laxity in females. J Athletic Training 1999; 34: 144–149
25 Hewett TE, Stroupe AL, Nance TA, Noyes FR. Plyometric training in female athletes: Decreased impact forces and hamstring torques. Am J Sports Med 1996; 24: 765–773
26 Hewett TE. Lindenfeld TN, Riccobene JV, Noyes FR. The effect of neuromuscular training on the incidence of knee injury in female athletes: A prospective study. Am J Sports Med 1999; 27: 699–706
27 Huston LJ, Woitys EM. Neuromuscular performance characteristics in elite female athletes. Am J Sports Med 24: 427–436

28 Hirokawa S, Solomonow M, Baratta R, Zhou BH, D'Ambrosia R. Muscular cocontraction and control of knee stability. J electromyogr Kiesiol 1996; 1: 199–208
29 Ireland ML. Anatomic risk factors. In: Griffin LY (Hrsg.). Prevention of noncontact ACL injuries, American Academy of Orthopaedic Surgeons 2000, Rosemont
30 Jerosch J, Castro WHM, Hofstetter I, Bischof B. Propriozeptive Fähigkeiten bei Probanden mit stabilen und instabilen Sprunggelenken. Dtsch Z Sportmed 1994; 45: 380–389
31 Jerosch J, Hofstetter I, Bork H, Bischof B. The influence of orthoses on The proprioception of The ankle joint. Knee Surg Sports Traumatol Arthroscopy 1995; 3: 39–46
32 Jerosch J Pfaff G, Thorwesten L, Schoppe: Auswirkungen eines propriozeptiven Trainingsprogrammes auf die sensomotorischen Fähigkeiten der unteren Extremität bei Patienten mit einer vorderen Kreuzbandinstabilität. Sportverl. Sportschad 1998; 12: 121–130
33 Karageanes SJ, Blackburn K. The association of the menstrual cycle with the laxity of the anterior cruciate ligament in adolescent female athletes. Clin J Sport Med 2000; 10: 162–168
34 Kirkendahl DT, Garrett WE. Biomechanical considerations. In: Griffin LY (Hrsg). Prevention of noncontact ACL injuries, American Academy of Orthopaedic Surgeons 2000, Rosemont
35 Komi PV, Karlsson J. Skeletal muscle fibre types, enzyme activities and neuromuscular performance in young males and females. Acta Physiol Scand 1978; 4: 282–288
36 Lephart S, Riemann B. The role of mechanoreceptors in functional joint stability. In: Griffin LY (Hrsg.). Prevention of noncontact ACL injuries, American Academy of Orthopaedic Surgeons 2000, Rosemont
37 Lephart S, Ferris CM, Riemann B, Myers JB, Fu F. Gender Differences in strength and lower extremity kinematics during landing. Clin Orthop Rel Res 2002, 401: 162–169
38 Lindenfeld TN, Schmitt DJ, Hendy MP, Mangine RE, Noyes FR. Incidence of injury in indoor soccer. Am J Sports Med 1994; 22: 364–371
39 Liu SH, al Shaikh RA, Panossian V, Finerman GA. Estrigen affects the cellular metabolism of the anterior cruciate ligament. Am J Sports Med 1997; 25: 704–709
40 Markolf KL, Gorek JF, Kabo JM, Shapiro MS. Direct measurement of resultant forces in the anterior cruciate ligament: an in vitro study performed with a new experimental technique. J Bone Joint Surg 1990; 72-A: 557–567
41 Messina DF, Farney WC, DeLee JC. The incidence of injury in Texas high school basketball. A prospective study among male and female athletes. Am J Sports Med 1999; 27: 294–299
42 Möller-Nielsen J, Hammar M. Sports injuries and oral contraceptive use: is there a relation ship? Am J Sports Med 1991; 12: 152–160
43 Muneta T, Takaduda K, Yammamoto H. Intercondylar notch width and ist relation to configuration and cross sectional area of the anterior cruciate ligament: A cadaveric knee study: Am J Sports Med 1997; 25: 69–72
44 Myklebust G, Maehlum S Holm I, Bahr R. A prospective cohort study of anterior cruciate ligament injuries in elite Norwegian team handball. Scand J Med Sci Sports 1997; 8: 149–153
45 Myklebust G, Maehlum S Holm I, Bahr R. A prospective cohort study of anterior cruciate ligament injuries in elite Norwegian team handball. Scand J Med Sci Sports 1998; 8: 149–153
46 Myklebust G, Engeretsen L, Braekken IH, Olsen E, Bahr R. Prevention of ACL injuries in female handball players: a prospective intervention study over three seasons. Lin J Sports Med, 2003; 13: 71–78
47 Nielsen AB, Yde J. An epidemiologic and traumatologic study of injuries in handball. Int J Sports Med 1988; 9: 341–344
48 Olsen OE, Myklebust G, Engebretsen L, Bahr R. Injury mechanisms for anterior cruciate ligament injuries in team handball – a systematic video analysis. Am J Sports Med 2004; 32: 1002–1012
49 Petersen W, Tillmann B. Anatomie des vorderen Kreuzbandes. Orthopäde 2002; 31: 710–718
50 Renström P, Arms SW, Stanwyck TS. Strain within the anterior cruciate ligament during hamstring and quadriceps activity. Am J Sports Med 1986; 14: 83–87
51 Romani W, Curl LA, Lovering R. The effect of endogenous estradiol levels at three phases of the menstrual cycle on anterior cruciate ligament stiffness in active females. J Athl Train 2001; 2: 62
52 Rozzi SL, Lepart SM, Gear WS, Fu F. Knee joint laxity and neuromuscular characteristics of male and female soccer and basketball players. Am J Sports Med 1999; 27: 312–319
53 Sheth P, Yu B, Laskowski ER, An KN. Ankle disc training influences reaction times of selected muscles in a simulated ankle sprain. Am J Sports Med 1997; 25: 538–543
54 Shelbourne DK, Facebene WA, Hunt JJ. Radiographic and intraoperative intercondylar notch with measurement in men and women with unilateral and bilateral anterior cruciate ligaments tears. Knee Surg Sports Traumatol Arthrosc 1997; 5: 229–233
55 Seil R, Rupp S, Tempelhof S, Kohn D. Sports injuries in team handball. A one-year prospective study of sixteen men's senior teams of a superior nonprofessional level. Am J Sports Med 1998; 26: 681–687
56 Slauterbeck J, Clevenger C, Lundberg W, Burchfiled DM. Oestrogen levels alters the failure load of rabbit anterior cruciate ligament: J Orthop Res 1999; 17: 405–408
57 Solomonow M, Baratta R, Zhou BH. The synergistic action of the anterior cruciate ligament and thigh muscles in maintaining joint stability. Am J Sports Med 1987; 15: 207–213
58 Strand T, Tyedte R, Engebretsen L, Tegnander A. Anterior cruciate ligament injuries in handball playing. Mechanisms and incidence of injuries. Tidsskr Nor Laegeforen 1990; 30: 222–225
59 Teitz C. Video analysis of ACL injuries. In: Griffin LY (Hrsg.). Prevention of noncontact ACL injuries, American Academy of Orthopaedic Surgeons 2000, Rosemont
60 Tsuda E, Yoshihisa O, Otsuka H, Komatsu T, Tokuya S. Direct evidence of the anterior cruciate ligament reflex. Am J Sports Med 2001; 29: 83–87
61 Wedderkopp N, Kalthoft M, Lundgaard B, Rosendahl M, Froberg K. Injuries in young female players in European team handball. Scand J Med Sci Sports 1997; 7: 342–347
62 Woitys EM, Huston LJ, Lindenfeld TN, Hewett TE, Greenfield ML. Association between the menstrual cycle and anterior cruciate ligament injuries in female athletes. Am J Sports Med 1998; 26: 614–619

4 Prävention von Rupturen des VKBs

Wolf Petersen

4.1 Einleitung

Da das vordere Kreuzband eine wichtige Funktion für die Kinematik des Kniegelenkes hat, bedeutet eine Kreuzbandruptur ernste Konsequenzen für den betroffenen Sportler. Eine Instabilität kann die sportliche Leistungs- und Einsatzfähigkeit unmittelbar beinträchtigen. Langfristig führen rezidivierende Subluxationsereignisse jedoch zu Meniskus- und Knorpelschäden [5]. Die Inzidenz der Osteoarthrose ist bei Sportlerinnen mit einer Ruptur des vorderen Kreuzbandes deutlich erhöht [16]. Lohmander et al. [16] untersuchten 103 Fußballspielerinnen 12 Jahre nach einer Ruptur des vorderen Kreuzbandes. 82% dieser Spielerinnen wiesen nach dieser Zeit radiologische Arthrosezeichen am verletzten Knie auf. Eine operative Rekonstruktion hatte in dieser Studie keinen Einfluss auf die Inzidenz der Arthrose. Offensichtlich haben Meniskus- und Knorpelverletzungen, die bei dem initialen Kniegelenktrauma entstehen, einen Einfluss auf die Entstehung der Osteoarthrose. Diese Faktoren können durch eine Kreuzbandersatzplastik nicht beeinflusst werden.

Aus diesem Grunde sollte die Prävention von Kreuzbandrupturen höchste Priorität bei Sportlern, Trainern und Physiotherapeuten haben.

In den letzten Jahren wurden verschiedene Strategien zur Prävention von Kreuzbandrupturen entwickelt. Für die geringe Beachtung dieser Präventionsprogramme in Deutschland können verschiedene Gründe ursächlich sein. Einerseits sind Präventionsmaßnahmen zeitaufwendig. Daher ist die Bereitschaft der Trainer und Spieler, kostbare Trainingszeit dafür zu opfern, oftmals gering. Andererseits wurde der überwiegende Teil der Präventionsstrategien erst in den letzten Jahren entwickelt und ist vielen Trainern, Sportärzten und Physiotherapeuten nicht bekannt, da sie noch nicht Gegenstand der Ausbildungsstrategien zur Erlangung der Trainerlizenz sind.

Ziel dieses Beitrages ist es, einen Literaturüberblick über aktuelle Präventionstrainingsprogramme zur Verhinderung von Kreuzbandrupturen zu geben.

4.2 Aufklärung über Verletzungsmechanismen und Modifikation gefährdender Bewegungsmuster

Kreuzbandrupturen kommen im Ballsport bei weiblichen Sportlern etwa 2,4–9,5-mal häufiger vor als bei männlichen [7]. Als Grund für diese hohe Inzidenz werden im Schrifttum vor allem geschlechtsspezifische Unterschiede bei in der neuromuskulären Koordination gesehen [12].

Kreuzbandrisse entstehen im Ballsport am häufigsten bei der Landung nach einem Sprung und während schneller Richtungswechsel [18, 22]. Videoanalysen ergaben, dass sich das Kniegelenk zur Zeit der Verletzung am häufigsten in leichter Beugung, in Valgus- und Außenrotationsstellung befindet [22]. In dieser Knieposition ist die Spannung im vorderen Kreuzband sehr hoch und die muskulären Agonisten des vorderen Kreuzbandes, die ischiokruralen Muskeln, haben einen ungünstigen Hebelarm, um das Tibiaplateau zu sichern. Außerdem soll es zu einem Impingement am lateralen Femurkondylus kommen [22]. Der Körperschwerpunkt liegt zum Zeitpunkt der Verletzung hinter dem Kniegelenk. In dieser Situation muss die Hüfte schnell flektiert werden, um den Körperschwerpunkt nach vorne zu bringen. Bei dieser Bewegung kommt es zur schnellen exzentrischen Kontraktion des M. quadriceps, dem muskulären Antagonisten des vorderen Kreuzbandes. Eine plötzliche Anspannung dieses Muskels kann bei diesen Kraftverhältnissen der Hebelarme zur Ruptur führen.

Bewegungsanalysen haben gezeigt, dass weibliche Athleten nach einem Sprung aufrechter landen als Männer (weniger Beugung in Knie und Hüfte). Außerdem halten weibliche Sportler das Knie vermehrt im Valgus. Frauen erreichen nach dem Landen nach einem Sprung einen durchschnittlichen Kniebeugewinkel von 17°, Männer erreichen hingegen einen Kniebeugewinkel von durchschnittlich 31° [15]. Nach dem Bodenkontakt beim Landen erreichen Frauen den maximalen Kniebeugewinkel deutlich schneller als Männer. Auf diese Weise werden die Kräfte nach einem Sprung bei weiblichen Sportlern abrupter absorbiert als bei Männern [15].

Aus diesen Beobachtungen und Befunden ergaben sich Hinweise auf Strategien zur Prävention von Knieverletzungen bei weiblichen Sportlern. Bewegungsanalysen konnten zeigen, dass diese „gefährlichen" Bewegungsmuster durch geeignete Übungen unter Anleitung verändert werden können [15].

Dieser Ansatz zur Prävention von Kniegelenksverletzungen wurde erstmals jedoch von Henning, einem amerikanischen Sportorthopäden, beschrieben. Das „Henning-Programm" sollte der Verhinderung von Kreuzbandverletzungen im Basketball dienen (s. Tab. 4.1) [8]. Es zielt darauf ab, Bewegungsmuster zu modifizieren und auf diese Weise verletzungsanfällige Gelenkstellungen zu vermeiden. Das sog. Plant-and-cut-Manöver soll als runde Bewegung in Einzelschritten durchgeführt werden. Bei der Landung nach einem Sprung soll das Knie gebeugt und nicht gestreckt sein und das Abstoppen soll nicht mit geradem Knie, sondern durch mehrere kleine Schritte erfolgen. Diese Präventionsstrategien sollen den Sportlern durch einen Videofilm nähergebracht werden.

Henning hat dieses Programm an 2 Basketballmannschaften getestet. In Team A sind in den 2 Jahren, bevor das Präventionstraining begonnen wurde, 5 VKB-Rupturen aufgetreten. In Team B sind in den letzten 2 Jahren 9 Rupturen des vorderen Kreuzbandes aufgetreten. Nach Einführung des „Henning-Programms" sank die Prävalenz in Team A auf 2 VKB-Rupturen in 8 Jahren und in Team B auf 1 VKB-Ruptur in 3 Jahren [8]. Leider wurden diese Ergebnisse nur in Form eines Abstracts und nicht als Originalartikel publiziert. Außerdem ist das Studiendesign aufgrund der geringen Probandenzahl unzureichend und erlaubt daher keine endgültigen Aussagen.

Tab. 4.1: Übersicht über spezifische „Knieverletzungs-Präventionsprogramme"

Name des Programmes und Autor	Prinzip	Probanden	Sportart	Ergebnisse	Weitere Informationen
Henning-Programm [Griffis 2000]	Aufklärung und Bewegungsmodifikation	2 weibliche Basketballteams	Basketball	Reduktion von VKB-Rupturen um 89%	Dean Griffis, 240 South Forest View Ct. Wichita, KS 67235, USA
Vermont ACL Prevention Program [Ettlinger et al. 1995]	Aufklärung und Bewegungsmodifikation	4700 Skilehrer/innen und Pistenpatrols	Alpin-Ski	Reduktion schwerer Knieverletzungen um 62%	Vermont Safety Research, PO Box 85, Underhill Center, VT 0590, USA
Caraffa-Programm [Caraffa et al. 1996]	Propriozeptionstraining	300 männliche Profifußballspieler	Fußball	Trainingsgruppe 10 VKB-Rupturen Kontrollgruppe 70 VKB-Rupturen	A. Caraffa, Orthopaedic Clinic S. Maria Hospital University of Perugia, I-05106 Terni, Italy
Södermann-Studie [Södermann et al. 2000]	Propriozeptionstraining	121 jugendliche weibliche Athleten, Kontrollgruppe 100 jugendliche weibliche Athleten	Fußball	kein signifikannter Unterschied hinsichtlich der Verletzungshäufigkeit zwischen beiden Gruppen	Dep. Of Surgical & Perioperative Science, Umeå University, 90187 Umeå, Sweden
Cincinnati Sportsmetric Program [Hewett et al. 1999]	Sprungtraining mit Dehnübungen	1263 weibliche Probanden (Fußball, Volleyball, Basketball)	Fußball, Basketball, Volleyball	Trainingsgruppe 2 VKB-Rupturen Kontrollgruppe 10 VKB-Rupturen	Cincinnati Sportsmetric Research and Education Foundation, 311 Straght Street, Cinncinati, OH 45219
Norwegisches Handball-Präventionsprogramm [Myklebust et al. 2003]	Aufklärung und Bewegungsmodifikation, Propriozeptionstraining und Sprungtraining	52–60 weibliche Handballmannschaften	Handball	Nicht-Präventionssaison: 29 VKB-Rupturen 1. Präventionssaison: 23 VKB-Rupturen, 2. Präventionssaison: 17 VKB-Rupturen	www.ostrc.no
Deutsches Handball-Präventionsprogramm [Petersen et al. 2005]	Aufklärung und Bewegungsmodifikation, Propriozeptionstraining und Sprungtraining	Weibliche Athleten	Handball	Trainingsgruppe 1 VKB-Ruptur Kontrollgruppe 5 VKB-Rupturen	www.traumacentrum.de www.mlk-berlin.de
PEP-Programm	Aufklärung und Bewegungsmodifikation, Propriozeptionstraining	Weibliche Athleten (833 Athleten in der Kontrollgruppe und 561 Athleten in der Interventionsgruppe)	Fußball	Interventionsgruppe: 7 VKB-Rupturen (Verletzungsrate 0.15), Kontrollgruppe 19 VKB-Rupturen (0.28)	Mrs. Holly Silvers (PT) Hollypt99@aol.com

Die von Henning beschriebenen Präventionsansätze wurden später jedoch in verschiedenen Präventionsprogrammen aufgegriffen [10, 11, 17, 19].

Auch eine Studie aus dem Skisport zeigt, dass Aufklärung über die Verletzungsmechanismen präventiv wirken kann. Der Großteil der VKB-Verletzungen entsteht im Skisport in einer Situation, in der das Kniegelenk stark flektiert ist, sich der Körperschwerpunkt hinter dem Knie befindet und der Unterschenkel innenrotiert ist. Dieser Mechanismus ist im Schrifttum auch als „Phantomfuß-Mechanismus" bekannt [6]. Aufgrund dieser Daten wurde das „Vermont ACL Prevention Program" entwickelt. Bei diesem Programm werden die Probanden mit Videos konfrontiert, die typische VKB-Verletzungssituationen im Skisport zeigen. Diese Videos sollen die Probanden zur Entwicklung eigener Präventionsansätze stimulieren [6]. Die Videos sollen helfen, gefährliche Situationen zu erkennen und eine Antwort auf den Verletzungsreiz in Beinahe-Verletzungs-Situationen zu entwickeln. In der Saison 1993/94 nahmen 4700 Skilehrer/-innen und „Pisten-Patrols" in den USA an diesem Programm teil. Durch dieses Programm konnten ernste Kniegelenksverletzungen um 62% reduziert werden [6].

Zusammenfassend bleibt festzuhalten, dass erste Hinweise dafür bestehen, dass durch Aufklärung über Verletzungsmechanismen und die Modifikation gefährdender Bewegungsmuster Kniegelenksverletzungen verhindert werden können.

4.3 Propriozeptionstraining

Propriozeption (afferente Informationen über die Stellung des Gelenkes) ist die sensorische Quelle für Informationen, welche die neuromuskuläre Kontrolle eines Gelenkes ermöglichen [14]. Propriozeptive Informationen werden von verschiedenen Mechanorezeptoren gemeldet, die in Muskeln, Gelenken (Bändern und Kapsel) und in der Haut vorkommen.

Die Inzidenz von Sprunggelenksverletzungen konnte in verschiedenen Studien durch „propriozeptive" Übungen auf einem Balancebrett gesenkt werden [2, 23, 24].

Die Angaben im Schrifttum hinsichtlich des Effektes von Propriozeptionsübungen auf die Inzidenz von Kreuzbandverletzungen sind jedoch widersprüchlich.

Caraffa et al. [4] konnten an 300 professionellen männlichen Fußballspielern zeigen, dass Übungen auf einem Balancebrett die Rate an Kreuzbandrupturen signifikant senken können. In der Trainingsgruppe (n = 300) kam es zu 10 Kreuzbandrupturen, in der Kontrollgruppe (n = 300) kam es zu 70 Kreuzbandrupturen. Diese Studie ist die einzige, die zeigt, dass Propriozeptionsübungen am Kniegelenk wirksam sind und auch bei männlichen Spielern nützlich sind.

Zu einem gegenteiligen Ergebnis kamen Söderman et al. [20]. Diese Arbeitsgruppe hat ein Balancebrett-Training an 121 jugendlichen weiblichen Fußballspielerinnen getestet [20]. Einhundert weitere Spielerinnen dienten als Kontrollgruppe. Beide Gruppen wurden über eine Spielsaison beobachtet. Zum Ende der Saison bestand kein signifikanter Unterschied hinsichtlich der Verletzungshäufigkeit zwischen beiden Gruppen. Die Rate schwerer Verletzungen war in der Interventionsgruppe sogar deutlich höher (8 vs. 1). 4 von 5 Rupturen des vorderen Kreuzbandes kamen in der Interventionsgruppe vor. Nur unter Spielerinnen, die innerhalb der letzten drei Monate vor Studienbeginn eine Verletzung erlitten, kam es zu signifikant weniger Verletzungen in der Interventionsgruppe.

Zusammenfassend ist festzuhalten, dass die derzeitige Datenlage für den Einsatz von Balancebrettern spricht. Die allgemeine Verletzungsinzidenz und die Rate von OSG-Verletzungen kann mit einem Balancebrett-Training reduziert werden. Ob das Training auf Balancebrettern jedoch einen Effekt auf Kniegelenksverletzungen hat, ist nicht eindeutig gesichert und bedarf weiterer Forschung.

4.4 Sprungübungen (neuromuskuläres Training)

Auch die Aktivierung der das Kniegelenk stabilisierenden Muskeln weist geschlechtsspezifische Unterschiede auf. Weibliche Sportler scheinen sich hinsichtlich der Aktivierungsmuster der Kniegelenksmuskulatur von männlichen Sportlern zu unterscheiden. Huston und Woitys [12] beobachteten, dass weibliche Hochleistungssportler bei einer experimentellen vorderen tibialen Translation (Verletzungsreiz) mit einer Aktivierung des M. quadriceps antworteten (Quadrizeps-Dominanz). Bei männlichen Sportlern sowie untrainierten Kontrollpersonen (weiblich und männlich) kam es zu einer Aktivierung der ischiokruralen Muskulatur. Hewett et al. [10] konnten zeigen, dass männliche Athleten die Knieflexoren beim Landen nach einem Sprung im Vergleich zu weiblichen Athleten signifikant schneller aktivieren. Biomechanische Analysen haben ergeben, dass auf diese Weise sehr hohe Bodenreaktionskräfte entstehen [10]. Durch ein spezielles Sprungtraining konnte die muskuläre Dysbalance zwischen M. quadriceps und ischiokruraler Muskulatur jedoch beseitigt werden und die Aktivität der ischiokruralen Muskulatur gesteigert werden [10]. Verschiedene Studien haben gezeigt, dass eine schnelle Aktivierung der ischiokruralen Muskulatur auf einen Verletzungsreiz einen wichtigen Beitrag zur funktionellen Sicherung des Kniegelenkes leistet [1, 3, 9, 13, 21].

Aufgrund dieser Ergebnisse haben Hewett et al. [11] ein spezifisches Sprungtraining-Programm zur Verbesserung der neuromuskulären Kontrolle des Kniegelenkes etabliert. Dieses Programm wurde als „Cincinnati Sportsmetric Training Program" an 1263 Probanden (Fußball, Volleyball, Basketball) getestet [11].

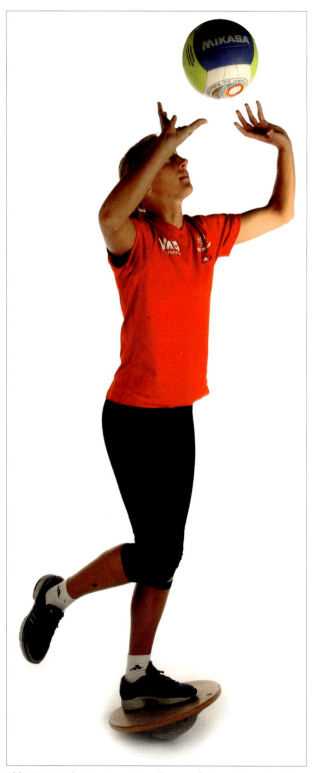

Abb. 4.1: Typische Propriozeptionsübung auf einem Balancebrett. Dieses ist im Handel erhältlich.

Wichtig ist bei diesem Programm die Bewegungskontrolle, um gefährdende Bewegungsmuster zu eliminieren. Diese Bewegungskontrolle richtet sich nach den von Henning angegebenen Prinzipien. Das Programm dauert 6 Wochen und wird in der Vorsaison dreimal pro Woche durchgeführt. Es besteht aus verschiedenen Sprungübungen, deren Komplexität sich zunehmend steigert. Vor den Sprungübungen wurden für 15–20 min Dehnübungen durchgeführt.

In dieser Studie erlitten in der Trainingsgruppe nur 2 Spielerinnen eine ernste Verletzung im Gegensatz zu 10 Spielerinnen in der Kontrollgruppe [11]. Die relative Verletzungsinzidenz betrug in der Interventionsgruppe 0,12 und in der Kontrollgruppe 0,43.

Diese Arbeiten zeigen, dass gezielte Sprungübungen die Balance von Beuge- und Streckmuskeln verbessern. Wichtig scheinen auch bei diesen Übungen die von Henning postulierten Grundsätze zur Verletzungsprävention zu sein.

4.5 Kombinationsprogramme

Kombinationsprogramme zeichnen sich durch eine Kombination der einzelnen Präventionssäulen aus (Bewegungskorrektur, Balancetraining, Sprungtraining). Ein Merkmal dieser Programme ist, dass sie durch die Integration sportartspezifischer Übungen auf einzelne Sportarten zugeschnitten sind. Bislang wurden solche Programme für den Handball- und Fußballsport entwickelt.

4.5.1 Handball

Myklebust et al. [17] haben ein solches Programm in Norwegen etabliert und im Rahmen einer prospektiven Studie an weiblichen Handballmannschaften getestet. Das Programm beinhaltet ein nach seiner Schwierigkeit gestaffeltes Balance- und Sprungtraining. Die Balanceübungen werden auf Balancebrettern oder Airex-Matten mit oder ohne Partner sowie mit und ohne Ball durchgeführt. Bei den Sprungübungen erfolgt die Landung teilweise auf einer Matte, um einen Unsicherheitsfaktor zu erzeugen. Bei den Übungen soll die Stellung der unteren Extremität nach den von Henning angegebenen Prinzipien kontrolliert werden.

Das Programm wurde über 3 Wettkampfperioden an 153 Athletinnen getestet. In der Saison, in der das Präventionstraining nicht durchgeführt wurde, ereigneten sich 29 Rupturen des vorderen Kreuzbandes; in der ersten Interventionssaison ereigneten sich 23 VKB-Rupturen und in der zweiten Interventionssaison kamen nur 17 VKB-Rupturen vor. Eine weitere wichtige Beobachtung dieser Studie war, dass die Compliance bei Trainern

4.5 Kombinationsprogramme

und Spielern kontinuierlich über den Studienzeitraum abnahm [17].

Ein ähnliches Präventionsprogramm wurde parallel von unserer Arbeitsgruppe entwickelt [19]. Dieses Präventionsprogramm setzt sich aus folgenden Komponenten zusammen (s. Tab. 4.2):

- Aufklärung: Es erfolgt eine Aufklärung der Mannschaft über die Verletzungsmechanismen an der unteren Extremität im Ballsport.
- Propriozeptionstraining: Das Propriozeptionstraining beinhaltet Übungen auf einem Balancebrett (s. Abb. 4.1). Innerhalb der achtwöchigen Vorbereitungsphase erfolgt ein in seiner Schwierigkeit gestaffeltes Trainingsprogramm. Anfangs wurden Übungen im beidbeinigen Stand durchgeführt, später einbeinig und unter Verwendung eines Wackelbrettes. Frühzeitig erfolgte der Einsatz des Balles in Form einfacher Wurfübungen mit dem Partner. Der höchste Schwierigkeitsgrad beinhaltet Übungen mit geschlossenen Augen mit und ohne Ball sowie Übungen, bei denen der Partner den Übenden aus dem Gleichgewicht bringt.
- Koordinations- und Sprungtraining: Beim Koordinations- und Sprungtraining (s. Abb. 4.2) steht die Bewegungskontrolle beim Sprung im Vordergrund. Diese erfolgt durch den Physiotherapeuten, Trainer und später durch den Übungspartner. Dabei soll darauf geachtet werden, dass sich der Körperschwerpunkt beim Landen nicht hinter dem Fuß befindet

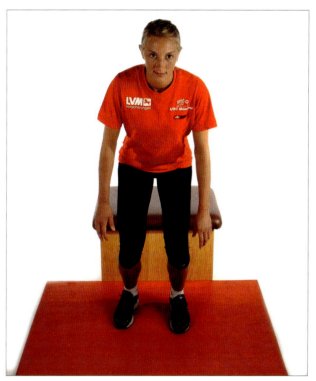

Abb. 4.2: Typische Sprungübung vom Kasten auf eine Weichbodenmatte. Das Knie soll bei der Landung gebeugt sein, die Athletin soll auf dem Vorfuß landen, mit dem Knie über dem Fuß.

(„Knie-über-dem-Zeh-Position"). Beim Landen sollte der Fuß nicht flach, sondern mit dem Vorfuß zuerst aufgesetzt werden. Eine weiche Matte soll die Übungen erschweren und propriozeptive Fähigkeiten bei der Landung trainieren (s. Abb. 4.3).

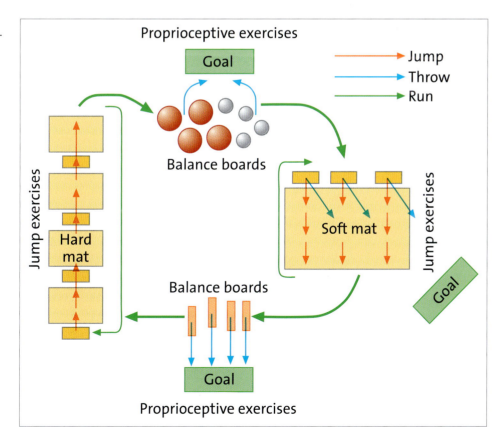

Abb. 4.3: Beispiel für ein in ein Zirkeltraining eingebautes Präventionstraining

Tab. 4.2: Handball-Verletzungs-Präventionstraining

	Propriozeptionsübungen	Sprungübungen
1. Stufe (1. Woche)	Einbeinstand und handballspezifische Wurfübungen (auf achsengerechte Ausrichtung des Kniegelenkes achten, Knie in leichter Beugung, keine Außenrotation), evtl. Übungen mit geschlossenen Augen	
2. Stufe (2. Woche)	Rundes Wackelbrett: Erst beidbeinig, dann einbeinig, gegensätzliche Bewegungen von Stand- und Spielbein, leichte Wurfübungen mit Partner	Saltomatte: Sprünge auf der Matte (erst beidbeinig, dann einbeinig), später mit handballspezifischen Wurfübungen Körperkontrolle durch den Trainer: Landen auf dem Vorfuß, Knie über den Zehen
3. Stufe (3. Woche)	Rundes Wackelbrett, längliches Wackelbrett: einbeinig (abwechselnd links und rechts) und Wurfübungen mit Partner	Saltomatte: Sprünge vom Boden auf die Matte (erst beidbeinig, dann einbeinig), später mit handballspezifischen Wurfübungen
4. Stufe (4. Woche)	Rundes Wackelbrett, längliches Wackelbrett: einbeinig (abwechselnd links und rechts) und Wurfübungen mit Partner	Saltomatte: Sprünge vom Kasten auf die Matte (erst beidbeinig, dann einbeinig), später mit handballspezifischen Wurfübungen
5. Stufe (5. Woche)	Rundes Wackelbrett, längliches Wackelbrett: einbeinig und Wurfübungen mit Partner; zusätzlich Übungen, bei denen der Spieler durch seinen Partner aus dem Gleichgewicht gebracht wird	Saltomatte: Sprünge vom Kasten auf die Matte (erst beidbeinig, dann einbeinig), später mit handballspezifischen Wurfübungen
6. Stufe (6. Woche)	Rundes Wackelbrett, längliches Wackelbrett: einbeinig (abwechselnd links und rechts), geschlossene Augen und Wurfübungen mit Partner	Saltomatte: Sprünge vom Kasten auf die Matte, handballspezifische Wurfübungen, geschlossene Augen

Dieses Programm wurde in Form eines kleinen Heftes zusammengefasst und unter den Spielerinnen verteilt. In der Vorbereitungsphase wird das Trainingsprogramm in seiner vollen Intensität dreimal pro Woche für 10 Minuten durchgeführt. In der Spielphase wurden nur Propriozeptionsübungen (ein- bis zweimal 5 min/Woche) weitergeführt. Es ist sinnvoll, die Übungen in ein Zirkeltraining einzubauen (s. Abb. 4.3). Wichtig ist außerdem, dass die trainierten Gelenke während des Trainings keine passive Unterstützung durch Tapeverbände, Orthesen oder Schuhmaterial bekommen. Im prospektiven Vergleich traten in der nicht präventiv trainierten Kontrollgruppe 5 Kreuzbandrupturen auf; in der Präventionsgruppe kam es nur zu einer VKB-Ruptur. Auch die Häufigkeit mittelschwerer und leichter Verletzungen der unteren Extremität war in der Präventionstrainingsgruppe geringer als in der nicht trainierten Gruppe [19].

4.5.2 Fußball

Im Rahmen des „Santa Monica ACL Prevention Projects" wurde das PEP (Prevent Injury Enhance Performance) entwickelt. Das Programm ist eine 15-minütige Trainingssitzung, die das traditionelle Aufwärmen ersetzen soll. Auf diese Weise soll keine wertvolle Trainingszeit verschenkt werden. Die Ziele dieses Präventionstrainings sind:

1. Vermeidung von verletzungsgefährdenden Positionen
2. Steigerung der Flexibilität
3. Steigerung der Kraft
4. Sprungübungen
5. Propriozeptionsübungen

Die Ergebnisse wurden auf dem „Specialty day" der AOSSM auf dem amerikanischen Orthopäden-Kongress 2004 in San Francisco vorgestellt. 61 Mannschaften mit 1394 weiblichen Athleten nahmen im Jahre 2002 an der Studie teil (833 Athleten in der Kontrollgruppe und 561 Athleten in der Interventionsgruppe). In der Interventionsgruppe kam es zu 7 Rupturen des vorderen Kreuzbandes (Verletzungsrate 0.15) im Gegensatz zu 19 in der Kontrollgruppe (0.28). Die unterschiedlichen Verletzungsraten erreichten in der zweiten Saisonhälfte ein signifikantes Niveau.

Literatur

1 Aune AK, Ekeland A, Nordsletten L. Effect of quadrizceps or hamstring contraction on the anterior shear force to anterior cruciate ligament failure: An in vivo study in the rat. Acta Orthop Scand 1995; 66: 261–265

2 Bahr R, Lian O, Bahr O. A twofold reduction of acute ankle sprains in volleyball after the introduction of an injury prevention program: A prospective cohort study. Scand J Med Sci Sports 1997; 7: 172–177

3 Barrata R, Solomonow M, Letson D, Chuinard R, D'Ambrosia R. Muscular coactivation: The role of the antagonist musculature in maintaining knee stability. Am J Sports Med 1988; 16: 113–122

4 Caraffa A, Cerulli G, Projetti M, Aisa G, Rizzo A. Prevention of anterior cruciate ligament injuries in soccer: A pro-

spective controlled study of proprioceptive training. Knee Surg Sports Traumatol Arthrosc 1996; 4: 19–21
5. Daniel DM, Stone ML, Dobson BE, Fithian DC, Rossman DJ, Kaufman KR. The fate of the ACL injured patient. A porspective outcome study. Am J Sports Med 1994; 22: 632–644
6. Ettlinger CF, Johnson RJ, Shealy JE. A method to help reduce the risk of serious knee sprains incurred in alpine skiing. Am J Sports Med 1995; 23(5): 531–7
7. Garrick JG, Requa RK. Anterior cruciate ligament injuries in men and women: How common are they? In: Griffin LY (Hrsg.). Prevention of noncontact ACL injuries, American Academy of Orthopaedic Surgeons 2000, Rosemont
8. Griffin LY. The Henning program. In: Griffin LY (Hrsg.). Prevention of noncontact ACL injuries, American Academy of Orthopaedic Surgeons 2000, Rosemont
9. Hagood S, Solomonow M, Luo Z, D'Ambrosia R. The effect of joint velocity on the contributionof the antagonist musculature to knee stiffness and laxity. Am J Sports Med 1990; 18: 182187
10. Hewett TE, Stroupe AL, Nance TA, Noyes FR. Plyometric training in female athletes: Decreased impact forces and hamstring torques. Am J Sports Med 1996: 24: 765–773
11. Hewett TE, Lindenfeld TN, Riccobene JV, Noyes FR. The effect of neuromuscular training on the incidence of knee injury in female athletes. A prospective study. Am J Sports Med 1999; 27: 699–706
12. Huston LJ, Woitys EM. Neuromuscular performance characteristics in elite female athletes. Am J Sports Med 1996; 24: 427–436
13. Hirokawa S, Solomonow M, Baratta R, Zhou BH, D'Ambrosia R. Muscular cocontraction and control of knee stability. J electromyogr Kiesiol 1991; 1: 199–208
14. Lephart S, Riemann B. The role of mechanoreceptors in functional joint stability. In: Griffin LY (Hrsg.). Prevention of noncontact ACL injuries, American Academy of Orthopaedic Surgeons 2000, Rosemont
15. Lephart S, Ferris CM, Riemann B, Myers JB, Fu F. Gender Differences in strength and lower extremity kinematics during landing. Clin Orthop Rel Res 2002; 401: 162–169
16. Lohmander LS, Ostenberg A, Englund M, Roos H. High prevalence of knee osteoarthritis, pain, and functional limitations in female soccer players twelve years after anterior cruciate ligament injury. Arthritis Rheum 2004; 50(10): 3145–3152
17. Myklebust G, Engebretsen L, Braekken IH, Skjolberg A, Olsen OE, Bahr R. Prevention of anterior cruciate ligament injuries in female team handball players: a prospective intervention study over three seasons. Clin J Sport Med 2003; 13(2): 71–78
18. Olsen OE, Myklebust G, Engebretsen L, Bahr R. Injury mechanisms for anterior cruciate ligament injuries in team handball – a systematic video analysis. Am J Sports Med 2004; 32: 1002–1012
19. Petersen W, Zantop T, Steensen M, Hypa A, Wessolowski T, Hassenpflug J. Prävention von Verletzungen im Handballsport: Erste Ergebnisse des Kieler Handball Präventionsprogrammes. Sportverletzung Sportschaden 2002; 16: 122–126
20. Soderman K, Alfredson H, Pietila T, Werner S. Risk factors for leg injuries in female soccer players: a prospective investigation during one out-door season. Knee Surg Sports Traumatol Arthrosc 2001: 9(5): 313–321
21. Solomonow M, Baratta R, Zhou BH, Shoji H, Bose W, Beck C, D'Ambrosia R. The synergistic action of the anterior cruciate ligament and thigh muscles in maintaining joint stability. Am J Sports Med 1987; 15: 207–213
22. Teitz C. Video analysis of ACL injuries. In: Griffin LY (Hrsg.). Prevention of noncontact ACL injuries, American Academy of Orthopaedic Surgeons 2000, Rosemont
23. Tropp H, Askling C, Gillquist J. Prevention of ankle sprains. Am J Sports Med 1985; 13: 259–262
24. Verhagen E, van der Beek A, Twisk J, Bouter L, Bahr R, van Mechelen W. The effect of a proprioceptive balance board training program for the prevention of ankle sprains: a prospective controlled trial. Am J Sports Med 2004; 32: 1385–1393

5 Intraartikuläres Rupturmuster und Partialrupturen

Thore Zantop

Das unterschiedliche Spannungsverhalten der einzelnen Bündel des VKBs scheint auch für die intraartikuläre Pathologie bei VKB-Rupturen eine Rolle zu spielen. Die äußere Krafteinwirkung zum Zeitpunkt der Verletzung kann das Kniegelenk in unterschiedlichen Kniebeugegraden und somit unterschiedlichen Spannungen der beiden Bündel treffen. Somit kann es sowohl zu einer kompletten Ruptur als auch zu Partialrupturen von AM- und PL-Bündel kommen. Müller beschrieb in seinem klassischen Lehrbuch die Möglichkeit von Partialrupturen und empfahl eine isolierte Versorgung der einzelnen gerissenen Bündel [9]. Mit dem Siegeszug der arthroskopischen Kniechirurgie verschob sich das Interesse der Operateure von Partialrupturen hin zu Transplantatwahl, Fixationsstrategien und Rehabilitation. Die Schwierigkeit der Diagnostik sogar im Falle einer arthroskopischen Visualisation ist ein weiterer Faktor, warum das Vorkommen von Partialrupturen lange Zeit als eher unwahrscheinlich angesehen wurde.

Auch heute herrscht unter den arthroskopischen Operateuren eine kontroverse Diskussion über Partialrupturen. Vielen Arthroskopeuren sind Partialrupturen nicht bekannt und sie führen bei solchen Patienten eine komplette VKB-Rekonstruktion durch. Nur wenige Publikationen beschreiben arthroskopische Techniken zur Versorgung von isolierten Rupturen des AM- oder PL-Bündels [1, 5, 9, 10, 18]. Ziel dieses Kapitels ist, einen Überblick über das intraartikuläre Verletzungsmuster des VKBs und die klinischen Erfahrungen mit Partialrupturen zu geben.

5.1 Verletzungsmuster

In der klinischen Praxis und der wissenschaftlichen Literatur ist mehrfach beschrieben, dass komplexe ligamentäre Instabilitäten (anteromediale und anterolaterale Instabilitäten) durch alleinige Valgus- oder Varustraumata oder aber kombiniert mit Innen- oder Außenrotation auftreten können. Der Verletzungsmechanismus dieser Traumen ist meist ein Kontaktmechanismus. Bei der Krafteinwirkung kommt es in nahezu allen Fällen zu ligamentären Begleitverletzungen [26, 27, 38].

Die Mechanismen für eine isolierte VKB-Läsion hingegen ist weniger klar differenziert. Obwohl die Herleitung der Verletzungsmechanismen z.B. für die Betreuung von Sportlern und die Entwicklung von Präventionsstrategien essenziell ist, wurde der Entstehung von VKB-Rupturen und den Verletzungsmechanismen bisher wenig Beachtung geschenkt [15]. Garrik und Requa bezifferten den Anteil von VKB-Rupturen, die im Rahmen sportlicher Aktivität entstehen, auf 70% [8]. Eine hohe Inzidenz von VKB-Rupturen ist insbesondere für sog. Level-I-Sportarten wie Fußball, Handball oder Basketball beschrieben. In all diesen Sportarten kommt es im Rahmen der schnellen Richtungswechsel zu starken pivotierenden Krafteinwirkungen [12, 15, 20, 24].

Müller beschrieb in seinem Textbuch zwei grundlegende Verletzungsmechanismen bei der VKB-Ruptur [10]. Zum einen wurde ein Hyperextensionstrauma, zum anderen das Landen eines Sprunges mit gering flektiertem Kniegelenk als Mechanismus angegeben (s. Abb. 5.1). Die Beschreibungen von Müller zeigen, dass bei einem Hyperextensiontrauma das VKB aufgrund seines anterioren anatomischen Ansatzes um die Blumensaatsche Linie gedehnt wird [10]. In dieser Stellung ist das PL-Bündel angespannt, sodass es hier zuerst zu einer Schädigung kommt. Eine diskrete Hyperextension im Rahmen eines Sportunfalls kann somit zu einer isolierten PL-Bündel-Ruptur führen (s. Abb. 5.1). Beim Landen eines Sprunges mit gering flektiertem Kniegelenk kann eine exzentrische Anspannung des M. quadriceps femoris die Spannung im VKB so stark steigern, dass zu einer Ruptur kommt. Dieser Mechanismus ist im alpinen Skisport häufig zu finden (Phantomfuß-Mechanismus).

Neuere Studien bedienen sich Patientenbefragungen und Videoanalysen, um die Mechanismen isolierter VKB-Läsionen genauer zu untersuchen [3, 15, 29]. Videoanalysen konnten zeigen, dass in pivotirenden Sportarten mehr als 70% der VKB-Rupturen im Rahmen von sog. Nicht-Kontakt-Mechanismen entstehen [3, 15, 29]. Ein Nicht-Kontakt-Mechanismus besteht dann, wenn zum Zeitpunkt der Verletzung kein Kontakt des Kniegelenkes mit einem Gegenspieler oder Gegenstand vorhanden war. Die verletzungsträchtigsten Situationen sind nach den Untersuchungen von Teitz das Landen eines Sprunges, plötzliche Abstoppbewegungen und Richtungswechsel bei einer Körpertäuschung [29]. Myklebust et al. untersuchten das Verletzungsmuster im Handball genauer und berichteten, dass 95% der Spieler angaben, dass die Verletzung ohne einen Kontakt zu einem Gegenspieler aufgetreten sei [12]. Diese Gruppe

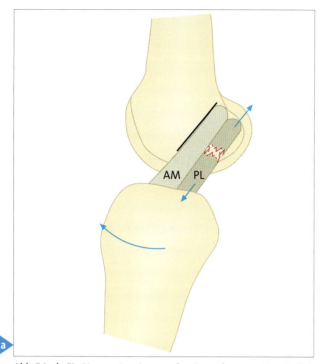
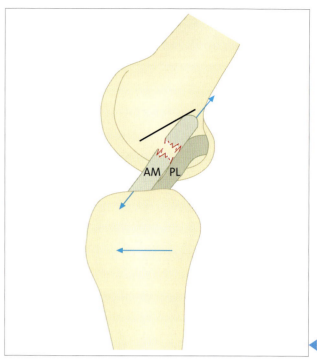

Abb. 5.1a, b: Ein Hyperextensionsmechanismus kann zu einer Partialruptur des PL-Bündels führen, da in extensionsnahen Stellungen das PL-Bündel angespannt ist (a). Verletzungen in höheren Beigewinkeln (b) können in erster Linie das AM-Bündel betreffen.

konnte mit Videoanalysen auch 2 Verletzungsmechanismen beim Frauenhandball genauer definieren. In 12 von 20 Fällen kam es im Rahmen eines Richtungswechsels bei einer Körpertäuschung und in 4 von 20 Fällen beim einbeinigen Landen eines Sprunges zur VKB-Ruptur [15]. Bei beiden Verletzungsmechanismen war die Körperhaltung zum Zeitpunkt des Unfalles aufrecht und das Kniegelenk in extensionsnaher Stellung (5–20° Flexion) und in Valgusstellung. In den meisten Fällen war der Unterschenkel außenrotiert, in seltenen Fällen konnte auch eine Innenrotation gezeigt werden. Eine Valgus- und Innenrotationsstellung ist ein typischer Verletzungsmechanismus beim alpinen Skifahren [6]. Dieser Verletzungsmechanismus wird auch als „Phantomfuß-Mechanismus" bezeichnet [6]. Kommt es zu einer Valgus- und Außenrotationsstellung, so könnte es zu einer Ablenkung des VKBs an der Innenseite des lateralen Femurkondylus und somit zur Ruptur kommen [15]. Diese Theorien und das reziproke Anspannungsverhalten des AM- und PL-Bündels erscheinen ausreichend, um eine wissenschaftliche Grundlage für das Vorkommen von Partialrupturen zu geben (s. Tab. 5.1).

5.2 Klassifikationen der VKB-Ruptur

Während die Klassifikationen von Frakturen sich durchgesetzt haben, scheint eine einheitliche Klassifikation der Rupturformen des VKBs nicht akzeptiert. DeHaven berichtete in den 1980er-Jahren über eine Serie von akuten Knieverletzungen mit Hämarthros [4]. In 58 Fällen zeigte sich bei 16 VKB-Rupturen (27%) eine Ruptur im

Tab. 5.1: Rupturformen

	Komplette Ruptur	AM-Ruptur	PL-Ruptur	Floppy VKB
Verletzungsmechanismus	Pivoting	Hyperflexion	Hyperextension	„Dashboard injury"
Lachman-Test	++/+++ (weicher Anschlag)	−/+ (fester Anschlag)	++	++
Vordere Schublade	++/+++ (weicher Anschlag)	+/++	−	++
Pivot-Shift	+/++	−	+/++	−
MRT		Diskontinuität oder Ödem AM-Bündel	Diskontinuität oder Ödem AM-Bündel	HKB-Ruptur
Arthroskopische Diagnostik	Diskontinuität oder Elongation	Diskontinuität, PL unter Spannung bei Extension	Einblutung oder Diskontinuität	Scheinbare Elongation AM- und PL-Bündel
Hintere gehaltene Aufnahmen	< 4mm	< 4mm	< 4mm	> 8mm

Bereich der Mitsubstanz. In den verbleibenden 42 Fällen zeigte sich eine femorale oder tibiale Rupturstelle. Kennedy berichtete über 72% Mitsubstanzrupturen, 18% femorale und 4% tibiale Rupturstellen [9]. Ein Nachteil beider Studien ist, dass sie nicht zwischen AM- und PL-Bündel unterscheiden. Obwohl einige Operateure bezweifeln, dass Partialrupturen vorkommen, gibt es in der Literatur mehrere Studien, die das Vorkommen belegen [1, 5, 14, 18, 19, 37]. Ochi et al. konnten in einer Serie von 169 VKB-Rupturen 10% Partialrupturen feststellen [14]. Eine AM-Partialruptur zeigte sich in 13 und eine isolierte PL-Bündel-Ruptur nur in 4 Fällen. Eine prospektive Studie untersuchte Verletzungen des AM- und PL-Bündels bei 121 Patienten mit einem Abstand von weniger als 120 Tagen zwischen VKB-Rupturereignis und OP-Datum [32]. In 75% der Fälle zeigte sich eine komplette Ruptur des AM- und PL-Bündels ohne durchgehende Fasern vom femoralen Ursprung zur tibialen Insertion. In 25% der Fälle (30 Rupturen) konnte eine Partialruptur des AM- und PL-Bündels dokumentiert werden. In dieser Studie wurden zum ersten Mal auch die Rupturstellen des AM- und PL-Bündels isoliert betrachtet. In nur 56% der Fälle (68 Patienten) zeigte sich eine Ruptur des AM- und PL-Bündels auf derselben Höhe. Am häufigsten rupturierte hier das AM- und PL-Bündel zusammen am femoralen Ursprung (proximale Ruptur). In 44% der Fälle rupturierte das AM- und PL-Bündel nicht an derselben Stelle. Interessanterweise zeigte sich in 12% der Fälle das PL-Bündel ohne Zeichen einer Ruptur (Diskontinuität, Einblutung) [32]. Basierend auf diesen Ergebnissen erscheint die Einrichtung einer Klassifikation eines intraartikulären Rupturmusters bei VKB-Rupturen mit Berücksichtigung des AM- und PL-Bündels sinnvoll. Eine mögliche Klassifikation wurde kürzlich vorgestellt [32] (s. Abb. 5.2). Diese besteht aus einer alphanummerischen Bezeichnung der Rupturform. Die Ruptur des AM-Bündels wird nummerisch beschrieben. Eine femorale Ruptur wird mit „1,", eine Mitsubstanzruptur mit „2", tibiale Rupturen mit „3", eine Elongation mit funktioneller Insuffizienz des Bündels mit „4" und ein intaktes Bündel mit „5" kodiert. Die Pathologie des PL-Bündels wird alphabetisch kodiert. Femorale, Mitsubstanz- und tibiale Rupturen werden mit „A", „B" und „C" codiert (s. Abb. 5.2), Elongation mit funktioneller Insuffizienz des Bündels mit „D" und ein intaktes PL-Bündel mit „E" [32].

Die intraoperative Pathologie bei akuter VKB-Ruptur kann so mit einer alphanummerischen Bezeichnung klassifiziert werden. Eine wichtige chronische Pathologie ist eine Lambda-Heilung des VKBs. Hier kommt es bei einer femoralen Ruptur des AM-Bündels zu einer Auflagerung des Rupturendes auf das HKB. Das AM-Bündel bildet dann auf dem HKB eine Narbe. Wenn das PL-Bündel intakt erscheint, wird die Rupturform als „4E" klassifiziert. Patienten mit diesem Rupturtyp werden häufig als „Coper" eingestuft und haben keine subjektive Instabilität. Sollte es sich um eine 4D-Ruptur handeln, also eine femorale Ruptur des AM- *und* PL-Bündels mit Anheilen der Bündel auf das HKB, kommt es zu einer Elongation und funktionellen Insuffizienz

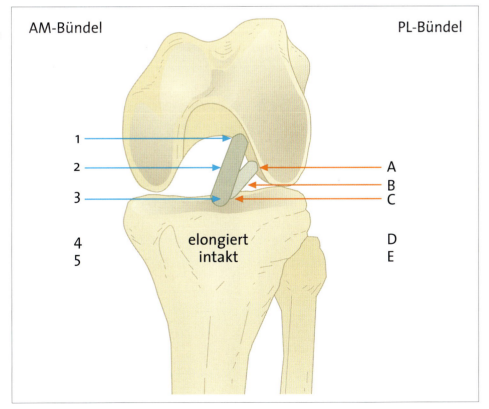

Abb. 5.2: Klassifikation zur Einteilung von VKB-Rupturen. Die Klassifikation wird aufgrund des Rupturmusters des AM- und PL-Bündels festgelegt. So ergibt sich ein alphanummerischer Code, der zur therapeutischen Einschätzung dient.

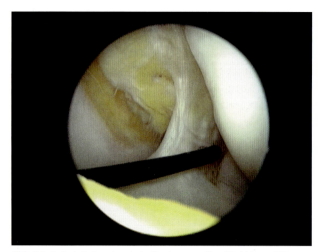

Abb. 5.3: Beispiel einer Lambda-Ruptur vom Typ 4D. AM- und PL-Bündel sind femoral ausgerissen und chronisch auf dem HKB vernarbt. Der Patient verspürt eine subjektive Instabilität und eine VKB-Rekonstruktion ist indiziert.

des VKBs. In diesem Fall ist eine subjektive Instabilität bei dem Patienten zu beobachten und eine VKB-Rekonstruktion gerechtfertigt (s. Abb. 5.3).

Eine weitere wichtige Besonderheit ist in dieser Klassifikation nicht enthalten: das „Floppy ACL" [26, 27]. Diese Besonderheit bezeichnet eine scheinbare Elongation des VKBs aufgrund einer Insuffizienz des HKBs. Aufgrund der HKB-Läsion kommt es zu einer spontanen hinteren Schublade, die den femoralen Ursprung und die tibiale Insertion des VKBs aneinander annähern. Somit kommt es zu einer Lockerung des VKBs und zu einer scheinbaren Elongation. Um eine Verletzung des HKB-Komplexes auszuschließen, sollten gehaltene Röntgenaufnahmen mit Bestimmung der hinteren Schublade angefertigt werden. Insbesondere bei Verletzungsmechanismen, die adäquater für Läsionen des HKBs sind, sollte der Operateur sich dieser Besonderheit bewusst sein und präoperativ an eine Verletzung des HKBs denken. Eine arthroskopische Diagnosestellung ist in diesen Fällen irreführend und kann bei Unachtsamkeit zu einer VKB-Rekonstruktion bei HKB-Läsion und intaktem VKB führen [26]. Während beim „Floppy ACL" die entscheidende Diagnostik die gehaltenen hinteren Schubladen-Röntgenbilder mit einem TELOS-Sytem sind, kann bei einer VKB-Partialruptur eine aufmerksame Diagnostik der MRT-Bilder Aufschluss über das Verletzungsmuster bringen (s. Abb. 5.4).

5.3 Arthroskopische Diagnostik

Als sicheres arthroskopisches Zeichen einer Ruptur des VKBs können die Diskontinuität der Faserbündel und eine Einblutung der Bündel gelten [13, 32] (s. Abb. 5.5).

Als nur unsichere Zeichen sollten Elongation oder lockere Faserzüge gelten. Dies ist der Grund, warum auch Partialrupturen des AM- oder PL-Bündels schwer zu diagnostizieren sind. Das PL-Bündel kann bei einer Standardarthroskopie durch das hohe anterolaterale Portal schwer darzustellen zu sein. Das AM-Bündel mit seiner avaskulären Zone im Bereich des physiologischen Impingement kann hingegen sehr leicht dargestellt werden [15, 17] (s. Abb. 5.6).

In Knieflexion liegen die Faserzüge des AM-Bündels über denen des PL-Bündels und somit ist das PL-Bündel nur sichtbar, wenn das AM-Bündel mit einem Tasthaken retrahiert wird. Wenn sich das Kniegelenk in der Viererposition befindet ist das PL-Bündel leichter darzustellen. Hier gilt allerdings zu beachten, dass das PL-Bündel in dieser Position physiologisch entspannt und somit locker ist. In dieser Position ist ein entspanntes PL-Bündel kein Zeichen einer Insuffizienz (s. Abb. 5.6). Aufgrund

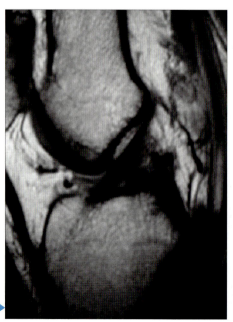
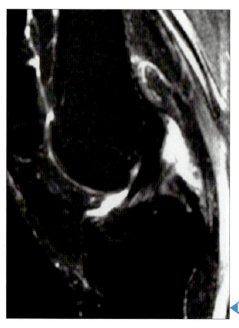

Abb. 5.4a, b: MRT-Diagnostik. In der sagittalen T1-Wichtung können AM- und PL-Bündel dargestellt werden. In der sagittalen T2-Wichtung wird das Ödem im PL-Bündel deutlich (s. arthroskopischer Befund in Abb. 5.7).

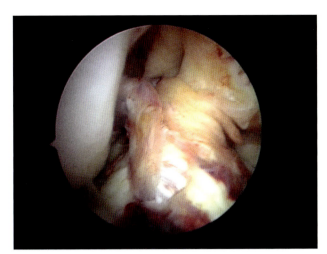

Abb. 5.5: Frische VKB-Ruptur vom Typ 1A. Das AM- und PL-Bündel sind femoral ausgerissen. Als sicheres Zeichen der Ruptur gilt die hämorrhagische Einblutung und die Diskontinuität in den Fasern beider Bündel.

kann als Zeichen einer Insuffizienz gewertet werden [32] (s. Abb. 5.7).

Bei sicheren Rupturzeichen im Verlauf des AM-Bündels kann eine vorsichtiges Debridement der eingerissenen Fasern erst den Zugang zum PL-Bündel ermöglichen. Hier kann eine Verwendung eines thermoelektrischen Resektionsgerätes hilfreich sein. Im Falle einer Ruptur des AM-Bündels und eines PL-Bündels ohne sichere Rupturzeichen in der Viererposition kann durch eine vorsichtige Resektion des AM-Bündels ein intaktes PL-Bündel diagnostiziert werden und so eine AM-Augmentation durchgeführt werden [32] (s. Abb. 5.8). Sollte nach Resektion des AM-Bündels eine Elongation des PL-Bündels diagnostiziert werden (ohne Spannungszunahme in extensionsnaher Flexionsstellung), kann eine Resektion des PL-Bündels und eine VKB-Rekonstruktion erfolgen (s. Abb. 5.9).

5.4 Klinische Relevanz

In der Literatur ist beschrieben, dass eine geringe Anzahl von Patienten nach nicht operativer Therapie nach VKB-Ruptur ein gutes klinisches Ergebnis zeigen [25]. Im englischen Sprachraum wird hier von sog. Copern gesprochen, also Patienten, welche die Verletzung gut kom-

der unterschiedlichen Orientierung der femoralen Ursprungs und dem daraus entstehenden Spannungsmuster des AM- und PL-Bündels ist das PL-Bündel erst in extensionsnahen Kniestellungen gespannt. In diesen Kniestellungen ist allerdings die Visualisation während der Arthroskopie schwer. Deshalb sollte der Operateur vorsichtig sein bei der Diagnose eines elongierten VKBs. Eine Einblutung im Bereich des PL-Bündels hingegen

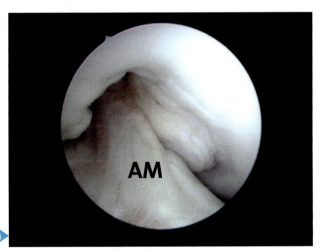

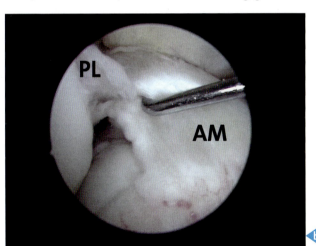

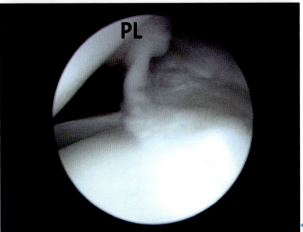

Abb. 5.6a–c: Arthroskopische Darstellung der intakten Bündel. Bei einem Blick durch das hohe anterolaterale Standardportal verdecken die Fasern des AM-Bündels das PL-Bündel (**a**). Das PL-Bündel kann dargestellt werden, wenn das AM-Bündel mit einem Tasthaken retrahiert wird (**b**). Standarddarstellung des PL-Bündels in der Viererposition (**c**). Hier ist das PL-Bündel physiologischerweise entspannt.

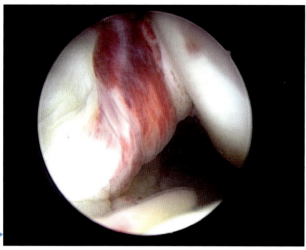 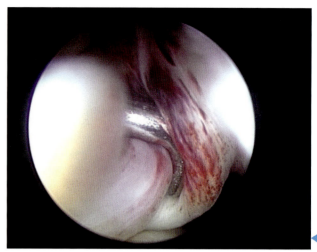

Abb. 5.7a, b: Frische Ruptur vom Typ 5A. Das AM-Bündel ist intakt, während das PL-Bündel femoralseitig eingeblutet ist. In der Viererposition kann die femorale Insertion des PL-Bündels dargestellt werden (**a**). Die Tasthakenprobe in extensionsnaher Stellung zeigt ein insuffizientes PL-Bündel (**b**).

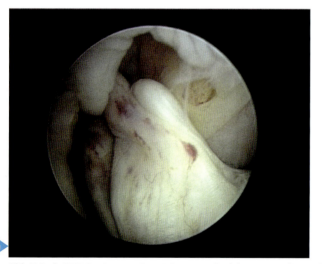 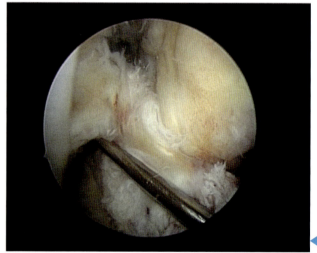

Abb. 5.8a, b: VKB-Ruptur vom Typ 1E. Das AM-Bündel zeigt eine femorale Ruptur (**a**). Eine vorsichtige Resektion des AM Bündels zeigt ein intaktes PL-Bündel mit Spannungszunahme in Extension und Rotationsstellungen (**b**). Es wurde eine AM-Augmentation durchgeführt.

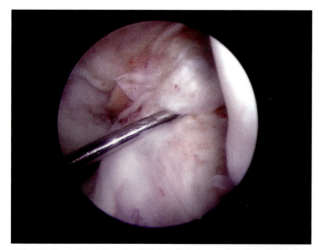

Abb. 5.9: Nach Resektion des AM-Bündels kann eine Elongation des PL-Bündels arthroskopisch diagnostiziert werden. Das elongierte PL-Bündel zeigt keine Spannungszunahme und ist somit insuffizient (Rupturform 2D).

pensieren können [25]. Fitzgerald et al. untersuchten 93 Patienten mit VKB-Ruptur, von denen 28 nicht operativ therapiert wurden. Insgesamt 22 dieser 28 Patienten konnten mit dieser Therapie das präoperative Aktivitätsniveau erreichen – ohne Meniskus- oder Knorpelschäden [25]. Die Gründe, warum einige Patienten die Verletzung des VKBs gut kompensieren können, während andere dies nicht können, sind nicht bekannt. Allerdings kann die Grundlagenforschung Hinweise darauf geben, welche Rupturmuster mit einer möglichen Kompensation einhergehen. Eine isolierte Ruptur des AM-Bündels führt zu keiner Rotationsinstabilität [34] und kann beim Patienten ohne signifikante Instabilitätsgefühle einhergehen. Eriksson berichtete, dass nach seiner Erfahrung Patienten mit einer isolierten AM-Bündel-Ruptur klinisch stabil erscheinen und keine operative Therapie benötigen, während Patienten mit einer isolierten PL-Bündel-Ruptur eine subjektive Instabilität beklagen [5]. Diese Erfahrung wird unterstützt von biomechanischen Ergebnissen, die zeigen konnten, dass eine isolierte PL-

Bündel-Ruptur zu einer Rotationsinstabilität unter einem simulierten Pivot-Shift-Test führt, während eine AM-Bündel-Partialruptur zu einer anterioren Instabilität in höheren Flexionsgraden führt [19, 34].

Kürzlich veröffentlichte biomechanische und klinische Studien zeigen insbesondere bei der Kontrolle der Rotationsstabilität einen signifikanten Vorteil bei VKB-Rekonstruktionen, die beide Bündel rekonstruieren – im Vergleich zur konventionellen Einzelbündel-Rekonstruktion [18, 21, 30, 31, 32, 33]. Es scheint also gerechtfertigt, bei einer Partialruptur das intakte Bündel zu belassen und mit einer Rekonstruktion, die nur das gerissene Bündel ersetzt, zu augmentieren. Während diese Augmentationen in der offenen Kniechirurgie häufig verwandte Techniken bei Partialrupturen waren, scheinen diese mit der Einführung der arthroskopischen Techniken zunehmend in Vergessenheit geraten zu sein. Müller beschrieb in seinem Lehrbuch dezidiert die Technik der Augmentation bei AM- oder PL-Bündel-Ruptur [10]. Ochi et al. berichteten dann erstmals über eine Augmentation in einer Kohortenstudie mit 24 Patienten [14]. Bei diesen Patienten wurde das rupturierte AM- und PL-Bündel mit einem Semitendinosustransplantat ersetzt. Adachi et al. untersuchten 40 Patienten mit AM- oder PL-Augmentation mit einem Nachuntersuchungsintervall von 2 Jahren und konnten den präoperativen KT-2000-Wert von 5,3 (+/− 2,6) mm unter 30 kp auf 0,7 (+/− 1,8) mm senken. Die Vergleichsgruppe mit Resektion beider Bündel und VKB-Rekonstruktion zeigte eine Reduktion von 6,0 (+/− 2,4) mm präoperativ auf 1,8 (+/− 2,1) mm postoperativ [1].

Die Ergebnisse sind in Übereinstimmung mit der eigenen klinischen Erfahrung von isolierten AM- und PL-Bündel-Augmentationen an unserer Klinik. Auch bei Patienten mit persistierenden Instabilitätsgefühlen auch nach Einzelbündel-VKB-Rekonstruktion mit einer femoralen High-noon-Position kann eine Rekonstruktion des PL-Bündels im Sinne einer Augmentation hilfreich sein [37]. Allerdings ist bei vielen dieser Patienten eine transtibiale Technik verwandt worden. Hier wird der tibiale Tunnel im posterolateralen Ursprungsgebiet angelegt, sodass eine Platzierung des tibialen PL-Bündel-Tunnels im anatomischen Ursprung nicht mehr möglich ist [33, 34, 36]. Hier besteht keine Indikation zur Augmentation, da eine noch posteriore tibiale Tunnelpositionierung die Gefahr einer Verletzung der posterioren Wurzel des lateralen Meniskus beinhaltet [39]. In solchen Fällen sollte das VKB-Transplantat reseziert werden und es kann eine VKB-Revision mit 2 femoralen Tunneln und einem tibialen Tunnel durchgeführt werden, wenn keine signifikante tibiale Tunnelweitung vorliegt [36]. Aufgrund der femoral steilen Position kann hier eine anatomische femorale Tunnelpositionierung mit einer medialen Portaltechnik erfolgen. Eine Augmentation einer initialen VKB-Rekonstruktion kann unserer Ansicht nach nur bei Patienten mit intaktem Transplantat, subjektiven Instabilitätsgefühlen und tibialer Tunnelplatzierung auf Höhe des Vorderhorns des lateralen Meniskus durchgeführt werden.

Zusammenfassend lässt sich schlussfolgern, dass die Diagnose einer VKB-Partialruptur eine exakte Diagnostik voraussetzt. Diese basiert auf einer klinischen Untersuchung eines Patienten ohne gegenläufige Muskelaktivität (ggf. unter Narkose). Auch die Arthroskopie kann ein wichtiges Instruments zur Diagnose einer Partialruptur sein. Hier gilt es zu beachten, dass das PL-Bündel in 90° Beugestellung physiologischerweise entspannt ist und somit ein lockeres PL-Bündel in dieser Position keine Indikation zur Resektion ist. Das intraartikuläre Rupturmuster kann nach einer Klassifikation bestimmt werden und dann die Indikation zur Augmentation gestellt werden [32]. Bei der Augmentation muss der Operateur sicher sein, keine Kollateralschäden an der tibialen Insertion des posterioren Meniskus zu verursachen [39]. Klinische Studien zeigen ein signifikant besseres Ergebnis nach Augmentation verglichen mit einer Resektion von intakten Bündeln und anschließender VKB-Rekonstruktion [1,14]. Wenn nur ein Bündel des VKBs eine Pathologie aufweist, kann nach dem Grundsatz von Jack Hughston therapiert werden: „Repair what is torn." [2]

Literatur

1. Adachi N, Ochi M, Uchio Y, Sumen Y. Anterior cruciate ligament augmentation under arthroscopy. A minimum 2-year follow-up in 40 patients. Arch Orthop Trauma Surg 2000; 120(3–4): 128–133
2. Baker CL. Memorial: Jack Hughston. Operat Tech Orthop 2005; 15: 2–3
3. Boden BP, Dean GS, Feagin JA Jr, Garrett WE Jr. Mechanisms of anterior cruciate ligament injury. Orthopedics 2000; 23(6): 573–578
4. DeHaven KE. Diagnosis of acute knee injuries with hemarthrosis. Am J Sports Med. 1980; 8(1): 9–14.
5. Eriksson E. Preface: Do we need to perform double bundle Anterior Cruciate Ligament reconstructions. Operat Tech Orthop 2005; 15: 4
6. Ettlinger CF, Johnson RJ, Shealy JE. A method to help reduce the risk of serious knee sprains incurred in alpine skiing. Am J Sports Med 1995; 23(5): 31–7
7. Fitzgerald GK, Axe MJ, Snyder-Mackler L. A decision-making scheme for returning patients to high-level activity with nonoperative treatment after anterior cruciate ligament rupture. Knee Surg Sports Traumatol Arthrosc. 2000; 8(2): 76–82
8. Garrick JG, Requa RK. Anterior cruciate ligament injuries in men and women: How common are they? In: Griffin LY (Hrsg.). Prevention of noncontact ACL injuries 2000. American Academy of Orthopaedic Surgeons, Rosemont
9. Kennedy JC. Complete dislocation of the knee joint. J Bone Joint Surg Am 1963; 45: 889–904
10. Müller W. Das Knie. Form, Funktion und ligamentäre Wiederherstellungschirurgie 1982. Springer, Berlin

11 Musahl V, Steckel H, Zantop T, Fu FH. VKB-Verletzungsmuster und Augmentation von Partialrupturen. Arthroskopie 2007; 20: 115–120
12 Myklebust G, Maehlum S Holm I, Bahr R. A prospective cohort study of anterior cruciate ligament injuries in elite Norwegian team handball. Scand J Med Sci Sports 1997; 8: 149–153
13 Noyes FR, DeLucas JL, Torvik PJ. Biomechanics of anterior cruciate ligament failure: an analysis of strain-rate sensitivity and mechanisms of failure in primates. J Bone Joint Surg Am 1974; 56(2): 236–253
14 Ochi M, Adachi N, Deie M, Kanaya A. Anterior cruciate ligament augmentation procedure with a 1-incision technique: anteromedial bundle or posterolateral bundle reconstruction. Arthroscopy 2006; 22(4): 1–5
15 Olsen OE, Myklebust G, Engebretsen L, Bahr R. Injury mechanisms for anterior cruciate ligament injuries in team handball – a systematic video analysis. Am J Sports Med 2004; 32: 1002–1012
16 Petersen W, Tillmann B. Structure and vascularization of the cruciate ligaments of the human knee joint. Anat Embryol 1999; 200(3): 325–334
17 Petersen W, Tillmann B. Anatomy and function of the anterior cruciate ligament. Orthopade 2002; 31: 710–718
18 Petersen W, Zantop T. Anatomy of the Anterior Cruciate Ligament with Regard to Its Two Bundles. Clin Orthop Relat Res 2007 454: 35–47
19 Petersen W, Zantop T. Partial rupture of the anterior cruciate ligament. Arthroscopy 2006; 22(11): 1143–1145
20 Petersen W, Braun C, Bock W, Schmidt K, Weimann A, Drescher W, Eiling E, Stange R, Fuchs T, Hedderich J, Zantop T. A controlled prospective case control study of a prevention training program in female team handball players: the German experience. Arch Orthop Trauma Surg 2005; 125(9): 614–621
21 Petersen W, Tretow H, Weimann A, Herbort M, Raschke M, Zantop T. Biomechanical Evaluation of Two Techniques for Double-Bundle Anterior Cruciate Ligament reconstruction: One Tibial Tunnel Versus Two Tibial Tunnels. Am J Sports Med 2007; 35(2): 228–234
22 Petersen W, Zantop T, Steensen M, Hypa A, Wessolowski T, Hassenpflug J. Prävention von Verletzungen der unteren Extremität im Handball: Erste Ergebnisse des Kieler Handball-Verletzungs-Präventionsprogrammes. Sportverletzung Sportschaden 2002; 16(3): 122–126
23 Petersen W, Zantop T. Avulsion injury to the posterior horn of the lateral meniscus: Technique for arthroscopic refixation. Unfallchirurg 2006; 109(11): 984–987
24 Reckling C, Zantop T, Petersen W. Epidemiologie von Handballverletzungen im Jugendalter. Sportverletz Sportschaden 2003; 17(3): 112–117
25 Rudolph KS, Axe MJ, Snyder-Mackler L. Dynamic stability after ACL injury: who can hop? Knee Surg Sports Traumatol Arthrosc 2000; 8(5): 262–269
26 Strobel M. Manual of arthroscopic surgery 2001. Springer, Berlin
27 Strobel MJ, Castillo RJ, Weiler A. Reflex extension loss after anterior cruciate ligament reconstruction due to femoral „high noon" graft placement. Arthroscopy 2001; 17: 408–411
28 Strobel MJ, Schulz MS, Petersen WJ, Eichhorn HJ. Combined anterior cruciate ligament, posterior cruciate ligament, and posterolateral corner reconstruction with autogenous hamstring grafts in chronic instabilities. Arthroscopy 2006; 22(2): 182–192
29 Teitz C. Video analysis of ACL injuries. In: Griffin LY (Hrsg.) Prevention of noncontact ACL injuries, American Academy of Orthopaedic Surgeons 2000, Rosemont
30 Yagi M, Wong EK, Kanamori A, Debski RE, Fu FH, Woo SL. Biomechanical analysis of an anatomic anterior cruciate ligament reconstruction. Am J Sports Med 2002; 30: 660–666
31 Yasuda K, Kondo E, Ichiyama H, Tanabe Y, Tohyama H. Clinical evaluation of anatomic double-bundle anterior cruciate ligament reconstruction procedure using hamstring tendon grafts: comparisons among 3 different procedures. Arthroscopy 2006; 22(3): 240–251
32 Zantop T, Brucker PU, Vidal A, Zelle BA, Fu FH. Intraarticular rupture pattern of the ACL. Clin Orthop Relat Res. 2007; 454: 48–55
33 Zantop T, Diermann N, Schumacher T, Schanz St, Fu FH, Petersen W. Anatomic and non-anatomic double-bundle ACL reconstruction: Importance of femoral tunnel location on knee kinematics. Am J Sports Med 2008; 36: 678–685
34 Zantop T, Herbort M, Raschke MJ, Fu FH, Petersen W. The Role of the Anteromedial and Posterolateral Bundles of the Anterior Cruciate Ligament in Anterior Tibial Translation and Internal Rotation. Am J Sports Med 2007; 35(2): 223–227
35 Zantop T, Petersen W, Fu FH. Anatomy of the anterior cruciate ligament. Operat Tech Orthop 2005; 15: 20–28
36 Zantop T, Petersen W, Sekiya JK, Musahl V, Fu FH. Anterior cruciate ligament anatomy and function relating to anatomical reconstruction. Knee Surg Sports Traumatol Arthrosc 2006; 14(10): 982–992
37 Zantop T, Petersen W. Double bundle Revision of a malplaced single bundle vertical ACL reconstruction: ACL revision surgery using a two femoral tunnel technique. Arch Orthop Trauma Surg 2007; 13 (epub)
38 Zantop T, Schumacher T, Diermann N, Schanz S, Raschke MJ, Petersen W. Anterolateral rotational knee instability: role of posterolateral structures. Arch Orthop Trauma Surg 2007; 127(9): 743–752
39 Petersen W, Zantop T. Avulsion injury to the posterior horn of the lateral meniscus: Technique for arthroscopic refixation. Unfallchirurg 2006; 109(11): 984–987

Diagnostik und Indikation

6 **Diagnostik von Bandverletzungen** **49**

7 **Indikation zur operativen oder nicht operativen Therapie der Kreuzbandruptur** **67**

6 Diagnostik von Bandverletzungen

Wolf Petersen

Eine differenzierte Strategie zur Behandlung der VKB-Ruptur setzt eine ebenso differenzierte Diagnostik voraus.

Rupturen des vorderen Kreuzbandes treten häufig in Kombination mit anderen Verletzungen (Knorpel, Menisken, Bänder) auf. Das kann einerseits dazu führen, dass eine Kreuzbandläsion übersehen wird. Andererseits können übersehene Instabilitäten anderer Bänder zu einem Versagen einer VKB-Rekonstruktion führen. So fixiert eine bei übersehener hinterer Instabilität durchgeführte VKB-Ersatzplastik das Knie in der hinteren Schublade.

Das folgende Kapitel soll einen Überblick über die Diagnostik des bandverletzten Kniegelenkes geben.

6.1 Anamnese

Die Kniegelenksdiagnostik beginnt mit einer sorgfältigen Anamnese. So kann man aufgrund der Unfallmechanismen bereits wichtige diagnostische Weichen stellen. Das gilt besonders im Hinblick auf die Differenzierung vorderer und hinterer Instabilitäten.

6.1.1 Vorderes Kreuzband (VKB)

Die VKB-Ruptur ist keine seltene Verletzung (20,3% aller Knieverletzungen) und tritt typischerweise als Sportverletzung auf [19]. Ballsportarten sind besonders gefährlich [30]. Typische Unfallursachen sind indirekte Valgus- und Rotationstraumata (s. Kap. 3). Aber auch das Hyperflexionstrauma ist ein typischer Mechanismus, um das VKB zu schädigen (s. Tab. 6.1). In nur 30% der Fälle ist eine Kontaktsituation (Foulspiel, Kollision) als Ursache zu sehen. Bei weiblichen Athleten ist die Inzidenz der VKB-Ruptur um den Faktor 2,5–9 erhöht [27, 28]. Am häufigsten ist die Altersgruppe zwischen 15 und 30 Jahren betroffen. Rupturen des VKBs treten jedoch auch bei Kindern und Jugendlichen auf. Aufgrund des steigenden Aktivitätsbewusstseins unserer Gesellschaft ist auch bei älteren Menschen mit einer steigenden Inzidenz zu rechnen.

Nur selten treten VKB-Rupturen isoliert auf. Typische Begleitläsionen sind Rupturen des medialen Kollateralbandes und Meniskusläsionen („Unhappy triad": VKB-Läsion, medialer Meniskus, mediales Kollateralband). Begleitende Rupturen des medialen Kollateralbandes sind häufig nur erst- bis zweitgradig, haben ein gutes Heilungspotenzial und gehen nur selten in chronische Instabilitäten über. Auch auf der Außenseite kann es zu begleitenden Verletzungen des lateralen Kollateralbandes oder der lateralen Gelenkkapsel kommen. Ein knöcherner Kapselausriss wird als Segondfraktur bezeichnet. Diese Tibiakopffraktur gilt als pathognomonischer Hinweis auf eine Läsion des VKBs. Auch andere Luxationsfrakturen des Tibiakopfes (Moore I–V) gehen häufig mit Bandläsionen einher. Das gilt besonders für Frakturen ohne Ausriss der Eminentia intercondylaris.

Bei chronischen Knieproblemen sollte bei entsprechenden Risikosportlern (Fußball, Handball, Basketball, Volleyball) immer an das vordere Kreuzband gedacht werden. Nicht immer können „Giving-way-Phänomene" vom Patienten als Instabilität interpretiert werden. Viele Patienten empfinden ihr Kniegelenk jedoch als instabil und berichten z.B. über ein Versagen bei Belastung. Gelegentlich werden ausgeprägte Giving-way-Phänomene auch als Knietrauma fehlinterpretiert. Das gilt besonders für Giving-way-Phänomene, die zu Sekundärverletzungen (Meniskus- und Knorpelschäden) geführt haben. Die Abgrenzung von Primär- und Sekundärtrauma ist nicht nur im Hinblick auf die Kostenträger bedeutsam. Bei einem symptomatischen Giving-way-Phänomen, das zu Sekundärschäden geführt hat, sollte eine operative Stabilisierung empfohlen werden. Bei Patienten ohne Instabilitätsgefühl gelten sekundäre Me-

Tab. 6.1: Intraartikulärer Erguss

Befund	Diagnose
Blutig (mit Fettaugen)	Frische intraartikuläre Verletzung: VKB-Ruptur, Einriss med. Retinakulum, Meniskusabriss, Flake-Fraktur
Blutig-serös	Ältere intraartikuläre Verletzung: VKB-Ruptur, Einriss med. Retinakulum, Meniskusabriss, Flake-Fraktur
Serös	Degenerativer Schaden an Knorpel und Menisken (z.B. bei chronischer Instabilität)
Trüb oder putride	Empyem

niskus- oder Knorpelschäden als Hinweise auf eine vordere Rotationsinstabilität.

Bei instabilitätsbedingter Gonarthrose sind die anamnestischen Angaben oft unspezifisch. Im Hinblick auf die therapeutischen Algorithmen sollte jedoch erfragt werden, ob der Patient eher unter einem medialen oder lateralen Belastungsschmerz leidet, oder eine Instabilität („Giving way") im Vordergrund steht.

6.1.2 Hinteres Kreuzband (HKB)

Die Ruptur des hinteren Kreuzbandes (HKB) ist vergleichsweise selten. In der Literatur schwanken Angaben zur Inzidenz zwischen 0,65% (Sportverletzungen) [19] und 44% (Trauma-Patienten) [7]. Aufgrund ihrer Seltenheit werden HKB-Rupturen jedoch oft übersehen und eine positive hintere Schublade wird häufig als vordere Schublade fehlinterpretiert – Merksatz: „Jedes positive Schubladen-Phänomen ist bis zum Beweis des Gegenteils eine hintere Schublade." Dabei kann die Anamnese auch bei der hinteren Instabilität häufig eindeutige Hinweise geben. So treten 45% aller HKB-Rupturen im Rahmen von Verkehrsunfällen auf [36]. Ein typischer Mechanismus ist der Anprall an das Armaturenbrett („Dashboard injury", s. Abb. 6.1). Gerade bei Hochrasanzverletzungen mit Knieluxationen muss an eine HKB-Ruptur gedacht werden. Bei Vorliegen einer Femurfraktur beträgt die Inzidenz einer Begleitverletzung des HKBs 20%. Daher sollte bei Knieproblemen nach ausgeheilter Femurfraktur immer eine hintere Instabilität ausgeschlossen werden. HKB-Rupturen treten sehr häufig in Kombination mit Verletzungen der posteromedialen (superfiziales und tiefes Kollateralband, hinteres Schrägband) oder posterolateralen (laterales Kollateralband, Ansatzsehne des M. popliteus, Ligamentum popliteofibulare) Gelenkecke auf. Im Gegensatz zur vorderen Instabilität sind diese Begleitverletzungen häufig drittgradig und gehen in chronische Instabilitäten über.

Auch wenn der Verkehrsunfall mit 45% die häufigste Ursachen für die HKB-Ruptur ist, so haben neuere epidemiologische Arbeiten gezeigt, dass 40% der HKB-Rupturen auf Sportunfälle zurückzuführen sind [36]. Als Unfallmechanismen gelten der Sturz auf das gebeugte Knie mit plantarflektiertem Fuß oder das Hyperflexionstrauma. Hier handelt es sich im Vergleich zu Verkehrsunfällen eher um Traumata mit geringerer Energie. Entsprechend häufiger kommt es zu isolierten HKB-Rupturen oder Partialrupturen. Da die VKB-Ruptur bei Sportunfällen jedoch wesentlich häufiger auftritt, werden HKB-Rupturen nach Sportunfällen häufig verkannt.

Chronische posterolaterale oder posteromediale Instabilitäten können erhebliche Instabilitätsgefühle induzieren. Manche Patienten können ihr Kniegelenk ohne die Hilfe einer Hartrahmen-Orthese nicht stabilisieren.

Isolierte chronische hintere Instabilitäten zeigen eine heterogene Symptomatik. Bei einigen Patienten können sie lange Zeit asymptomatisch sein; dann manifestieren sie sich nach Monaten oder Jahren als beginnende femoropatellare oder femorotibiale Gonarthrose mit entsprechenden Belastungsschmerzen. Bei anderen Patienten können auch geringgradige hintere Instabilitäten Instabilitätsgefühle erzeugen.

6.1.3 Meniskus

Meniskusläsionen können in *degenerative* und *traumatische* Läsionen eingeteilt werden. Bei den häufigeren degenerativen Läsionen fehlt häufig ein ursächliches Trauma in der Anamnese. In den übrigen Fällen handelt es sich um ein Gelegenheitstrauma, dass nicht geeignet ist, einen gesunden Meniskus zu schädigen. Der Patient berichtet über rezidivierende Schmerzen in Höhe des Gelenkspaltes.

Isolierte traumatische Meniskusläsionen sind selten und kommen meist in Kombination mit einer Bandläsion vor. Auch die Entstehung von Korbhenkelrupturen ist meist auf ein chronische Schädigung zurückzuführen (z.B. chronische Überlastung bei Instabilität). Trotzdem imponiert eine Korbhenkelläsion häufig wie eine akute Verletzung mit einer schmerzhaften Bewegungseinschränkung bei Einklemmung des Meniskus in der Fossa intercondylaris.

6.2 Untersuchung

6.2.1 Inspektion

Die körperliche Untersuchung beginnt mit der Inspektion und der Analyse äußerer Verletzungszeichen. Grobe instabilitätsbedingte Achsabweichungen sind nur nach Knieluxationen erkennbar (s. Abb. 6.1).

Prellmarken oder Hämatome können bei weniger schwerer Verletzung jedoch auf den Unfallmechanismus hinweisen. So weisen Prellmarken oder Verletzungen über der Tuberositas tibiae (s. Abb. 6.1) auf ein Anpralltrauma hin, dass zu einer HKB-Ruptur führen kann. Laterale oder mediale Prellmarken sprechen für Varus- oder Valgustrauma mit Verletzung des entsprechenden Kollateralbandes.

Bei Rupturen des VKBs findet man in den meisten Fällen keine äußeren Verletzungszeichen. Bei frischer VKB-Ruptur ist in den meisten Fällen jedoch ein erheblicher intraartikulärer Erguss, der sich in den Recessus suprapatellaris ausdehnt, erkennbar.

6.2.2 Punktion

Eine Punktion ist zu therapeutischen Zwecken selten erforderlich. Wir führen Punktionen nur durch, wenn ein schmerzhaftes Spannungsgefühl besteht. Ein Hämarthros ist ein wichtiger Hinweis auf eine VKB-Ruptur [11, 41]. Daniel et al. [5] konnten zeigen, dass bei Hämarthros nach Trauma in 80% der Fälle eine VKB-Ruptur vorlag. Fettaugen sprechen für eine knöcherne Beteiligung (s. Tab. 6.1). Sie können jedoch bei Einriss des subsynovialen Fettgewebes auch ohne knöcherne Begleitverletzung bestehen.

Liegt nach einer Kniegelenksdistorsion ein seröser Erguss vor, so spricht das für einen chronischen Prozess (s. Tab. 6.1). Wird ein Bandschaden diagnostiziert, so kann es sich in diesen Fällen um einen chronischen Bandschaden handeln. Bei einem blutig-serösen Erguss kann das Trauma entweder schon einige Tage oder Wochen zurückliegen oder es ist aufgrund eines Giving-way-Phänomens zu einer Sekundärverletzung gekommen (Meniskusverletzung).

6.2.3 Beweglichkeit

Eine posttraumatische Bewegungseinschränkung kann verschiedene Ursachen haben (s. Tab. 6.2). Es müssen passive von aktiven Bewegungseinschränkungen unterschieden werden.

Bei passiven Bewegungseinschränkungen können operative Maßnahmen indiziert sein, um die Beweglichkeit zu verbessern.

Nach akuter Verletzung kann ein nach vorne eingeschlagener Bandstumpf des VKB für federnde endgradige Streckdefizite sorgen. Auf ähnliche Weise kann auch ein eingeschlagener Korbhenkelriss imponieren. Meist führt ein in die Fossa intercondylaris luxierter Korbhenkelriss jedoch auch zu einer Einschränkung der Beugung. Auch ein intraartikulärer Erguss kann erhebliche Bewegungsdefizite mit Beuge- und Streckdefizit verursachen.

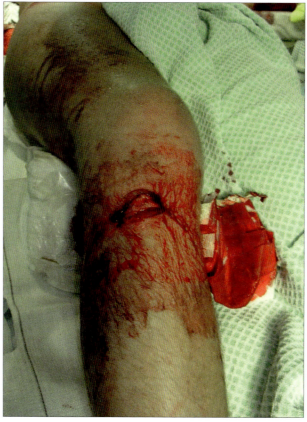

Abb. 6.1: Beispiel einer offenen Knieluxation. Es zeigt sich eine deutliche klinisch-inspektorische Achsabweichung.

In der postoperativen Phase ist die Arthrofibrose ein weiterer Grund für passive Bewegungseinschränkungen.

Bei chronischen Instabilitäten können Osteophyten im vorderen Anteil der Fossa intercondylaris zu einem Impingement führen. Auch ein falsch positioniertes Kreuzbandtransplantat kann zu Streck- und Beugedefiziten führen. Aktive Bewegungseinschränkungen sind nach Trauma meist auf schmerzbedingte Muskelanspannung der ischiokruralen Muskulatur und eine Schwäche des M. quadriceps zurückzuführen. Bei älteren Patienten muss eine Ruptur der Patellar- oder Quadrizepssehne ausgeschlossen werden.

Tab. 6.2: Seitenband-Tests

	I	II	III
20°	Dehnung oder Zerrung mediales oder laterales Kollateralband bei Schmerz, ohne Schmerzen Bänder intakt	Ruptur mediales oder laterales Kollateralband, ggf. Dehnung der posteromedialen oder posterolateralen Strukturen	Ruptur mediales oder laterales Kollateralband, Ruptur der posteromedialen oder posterolateralen Strukturen, ggf. VKB-und HKB-Ruptur
0°	Dehnung oder Zerrung der posteromedialen oder posterolateralen Strukturen bei Schmerz, ohne Schmerzen intakt	Ruptur der posteromedialen oder posterolateralen Strukturen	Ruptur der posteromedialen oder posterolateralen Strukturen, ggf. VKB- und HKB-Ruptur
> 0°			Ruptur der posteromedialen oder posterolateralen Strukturen, VKB-und HKB-Ruptur

6.2.4 Diagnostische Tests

Varus-/Valgus-Test

Die Applikation von Varus- oder Valgusstress dient der Diagnostik von Seitenbandläsionen und gibt Informationen über Läsionen der posteromedialen oder posterolateralen Gelenkecke.

Der Patient liegt auf dem Rücken, während der Untersucher den Unterschenkel in Sprunggelenkshöhe in leichte Außenrotation bringt und Varus- oder Valgusstress appliziert (s. Abb. 6.2). Das Kniegelenk wird im Bereich der Femurkondylen mit der anderen Hand stabilisiert. Die Außenrotation dient dem Auseinanderdrehen der Kreuzbänder.

Schwierigkeiten hinsichtlich der Interpretation der Befunde können Rotationsbewegungen der untersuchten Extremität während der Untersuchung bereiten. Diese können eliminiert werden, indem der Untersucher zwischen den Beinen des Patienten sitzt und den Oberschenkel auf dem Oberschenkel des Untersuchers ablegt (s. Abb. 6.2).

Gelegentlich kann es schwierig sein, zwischen einer medialen und einer lateralen Instabilität zu unterscheiden. Dann kann es sinnvoll sein, wenn der Untersucher den Unterschenkel zwischen Taille und Unterarm sichert und den Gelenkspalt mit beiden Händen palpiert [11].

Der Varus-/Valgus-Test sollte in verschiedenen Gelenkstellungen durchgeführt werden: Überstreckung, 0° und 20°. Varus-/Valgusstress in 20° dient der Diagnostik der Seitenbänder (mediales und laterales Kollateralband); eine vermehrte Aufklappbarkeit in 0° spricht für eine Verletzung von Strukturen der posterolateralen (Popliteussehne, popliteofibulares Band) oder posteromedialen Gelenkecke (hinteres Schrägband und posteromediale Kapsel). Ist das Kniegelenk in Überstreckung seitlich aufklappbar, muss an eine zusätzliche Verletzung der Kreuzbänder gedacht werden.

Das Ausmaß des Aufklappens erlaubt einerseits Rückschlüsse auf das Ausmaß der Verletzung (Partial- oder Komplettruptur) und kann Hinweise auf zusätzliche Verletzungen geben. So liegt eine massive Aufklappbarkeit in 20° oft nur bei zusätzlichen Verletzungen der posteromedialen oder posterolateralen Gelenkecke vor (s. Tab. 6.2).

In der Akutsituation kann die Untersuchung durch Schmerzen und Muskelspannung kompliziert werden. Dabei sind die Schmerzen gerade bei partiellen Rupturen oder Zerrungen größer als bei kompletten Rupturen.

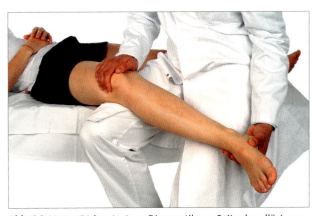

Abb. 6.2: Varus-/Valgustest zur Diagnostik von Seitenbandläsionen. Als Widerlager dienen das Knie des Untersuchenden auf der Außenseite und die Hand auf der Innenseite. Der Test wird in Extension und 20° Flexion durchgeführt.

Schubladen-Phänomene

Die Schubladen-Phänomene gelten als klassische Tests in der Kreuzbanddiagnostik (s. Abb. 6.3). Eine positive vordere Schublade spricht für eine Ruptur des vorderen Kreuzbandes; eine positive hintere Schublade spricht für eine Ruptur des hinteren Kreuzbandes. Um die Schubladen-Phänomene zu überprüfen, wird das Kniegelenk in 90° Beugung gebracht, der Fuß mit dem Gesäß des Untersuchers fixiert und die proximale Tibia mit den Händen des Untersuchers nach vorne gezogen oder nach hinten gedrückt.

Weiterhin kann noch unterschieden werden, ob ein fester oder weicher Anschlag besteht. Ein fester Anschlag spricht für eine noch erhaltene Kontinuität des Bandes oder eine Partialruptur (AM- oder PL-Bündel-Ruptur).

Leider lassen sich Schubladen-Phänomene in der klinischen Praxis oft nicht ganz einfach interpretieren. So kann eine vordere Schublade aufgrund der Spannung der ischiokruralen Muskulatur bei akuter VKB-Ruptur negativ sein. Bei chronischen Instabilitäten kann es hingegen schwierig sein, zu entscheiden, ob eine vordere Schublade, hintere Schublade oder sogar beides vorliegt. Das sog. „Sag sign" gilt als Hinweis auf eine hintere Instabilität. Das „Sag sign" beschreibt das Durchhängen der Tibia nach hinten (s. Abb. 6.4).

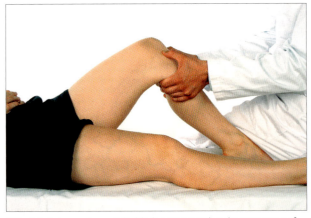

Abb. 6.3: Beim vorderen Schubladen-Test werden die Daumen auf dem anterioren Gelenkspalt positioniert und mit Hilfe der anderen Finger in der Fossa poplitea eine anteriore Schublade ausgelöst.

6.2 Untersuchung

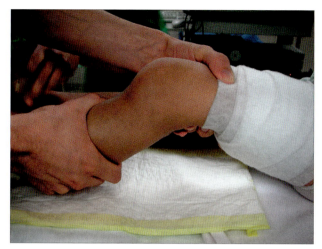

Abb. 6.4: „Posterior sag sign" bei einer frischen hinteren Kreuzbandläsion im kindlichen Kniegelenk.

Rotationsschubladen

Bei chronischen Instabilitäten können Schubladen-Phänomene in Rotationsstellung zur Klärung beitragen, ob begleitende mediale oder laterale Rotationsinstabilitäten vorliegen (s. Abb. 6.5).

Die Rotationsschubladen spielen insbesondere eine Rolle in der Diagnostik hinterer Instabilitäten, da Rupturen des HKBs oft mit schweren posterolateralen oder posteromedialen Instabilitäten vergesellschaftet sind. In Außenrotation spannen sich die posterolateralen Strukturen an. Daher spricht eine positive hintere Schublade in Außenrotation für eine posterolaterale Rotationsinstabilität; eine positive hintere Schublade in Innenrotation spricht für eine posteromediale Rotationsinstabilität.

Bei vorderen Instabilitäten sind die Schubladen-Phänomene in Rotationsstellung meist weniger wichtig, da die Verletzungen der Peripherie meist weniger schwer sind und eine gute Spontanheilung haben. Eine positive vordere Schublade in Innenrotation spricht jedoch für eine anterolaterale Rotationsinstabilität mit Ruptur des Tractus ileotibialis und des lateralen Kollateralbandes; eine positive vordere Schublade in Außenrotation spricht für eine anteromediale Rotationsinstabilität mit Ruptur des medialen Kollateralbandkomplexes.

Lachman-/Noulis-Test

Dieser Test ist ein Schubladen-Test in 20–30° Beugung (s. Abb. 6.6). Im Schrifttum ist dieser Test als Lachman-Test bekannt [44]. Die Erstbeschreibung erfolgte jedoch durch Noulis [24].

Der Lachman-/Noulis-Test ist sensiver als die Schubladen-Phänomene. Einerseits sind 30° Beugung funktioneller als 90° Beugung. Das vordere Kreuzband entfaltet seine Funktion eher in 30° Beugung als in 90° Beugung. Andererseits wird durch die Verringerung der Beugung der Hebelarm der ischiokruralen Muskulatur auf die Tibia minimiert und so die Sensitivität des Tests

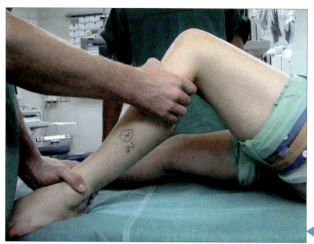

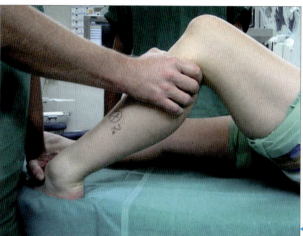

Abb. 6.5a, b: Rotationsschubladen zur Diagnostik einer kombinierten hinteren Kreuzbandruptur mit Seitenbandruptur. Eine in Außenrotation erhöhte hintere Schublade spricht für eine posterolaterale Rotationsinstabilität (**a**); eine positive hintere Schublade in Innenrotation spricht für eine posteromediale Rotationsinstabilität (**b**).

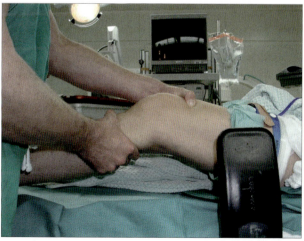

Abb. 6.6: Klassischer Lachman-/Noulis-Test. Die anteriore Translation wird bei 20° Flexion durchgeführt. Hier zeigt sich ein schlechterer Hebelarm der ischiokruralen Muskeln, um einer anterioren tibialen Translation entgegenzuwirken.

erhöht. Bei frischen anterioren Instabilitäten liegt der Anteil eines positiven Lachman-Tests zwischen 78% und 99%; der Anteil positiver vorderer Schubladen lag zwischen 22% und 70% [6, 15, 44, 47]. Eine Metaanalyse konnte bestätigen, dass der Lachman-/Noulis-Test

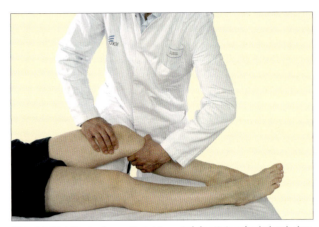

Abb. 6.7: Stabiler Lachman Test. Hier wird das Kniegelenk durch den Oberschenkel des Untersuchers stabilisiert und so die muskuläre Entspannung erleichtert.

eine hohe Sensitivität (85%) und eine hohe Spezifität (95%) zur Diagnose einer VKB-Ruptur besitzt [2].

Der Lachman-Test kann auf verschiedene Weise ausgeführt werden. Der Oberschenkel kann mit einer Hand des Untersuchers gehalten werden; mit der anderen Hand wird die Tibia dann nach vorne gezogen (s. Abb. 6.6). Druck auf die ischiokruralen Muskeln kann eine weitere Entspannung bewirken. Diese klassische Form des Lachman-/Noulis-Tests kann Untersuchern mit kleinen Händen Schwierigkeiten bereiten.

Eine Alternative ist der stabile Lachman-/Noulis-Test nach Strobel [43]. Der Oberschenkel wird dabei auf dem Oberschenkel des Untersuchers abgelegt. Mit einer Hand wird dann die proximale Tibia nach vorne gezogen; die andere Hand drückt den Oberschenkel nach unten (s. Abb. 6.7). Diese Methode eignet sich auch für übergewichtige Patienten.

Nach Angaben von Feagin kann der Lachman-/Noulis-Test auch in Bauchlage durchgeführt werden. In Bauchlage muss der Oberschenkel nicht fixiert werden.

Nach Empfehlungen des internationalen Knie-Dokumentations-Komitees (IKDC) lässt sich das Ausmaß des Lachman-/Noulis-Tests in 4 Grade einteilen:

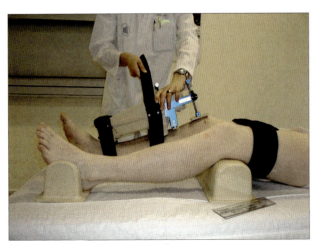

Abb. 6.8: Instrumentierte Bestimmung der anterioren tibialen Translation mit dem KT-1000. Die Quantifizierung erfolgt im Vergleich zur (gesunden) Gegenseite.

1. Normal: 1–2 mm Schublade
2. Fast normal: 3–5 mm Schublade
3. Abnormal: 6–10 mm Schublade
4. Stark abnormal: > 10 mm Schublade

Diese Gewichtung ist in der klinischen Praxis jedoch stark subjektiv und in hohem Maße von der Erfahrung des Untersuchers abhängig.

Ist trotz positivem Lachman-/Noulis-Test ein fester Anschlag spürbar, so spricht dieser Befund entweder für eine Partialruptur oder für eine Elongation. Ein fester Anschlag kann aber auch auf eine HKB-Ruptur hinweisen. In diesem Fall wird die Tibia aus der hinteren Schublade nach vorne gezogen.

Bei chronischen Instabilitäten ist der Muskelzug der ischiokruralen Muskulatur weniger bedeutsam. Bei gut relaxiertem Patienten oder in Narkose erlauben Lachman-/Noulis-Test und Schubladen-Phänomene in 90° jedoch zusätzliche Rückschlüsse auf das Verletzungsmuster, insbesondere im Hinblick auf Partialrupturen. So kann der Lachman-/Noulis-Test bei erhaltenem PL-Bündel negativ oder einfach positiv mit festem Anschlag sein, da das PL-Bündel sich in Streckung anspannt. Bei Ruptur des AM-Bündels ist die Schublade in 90° Beugung jedoch positiv. Umgekehrt kann die Schublade in 90° Beugung bei erhaltenem AM-Bündel negativ (oder einfach positiv mit festem Anschlag) sein; bei PL-Ruptur besteht jedoch eine verstärkte AP-Translation im Lachman-/Noulis-Test.

6.2.5 Instrumentelle Translationsmessungen

Die Schwierigkeit, Befunde der Schubladen-Tests zu objektivieren, führte zur Entwicklung instrumenteller Messverfahren.

Das bekannteste Verfahren ist das KT-1000-Arthrometer, das bereits im Jahre 1982 von Daniel beschrieben wurde [4]. Das KT-1000-Arthrometer (MEDmetric Corp., San Diego) ist ein Apparat, der sich auf der Patella und an der distalen Tibia aufstützt (s. Abb. 6.8). Über einen Wegmesser, der auf der Tuberositas tibiae aufgesetzt wird, lässt sich die AP-Translation messen. Über Signaltöne wird die erreichte Kraft angezeigt (1. Ton: 6,8 kg, 2. Ton: 9,1 kg, 3. Ton: 13,6 kg). 13,6 kg entsprechen 136 N, einer Kraft, die auch in vielen biomechanischen Studien verwendet wird. Alternativ kann mit maximaler manueller Kraft gezogen werden.

Mit dem KT-1000 kann die Seitendifferenz in der AP-Translation bestimmt werden. Eine Seitendifferenz von mehr als 2 mm spricht für eine Ruptur des VKBs. Eine unter maximaler Kraft gemessene Seitendifferenz von mehr als 3 mm kann nach Angaben von Rangger et al. [32] bei 99% der Patienten mit chronischer Instabilität und bei 95% der Patienten mit einer akuten VKB-Ruptur nachgewiesen werden. Boyer et al. [1] haben zeigen können, dass die instrumentelle Messung mit dem KT-1000 zuverlässiger ist als die instrumentelle Messung mit gehaltenen Aufnahmen mithilfe des TELOS-Gerätes.

Es wird empfohlen, immer wiederholte Messungen durchzuführen, da eine Abhängigkeit der Ergebnisse von der Erfahrung des Untersuchers und vom Untersucher selbst besteht.

Eine neuere Version wird als KT-2000 bezeichnet; bei dieser Version werden die Daten mittels eines PCs aufgezeichnet.

Ein Nachteil des KT-1000/2000 ist der hohe Anschaffungspreis (ca. 3900 US-$). Aus diesem Grunde hat sich das KT-1000 in der klinischen Praxis nicht allerorten durchgesetzt. Aufgrund der Subjektivität des manuellen Lachman- bzw. Schubladen-Tests ist jedoch nur eine instrumentelle Messung geeignet, die Stabilität im Rahmen postoperativer Kontrollen zu evaluieren. Für wissenschaftliche Verlaufsbeobachtungen der AP-Translation ist die instrumentelle Messung mittels KT-1000/2000 nahezu obligat.

Eine günstigere Alternative zum KT-1000/2000 ist das Rolimeter. Wissenschaftliche Untersuchungen haben zeigen können, dass das Rolimeter geeignet ist, die AP-Translation zuverlässig mit hoher Sensitivität und Spezifität zu erfassen. [9, 31, 37]

6.2.6 Dynamische anteriore Subluxations-Tests

Im alltäglichen Leben oder während sportlicher Aktivität treten Instabilitätsgefühle meist in Positionen auf, in denen sich das Kniegelenk in leichter Beugung befindet und der Fuß innenrotiert steht. Dieser Pathomechanismus kann mit den dynamischen anterioren Subluxations-Tests erfasst werden.

Klinische Studien haben gezeigt, dass positive dynamische Subluxations-Tests nach operativer Stabilisierung mit schlechten postoperativen Ergebnissen korrelierten.

Gemeinsam ist allen Tests, dass das Knie valgisiert und innenrotiert wird. Unter dieser Last kommt es zwischen 30° und voller Streckung zu einer anterioren Subluxation des lateralen Tibiaplateaus.

Lemaire-/Pivot-Shift-Test

Der bekannteste dynamische anteriore Subluxations-Test ist das Pivot-Shift-Phänomen (s. Abb. 6.9). Der Pivot-Shift-Test wurde erstmalig 1967 von Lemaire beschrieben. Bekannt wurde das Pivot-Shift-Phänomen später durch eine Publikation von Galway and MacIntosh [8].

Der Untersucher hält das gestreckte Bein in Innenrotation und appliziert leichten Valgusstress. Beim Lemaire-Test wird der Valgusstress über das distale Femur übertragen. MacIntosh applizierte den Valgusstress über die proximale Tibia. Unter dieser Belastung kommt es bei VKB-Ruptur zu einer vermehrten anterioren Translation des lateralen Tibiaplateaus. Wird das Kniegelenk dann langsam gebeugt, kommt es bei 20–30° Beugung durch den Tractus iliotibialis, der bei diesem Beugewinkel seine Zugrichtung ändert, zu einer Reposition des Tibiaplateaus. Diese Reposition wird als „Schnapp-Phänomen" empfunden. Unterstützt wird das Schnappen durch die konvexe Form des lateralen Tibiaplateaus. Im Falle eines positiven Tests erfährt der Patient das unangenehme Gefühl der Instabilität.

Da das PL-Bündel des VKBs in Streckstellung angespannt ist, erfasst das Pivot-Shift-Phänomen vor allem die Funktion des PL-Bündels. Oft wird der Pivot-Shift-Test daher vielfach zur Beschreibung der Rotationsstabilität verwendet. Es muss in diesem Zusammenhang jedoch betont werden, dass das Pivot-Shift-Phänomen die AP-Translation in Innenrotation erfasst, die hauptsächlich durch das VKB gewährleistet ist (hauptsächlich PL-Bündel des VKB), und nicht die Rotation der Tibia, die vor allem durch periphere Strukturen gesichert ist [16].

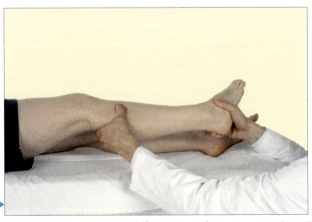 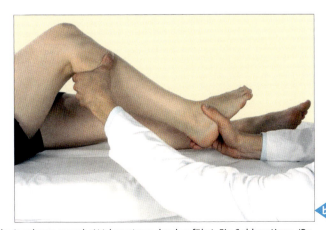

Abb. 6.9a, b: Lemaire-/Pivot-Shift-Test. Es wird eine Innenrotations-/Flexionsbewegung bei Valgusstress durchgeführt. Ein Subluxations-/Repositionsphänomen des lateralen Tibiaplateaus wird als positiv gewertet (+ = gleiten, ++ = klacken).

Bei einer kompletten Läsion des Tractus iliotibialis (ausgeprägte anterolaterale Rotationsinstabilität) kann das Pivot-Shift-Phänomen sogar negativ sein.

Der Pivot-Shift besitzt eine hohe Spezifität (98%), aber nur eine geringe Sensitivität [2]. Das liegt daran, dass auch falsch positive und falsch negative Befunde vorkommen können. Falsch negative Befunde können durch eine eingeklemmte Meniskusläsion oder schwere degenerative Veränderungen verursacht sein. Weitere Gründe können bei akuten Verletzungen ein hoher Tonus der ischiokruralen Muskeln oder im OP-Saal die Fixation der Muskeln durch die Blutsperre sein. Falsch positive Befunde kommen auch bei Patienten mit Hyperlaxizität oder bei instabilen Meniskusläsionen vor.

Auch das Pivot-Shift-Phänomen kann nach dem IKDC in verschiedene Grade eingeteilt werden.
1. Normal: seitengleich
2. Fast normal: + (gleiten, leicht)
3. Abnormal: ++ (dumpf, Subluxation)
4. Stark abnormal: +++ (laut, kurze Blockierung)

Graduierter Pivot-Shift-Test nach Jakob et al.
Eine andere Art der Einteilung des Pivot-Shift-Tests wurde von Jakob et al. vorgeschlagen [13]. Dabei wird das Pivot-Shift-Phänomen in verschiedenen Rotationsstellungen (Graden) ausgeführt:
1. Positiv in Innenrotation
2. Positiv in Neutralrotation
3. Positiv in Außenrotation

Grad-3-Läsionen treten nur bei Kombinationsverletzungen der posterolateralen oder posteromedialen Kapsel und des VKBs auf.

Slocum-Test
Der Slocum-Test wird in Seitenlage durchgeführt [38]. Das gesunde Bein liegt mit leicht gebeugter Hüfte und leicht gebeugtem Knie unten. Das Testbein ist gestreckt, sodass der Fuß auf der Unterlage aufliegt. Auf diese Weise entsteht eine leichte Innenrotation. Der Untersucher steht hinter der Liege, fasst mit einer Hand auf das distale Femur und mit der anderen Hand auf das Fibulaköpfchen. Unter leichtem Valgusstress wird das Bein nun flektiert. Wie beim Pivot-Shift reponiert sich die auf diese Weise anterior subluxierte Tibia bei 30° Beugung. Der Slocum-Test ist am einfachsten auslösbar, da die Stellung des Beines am besten standardisiert ist.

Jerk-Test
Beim Jerk-Test wird das Bein in ca. 70° Beugung gehalten und leicht valgisiert und innenrotiert. Wird das Bein dann gestreckt, kommt es ab 30° zu einer vorderen Subluxation.

Losee-Test
Beim Losee-Test wird der Unterschenkel in 30° Beugung von Außen- in Innenrotation gebracht [17, 18]. Wenn das Knie dann gestreckt wird, kommt es zu einer anterioren Subluxation des lateralen Tibiaplateaus. Dann wird das Kniegelenk erneut in Außenrotation gebracht und das Knie wieder gebeugt. Auf diese Weise kommt es zur Reposition und so zu einem merkbaren Schnapp-Phänomen.

Die eigenen Erfahrungen haben gezeigt, dass der Losee-Test sehr sensitiv ist.

Außenrotations-Valgus-Test
Beim Außenrotations-Valgus-Test wird das Knie in Streckung valgisiert und außenrotiert. Bei Beugung kommt es dann bei 30° zu einem sehr deutlichen Schnapp-Phänomen.

Dieser Test ähnelt dem Losee-Test. Auch er ist sehr sensitiv.

6.2.7 Instrumentelle Subluxations-Tests

Mit steigender Popularität der Doppelbündel-Rekonstruktion wird zunehmend auch eine quantitative Erfassung der Subluxations-Tests gefordert. Um dieses Ziel zu erreichen, wurden verschiedene Ansätze verfolgt. Ein Ansatz ist die Bestimmung der passiven Rotation der Tibia in verschiedenen Beugestellungen, indem das OSG in einem festen Stiefel fixiert wird. Ein anderer Ansatz ist die Rotationsmessung mit einem Navigationsgerät. Dieses Verfahren ist bisher jedoch nur intraoperativ anwendbar, da die Marker bisher am Knochen fixiert werden müssen. Bisher hat sich kein Verfahren durchsetzen können.

Ein grundsätzlicher Nachteil dieser Ansätze ist, dass die Rotation der Tibia nur unwesentlich durch das intakte VKB beeinflusst wird. Es wäre sinnvoller, die anteriore Subluxation des lateralen Tibiaplateaus zu erfassen.

6.2.8 Aktive Laxitäts-Tests

Aktive Laxitäts-Tests nutzen die aktive Muskelkraft, um ein Subluxations-Phänomen zu provozieren [43]. Fast alle passiven Tests sind auch aktiv ausführbar. Ein Vorteil ist, dass der Untersucher die Bewegungen der Tibia von der Seite beobachten kann. Auf diese Weise sind Subluxations-Phänomene besser sichtbar als von vorne oder schräg von vorne.

Da der M. quadriceps ein funktioneller Antagonist zum vorderen Kreuzband ist, kann seine Kraft die Tibia in eine vordere Schublade ziehen. Auf diesem Prinzip basiert der aktive Lachman-/Noulis-Test sowie der aktive Test der vorderen Schublade.

Die ischiokruralen Muskeln sind aktive Antagonisten zum hinteren Kreuzband. Ihre Kraft kann die Tibia in die hintere Schublade ziehen.

6.2.9 Sprung-Tests

Ein Sprung mit anschließender Landung stellt hohe Ansprüche an die koordinativen Fähigkeiten. Gerade bei der Landung ist ein komplexes Zusammenspiel von passiven (Bänder) und aktiven (Muskeln) Stabilisatoren erforderlich. Dieses Zusammenspiel (Propriozeption) kann auch als funktionelle Stabilität bezeichnet werden.

Zur Evaluation der funktionellen Instabilität des Kniegelenkes wurden Sprung-Tests erstmals von Noyes et al. [25] angegeben (s. Tab. 6.3). Eine Seit-zu-Seit-Differenz von mehr als 85% korreliert mit verminderter Kniefunktion, Quadrizepsschwäche und Schwierigkeiten bei Drehbewegungen im Sport [10, 12, 25, 33, 34]. Verschiedene Studien haben zeigen können, dass Sprungsymmetrie mit der Kniefunktion bei Patienten mit vorderer Instabilität korreliert [33, 34].

Sprung-Tests werden von einigen Autoren empfohlen, um „Coper" (Kompensierer) von „Non-Copern" (Nicht-Kompensierer) zu unterscheiden. Bei Copern handelt es sich um Patienten, die sich für eine nicht operative Therapie trotz Ruptur des vorderen Kreuzbandes eignen (s. Kap. 7). Außerdem werden Sprung-Tests empfohlen, um Fortschritte in der postoperativen Rehabilitation zu dokumentieren. Von einigen Autoren werden erfolgreich absolvierte Sprung-Tests (> 85% der Gegenseite) als Kriterium für die Wiederaufnahme sportlicher Aktivitäten angesehen.

6.2.10 Meniskus-Tests

Da Meniskusläsionen häufige Begleitläsionen bei VKB-Rupturen sind, sind Meniskus-Tests fester Bestandteil des diagnostischen Algorithmus.

Für die Meniskusdiagnostik wurde eine Vielzahl unterschiedlicher Tests beschrieben. Das Prinzip nahezu aller Meniskus-Tests ist eine Kraft auf den Meniskus zu applizieren und auf dieses Weise Nozizeptoren im äußeren Anteil der Menisken oder in den angrenzenden Teilen der Gelenkkapsel zu reizen. Die Kraftapplikation erfolgt entweder indirekt durch Rotation, Valgus- oder Varusstress oder direkt durch manuellen Druck am Gelenkspalt (s. Abb. 6.10).

Nach Angaben aus dem Schrifttum besitzen Meniskus-Tests eine geringe Sensitivität. Falsch positive Befunde kommen z.B. bei degenerativen Knorpelschäden mit beginnenden Osteophyten vor. Die Sensitivität soll sich aber verbessern, wenn verschiedene Tests kombiniert werden [42]. Tabelle 6.4 gibt einen Überblick über gebräuchliche Meniskus-Tests und -zeichen.

Tab. 6.3: Sprung-Tests

Test		
1. Distanz-Sprung	Der Proband steht auf dem Testbein mit auf dem Rücken verschränkten Armen. Er wird aufgefordert, mit dem Testbein so weit wie möglich zu springen. Gemessen wird die Distanz von der Großzehe zur Ferse. Eine Distanz < 80% der Gegenseite gilt als pathologisch. Dieser Test besitzt eine hohe Zuverlässigkeit und ist in der klinischen Praxis am einfachsten durchführbar.	Noyes et al. 1991
2. Vertikaler Sprung	Beim vertikalen Sprung muss der Proband so hoch wie möglich springen. Die Auswertung gelingt nur mit einem speziellen Mess-System (MuscleLab, Ergotest Technology), das die Flugzeit in Sprunghöhe konvertieren kann. Dieser Test ist daher nur in speziellen wissenschaftlichen Einrichtungen anwendbar.	Gustavsson et al. 2006
3. Sprung vom Sockel, gefolgt von 2 Distanz-Sprüngen	Der Proband steht auf einem Sprungkasten von 30 cm Höhe (Hände auf dem Rücken). 45 cm vor der Box befindet sich eine Markierung. Der Proband soll vor der Markierung auf dem Testbein landen und danach 2 einbeinige Distanz-Sprünge absolvieren. Gemessen wird die Distanz zur Markierung.	Gustavsson et al. 2006
4. Quadrat-Sprung	Der Proband steht auf dem Testbein innerhalb eines markierten Quadrates. Außerhalb dieses Quadrates wird ein weiterer 10-cm-Rahmen markiert. Die Probanden müssen für 30 Sekunden einbeinig, (für das rechte Bein im Uhrzeigersinn) und so oft es geht, in und außerhalb des Quadrates landen. Die Anzahl der Sprünge, ohne den Rahmen zu tangieren, zählen als Testergebnis.	Östenberg et al. 1998
5. Seitsprung	Der Proband steht auf dem Testbein mit den Händen auf dem Rücken. Er muss Seitsprünge zwischen zwei Markierungen (Abstand: 40 cm) vollführen. Der Proband muss 30 Sekunden so oft es geht zwischen den Markierungen hin- und herspringen. Er darf nur außerhalb der Markierung landen.	Itoh et al. 1998

Tab. 6.4: Verschiedene Meniskus-Tests

Name des Testes	Ausführung
Gelenklinienschmerz	Druckschmerz über der Meniskusbasis am Gelenkspalt in verschiedenen Beugestellungen
Hyperflexions-/Hyperextensionsschmerz	Forcierte endgradige Flexion und Extension wirken schmerzprovozierend.
Rotations-Valgus/Varus	In verschiedenen Beugestellungen werden Rotationsbewegungen und Valgus- oder Varusstress appliziert. Schmerz bei Außenrotation und Varusstress spricht für eine Innenmeniskusläsion. Schmerz bei Innenrotation und Valgusstress spricht für eine Außenmeniskusläsion.
Steinmann I	Innenrotation (Innenmeniskus) oder Außenrotation (Außenmeniskus) wirken schmerzprovozierend.
Steinmann II	Wandernder Druckschmerz mit zunehmender Beugung
Böhler	Varus- oder Valgusstress belastet entweder den medialen oder den lateralen Meniskus.
Payr	Medialer Gelenkschmerz im Schneidersitz
Apley	Der Patient liegt in Bauchlage mit 90° flektiertem Knie. Der Untersucher appliziert Rotationsbewegungen unter Druck und Zug.
McMurray	Der Test beginnt in maximaler Flexion und Außenrotation. Das Knie wird gestreckt und rotiert gehalten. Es kommt zu einem „Klick"-Phänomen.

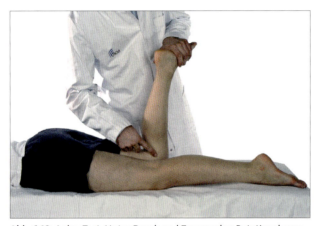

Abb. 6.10: Apley-Test. Unter Druck und Zug werden Rotationsbewegungen des 90° flektierten Kniegelenkes durchgeführt.

6.3 Röntgenuntersuchung

6.3.1 Standarddiagnostik

Auch wenn Bandläsionen nicht direkt dargestellt werden können, so sind konventionelle radiologische Aufnahmen (Knie a.p., seitlich, Patella axial) wichtiger Bestandteil der Diagnostik.

So liefert die konventionelle radiologische Diagnostik einige Hinweise auf das Vorliegen einer Bandruptur. So ist im seitlichen Röntgenbild im akuten Fall oft eine Ergussbildung im Recessus suprapatellaris erkennbar. In chronischen Fällen können die seitlichen Bilder Hinweise auf eine anteriore Subluxationsstellung der Tibia geben. Als pathognomonisches Zeichen für eine VKB-Ruptur gilt die Impaktion des lateralen Femurkondylus in Höhe der Linea terminalis (s. Abb. 6.11). Dieses Zeichen wird auch als Sulcuszeichen bezeichnet. Ein weiteres pathognomonisches Zeichen für eine VKB-Ruptur ist der anterolaterale knöcherne Kapselausriss am Tibiaplateau, die Segondfraktur (s. Abb. 6.12).

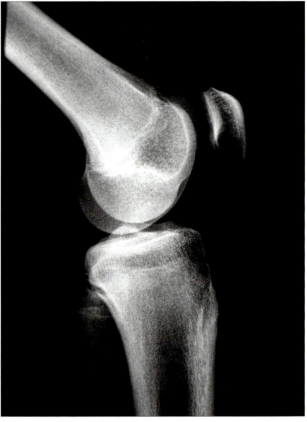

Abb. 6.11: Typisches Sulcuszeichen bei VKB-Ruptur. Die Impaktion des lateralen Femurkondylus in Höhe der Linea terminalis gilt als pathognomonisch.

Mit der konventionellen radiologischen Untersuchung können außerdem knöcherne Bandausrisse (s. Abb. 6.13), begleitende Frakturen oder degenerative Veränderungen dargestellt werden. Im postoperativen Verlauf dient die konventionelle radiologische Diagnostik der Beurteilung der Position und Weite der Bohrkanäle.

Knöcherne Ausrisse der Kreuzbänder sind in der Regel an der Tibia lokalisiert. Reine Eminentia-Ausrisse (AO A1) werden nach Meyer und McKeever [22] klassifi-

6.3 Röntgenuntersuchung

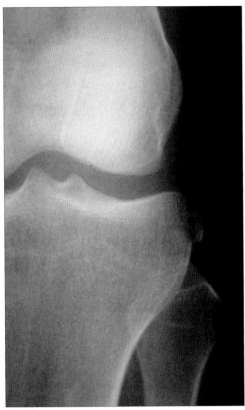

Abb. 6.12: Segondfraktur am lateralen Tibiaplateau. Es kommt zu einem knöchernen Kapselausriss. Das laterale Kollateralband inseriert am Fibulaköpfchen.

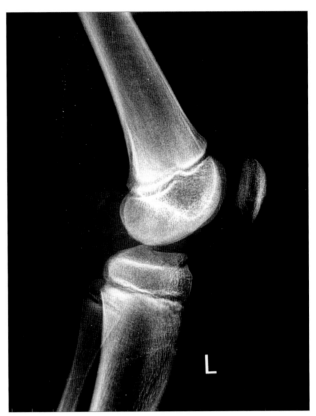

Abb. 6.13: Anteriore Eminentiafraktur Typ III nach Meyers und McKeever

ziert. Diese Klassifikation umfasst 4 Grade, die sich nach dem Grad der Dislokation richten (s. Abb. 6.13). Die Klassifikation wurde eigentlich für das vordere Kreuzband entwickelt, sie lässt sich aber auch auf das hintere Kreuzband übertragen.

Luxationsfrakturen des Tibiakopfes entstehen durch Rotations- und Scherkräfte. Diese Frakturen sind häufig mit femororotibialen Instabilitäten assoziiert.

Luxationsfrakturen werden nach Moore et al. [23] klassifiziert:
- Typ I ist der dorsale Kondylenspaltbruch durch den luxierenden Kondylus.
- Typ II ist der komplette Kondylenbruch.
- Unter Typ III werden Kapselbandausrisse zusammengefasst (z.B. Segondfragment, s.o.).
- Typ IV ist die Kantenimpression mit Bandausriss.
- Als Typ V gelten Trümmerfrakturen mit Ausrissen der Eminentia intercondylaris.

Auch wenn ein Segondfragment (s. Abb. 6.12) in den meisten Fällen nicht versorgungspflichtig ist, so ist diese knöcherne Läsion hinweisend für eine Ruptur des vorderen Kreuzbandes.

Degenerative Veränderungen im Sinne einer Osteoarthrose können einerseits als Folge chronischer Instabilitäten auftreten, andererseits können bestehende degenerative Veränderungen des Kniegelenkes weitere therapeutische Entscheidungen beeinflussen. Ein wichtiges

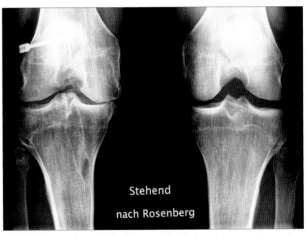

Abb. 6.14: Rosenberg-Aufnahme zur Darstellung degenerativer Gelenkspaltveränderungen. Es erfolgt eine Aufnahme im Stand mit 45° gebeugten Kniegelenken und 10° kardiokaudal gekippter Röhre.

Kriterium für die Beurteilung degenerativer Veränderungen ist die Weite des Gelenkspaltes. Diese kann nur beurteilt werden, wenn die Aufnahme im Stand durchgeführt wird. Eine besonders sensitive Technik zur Darstellung der Gelenkspaltweite wurde von Rosenberg angegeben [48]. Dabei wird die Röhre um 10° gekippt und das Knie 45° gebeugt (s. Abb. 6.14). Auf diese Weise kommen Regionen in den Strahlengang, in denen sich degenerative Knorpelschäden am ausgeprägtesten manifestieren.

6.3.2 Gehaltene Aufnahmen

Gehaltene Aufnahmen haben am Sprunggelenk ihre Bedeutung verloren. In der Kreuzbanddiagnostik haben gehaltene Aufnahmen jedoch weiterhin einen hohen Stellenwert [20, 21]. So sind sie die einzige Methode, mit denen Läsionen des hinteren Kreuzbandes sicher diagnostiziert und eine hintere Instabilität quantifiziert werden kann.

Hintere Instabilitäten können klinisch leicht mit vorderen Instabilitäten verwechselt werden. Außerdem lassen sich chronische Läsionen des HKBs in der MRT nicht immer sicher darstellen. Aus diesem Grund gehört die gehaltene Aufnahme beim geringsten Verdacht auf eine HKB-Läsion zur Standarddiagnostik.

Gehaltene Aufnahmen zur HKB-Diagnostik werden in 90° Beugung durchgeführt. Dabei wird das Knie in einem Apparat (z.B. TELOS) fixiert, mit dem eine standardisierte Kraft (15 N) auf die proximale Tibia appliziert werden kann (s. Abb. 6.15). Auf der seitlichen Aufnahme kann die posteriore tibiale Translation gemessen und mit der Gegenseite verglichen werden (s. Abb. 6.15). Zur sicheren Beurteilung ist eine streng seitliche Projektion des Kniegelenkes notwendig. Idealerweise sollte die hintere Kondylenkontur übereinander projiziert sein.

Eine posteriore Translation von mehr als 5 mm im Seitenvergleich spricht für eine Läsion des hinteren Kreuzbandes. Ab mehr als 13 mm besteht häufig eine zusätzlich Läsion der posterolateralen oder posteromedialen Strukturen.

Die zusätzliche Aufnahme unter Applikation einer nach vorne gerichteten Kraft dient der Diagnostik der fixierten hinteren Schublade. Bei der fixierten hinteren Schublade kann das Kniegelenk durch die anterior gerichtete Kraft nicht in Neutralstellung gebracht werden. Ursache für eine fixierte hintere Schublade kann z.B. eine bei hinterer Instabilität durchgeführte Ersatzplastik des vorderen Kreuzbandes sein [42]. Andere Risikofaktoren sind die Dauer einer chronischen hinteren Instabilität oder die Verwendung von Transplantaten aus dem Streckapparat zur Ersatzplastik des HKBs.

Nicht in jeder Praxis oder Abteilung ist ein spezielles Gerät zur Durchführung gehaltener Aufnahmen am Kniegelenk vorhanden. Eine weitere Möglichkeit zur Anfertigung standardisierter gehaltener Aufnahmen ist, den Patienten mit der Tuberositas tibiae auf einem Block knien zu lassen und dann eine seitliche Röntgenaufnahme anzufertigen [14].

6.3.3 Achsdiagnostik

Eine radiologische Abklärung der Beinachse ist immer geboten, wenn die Beinachse bei adipösen Patienten nicht beurteilt werden kann oder eine präzise Bestimmung der Achsverhältnisse zur präoperativen Planung erforderlich ist. Bei Instabilitäten mit degenerativen Veränderungen kann vor einer Stabilisierung eine Umstellungsosteotomie erforderlich sein. Bei posterolateralen Instabilitäten muss eine Varusfehlstellung vor einer posterolateralen Stabilisierung korrigiert werden. Sonst lockert die Bandplastik aus.

Die präziseste Achsdiagnostik gelingt durch Ganzbeinaufnahmen im Stand (s. Abb. 6.16). In diese Aufnahmen kann die Standachse („Mikulicz-Linie") eingezeichnet und ferner bestimmt werden, wo diese Linie die Kniebasislinie kreuzt. Die Mikulicz-Linie sollte die Mitte der Kniebasislinie schneiden. Anhand von Ganzbeinaufnahmen kann eine Umstellungsosteotomie geplant werden.

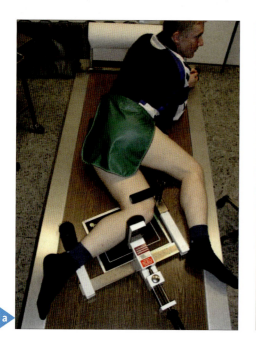
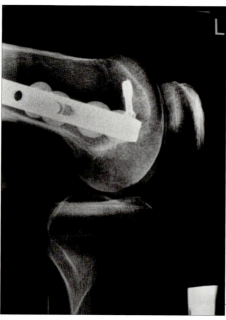

Abb. 6.15a, b: Hintere gehaltene Schubladen-Aufnahmen (TELOS-System). Der Patient liegt auf der Seite und mit Hilfe der Apparatur wird eine hintere Schublade ausgelöst (**a**). Es zeigt sich eine deutliche hintere Instabilität (**b**).

6.3 Röntgenuntersuchung

Nicht immer ist eine Apparatur zur Anfertigung von Ganzbeinaufnahmen im Stand vorhanden. Eine Alternative ist die Bestimmung des Knieaußenwinkels (173°) anhand langer Knieaufnahmen.

6.3.4 Computertomografie (CT)

Mit der CT kann der Verlauf von Bändern nur schlecht dargestellt werden. Die CT ist aber das Verfahren der Wahl zur Darstellung und Beurteilung der Bohrkanäle nach VKB-Ersatzplastik. Zu diesem Zwecke sind Rekonstruktionen in verschiedenen Ebenen notwendig. An diesen Rekonstruktionen kann der Durchmesser der Bohrkanäle leicht gemessen werden (s. Abb. 6.17).

Dreidimensionale Rekonstruktionen erlauben eine präzise Bestimmung der Bohrkanalposition (s. Abb. 6.18). Sie können die Planung von Revisionsoperationen erheblich erleichtern.

6.3.5 Magnetresonanztomografie (MRT)

Die MRT ist die genaueste Methode zur Diagnostik von Bandläsionen. Außerdem ist die MRT eine genaue Methode zur Diagnostik von begleitenden Läsionen der Menisken [35]. Auch Knorpelläsionen oder undislozierte Tibiakopffrakturen (dorsolaterale Plateauimpression) lassen sich mit der MRT gut beurteilen. Stressreaktionen am Knochen („Bone bruise") lassen ferner Rückschlüsse auf den Unfallmechanismus zu.

Das vordere Kreuzband lässt sich am besten in schrägen sagitalen Rekonstruktionen abbilden. Günstig ist ein leicht schräger Schnitt. Dabei verläuft das VKB nahezu parallel zum Dach der Fossa intercondylaris. In der T1-Gewichtung beeindruckt das VKB als schmales dunkles Band mit schwacher Signalintensität. Es verläuft vom posteromedialen Aspekt des Femurkondylus zur Eminentia intercondylaris. Der Neigungswinkel zum Tibiaplateau variiert zwischen 52 und 56°. In der reinen Sagittalschicht entspricht dieses Band dem anteromedialen Bündel des VKBs (Abb. 6.19). In schrägen Schichten kann gelegentlich auch das posterolaterale Bündel klar separiert dargestellt werden. Nach Angaben von Steckel et al. [40] soll der Neigungswinkel des anteromedialen Bündels (AM) in schräg sagittaler Ebene 47,9° und der Neigungswinkel des posterolateralen Bündels (PL) 42,9° betragen. Axiale und koronare Ebenen liefern nützliche Zusatzinformationen, insbesondere, wenn es um die Diagnose von Partialrupturen geht.

Die Sensitivität der MRT-Diagnostik der VKB-Läsion beträgt zwischen 92% und 100%, die Spezifität beträgt zwischen 85% und 100%. In Abhängigkeit von der Verletzungsschwere und vom Abstand zum Unfallereignis

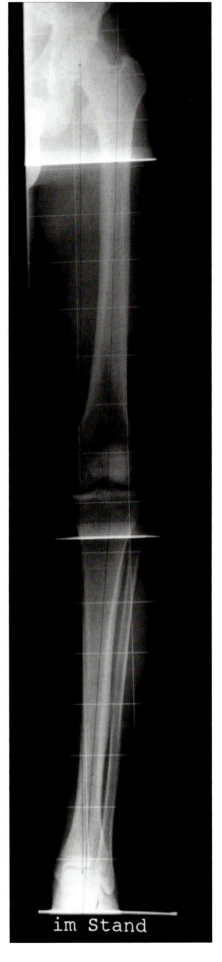

Abb. 6.16: Standbeinaufnahme zur Darstellung des Verlaufs der Mikulicz-Linie durch das Kniegelenk. Bei Varusdeformität zeigt sich ein Verlauf durch das mediale Kompartiment.

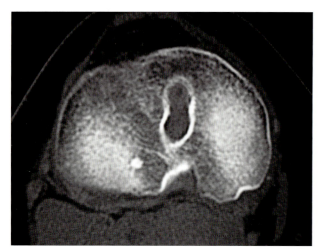

Abb. 6.17: CT-Diagnostik zur Darstellung einer tibialen Tunnelweitung

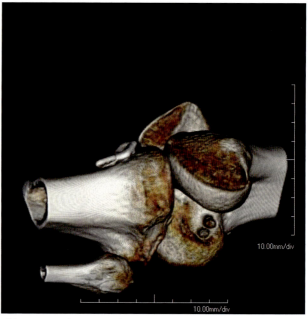

Abb. 6.18: Dreidimensionale CT-Darstellung zur Beurteilung der femoralen Bohrkanallokalisation nach anatomischer Doppelbündelrekonstruktion. Es zeigt sich eine anatomische Positionierung.

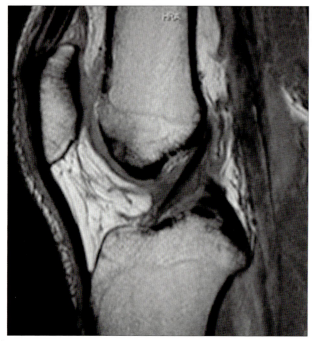

Abb. 6.19: MRT-Darstellung des VKBs. Häufig wird das AM-Bündel dargestellt. Das PL-Bündel ist aufgrund des schrägen Verlaufs in den Standarddarstellungen selten angeschnitten.

lassen sich unterschiedliche Befunde erheben (Ödem, i.a.-Erguss). Damit ist die MRT für gutachterliche Fragen, bei denen es um den Unfallzusammenhang geht, die Methode der Wahl.

In der Diagnostik von Kreuzbandschäden werden indirekte von direkten Zeichen unterschieden. Als direkte Zeichen gelten die Kontinuitätsunterbrechung, Signalunregelmäßigkeiten im Bandverlauf, das Fehlen des VKBs („Empty notch") oder ein verminderter Anstiegswinkel.

Bei akuten Rupturen ist entweder ein klarer Kontinuitätsverlust oder häufiger eine diffuse Ruptur (Signalunregelmäßigkeit) erkennbar (s. Abb. 6.20). Eine erhöhte Signalintensität in der T2-Gewichtung – induziert durch Blutung und Ödem – spricht ebenfalls für das Vorliegen interstitieller Rupturen als Folge eines akuten Verletzungsereignisses. Bei subakuten Verletzungen (3–4 Wochen nach dem Unfallereignis) beeindrucken die gerissenen VKB-Fasern durch einen horizontaleren Verlauf (< 52° Neigungswinkel, s. Abb. 6.21).

Chronische Rupturen kommen auf vielfältige Art zur Darstellung. Die gerissenen Fasern können retrahiert sein oder flach über dem Tibiaplateau liegen. Gelegentlich fehlt das VKB ganz („Empty notch") oder die elongierten Fasern beeindrucken durch eine Signalunregelmäßigkeit. In diesem Fällen ist im Band oder der unmittelbaren Umgebung in der T2-Gewichtung kein Ödem darstellbar. Ein intraartikulärer Erguss spricht jedoch nicht gegen eine chronische Läsion, da er auch andere Quellen haben kann.

Auch für die Diagnose partieller VKB-Rupturen eignet sich die MRT [29, 45]. Ein Hinweis für eine Partialruptur kann sein, wenn das VKB in einer Schicht intakt erscheint, in einer zweiten Schicht jedoch Rupturzeichen vorliegen. Auch eine fokal erhöhte T2-Intensität kann ein Hinweis für eine Partialruptur sein. Aufgrund des unterschiedlichen Spannungsverhaltens der beiden funktionellen Bündel des VKBs (anteromediales [AM-] Bündel, posterolaterales [PL-] Bündel) können sich Partialrupturen als Rupturen einzelner Bündel manifestieren. Liegt die erhöhte T2-Intensität im anterioren Anteil des VKBs, so liegt eine Läsion des AM-Bündels vor; liegt die erhöhte T2-Intensität eher im posterioren Teil, liegt eine PL-Ruptur vor. Zur Darstellung in der T1-Gewichtung sollten beide Bündel in unterschiedlichen Ebenen dargestellt werden. Das AM-Bündel kann in der Sagittal- oder Schräg-Sagittal-Ebene dargestellt werden; zur Darstellung des PL-Bündels eignet sich die Parakoronar-Ebene [39, 40].

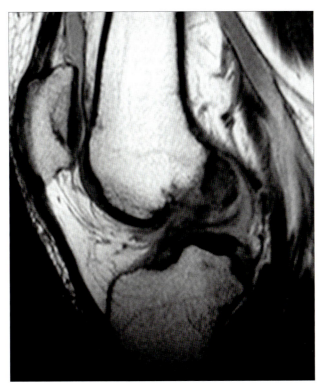

Abb. 6.20: Signalunregelmäßigkeiten als Zeichen einer VKB-Läsion

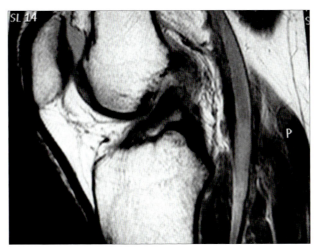

Abb. 6.21: Horizontaler Faserverlauf des VKBs als Zeichen einer Ruptur

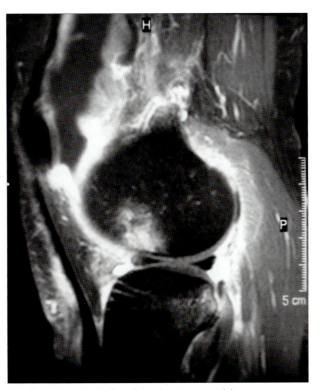

Abb. 6.22: „Bone bruise" am lateralen Femurcondylus

Außer den direkten Zeichen können indirekte Zeichen Hinweise auf eine VKB-Ruptur sein. Ein bekanntes indirektes Zeichen ist das Buckel-Phänomen des HKBs. Dieses Phänomen entsteht dadurch, dass sich das Kniegelenk in vorderer Subluxationsstellung befindet und sich das hintere Kreuzband entspannt. Durch die Subluxationsstellung kann auch ein Abstand zwischen Tibiaplateau und lateralem Meniskus entstehen. Ein weiteres indirektes Zeichen ist das „Bone bruise" (Knochenkontusion) am lateralen Femurkondylus (s. Abb. 6.22). Knochenkontusionen führen zu trabekulären Mikrofrakturen und kommen durch geringe T1- und hohe T2-Signalintensität zur Darstellung. Die klassische „Kissing contusion" befindet sich in der Belastungszone am lateralen Femurkondylus und lateralen Tibiaplateau. Sie entsteht durch das instabilitätsbedingte Subluxations-Phänomen des lateralen Tibiaplateaus. Daher wird diese Läsion wird von einigen Autoren auch als „Pivot-Shift-Zeichen" bezeichnet. Eine laterale Sulcusvertiefung („Sulcus sign") wird als Folge eines Hyperextensionstraumas angesehen. Dabei handelt es sich um eine Vertiefung des Sulcus terminalis durch eine Impaktion. Typisch sind auch Kontusionen im Bereich des posterolateralen oder posteromedialen Tibiaplateaus. Diese Läsionen sind Ausdruck undislozierter Tibiakopffrakturen (Moore IV).

Ein großer Vorteil der MRT liegt auch in der Darstellung begleitender Meniskus- und Bandläsionen. Die Sensitivität zur Darstellung einer Meniskusläsion sinkt jedoch bei VKB-Ruptur für den medialen Meniskus von 97% auf 88% und für den lateralen Meniskus von 94% auf 67%. Das liegt daran, dass sich gewisse Meniskusläsionen, die als Folge des Kreuzbandschadens auftreten, der MRT-Diagnose entziehen (z.B. vertikale Risse). Begleitende Bandläsionen können je nach Verletzungsschwere das HKB, den medialen oder den lateralen Bandkomplex betreffen.

6.4 Diagnostische Arthroskopie

Die alleinige diagnostische Arthroskopie bei Verdacht auf VKB-Ruptur mit Resektion der Bandreste zur Vorbereitung einer später durchgeführten VKB-Plastik ist obsolet. Eine akute oder subakute Arthroskopie ist nur bei deutlichen Streckdefiziten oder Verdacht auf eine Korbhenkelläsion der Menisken indiziert. Selbstverständlich beginnt jede Kreuzbandplastik mit einem diagnostischen „Rundgang" durch das Gelenk.

Bei arthroskopischen Eingriffen ist die Fossa intercondylaris nur zugänglich, wenn sich das Knie in Beugung befindet. Dabei befindet sich der Oberschenkel unter operativen Bedingungen meistens in der Horizontalen. Aus diesem Grunde weichen Positionsangaben im klinischen Sprachgebrauch von denen aus dem anatomischen Schrifttum ab. Um die Lage innerhalb der Fossa intercondylaris zu beschreiben, eignet sich folgende Nomenklatur: „vorne" oder „hinten" und „oben" oder „unten".

Das VKB ist im Gegensatz zum HKB einer arthroskopischen Begutachtung sehr gut zugänglich. Arthroskopisch lassen sich verschiedene partielle oder komplette Läsionen unterscheiden (s. auch Kap. 5). Die Läsionen können einerseits nach ihrer Höhe (proximale Avulsion, intraligamentäre Ruptur, tibiale Avulsion), andererseits nach dem betroffenen VKB-Bündel (AM, PL, komplett) klassifiziert werden. Schwierig kann gelegentlich der Befund der Elongation sein. Diese Diagnose darf erst gestellt werden, wenn eine Läsion des HKB ausgeschlossen ist. Eine Elongation des VKBs kann nämlich durch eine hintere Subluxationsstellung der Tibia bei HKB-Ruptur vorgetäuscht werden („Floppy ACL"). Eine in dieser Situation durchgeführte VKB-Plastik würde das Knie in der hinteren Schublade fixieren.

Literatur

1. Boyer P, Djian P, Christel P, Paoletti X, Degeorges R. Ballantyne BT, French AK, Heimsoth SL, Kachingwe AF, Lee JB, Soderberg GL. Influence of examiner experience and gender on interrater reliability of KT-1000 arthrometer measurements. Phys Ther 1995; 75(10): 898–906
2. Benjaminse A, Gokeler A, van der Schans CP. Clinical diagnosis of an anterior cruciate ligament rupture:ameta-analysis. J Orthop Sports Phys Ther 2006; 36(5): 267–288
3. Reliability of the KT-1000 arthrometer (Medmetric) for measuring anterior knee laxity: comparison with Telos in 147 knees. Rev Chir Orthop Reparatrice Appar Mot 2004 Dec; 90(8): 757–764
4. Daniel DM, Stone ML, Sachs R, Malcom L. Instrumented measurement of anterior knee laxity in patients with acute anterior cruciate ligament disruption. Am J Sports Med 1985; 13(6): 401–407
5. Daniel DM, Stone ML, Dobson BE, Fithian DC, Rossman DJ, Kaufman KR. Fate of the ACL-injured patient. A prospective outcome study. Am J Sports Med 1994; 22(5): 632–644
6. Donaldson WF 3rd, Warren RF, Wickiewicz T. A comparison of acute anterior cruciate ligament examinations. Initial versus examination under anesthesia. Am J Sports Med 1985; 13(1): 5–10
7. Fanelli GC. Posterior cruciate ligament injuries in trauma patients. Arthroscopy 1993; 9(3): 291–294
8. Galway HR, MacIntosh DL.The lateral pivot shift: a symptom and sign of anterior cruciate ligament insufficiency.Clin Orthop Relat Res 1980; 147: 45–50
9. Ganko A, Engebretsen L, Ozer H. The rolimeter: a new arthrometer compared with the KT-1000. Knee Surg Sports Traumatol Arthrosc 2000; 8(1): 36–39
10. Gustavsson A, Neeter C, Thomeé P, Silbernagel KG, Augustsson J, Thomeé R, Karlsson J. A test battery for evaluating hop performance in patients with an ACL injury and patients who have undergone ACL reconstruction. Knee Surg Sports Traumatol Arthrosc 2006; 14(8): 778–788
11. Hackenbruch W, Müller W. Examination of the injured knee joint. Orthopade 1987; 16(2): 100–112
12. Itoh H, Kurosaka M, Yoshiya S, Ichihashi N, Mizuno K. Evaluation of functional deficits determined byfour different hop tests in patients withanterior cruciate ligament deficiency. Knee Surg Sports Traumatol Arthrosc 1998; 6: 241–245
13. Jakob RP, Stäubli HU, Deland JT. Grading the pivot shift. Objective tests with implications for treatment. J Bone Joint Surg Br 1987; 69(2): 294–299
14. Jung TM, Reinhardt C, Scheffler SU, Weiler A. Stress radiography to measure posterior cruciate ligament insufficiency: a comparison of five different techniques. Knee Surg Sports Traumatol Arthrosc 2006; 14(11): 1116–1121
15. Katz JW, Fingeroth RJ. The diagnostic accuracy of ruptures of the anterior cruciate ligament comparing the Lachman test, the anterior drawer sign, and the pivot shift test in acute and chronic knee injuries. Am J Sports Med 1986; 14(1): 88–91
16. Kanamori A, Zeminski J, Rudy TW, Li G, Fu FH, Woo SL. The effect of axial tibial torque on the function of the anterior cruciate ligament: a biomechanical study of a simulated pivot shift test. Arthroscopy 2002; 18(4): 394–398
17. Leitze Z, Losee RE, Jokl P, Johnson TR, Feagin JA. Implications of the pivot shift in the ACL-deficient knee. Clin Orthop Relat Res 2005; 436: 229–236
18. Losee RE. Concepts of the pivot shift. Clin Orthop Relat Res 1983; 172: 45–51
19. Majewski M, Susanne H, Klaus S. Epidemiology of athletic knee injuries: A 10-year study. Knee 2006; 13(3): 184–188
20. Mariani PP, Margheritini F, Christel P, Bellelli A. Evaluation of posterior cruciate ligament healing: a study using magnetic resonance imaging and stress radiography Arthroscopy 2005; 21(11): 1354–61
21. Margheritini F, Mancini L, Mauro CS, Mariani PP. Stress radiography for quantifying posterior cruciate ligament deficiency. Arthroscopy 2003; 19(7): 706–711
22. Meyers MH, McKeever FM. Fracture of the intercondylar eminence of the tibia. J Bone Joint Surg Am 1970; 52: 1677
23. Moore TM, Patzakis MJ, Harvey JP. Tibial plateau fractures: definition, demographics, treatment rationale, and long-term results of closed traction management or operative reduction. J Orthop Trauma 1987; 1(2): 97–119
24. Noulis GC. Sprains of the knee 1875. Clin Orthop Relat Res 1997; 341: 5–6
25. Noyes FR, Barber SD, Mangine RE. Abnormal lower limb symmetry determined by function hop tests after anterior cruciate ligament rupture. Am J Sports Med 1991; 19(5): 513–518
26. Östenberg A, Roos E, Ekdahl C, Roos H. Isokinetic knee extensorstrength and functional performance in healthy female soccer players. Scand J Med Sci Sports 1998; 8: 257–264
27. Petersen W, Rosenbaum D, Raschke M. Rupturen des vorderen Kreuzbandes bei weiblichen Athleten. Teil 1: Epidemiologie, Verletzungsmechanismen und Ursachen. Deutsche Zeitschrift für Sportmedizin 2005; 56: 151–156

28 Petersen W, Zantop T, Rosenbaum D, Raschke M. Rupturen des vorderen Kreuzbandes bei weiblichen Athleten. Teil 2: Präventionsstrategien und Präventionsprogramme. Deutsche Zeitschrift für Sportmedizin 2005; 56: 157–164
29 Petersen W, Zantop T. Partial rupture of the anterior cruciate ligament. Arthroscopy 2006; 22(11): 1143–1145
30 Prodromos CC, Han Y, Rogowski J, Joyce B, Shi K. A meta-analysis of the incidence of anterior cruciate ligament tears as a function of gender, sport, and a knee injury-reduction regimen. Arthroscopy 2007; 23(12): 1320–1325
31 Pollet V, Barrat D, Meirhaeghe E, Vaes P, Handelberg F. The role of the Rolimeter in quantifying knee instability compared to the functional outcome of ACL-reconstructed versus conservatively-treated knees. Knee Surg Sports Traumatol Arthrosc 2005; 13(1): 12–18
32 Rangger C, Daniel DM, Stone ML, Kaufman K. Diagnosis of an ACL disruption with KT-1000 arthrometer measurements. Knee Surg Sports Traumatol Arthrosc 1993; 1(1): 60–6
33 Rudolph KS, Axe MJ, Snyder-Mackler L. Dynamic stability after ACL injury: who can hop? Knee Surg Sports Traumatol Arthrosc 2000; 8(5): 262-269
34 Rudolph KS, Axe MJ, Buchanan TS, Scholz JP, Snyder-Mackler L. Dynamic stability in the anterior cruciate ligament deficient knee. Knee Surg Sports Traumatol Arthrosc 2001; 9(2): 62–71
35 Sanders TG, Miller MD. A systematic approach to magnetic resonance imaging interpretation of sports medicine injuries of the knee. Am J Sports Med 2005; 33(1): 131–148
36 Schulz M, Weiler A, Strobel M. Epidemiology of posterior cruciate ligament injuries. Arch Orthop Trauma Surg 2003; 123(4): 186–191
37 Schuster AJ, McNicholas MJ, Wachtl SW, McGurty DW, Jakob RP. A new mechanical testing device for measuring anteroposterior knee laxity. Am J Sports Med 2004; 32(7):1731–1735
38 Slocum DB, James SL, Larson RL, Singer KM. Clinical test for anterolateral rotary instability of the knee. Clin Orthop Relat Res 1976; 18: 63–69

39 Starman JS, Vanbeek C, Armfield DR, Sahasrabudhe A, Baker CL 3rd, Irrgang JJ, Fu FH. Assessment of normal ACL double bundle anatomy in standard viewing planes by magnetic resonance imaging. Knee Surg Sports Traumatol Arthrosc 2007; 15(5): 493–499
40 Steckel H, Vadala G, Davis D, Musahl V, Fu FH. 3-T MR imaging of partial ACL tears: a cadaver study. Knee Surg Sports Traumatol Arthrosc 2007; 15: 1066–1071
41 Steinbruck K, Wiehmann JC. Examination of the knee joint. The value of clinical findings in arthroscopic control. Z Orthop Ihre Grenzgeb 1988; 126(3): 289–295
42 Strobel MJ, Weiler A, Schulz MS, Russe K, Eichhorn HJ. Fixed posterior subluxation in posterior cruciate ligament-deficient knees: diagnosis and treatment of a new clinical sign. Am J Sports Med 2002; 30(1): 32–38
43 Strobel M, Steadfeldt. Diagnostics of the knee 1991. Springer, New York, Heidelberg, Tokio
44 Torg JS, Conrad W, Kalen V. Clinical diagnosis of anterior cruciate ligament instability in the athlete. Am J Sports Med 1976; 4(2): 84–93
45 Vahey TN, Meyer SF, Shelbourne KD et al. MR imaging of anterior cruciate ligament injuries. Magn Reson Imaging Clin N Am 1994; 2: 365–380
46 Weiler A, Jung TM, Lubowicki A, Wagner M, Schottle PB. Management of posterior cruciate ligament reconstruction after previous isolated anterior cruciate ligament reconstruction. Arthroscopy 2007; 23(2): 164–169
46 Wirth CJ, Kolb M. Hemarthrosis and the isolated anterior cruciate ligament lesion. Value of clinical diagnosis. Unfallchirurg 1985; 88(9): 419–423
47 Zantop T, Petersen W. Inzidenz der HKB-Läsion bei Femurfraktur. Vortrag auf dem Kongress der Deutschen gesellschaft für Unfallchirurgie Femurfraktur 2006; 4.10.2006, Berlin
48 Rosenberg TD, Paulos LE, Parker RD, Coward DB, Scott SM. The 45° posterioranterior flexion weightbearing radiograph of the knee. J Bone Joint Sarg Am 1988; 70: 1479–1483

7 Indikation zur operativen oder nicht operativen Therapie der Kreuzbandruptur

Wolf Petersen

In Deutschland ist jährlich mit 35 000 Läsionen des vorderen Kreuzbandes zu rechnen, von denen 28 000 operativ behandelt werden [27]. In den USA wird die Zahl der Kreuzbandrekonstruktionen auf 100 000 geschätzt.

Aufgrund des steigenden ökonomischen Druckes im Gesundheitswesen werden Therapiestrategien von den Kostenträgern zukünftig immer weiter hinterfragt werden. Vor allem aber aufgrund der peri- und postoperativen Risiken bedarf die Indikation zu einem operativen Eingriff einer wissenschaftlichen Evidenz.

7.1 Spontanverlauf nach VKB-Ruptur

Das VKB sichert das Kniegelenk gegen die anteriore tibiale Translation. Der Verlust des VKBs führt zur anterolateralen Rotationsinstabilität (s. Kap. 2). Diese Instabilität kann den Patienten direkt beeinträchtigen (Instabilitätssymptome, „Giving way") und zur Sportunfähigkeit führen. Langfristig kann eine vordere Instabilität zu sekundären Schäden am Gelenk führen.

So kommt es bei chronischer vorderer Subluxation zu einer vermehrten Belastung der hinteren Anteile der Menisken, die auf diese Weise wie ein Hemmschuh zwischen den Kondylen eingeklemmt werden (s. Abb. 7.1). Auf diese Weise kann es bei chronischer vorderer Instabilität zu Meniskusschäden kommen. Auch verschiedene klinische Studien konnten zeigen, dass nach unversorgter Ruptur des VKBs sekundäre Meniskusschäden auftreten [5, 6, 19, 34]. Nach Angaben von Levy und Meier [30] beträgt die Inzidenz von Meniskusläsionen

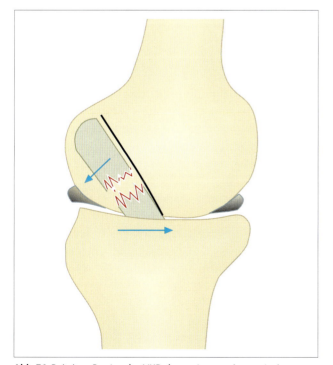

Abb. 7.1: Bei einer Ruptur des VKBs kommt es zu einer anterioren Translation der Tibia. Dadurch kommt es zu einer vermehrten Druckbelastung im Bereich der Meniskushinterhörner.

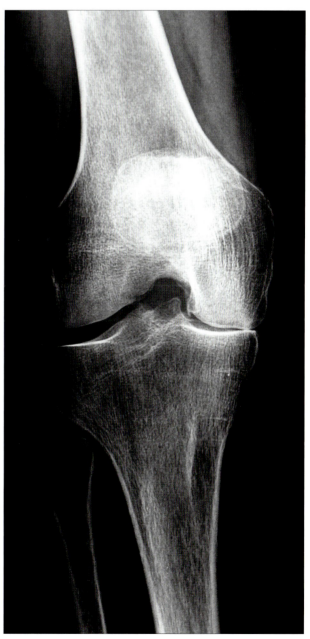

Abb. 7.2: Osteoarthrose bei Z.n. Innenmeniskusteilresektion im VKB-defizienten Kniegelenk

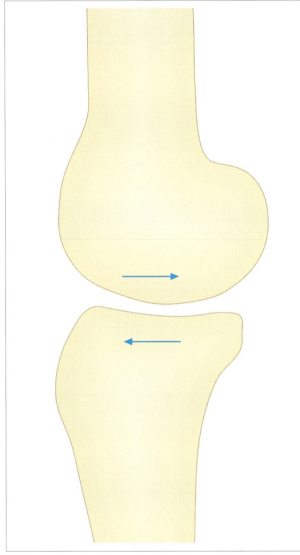

Abb. 7.3: Direkte Knorpelschäden durch Scher- und Druckkräfte

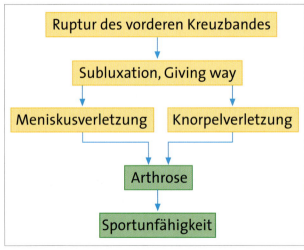

Abb. 7.4: „VKB-Kaskade" nach Daniel et al. [6]

nach unversorgter VKB-Ruptur 40% nach einem Jahr, 60% nach 5 Jahren und 80% nach 10 Jahren.

Da die Menisken als transportable Gelenkflächen zur gleichmäßigen Verteilung des Gelenkdruckes beitragen, führt der Verlust dieser Funktion langfristig zur Entwicklung einer Osteoarthrose (s. Abb. 7.2). Klinische Studien konnten zeigen, dass eine Meniskusentfernung zu degenerativen Gelenkschäden führt [12, 31].

Die Entstehung sekundärer Knorpelschäden und der konsekutive Gelenkverschleiß bei anterolateraler Rotationsinstabilität kann aber nicht nur mit dem Auftreten sekundärer Meniskusschäden erklärt werden. In Instabilitätssituationen (Pivot-Shift-Mechanismus) entstehen am Knorpel hohe Scher- und Druckkräfte, die zu einer direkten Knorpelschädigung beitragen können (s. Abb. 7.3). Auf diese Weise können Ergebnisse aus Studien erklärt werden, die gezeigt haben, dass bei chronisch instabilen Kniegelenken auch Knorpelschäden ohne sekundäre Meniskusläsion auftreten können [5, 19, 26, 32, 41]. Patienten mit posttraumatischer Arthrose und VKB-Ruptur sind 15–20 Jahre jünger als Patienten mit primärer Osteoarthrose [41].

Dieser Zusammenhang wurde von Daniel et al. [6] als „VKB-Kaskade" („ACL cascade") bezeichnet (s. Abb. 7.4). Eine besonders hohe Arthroserate besteht bei Leistungssportlern mit einer unversorgten vorderen Instabilität. Nebelung und Wuschech [33] haben Leistungssportler aus der ehemaligen DDR untersucht. Nach durchschnittlich 35 Jahren bestand bei 13 von 19 Patienten eine Osteoarthrose.

Zusammenfassend kann aus diesen Ergebnissen die Schlussfolgerung gezogen werden, dass nach Ruptur des vorderen Kreuzbandes bei einem Teil der Patienten sekundäre Meniskus- und Knorpelschäden auftreten. Das Aktivitätsniveau scheint ein Risikofaktor für die Entwicklung dieser Schäden zu sein. Auch wenn am Ende der VKB-Kaskade die Osteoarthrose steht, so bedeutet das nicht, dass jede VKB-Ruptur operativ versorgt werden muss. Bis jetzt hat keine Studie gezeigt, dass bei *allen Patienten* mit vorderer Instabilität sekundäre Schäden oder degenerative Veränderungen auftreten müssen.

Außerdem besteht Evidenz, dass einige Patienten auch ohne operativen Eingriff keine Instabilitätssymptome entwickeln. Es gilt daher weitere Risikofaktoren zu identifizieren, welche die Entstehung einer symptomatischen Instabilität mit der Gefahr von Sekundärschaden begünstigen.

7.2 Osteoarthrose nach VKB-Rekonstruktion

Auch wenn klinische Studien zeigen konnten, dass bei chronischen vorderen Instabilitäten im Langzeitverlauf

Sekundärschäden mit der Folge einer Osteoarthrose auftreten [5, 19, 26, 32, 41], bedeutet das nicht, dass alle Patienten mit vorderen Instabilitäten operativ stabilisiert werden müssen. Dieser Schlussfolgerung stehen Studien entgegen, die gezeigt haben, dass degenerative Gelenkschäden auch nach VKB-Rekonstruktion mit einem autologen Sehnentransplantat auftreten [6].

Eine Metaanalyse, die 33 klinische Studien einschloss, hat gezeigt, dass eine Osteoarthrose nach einer VKB-Ruptur trotz operativer Stabilisierung auftreten kann [31, 32]. Diese Ergebnisse bedeuten wiederum nicht, dass eine VKB-Plastik nicht das Auftreten sekundärer Gelenkschäden verhindern kann.

Die erste Studie, die über eine erhöhte Arthroserate bei Patienten nach VKB-Plastik berichtet, wurde von Daniel et al. [6] publiziert. In dieser Studie war die Inzidenz radiologischer Arthrosezeichen in der Gruppe der Patienten mit früher Rekonstruktion höher als in der Gruppe der Patienten ohne VKB-Rekonstruktion.

Diese Studie [6] hat bei vielen Kreuzbandchirurgen zur Verunsicherung geführt. Die Ergebnisse erlauben jedoch nicht die Schlussfolgerung, dass ein operativer VKB-Ersatz zur Osteoarthrose führt, denn die Studie ist nicht frei von methodischen Mängeln. Die Zeit, in der die Patienten erfasst wurden, lag zwischen 1980 und 1983. In dieser Zeit wurden Kreuzbandersatzplastiken offen durchgeführt. Außerdem war das OP-Verfahren der in der Gruppe der Patienten mit Operation zusammengefassten Patienten nicht homogen (verschiedene Transplantate, verschiedene Fixationsverfahren, Naht). Die Patienten wurden von verschiedenen Operateuren versorgt. Nicht alle Patienten unterlagen den gleichen Selektionskriterien. So wurde bei Patienten mit schwerem Trauma und Zusatzverletzungen eher die Indikation zur operativen Therapie gestellt. Außerdem wurden die Patienten eher restriktiv nachbehandelt. Es wurde eine 6–8-wöchige Gipsimmobilisation durchgeführt. Aus diesen Gründen erlaubt die Studie allenfalls die Schlussfolgerung, dass nicht alle Patienten eine VKB-Rekonstruktion benötigen.

Lohmander et al. [31] haben 103 Fußballspielerinnen mit einer VKB-Ruptur nach 12 Jahren untersucht. Bei 82% der Athletinnen waren radiologische Arthrosezeichen nachweisbar. Bei 60% Prozent dieser Spielerinnen war eine Kreuzbandplastik durchgeführt worden. Auch in dieser Studie hatte die VKB-Rekonstruktion keinen Einfluss auf das Ergebnis. Die Inzidenz radiologischer Arthrosezeichen war in beiden Gruppen gleich. Auch in dieser Studie wurde ein definiertes Operationsverfahren, ein Operator und eine einheitliches Nachbehandlungsschema als Einschlusskriterium *nicht* gefordert. Der Erfolg einer VKB-Plastik hängt bekanntlich in hohem Maße vom OP-Verfahren und der Ausführung der Operation ab. Außerdem wurden keine Angaben zur Indikation für die operative Therapie gemacht. Auch in dieser Studie fehlen Angaben zur Indikation zur VKB-Plastik. Es besteht die Möglichkeit, dass die Indikation zur VKB-Plastik eher bei Patientinnen mit einem schweren Knie-Trauma gestellt wurde. Bei diesen Patientinnen könnte die Inzidenz initialer Begleitverletzungen (Meniskus- und Knorpelschäden) höher sein.

Jomha et al. [22] haben Patienten, die im Jahre 1989 mit einem autologen Patellarsehnen-Transplantat versorgt wurden, untersucht. Bei allen Patienten wurde eine Interferenzschraubenfixation verwendet. Die Nachbehandlung war einheitlich (CPM, Teilbelastung für 4 Wochen, Brace 0-30-90 für 4 Wochen). Es handelte sich um Patienten mit symptomatischer Instabilität und um Patienten mit hohem Risikofaktor. Es wurden 2 Gruppen unterschieden; Patienten mit früher Rekonstruktion (< 12 Wochen nach Trauma) und Patienten mit später Rekonstruktion (durchschnittlich 5,6 Jahre nach Trauma). In der Gruppe nach Frührekonstruktion betrug die Artroserate 11%; in der Gruppe mit Spätrekonstruktion betrug die Arthroserate 50%.

Zusammenfassend kann aus diesen Ergebnissen die Schlussfolgerung gezogen werden, dass nicht generell die „operative Versorgung" einer Kreuzbandruptur die Entstehung einer Arthrose verhindert. Der Erfolg hängt in hohem Maße vom Operationsverfahren, der Ausführung der Operation und der Nachbehandlung ab. Außerdem scheinen Patienten von einer VKB-Rekonstruktion zu profitieren, die eine symptomatische Instabilität mit Risikofaktoren aufweisen.

7.3 Knie-Trauma-Kaskade

Die Ergebnisse dieser Studien zeigen weiter, dass die VKB-Kaskade die Arthroseentstehung nach VKB-Ruptur nur unzureichend beschreibt. Bei diesem Model zur Arthroseentstehung bleiben initiale Begleitverletzungen (Band-, Meniskus- und Knorpelschäden) unberücksichtigt. Dabei besitzen initiale Begleitverletzungen eine große Bedeutung für das Ergebnis nach VKB-Ersatzplastik.

Begleitende Bandverletzungen betreffen häufig den medialen Bandkomplex. Mediale Bandverletzungen heilen unter nicht operativer Therapie, sofern das hintere Schrägband oder die hintere Kapsel nicht involviert sind. Posterolaterale Begleitverletzungen sind selten [18]. Liegt jedoch eine posterolaterale Begleitverletzung vor, so sollte sie chirurgisch adressiert werden. Ob ligamentäre Begleitverletzungen die posttraumatische Osteoarthroserate beeinflussen, ist unklar.

Die Inzidenz für primäre Meniskusverletzungen in Kombination mit einer VKB-Ruptur soll zwischen 15% und 40% liegen [30]. In einer prospektiven Studie mit einem „Follow up" von 7 Jahren betrug die Arthroserate 66% bei Patienten mit VKB-Rekonstruktion und zusätzlicher Menisektomie im Gegensatz zu 11% bei Patienten mit intaktem Meniskus [22]. Bei Patienten, bei denen die VKB-Rekonstruktion im chronischen Stadium durchgeführt wurde, betrug die Arthroserate 100% in der Gruppe mit Menisektomie und 50% bei Patienten ohne Menisektomie. Nach Angaben von Fink et al. [15] besteht ein Zusammenhang zwischen Arthrosegrad und der Menge des resezierten Meniskusgewebes. Auch Roos et al. [41] konnten einen Zusammenhang zwischen dem Zustand der Menisken und der Entstehung einer Osteoarthrose beim VKB-insuffizienten Kniegelenk nachweisen.

Da es beim typischen Unfallmechanismus für eine VKB-Ruptur zu Scherkräften zwischen beiden Gelenkflächen kommt, besteht bei jeder VKB-Ruptur das Risiko primärer Knorpelschäden. Als Ausdruck dieser Verletzung wird das „Bone bruise" gesehen. „Bone bruise" ist ein Phänomen in der MRT, welches durch ein Knochenödem entsteht. In über 80% aller MRTs nach einer VKB-Ruptur kann ein „Bone bruise" am lateralen Femurkondylus und lateralen Tibiaplateau beobachtet werden [21, 42, 48] (s. Abb. 7.5). Auch wenn sich das Knochenödem im MRT nach einigen Monaten zurückbildet so haben histologische Untersuchungen gezeigt, dass es in diesen Regionen zur Erweichung des Knorpels und zur Chondrozyten-Degeneration kommen kann [21]. In experimentellen Studien konnte nachgewiesen werden, dass eine plötzliche hohe Belastung zum Chondrozytentod führen kann. Faber et al. [11] konnten im MRT signifikante Knorpelschäden in 50% der Fälle mit einem „Bone bruise" nachweisen.

Diese Veränderungen hatten zu dieser Zeit allerdings keine Auswirkungen auf die Lebensqualität. Die Befunde legen nahe, dass es beim initialen Trauma zu einer okkulten Schädigung des Gelenkknorpels kommen kann. Der wissenschaftliche Beweis, dass ein „Bone bruise" zur Osteoarthrose führt, steht jedoch noch aus. Da Knorpelgewebe nur über ein limitiertes Heilungspotenzial verfügt, ist jedoch anzunehmen, dass initiale okkulte Knorpelschäden zur Entwicklung einer posttraumatischen Osteoarthrose beitragen können. „Bone bruises" können auch ohne Bandruptur bei einem „Giving-way-Phänomen" auftreten. Dieser Zusammenhang legt die Vermutung nahe, dass eine symptomatische Instabilität zur Osteoarthrose führen kann.

Außer okkulten Läsionen besteht jedoch auch eine hohe Inzidenz sichtbarer Schädigungen des Gelenkknorpels [10, 47]. Verschiedene Autoren konnten einen Zusammenhang zwischen initialem Knorpelschaden und Entstehung einer posttraumatischen Arthrose nach VKB-Ersatz nachweisen [10, 46, 50]. Aufgrund unterschiedlicher Klassifikationssysteme für Grad und Ausdehnung von Knorpelschäden ist die wissenschaftliche Evidenz für einen Zusammenhang zwischen initialem Knorpelschaden und posttraumatischer Osteoarthrose nur schwer zu ermitteln. Wu et al. [50] konnten nach einem Zeitraum von 10 Jahren keinen Zusammenhang zwischen initialem Knorpelschaden und funktionellem Ergebnis feststellen. Shelbourne et al. [47] haben Patienten nach VKB-Rekonstruktion und drei- bis viergradigen Knorpelschäden mit einer Ausdehnung von 1,7 cm^2 mit Patienten mit VKB-Rekonstruktion ohne Knorpelschäden verglichen. Nach 6 Jahren waren die Ergebnisse im IKDC-Score in der Gruppe mit Knorpelschäden signifikant schlechter als in der Gruppe ohne Knorpelschäden (94 vs. 95.2 für das mediale Kompartiment, 92.8 vs. 95.9 für das laterale Kompartiment). Radiologische Arthrosezeichen konnten nach dieser Zeit jedoch nicht beobachtet werden. In einer weiteren Studie mit einem längeren Nachuntersuchungszeitraum (5–15 Jahre) konnte jedoch ein Zusammenhang zwischen initialem Knorpel- und Meniskusschaden und radiologischen Arthrosezeichen nachgewiesen werden. Drogset und Grøntvedt [10] konnten bereits nach einem Zeitraum von 8 Jahren zeigen, dass eine Korrelation zwischen Arthrosegrad mit initialen Knorpelschäden besteht. In dieser Studie ließ sich allerdings kein Zusammenhang zwischen Meniskusschaden und Arthrosegrad nachweisen.

Zusammenfassend bleibt festzuhalten, dass ein Zusammenhang zwischen initialen Meniskus- und Knor-

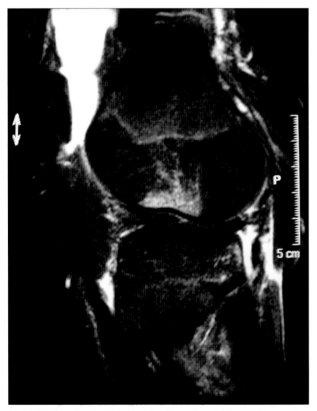

Abb. 7.5: „Bone bruise" im lateralen Femurkondyl. Bei Vorliegen eines zusätzlichen „Bone bruise" im lateralen Tibiaplateau spricht man von „Kissing lesions".

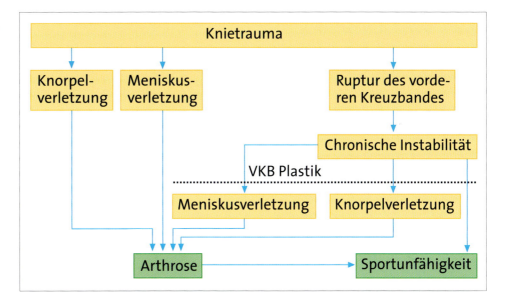

Abb. 7.6: „Knie-Trauma-Kaskade" nach Petersen und Zantop [9]

pelschäden sowie der Entstehung einer posttraumatischen Arthrose besteht. Daher ist es sinnvoller, das Modell um diese Faktoren zu erweitern. Diese Erweiterung bezeichnen wir als „Knie-Trauma-Kaskade" (s. Abb. 7.6) [39].

7.4 Risikofaktoren für symptomatische Instabilität, sekundäre Meniskusläsionen und Osteoarthrose

Da nicht alle Patienten nach einer unversorgten VKB-Ruptur Sekundärschäden entwickeln, gilt es, Risikofaktoren zu identifizieren.

Daniel et al. [7] konnten 3 wichtige Risikofaktoren identifizieren:
- Passive Instabilität
- Alter
- Aktivität

Die passive Instabilität wurde mit dem KT-1000 erfasst [6]. Die Ergebnisse wurden in 3 Gruppen zusammengefasst (Seitdifferenz):
- < 5mm
- 5–7 mm
- > 7 mm

Da zwischen Alter und Aktivität eine Korrelation. Die sportliche Aktivität wurde in 3 verschiedene Aktivitätsstufen unterteilt:
- Level 1: Sprungsportarten, schnelle Richtungswechsel – American Football, Fußball, Basketball, Handball
- Level 2: Seitbewegungen, weniger schnelle Richtungswechsel – Tennis, Alpinski
- Level 3: andere Sportarten – Jogging, Schwimmen

Da auch im Rahmen beruflicher Aktivitäten Risiken auftreten können, wurde auch die *berufliche* Aktivität klassifiziert:
- Level 1: Aktivitäten wie beim Level-1-Sport
- Level 2: schwere körperliche Arbeit, unebene Böden – Bauarbeiter
- Level 3: leichte körperliche Arbeit

Auch Fink et al. [14] konnten zeigen, dass die sportliche Aktivität ein wichtiger Faktor für die Therapieentscheidung ist.

Es ist jedoch nicht nur die Aktivitätsstufe relevant, auch die Aktivitätsdauer spielt eine Rolle [7]. Die Aktivitätsdauer wurde in Sportstunden pro Jahr erfasst:
- < 50 h/Jahr
- 50–199 h/Jahr
- > 200 h/Jahr

Aus beiden Variablen Instabilität und Aktivitätsstufe 1 oder 2 wurde der „Surgical Risk Factor" (SURF) gebildet (s. Tab. 7.1).

In den letzten Jahren wurde die mit dem KT-1000 erfasste AP-Stabilität als Prädiktor für Symptome und Sekundärschäden zunehmend in Frage gestellt [20, 24, 29]. Hrubesch et al. [20] konnten keinen Zusammenhang zwischen Ergebnissen verschiedener Scores nach VKB-Rekonstruktion und AP-Laxizität nachweisen. Kocher et al. [24] konnten jedoch zeigen, dass ein Zusammenhang

Tab. 7.1: SURF („Surgical Risk Factor"). Dieser Wert setzt sich aus den Variablen Instabilität und Aktivitätsstufe zusammen.

KT-1000	Sportstunden pro Jahr (Level I oder II)		
	< 50	50–199	> 200
< 5	Gering	Gering	Mittel
5–7	Gering	Mittel	Hoch
> 7	Mittel	Hoch	Hoch

zwischen positivem Pivot-Shift-Phänomen und Patientenzufriedenheit besteht. Nach Angaben von Leitze et al. [29] besteht ein signifikanter Zusammenhang zwischen der Progression der Osteoarthrose nach VKB-Rekonstruktion und positivem Pivot-Shift-Phänomen. Aus diesem Grunde wird ein positives Pivot-Shift-Phänomen zunehmend auch als Kriterium für die Indikation zur operativen Stabilisierung des Kniegelenkes gesehen.

In einer neueren Studie konnte jedoch gezeigt werden, dass eine Seitdifferenz im KT-1000 nach einem Jahr als Präarthrose gesehen werden kann [40].

Neben der mit Pivot-Shift- und Lachman-Test erfassten passiven Instabilität rückte in den letzten Jahren zunehmend die dynamische Instabilität in den Vordergrund [13, 16]. Unter dynamischer Instabilität wird das Vorliegen von Versagensereignissen (Giving-way-Phänomene) im täglichen Leben oder unter sportlicher Belastung gesehen. Noyes et al. [34] berichten über einen statistisch signifikanten Zusammenhang zwischen Giving-way-Phänomenen und radiologischen Arthrosezeichen. Diese Studie zeigt, dass bei Patienten mit einer dynamischen Instabilität die Gefahr degenerativer Knorpelschäden besteht. Es ist anzunehmen, dass dies besonders für Patienten gilt, bei denen nach dem Giving-way-Phänomen ein „Bone bruise" im MRT nachweisbar ist.

7.5 Dynamische Stabilität

Giving-way-Phänomene sind für den Patienten oft schwer zu beschreiben und daher schlecht objektiv zu erfassen. Daher wurde nach einem Instrument zur Erfassung der dynamischen Instabilität gesucht. Aus diesem Grunde haben Noyes et al. [36] Sprung-Tests beschrieben. Eine Seitensymmetrie unter 85% soll damit korrelieren ob ein Patient Drehbewegungen mit seinem Knie kontrollieren kann. Verschiedene Studien konnten zeigen, dass Sprung-Tests ein geeignetes klinisches Instrument sind, um die dynamische Instabilität zu evaluieren. Patienten, welche die Instabilität kompensieren können (Kompensierer: „Coper"), haben oft eine normale Sprungsymmetrie; Patienten, welche die Instabilität nicht kompensieren konnten, sind oft nicht in der Lage, einen Sprung durchzuführen [16].

7.6 Unterscheidung von kompensierenden (Coper) und nicht-kompensierenden Patienten (Non-Coper)

Da es Patienten gibt, die eine durch eine VKB-Ruptur induzierte Instabilität kompensieren können, wurde nach Parametern gesucht, um Kompensierer von Nicht-Kompensierern unterscheiden zu können. Da die Gefahr von Sekundärverletzungen bei Kompensieren gering ist, erscheint ein nicht operativer Therapieversuch gerechtfertigt.

Fitzgerald et al. [16] haben ein Schema entwickelt, das es erleichtern soll, zu entscheiden, welche Patienten sich für eine nicht operative Therapie eignen und welche Patienten nicht. Folgende Kriterien galten als Indikator für eine operative Therapie:
- Ein-Bein-Sprung-Test < 80% der Gegenseite
- mehr als ein Giving-way-Phänomen
- Einschränkung der Tätigkeiten des täglichen Lebens > 80%
- Kniefunktions-Score < 60%

Nach diesen Kriterien ließen sich von 93 Patienten 39 Kandidaten für eine nicht operative Therapie identifizieren. Von diesen 39 Patienten ließen sich 11 Patienten trotzdem operieren. Von den verbliebenen 28 Patienten erreichten 22 den gleichen Aktivitätslevel wie vor der Verletzung. Meniskus- und Knorpelverletzungen traten bei diesen Patienten nicht auf.

Warum einige Patienten den Verlust des vorderen Kreuzbandes kompensieren können und andere nicht, ist nicht genau bekannt. Mögliche Erklärungen wären:
1. Unterschiede in der Anatomie des Kniegelenkes und der unteren Extremität
2. Neuromuskuläre Kompensationsmechanismen
3. Zusätzliche evtl. subklinische periphere Instabilitäten
4. Vorliegen partieller VKB-Läsionen

Partialrupturen sind im MRT und sogar in der Arthroskopie nur schwer zu diagnostizieren. Daher ist es möglich, dass in den entsprechenden Studien in der Gruppe der Kompensierer ein hoher Anteil von Patienten mit Partialrupturen vorkommt. Da wahrscheinlich alle 4 Mechanismen eine Rolle spielen, werden weitere Forschungsergebnisse auf diesem Gebiet dringend benötigt.

7.7 Dislozierter Korbhenkelriss

In verschieden Übersichtsarbeiten werden akute Begleitverletzungen als Kriterium für die Indikation zur operativen VKB-Rekonstruktion gesehen. Eine wichtige Begleitverletzung, für die diese Aussage gilt, ist der sich zur Refixation eignende dislozierte Meniskuskorbhenkelriss.

DeHaven et al. [9] haben Langzeitergebnisse nach Meniskusrefixation evaluiert. In dieser Studie war die Rerupturrate bei Patienten mit einer vorderen Instabilität signifikant höher als in der Gruppe mit stabilem Kniegelenk. Aus diesem Grunde sollte ein instabiles

Knie, bei dem eine zu refixierende Meniskusläsion besteht, ein- oder zweizeitig stabilisiert werden.

Für alle anderen akuten Begleitverletzungen gibt es im Schrifttum derzeit keine Evidenz, die den Nutzen einer zusätzlichen VKB-Rekonstruktion belegt. Trotzdem wird auch bei ligamentären Begleitinstabilitäten eine VKB-Ersatzplastik empfohlen [4].

7.8 Therapie bei Kindern und Jugendlichen

Verschiedene Autoren haben zeigen können, dass eine Modifikation von Aktivitäten oder Orthesenversorgung bei Kindern und Jugendlichen ineffektiv ist und dass eine symptomatische Instabilität in diesem Alter aufgrund der hohen Aktivität schnell zu Meniskus- und Knorpelschäden führt.

Die umfangreichste Studie zum Spontanverlauf nach VKB-Ruptur bei Kindern wurde von Aichroth et al. [1] publiziert. In dieser Studie wurden 60 Kinder und Jugendliche mit einer VKB-Ruptur untersucht. 23 Patienten wurden konservativ behandelt (1980–1990). Bei der Nachuntersuchung fiel bei allen Patienten eine schlechte Kniefunktion und eine schwere Instabilität auf. 15 Patienten erlitten eine Meniskusruptur, in 3 Fällen kam es zu einer osteochondralen Fraktur und in 10 Fällen wurde eine Osteoarthrose beobachtet. Seit 1990 wurden die Patienten (n = 47) aufgrund dieser Ergebnisse dann mit einem autologen viersträngigen Semitendinosussehnentransplantat versorgt. In 77% der Fälle war das Ergebnis zufriedenstellend. Die Ergebnisse waren jedoch schlechter als bei Erwachsenen, die im selben Zeitraum behandelt wurden.

Aus diesem Grunde wird die Indikation zur operativen Therapie bei Kindern und Jugendlichen zunehmend großzügiger gestellt [4]. Ein Problem der operativen Therapie der VKB-Ruptur bei Kindern und Jugendlichen ist die potenzielle Verletzung der Wachstumsfugen. Die klinische Erfahrung mit Weichteiltransplantaten, die durch transepiphyseale Bohrtunnel geführt wurden, hat jedoch gezeigt, dass diese Technik nur selten zu einer Beeinträchtigung des Knochenwachstums führt [2, 317]. Das gilt für Kinder ab dem ca. 10. Lebensjahr. Mit jüngeren Kindern (< 6 Jahren) sind die Erfahrungen im Schrifttum begrenzt. Bei Techniken, bei denen Knochenblöcke oder Interferenzschrauben die Epiphysenfuge kreuzen, sind Beeinträchtigungen des Längenwachstums beschrieben [25, 26].

7.9 Therapie bei älteren Patienten

Trotz der zunehmenden Überalterung der westlichen Gesellschaft gibt es im Schrifttum nur wenige Angaben über die Indikation zur operativen Versorgung älterer Patienten mit einer VKB-Ruptur. So sehen Bennyon et al. [4] bei Patienten mit einem Alter über 40 Jahren die Indikation zur nicht operativen Therapie. Dabei haben Daniel et al. [7] zeigen können, dass nicht das Lebensalter, sondern die Aktivität mit dem Auftreten von Sekundärschäden korreliert. Da die instabilitätsbedingte Osteoarthrose eine Latenz von 10–20 Jahren aufweist, rückt, die Arthroseprävention mit zunehmendem Lebensalter in den Hintergrund. Im Vordergrund steht die Therapie des Instabilitätssymptoms („Giving way" im Sport oder täglichen Leben), sofern sich der Patient dadurch beeinträchtigt fühlt. Aus diesem Grund kann die Indikation mit zunehmendem Lebensalter auch immer zurückhaltender gestellt werden.

Mit zunehmendem Lebensalter steigt die Inzidenz der Osteoarthrose allgemein. Es besteht weitgehend Übereinstimmung, dass eine fortgeschrittene Osteoarthrose eine Kontraindikation für einen Bandersatz ist. Anders verhält sich die Situation in Fällen mit beginnender oder mittelgradiger Osteoarthrose. Besteht eine hochgradige Instabilität bei einseitigem Verschleiß und normalen Beinachsen, ist der Verschleiß mit hoher Wahrscheinlichkeit auf die Instabilität zurückzuführen. In diesen Fällen kann ein Bandersatz die Progression der Osteoarthrose verlangsamen und auch Symptome der posttraumatischen Osteoarthrose (Schmerz, Schwellung) lindern [37, 44, 45].

Bei Vorliegen einer unikompartimentellen Osteoarthrose sollte bei Varusfehlstellung eine hohe tibiale Osteotomie (HTO) in Erwägung gezogen werden. Da die sagittale Neigung des Tibiaplateaus zudem die Stabilität des Gelenks beeinflusst, können durch eine biplanare Osteotomie (valgisierend und slope-verringernd) sowohl Instabilitätssymptome wie auch Symptome der Osteoarthrose behandelt werden. Bei starker Instabilitätssymptomatik kann auch ein ein- oder zweizeitiger Kombinationseingriff (hohe tibiale Umstellungsosteotomie mit VKB-Plastik) sinnvoll sein. Ob ein- oder zweizeitig: es ist wichtig, die knöcherne Korrektur vor der Bandplastik vorzunehmen.

Aufgrund der geringen Fallzahlen, kurzer Nachuntersuchungszeit, verschiedener Techniken und fehlenden randomisierten Studien kann derzeit keine evidenzbasierte Empfehlung gegeben werden, ob eine Osteotomie alleine oder in Kombination mit einer VKB-Plastik bessere Ergebnisse bringt. Williams et al. [49] haben 2 verschiedene Fallserien miteinander verglichen. In dieser Studie wurden bessere Ergebnisse erzielt, wenn Osteotomie und VKB-Plastik miteinander kombiniert werden. Nach Angaben von Noyes et al. [38] besteht kein funktioneller Unterschied zwischen Osteotomie alleine und dem Kombinationseingriff. Lattermann und Jakob [28] haben ebenfalls keinen funktionellen Unterschied zwischen HTO alleine und der Kombination aus HTO und Patellarsehnentransplantat gefunden. In dieser Studie betrug die Komplikationsrate in der Kombinationsgruppe jedoch 37%. Aus diesem Grund empfehlen die Autoren zuerst die HTO und dann ggf. später, bei Vorliegen von Giving-way-Phänomenen, eine Bandplastik durchzuführen.

Im Gegensatz dazu berichten Dejour et al. [8] und Noyes et al. [38] über geringere Komplikationsraten nach Kombination von VKB-Plastik und HTO.

In der eigenen Klinik wird die Entscheidung individuell zusammen mit den Patienten getroffen. Bei jüngeren Patienten mit hohem Aktivitätsanspruch wird das einzeitige Vorgehen favorisiert. Auch die beruflichen Auszeiten müssen in Erwägung gezogen werden und sollten die Entscheidung beeinflussen.

Aufgrund der epidemiologischen Entwicklung unserer Gesellschaft und dem steigenden Aktivitätsbewusstsein älterer Menschen wird die sporttraumatologische Versorgung im Alter zunehmend an Bedeutung gewinnen. Bisher war das wissenschaftliche Interesse an dieser Altersgruppe gering.

7.10 Zusammenfassung

Die Indikation zur operativen Rekonstruktion des vorderen Kreuzbandes mit einem autologen Sehnentransplantat kann derzeit nur aufgrund von Angaben zum Spontanverlauf nach Kreuzbandruptur gestellt werden. Eine Studie, die prospektiv randomisiert nicht operatives Vorgehen gegenüber der Rekonstruktion mit einem VKB-Transplantat mit einer standardisierten Operationstechnik und bei verschiedenen Patientenkollektiven verglichen hat, existiert nicht. Prospektiv randomisierte Studien sind bisher nur zum Vergleich von nicht operativer Therapie und Kreuzbandnaht (mit und ohne Augmentation) publiziert worden [43].

Die bisherigen Studien konnten jedoch zeigen, dass bei einigen Patienten im Langzeitverlauf Sekundärschäden nach einer VKB-Plastik auftreten. Diese Sekundärschäden (Meniskus- und Knorpelschäden) können langfristig zu einer posttraumatischen Arthrose führen. Eine prospektive Studie konnte zeigen, dass diese Sekundärschäden und auch die Osteoarthrose bei Patienten mit Risikopotenzial durch eine Kreuzbandplastik verhindert werden kann [22]. Risikofaktoren für das Auftreten von Sekundärschäden sind hohe Aktivität, das Auftreten von Giving-way-Phänomenen im Sport, Kindes- und Jugendalter oder im Alltag, erhöhte AP-Translation und ein positives Pivot-Shift-Phänomen (s. Tab. 7.2).

Viele Studien haben gezeigt, dass ein Teil der Patienten eine Kreuzbandruptur kompensieren kann (Coper). Diese Kompensation ist unabhängig vom Aktivitätsgrad. Es konnten verschiedene Kriterien identifiziert werden, um Kompensierer von Nicht-Kompensierern zu unterscheiden: Ein-Bein-Sprungtest < 80% der Gegenseite, mehr als ein Giving-way-Phänomen, Einschränkung der Tätigkeiten des täglichen Lebens > 80% und einen Kniefunktionsscore < 60%.

Die Indikation zur VKB-Plastik bleibt daher eine individuelle Entscheidung. Patienten und Sportler, die nicht bereit sind, ihre Aktivität zu modifizieren und die eine symptomatische Instabilität aufweisen, sind Kandidaten für eine operative VKB-Rekonstruktion. Auch das Vorliegen eines rekonstruierbaren Meniskuskorbhenkelrisses spricht für eine VKB-Plastik, da die Rerupturrate bei instabilem Kniegelenk hoch ist. Für eine VKB-Plastik sprechen auch Sekundärschäden, die auf eine Instabilität zurückgeführt werden können (Meniskus- und Knorpelschäden). Auch bei Kindern und Jugendlichen sollte aufgrund der hohen Gefahr von Sekundärschäden die Indikation zur VKB-Plastik großzügig gestellt werden. Ein höheres Lebensalter (> 40 Jahre) ist im Gegensatz zu früheren Darstellungen kein Ausschlusskriterium für eine VKB-Plastik. Auch in dieser Altersgruppe besteht bei symptomatischer Instabilität die Indikation zur VKB-Plastik. Aufgrund der geringeren Restlebenszeit spielt die Arthroseprävention jedoch eine zunehmend geringere Rolle. Bei gleichzeitiger symptomatischer Osteoarthrose und Varusstellung sollte die Indikation zur hohen tibialen Umstellungsosteotomie überprüft werden. Liegen gleichzeitig Instabilitätssymptome vor, kann der Eingriff ein- oder zweizeitig mit einer VKB-Plastik kombiniert werden.

Tab. 7.2: Risikofaktoren für die Entstehung einer chronischen Instabilität und von Sekundärschäden nach VKB-Ruptur

Giving-way-Phänomen im Sport oder Alltag
Positives Pivot-Shift-Phänomen
Erhöhte AP-Translation
Hohe Aktivitätsstufe (Level 1 und 2)
Lange Aktivitätsdauer (> 200 Sportstunden pro Jahr)
Pathologischer Ein-Bein-Sprung-Test
Kindesalter
Vorliegen primärer Meniskus- und Knorpelverletzungen
Vorliegen von Sekundärschäden

Literatur

1. Aichroth PM, Patel DV, Zorrilla P. The natural history and treatmentof rupture of the anterior cruciate ligament in children and adolescents. J Bone Joint Surg Br 2002; 84: 38–41
2. Andrews M, Noyes FR, Barber-Westin SD. Anterior cruciate ligament allograft reconstruction in the skeletally immature athlete. Am J Sports Med. 1994; 22: 48–54

3. Aronowitz ER, Ganley TJ, Goode JR, Gregg JR, Meyer JS. Anterior cruciate ligament reconstruction in adolescents with open physes. Am J Sports Med 2000; 28: 168–175
4. Beynnon BD, Johnson RJ, Abate JA, Fleming BC, Nichols CE. Treatment of anterior cruciate ligament injuries, part I. Am J Sports Med 2005; 33(10): 1579–1602
5. Bray RC, Dandy DJ. Meniscal lesions and chronic anterior cruciate ligament deficiency. J Bone Joint Surg Br 1989; 71: 128–130
6. Daniel DM, Stone ML, Dobson BE, Fithian DC, Rossman DJ, Kaufman KR. Fate of the ACL-injured patient: a prospective outcome study. Am J Sports Med 1994; 22: 632–644
7. Daniel DM, Stone ML, Sachs R, Malcom L. Instrumented measurement of anterior knee laxity in patients with acute anterior cruciate ligament disruption. Am J Sports Med 1985; 13: 401–407
8. Dejour H, Neyret P, Boileau P, Donell ST. Anterior cruciate reconstruction combined with valgus tibial osteotomy. Clin Orthop Relat Res 1994; 299: 220–228
9. DeHaven KE, Lohrer WA, Lovelock JE. Long-term results of open meniscal repair. Am J Sports Med 1995; 23(5): 524–530
10. Drogset JO, Grøntvedt T. Anterior cruciate ligament reconstruction with and without a ligament augmentation device. Am J Sports Med 2002; 30: 851–856
11. Faber KJ, Dill JR, Amendola A, Thain L, Spouge A, Fowler PJ. Occult osteochondral lesions after anterior cruciate ligament rupture: six-year magnetic resonance imaging follow-up study. Am J Sports Med 1999; 27: 489–494
12. Fairbanks TJ. Knee joint changes after meniscectomy. J Bone Joint Surg 1948; 30-Br: 664–670
13. Ferrari JD, Bach BR. Isolated anterior cruciate ligament injury. In: Chapman MW (Hrsg.). Chapman's Orthopedic Surgery 2001. Lippincott, Williams & Wilkins; Philadelphia
14. Fink C, Hoser C, Hackl W, Navarro RA, Benedetto KP. Long-term outcome of operative or nonoperative treatment of anterior cruciate ligament rupture: is sports activity a determining variable? Int J Sports Med 2001; 22: 304–309
15. Fink C, Hoser C, Benedetto KP. Development of arthrosis after rupture of the anterior cruciate ligament: a comparison of surgical and conservative therapy. Unfallchirurg 1994; 97: 357–361
16. Fitzgerald GK, Axe MJ, Snyder-Mackler L. A decision-making scheme for returning patients to high-level activity with nonoperative treatment after anterior cruciate ligament rupture. Knee Surg Sports Traumatol Arthrosc 2000; 8(2): 76–82
17. Fuchs R, Wheatley W, Uribe JW, Hechtman KS, Zvijac JE, Schurhoff MR. Intra-articular anterior cruciate ligament reconstruction using patellar tendon allograft in the skeletally immature patient. Arthroscopy 2002; 18: 824–828
18. Harner CD, Giffin JR, Dunteman RC, Annunziata CC, Friedman MJ. Evaluation and treatment of recurrent instability after anterior cruciate ligament reconstruction. Instr Course Lect 2001; 50: 463–474
19. Hawkins RJ, Misamore GW, Merritt TR. Follow-up of the acute nonoperated isolated anterior cruciate ligament tear. Am J Sports Med 1986; 14: 205–210
20. Hrubesch R, Rangger C, Reichkendler M et al. Comparison of score evaluations and instrumented measurement after anterior cruciate ligament reconstruction. Am J Sports Med 2000; 28: 850–856
21. Johnson DL, Urban WP, Caborn DNM, Vanarthos WJ, Carlson CS. Articular cartilage changes seen with magnetic resonance imaging detected bone bruises associated with acute anterior cruciate ligament rupture. Am J Sports Med 1998; 26: 409–414
22. Jomha NM, Borton DC, Clingeleffer AJ, Pinczewski LA. Long-term osteoarthritic changes in anterior cruciate ligament reconstructed knees. Clin Orthop Relat Res 1999; 358: 188–193
23. Kannus P, Järvinen M. Conservatively treated tears of the anterior cruciate ligament: long-term results. J Bone Joint Surg Am 1987; 69: 1007–1012
24. Kocher MS, Steadman JR, Briggs K et al. Determinants of patient satisfaction with outcome after anterior cruciate ligament reconstruction. J Bone Joint Surg 2002; 84A: 1560–1572
25. Kocher MS, Saxon HS, Hovis WD et al. Management and complications of anterior cruciate ligament injuries in skeletally immature patients: survey of the Herodicus Society and the ACL Study Group. J Pediatr Orthop 2002; 22: 452-457
26. Koman JD, Sanders JO. Valgus deformity after reconstruction of the anterior cruciate ligament in a skeletally immature patient. J Bone Joint Surg Am 1999; 81: 711–715
27. Krudwig WK. Situation der Arthroskopie in Deutschland. Arthroskopie 2000; 13: 191–193
28. Lattermann C, Jakob RP. High tibial osteotomy alone or combined with ligament reconstruction in anterior cruciate ligament-deficient knees. Knee Surg Sports Traumatol Arthrosc 1996; 4: 32–38
29. Leitze Z, Losee RE, Jokl P, Johnson TR, Feagin JA. Implications of the pivot shift in the ACL-deficient knee. Clin Orthop Relat Res 2005; 436: 229–236
30. Levy AS, Meier SW. Approach to cartilage injury in the anterior cruciate ligament-deficient knee. Orthop Clin North Am 2003; 34: 149–157
31. Lohmander LS, Östenberg A, Englund M, Roos H. High Prevalence of Knee Osteoarthritis, Pain, and Functional Limitations in Female Soccer Players Twelve Years After Anterior Cruciate Ligament Injury. Arthitis & Rheumatism 2004; 50: 3145–3152
32. Lohmander LS, Englund PM, Dahl LL, Roos EM. The long-term consequence of anterior cruciate ligament and meniscus injuries: osteoarthritis. Am J Sports Med 2007; 35(10): 1756–1756
33. Nebelung W, Wuschech H. Thirty-five years of follow-up of ACL deficient knees in high-level athletes. Arthoscopy 2005; 21: 696–702
34. Noyes FR, Mooar PA, Matthews DS, Butler DL. The symptomatic anterior cruciate-deficient knee, part I: the long-term functional disabilityin athletically active individuals. J Bone Joint Surg Am 1983; 65: 154–162
35. Noyes FR, Matthews DS, Mooar PA, Grood ES. The symptomatic anterior cruciate-deficient knee, part II: the results of rehabilitation, activity modification, and counseling on functional disability. J Bone Joint Surg 1983; 65: 163–174
36. Noyes FR, Barber SD, Mangine RE. Abnormal lower limb symmetry Am J Sports Med 1991; 19: 513–518
37. Noyes FR, Barber-Westin SD. Anterior cruciate ligament reconstruction with autogenous patellar tendon graft in patients with articular cartilage damage. Am J Sports Med 1997; 25: 626–634
38. Noyes FR, Barber SD, Simon R. High tibial osteotomy and ligament reconstruction in varus angulated, anterior cruciate ligament-deficient knees. Am J Sports Med 1993; 21: 2–12
39. Petersen W, Zantop T, Rosenbaum D, Raschke M. Rupturen des vorderen Kreuzbandes bei weiblichen Athleten. Teil 2: Präventionsstrategien und Präventionsprogramme. Deutsche Zeitschrift für Sportmedizin 2005; 56: 156–164

40 Pinczewski LA, Lyman J, Salmon LJ, Russell VJ, Roe J, Linklater J, Pincewski L. A 10-year comparison of anterior cruciate ligament reconstructions with hamstring tendon and patellar tendon autograft: a controlled, prospective trial. Am J Sports Med 2007; 35(4): 564–574

41 Roos H, Adalberth T, Dahlberg L, Lohmander LS. Osteoarthritis of the knee after injury to the anterior cruciate ligament or meniscus: the influence of time and age. Osteoarthritis Cartilage 1995; 3: 261–267

42 Rosen MA, Jackson DW, Berger PE. Occult osseous lesions documented by magnetic resonance imaging associated with anterior cruciate ligament ruptures. Arthroscopy 1991; 7: 45–51

43 Sandberg R, Balkfors B, Nilsson B, Westlin N. Operative versus nonoperative treatment of recent injuries to the ligaments of the knee: aprospective randomized study. J Bone Joint Surg Am 1987; 69: 1120–1126

44 Shelbourne KD, Wilckens JH. Intraarticular anterior cruciate ligament reconstruction in the symptomatic arthritic knee. Am J Sports Med 1993; 21: 685–688

45 Shelbourne KD, Stube KC. Anterior cruciate ligament (ACL)-deficient knee with degenerative arthrosis: treatment with an isolated autogenous patellar tendon ACL reconstruction. Knee Surg Sports Traumatol Arthrosc 1997; 5: 150–156

46 Shelbourne KD, Gray T. Results of anterior cruciate ligament reconstruction based on meniscus and articular cartilage status at the time of surgery. Am J Sports Med 2000; 28: 446–452

47 Shelbourne KD, Jari S, Gray T. Outcome of untreated traumatic articular cartilage defects of the knee. J Bone Joint Surg Am 2003; 85(2): 8–16

48 Speer KP, Spritzer CE, Bassett FH, Feagin JA Jr, Garrett WE Jr. Osseous injury associated with acute tears of the anterior cruciate ligament. Am J Sports Med 1992; 20: 382–389

49 Williams RJ, Kelly BT, Wickiewicz TL, Altchek DW, Warren RF. The short-term outcome of surgical treatment for painful varus arthritis in association with chronic ACL deficiency. J Knee Surg 2003; 16: 9–16

50 Wu WH, Hackett T, Richmond JC. Effects of meniscal and articular surface status on knee stability, function, and symptoms after anterior cruciate ligament reconstruction. Am J Sports Med 2002; 30: 845–850

Operationsverfahren

8	Geschichtliche Entwicklung der Therapie von VKB-Läsionen	79
9	Transplantatwahl	85
10	Fixation von Kreuzbandtransplantaten	97
11	Tunnelposition	111
12	Spannung des Transplantates	117
13	Augmentation des VKBs	121
14	Einzelbündel-Rekonstruktion mit Patellarsehne	129
15	Einzelbündel-Rekonstruktion mit Semitendinosussehne in Portal-Technik (Hybridfixation)	133
16	VKB-Plastik in transtibialer oder medialer Einbündel-Technik mit femoraler TransFix-Verankerung	139
17	Doppelbündel-Rekonstruktion mit Semitendinosussehne	143
18	Refixation von knöchernen Ausrissen	153
19	VKB-Plastik bei Kindern	159
20	Hohe tibiale Umstellungsosteotomie bei vorderer Instabilität	165

8 Geschichtliche Entwicklung der Therapie von VKB-Läsionen

Thore Zantop

Das vordere Kreuzband ist im Bereich der klinischen und wissenschaftlichen Forschung eine der am meistuntersuchten Strukturen des muskuloskeletalen Systems. Eine Internetsuche mit den Stichworten „anterior cruciate ligament" in der National Library of Medice ergibt 7950 Publikationen mit diesem Stichwort. Dies spiegelt das Interesse der Lesergemeinschaft wissenschaftlicher Journale an dem Themenkomplex des vorderen Kreuzbandes wider. Ziel dieses Kapitels soll es sein, einen Überblick über die geschichtliche Entwicklung von therapeutischen Ansätze bei Läsionen des VKBs zu geben.

8.1 Geschichtlicher Überblick

Die ersten Beschreibungen des Ligamentes gehen zurück bis zu ungefähr einer Zeit um 3000 v. Chr. [8]. Archäologische Funde konnten Papyrusrollen mit anatomischen Zeichnungen über das Kniegelenk auf diese Zeit zurückführen. Hippokrates (460–370 v. Chr.) beschrieb als einer der ersten eine Subluxation im Kniegelenk bei einer Verletzung der Kniebinnenstruktur, die dem VKB entspricht [8]. Diese Strukturen wurden Claudius Galen von Pergamon (199–129 v. Chr.) erstmalig als „ligamenta genu cruciata" beschrieben und sollten von dort an mit diesem Namen die Grundlage der heutigen Terminologie bedeuten. Weber und Weber führten 1836 erste, erstaunlich präzise biomechanische Beschreibungen des VKBs durch und konnten hier schon auf die unterschiedlichen Bandstrukturen hinweisen [33]. Die Gebrüder Weber beschrieben das reziproke Spannungsverhalten von Fasern, die im Ursprungsgebiet des PL-Bündels entspringen („Fasern mit dem Ursprung a'") und von Fasern, die im Ursprungsgebiet des AM-Bündels entspringen („Fasern mit dem Ursprung c'") (s. Abb. 8.1). Während bei zunehmender Beugung Fasern des Ursprungs a' (PL-Bündel) nach vorne rollen und sich entspannen, würden Fasern des Ursprunges c' (AM-Bündel) sich laut Weber und Weber zunehmend anspannen [33].

Nach unserem Wissen scheint dies die erste biomechanische Arbeit zur Einteilung des VKBs in unterschiedliche funktionelle Strukturen zu sein. Zusätzlich wird in dieser Veröffentlichung auch über die stabilisie-

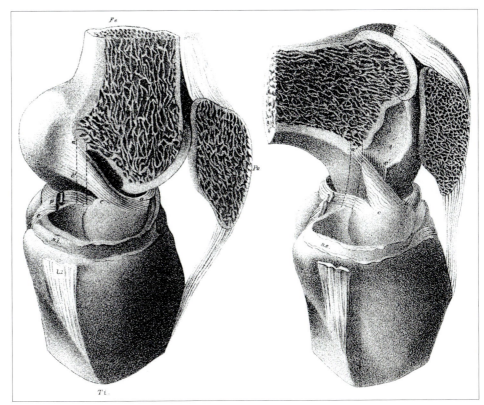

Abb. 8.1: Darstellung des biomechanischen Verhaltens der VKB-Fasern nach Weber. Fasern, die dem PL-Bündel entsprechen, werden als entspannt in der Beugung beschrieben, während AM-Bündel-Fasern sich bei Beugung anspannen [33].

rende Funktion des VKBs in der Sagittalebene diskutiert. Im Jahre 1845 beschrieb Bonnet die Verletzungsmechanismen des VKBs im Rahmen von Versuchen an Kniegelenken von Körperspendern und berichtete insbesondere den Riss des VKBs am femoralen Ursprung und dass „Rupturen der Ligamente viel häufiger sind als allgemein angenommen" [4, 8]. Eine weitere Beschreibung von Verletzungsmechanismen und klinischen Symptomen folgte 1879 durch Segond [8, 29]. Wesentlich später beschäftigte sich der Schwede Palmer mit den biomechanischen Aspekten des VKBs und teilte das Ligament in 2 funktionelle Bündel ein. Als Senior-Mitarbeiter des Sabbatsberg Hospital in Stockholm verfasst er seine Doktorarbeit 1938 und veröffentlichte 1939 ein 282 Seiten umfassendes Buch mit dem Titel „On the Injuries to the Ligaments of the Knee Joint" – mit einer Zusammenfassung klinischer und experimenteller Untersuchungen und Beobachtungen [24]. In 9 Kapiteln beschreibt Palmer die Anatomie und Physiologie des Ligamentes, biomechanische Studien an Kniegelenken von Körperspendern, klinische Beschreibungen der Verletzungsmechanismen, epidemiologische und pathologische Daten, 30 Fallberichte über akute und 27 Fallberichte über chronische VKB-Läsionen und unterschiedliche therapeutische Aspekte [24]. Damit konnte Palmer 1939 ein Buch publizieren, das vom Themenkomplex auch heute noch hochaktuell und wissenschaftlich interessant erscheint.

8.2 Geschichte der therapeutischen Strategien

8.2.1 Primäre Bandnaht

Nachdem Stark 1850 einen Bericht über eine konservative Behandlung nach VKB-Ruptur mit einer Gipsmobilisation mit einem subjektiv guten Ergebnis publizierte [31], konnte von Battle 1898 eine primäre Bandnaht durchgeführt werden [1]. Robson konnte schon 1895 eine primäre Bandnaht des VKBs und HKBs bei femoralen Ausrissen durchführen und publizierte das Ergebnis dieser chirurgischen Therapie 1903 [8, 26]. Eine erste größere Fallgruppe wurde von Goetjes 1913 mit 30 Patienten zusammengefasst [11]. Aufgrund der Ergebnisse dieser Studie wurde die primäre Naht des Ligamentes empfohlen. Während der nächsten 50 Jahre sollte die primäre Naht als Therapie von VKB-Läsionen zwar umstritten bleiben, doch zumindest von vielen Chirurgen als mögliche erfolgreiche Option angesehen werden. Erst 1976 erschütterte Feagin mit einer Studie über die Ergebnisse nach primärer Naht mit einem Untersuchungszeitraum von 5 Jahren [9]. In dieser Studie wurden 32 von 64 Soldaten nach isolierter VKB-Ruptur nachuntersucht. Die Ergebnisse zeigten rezidivierende Schwellungen bei 66%, Bewegungseinschränkungen bei 71% und eine Rezidivinstabilität bei 94% der Patienten. Darauf folgende Studien bestätigten die Ergebnisse und konnten weiter differenzieren, dass eine primäre Bandnaht insbesondere bei Rupturen, die nicht im Ansatzbereich des Bandes lokalisiert waren, zu schlechten Ergebnissen führen.

8.2.2 Gestielter Sehnentransfer

Die schlechten Ergebnisse nach Naht von chronischen Instabilitäten des VKBs haben die Chirurgen zur Suche nach neuen operativen Strategien motiviert. Nachdem Nicoletti mit experimentellen Arbeiten das Einheilungsverhalten von VKB-Rekonstruktionen mit gestielten und freien Transplantaten aus Fascia lata, Sehne und Periost in einem Hundemodell untersuchte, haben mehrere Operateure diese Strategien für die humane Instabilität übernommen [8, 19]. Hier wurde am häufigsten ein distal oder proximal gestielter Fascia-lata-Streifen verwandt [8, 13]. So stellte Hey-Grooves 1917 eine Technik mit einem proximal gestielten Faszienstreifen des Tractus illiotibialis vor [12]. Erstmals wurden in dieser Technik femorale und tibiale Bohrkanäle zur Fixation benutzt. Tibial erfolgte eine Naht an das Periost der Tibia. Schon 1928 erfolgte die erste Beschreibung eines Transplantates aus der Patellarsehne. Zunächst wurde von Gold die Verwendung eines Faszienstreifens des Retinaculum patellae beschrieben, ehe durch den deutschen Chirurgen zur Verth ein distal gestielter Streifen der Patellarsehne als erstes Patellarsehnengewebe genutzt wurde [8, 36]. Im Jahre 1950 wurden dann erstmals klinische Ergebnisse nach einem Sehnentransfer mit Nutzung der Sehnen des M. gracilis und M. semitendinosus von Lindemann beschrieben [16]. Als OP-Methode nach Brückner wurde im deutschsprachigen Raum ein medialer Sehnenstreifen des Ligamentum patellae mit proximalem Knochenblock der Patella verwandt, welcher durch einen tibialen Bohrkanal in das Gelenk geführt wurde und in einem femoralen Tunnel versenkt wurde [5].

8.2.3 Freier Sehnentransfer mit Einzel- und Doppelbündel-Technik in offener Technik

Im Verlauf seiner Publikation lieferte Brückner auch eine detaillierte Beschreibung eines freien Sehnentransfers des Ligamentum patellae mit femoralem und tibialem Knochenblock von der kontralateralen Seite [5]. Die Indikation hierfür wurde bei sekundären Eingriffen im Entnahmebereich des Patellarsehnentransplantates oder bei Vorliegen eines Morbus Osgood-Schlatters gesehen. Hiermit wurde durch Brückner wahrscheinlich die erste Beschreibung eines freien Knochen-Sehnen-Knochen-Transplantates aus der Patellarsehne gegeben [8]. In den 1970er-Jahren wurden dann zunehmend Rekonstruktionen des VKBs mit offenen Verfahren und Patellarsehnen, Fascia lata und Semitendinosussehnen durchgeführt. Das zunehmende Interesse der Chirurgen, zumindest in den Vereinigten Staaten, wurde auch durch die Publikationen von O'Donoghue geweckt [23]. Er beschrieb in seiner Arbeit über frische Rupturen des VKBs beim Leistungssportler und die Ergebnisse seiner Versorgung [8]. Die Rekonstruktionen basierten auf einem sehr detaillierten Wissen über die Anatomie des VKBs und dem femoralen Ursprung und tibialen Ansatz. Femoral wurde häufig eine tiefe Position für das Transplantat gewählt. Diese wurde entweder durch das dorsale Herumführen des Transplantates um den lateralen Femurkondyl (sog. Over-the-top-Position) oder durch einen Tunnel in der lateralen Kondyle erreicht. Schon früh wurde mit der offenen Technik die Größe des femoralen Ursprungs bemerkt und nach Möglichkeiten gesucht, die komplexe Anatomie des VKBs zu imitieren. Mott beschrieb hierfür 1983 in seinem Artikel mit dem Titel „Semitendinosus anatomic reconstruction of cruciate ligament insufficiency" eine Technik, die einer Doppelbündel-Technik sehr ähnelt [17]. Nach medialer Arthrotomie empfiehlt der Autor das Bohren eines tibialen Tunnels für das AM-Transplantat im anatomischen AM-Ansatz mit einem 4,5-mm-Bohrer. Anschließend sollte dann ein Tunnel für das PL-Bündel tibial gebohrt werden. Danach wurden die verbleibenden Reste des VKB-Stumpfes mit einem Vicryl-0er-Faden armiert und später auf das Transplantat genäht, um eine Einheilung zu verbessern. Nach Erweiterung der Fossa intercondylaris werden 2 femorale Tunnel für AM- und PL-Bündel mit einem Durchmesser von 4,5 mm konvergierend in einer Outside-in-Technik gebohrt. Für das Transplantat wird die Semitendinosussehne entnommen und von femoral nach tibial inseriert. Die Fixation erfolgt bei 20° Flexion mittels einer Kortikalis-Schraube mit gezahnter Unterlegscheibe. Anders als in der Publikation von Mott [17] enthält die Publikation von Blauth 1984 Abbildungen zur genaueren Darstellung und OP-Anleitung [3] (s. Abb. 8.2).

Blauth nutzte ein Quadrizepssehnen-Transplantat für seine zweizügelige Technik bei 53 Patienten. Zunächst wird ein tibialer Tunnel im anatomischen Ansatz gebohrt und der intraartikuläre VKB-Rest flügelartig gespalten, um die Einheilung des Transplantates zu för-

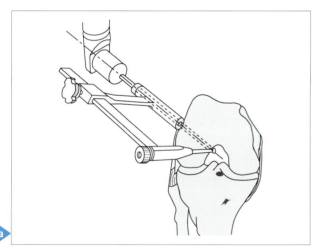
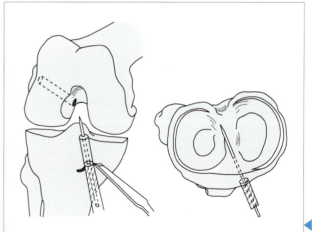
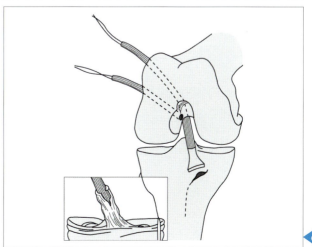

Abb. 8.2a–c: Anatomische Doppelbündelrekonstruktion in offener Technik nach Blauth. Die femorale PL-Bündeltechnik erfolgt in einer Tunneltechnik über ein Outside-in-Zielgerät (**a**). Das femorale AM-Bündel wird in der Over-the-top-Position über den lateralen Femurkondylus geleitet. Der tibiale Tunnel wird auf Höhe der anterioren Insertion des lateralen Meniskus angelegt (**b**). Die Rekonstruktion mit einer zweizügeligen Quadrizepssehne mit einer tibialen Tunneltechnik, PL-Bündel femoral-transfemoral und AM-Bündel „over the top" (**c**) [3]

dern. Femoral wird ein Tunnel für das PL-Bündel in der Outside-in-Technik gebohrt. Das AM-Bündel-Transplantat wird um den lateralen Femurkondylus geleitet (s. Abb. 8.2). Das Transplantat wird zunächst in den tibialen Tunnel gezogen und verblockt sich hier mit dem entnommenen Knochenblock der Quadrizepssehne. Das proximale Ende des Transplantates wird gespalten und in den femoralen Tunnel und um den lateralen Kondylus geleitet. Die femorale Fixation erfolgt mit einer Kortikalis-Schraube auf der Außenseite des lateralen Femurkondylus. Blauth bemerkt in seinen Ausführungen, dass das Bündel in der Over-the-top-Position in extensionsnahen Stellungen entspannt ist, während sich das transkondylär gezogene (PL-) Bündel eher isometrisch verhält [3]. Müller beschrieb in seinem Textbuch „Das Knie" eine ähnliche Technik mit einer femoralen Tunnel-Technik für das PL-Bündel und die Over-the-top-Position des AM-Bündels [18] (s. Abb. 8.3). Hier ist auch das Konzept der Versorgung von Partialrupturen und Augmentation detailliert in Abbildungen wiedergegeben (s. Abb. 8.4).

8.2.4 Freier Sehnentransfer mit Einzel- und Doppelbündel-Technik in arthroskopischer Technik

Inzwischen scheint es als belegt, dass die ersten erfolgreichen Gelenkspiegelungen im Bereich des Kniegelenkes von dem dänischen Chirurgen Nordentoft aus Aarhus unternommen wurden [15, 22]. Auf dem 41. Kongress der Deutschen Chirurgengesellschaft in Berlin berichtete Nordentoft über erfolgreiche Versuche, das humane Kniegelenk zu spiegeln und benutzte hierfür den Begriff „Arthroscopia genu" [22]. Es folgte dann die sich immer weiter verbreitende Popularität arthroskopischer Eingriffe. Die weitere Entwicklung der Arthroskopie wurde durch die Errungenschaften von Bircher [2] und Watanabe [32] vorangetrieben. Doch es dauerte bis 1981, ehe Dandy über die erste arthroskopisch assistierte Rekonstruktion des VKBs berichten konnte [7]. Hier wurde ein synthetisches Karbonligament als VKB-Transplantat genutzt – bei einer zeitgleichen lateralen extraartikulären Stabilisation. Diese Errungenschaft kann als Beginn der arthroskopischen Kreuzbandchirurgie gewertet werden, die von dort aus ihren unaufhaltsamen Siegeszug startete. Zunächst wurden Studien durchgeführt, welche die Ergebnisse von offener und arthrosko-

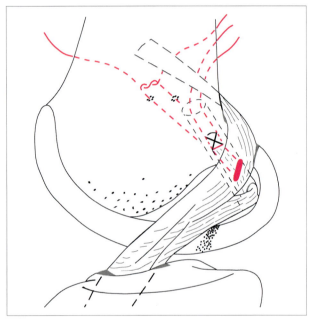

Abb. 8.3: Anatomische Doppelbündelrekonstruktion in offener Technik nach Müller. Das PL-Bündel wird durch einen transfemoralen Tunnel anatomisch platziert und das AM-Bündel wird „over the top" geleitet. Über der lateralen Femurkondyle werden die beiden Bündel miteinander vernäht [18].

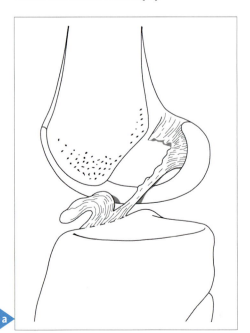 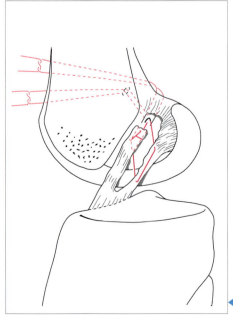

Abb. 8.4: Versorgung einer AM-Partialruptur in der offenen Technik nach Müller. Das AM-Bündel wird angeschlungen und mit dem PL-Bündel vernäht. Es folgt die transfemorale Ausleitung der Nähte und deren Verknoten [18].

pischer Technik miteinander verglichen. Hier sind die frühen Arbeiten von Clancy et al. und Rosenberg et al. erwähnenswert [6, 27]. In diesen Arbeiten konnte ein besseres Ergebnis direkt postoperativ festgestellt werden. Nach 2 Jahren zeigte sich kein Unterschied zwischen Patienten nach Rekonstruktion mit BPTB-Transplantat mittels Mini-Arthrotomie oder nach arthroskopischen Eingriffen. In den 1980er- und 1990er-Jahren standen wissenschaftliche Fragestellungen über die Rehabilitation, Arthrofibrose und OP-Zeitpunkt, verschiedene Fixationsstrategien und die Flexionsstellung zum Zeitpunkt der Fixation im Vordergrund. Über die geschichtliche Entwicklung dieser Fragestellungen wird in den Kapiteln 10, 25 und 28 Stellung genommen. Durch die Entwicklung der arthroskopischen Technik scheinen die Bestrebungen anatomischer Rekonstruktionen mit einer Doppelbündel-Rekonstruktion wieder etwas in Vergessenheit geraten zu sein. Es wurde zunehmend eine femorale Tunnelposition nahe einem isometrischen Punkt gesucht [25]. Zunächst konkurrierten eine Zwei-Inzisionen-Technik mit einem femoralen Outside-in-Tunnel mit der transtibialen Technik [14, 30]. Mit den Vorteilen einer geringeren Morbidität, besserem kosmetischen Ergebnis, verkürzter OP-Zeit und verkürztem Krankenhausaufenthalt, Kostenreduktion, geringerem postoperativen Schmerz wurde die transtibiale Technik zunächst die am meisten verwandte Technik [10]. Dieser Ansatz wird im amerikanischen Raum auch häufig als „one incision" oder „endoscopic technique" bezeichnet. Ende der 1990er-Jahre kam es dann wieder zu einem Strategiewechsel zur Lokalisation des femoralen Tunnels durch das mediale Portal (s. Kap. 15).

Erst Rosenberg besann sich 1994 in einer OP-Technik-Beschreibung einer Firma für eine Fixationsstrategie der alten Ansätze der Doppelbündel-Struktur (s. Abb. 8.5). Er beschreibt eine Technik mit einem tibialen und 2 femoralen Tunneln [27]. Allerdings wurden hier bei transtibialer Tunneltechnik beide femoralen Tunnel im Ursprungsgebiet des AM-Bündels angelegt. Die Technik wurde von Eichhorn in Deutschland pionierhaft umgesetzt und optimiert. Es folgte dann auf verschiedenen Kontinenten parallel eine Wiederbelebung der Doppelbündel-Techniken mit technischen Verbesserungen: Kurosaka und Yasuda in Japan; Eichhorn, Strobel und Petersen in Deutschland; Marcacci in Italien; Christel in Frankreich und Fu in den USA. Als Vorreiter insbesondere für die Weiterentwicklung der Technik in den Vereinigten Staaten dürften die Japaner um Kurosaka [34] und Yasuda [35] gelten. Hier scheinen die größten klinischen Erfahrungswerte und längerfristigen Studien vorzuliegen. Die anatomischen Details, die durch die Doppelbündel-Techniken gewonnen wurden, haben die Einzelbündel-Rekonstruktionen weiter in Richtung mediale Portaltechnik beeinflusst.

Zusammenfassend lässt sich sagen, dass sich in der Geschichte der VKB-Rekonstruktion Hamstring-, Patellarsehnen- und allogene Transplantate als Erfolg versprechend etabliert haben. Nach offenen Eingriffen mit Arthrotomie scheint heutzutage durch die Verbesserung der arthroskopischen Technik wieder die Anatomie in den Mittelpunkt des Interesses gerückt zu sein. Sowohl die anatomische Doppelbündel-Rekonstruktion als auch die femorale Tunnelplatzierung über das mediale Portal muss als Renaissance der technischen Aspekte gewertet werden, dass diese Techniken im offenen Verfahren schon beschrieben und praktiziert wurden.

Literatur

1. Battle W. A case after open section of the knee joint for irreducible traumatic dislocation. Clin Soc London Trans 1900; 33: 232
2. Bircher E. Die Arthroendoskopie. Zentralbl Chir 1921; 48: 1460–1461
3. Blauth W. Restauration of the ACL with a 2-stripped quadriceps tendon graft. Unfallheilkunde 1984; 87: 45–51
4. Bonnet A. Traité des maladies des articulations 1850. Bailiéro, Paris
5. Brückner H. Eine neue Methode der Kreuzbandplastik. Chirurg 1966; 37: 413–414
6. Clancy WG Jr, Nelson DA, Reider B, Narechania RG. Anterior cruciate ligament reconstruction using one-third of the patellar ligament, augmented by extra-articular tendon transfers. J Bone Joint Surg Am 1982; 64(3): 352–359
7. Dandy DJ. Arthroscopic surgery of the knee 1981. Churchill Livingstone, Edinburgh, London, New York
8. Eberhardt C, Jäger A, Schwetlick G, Rauschmann MA. Geschichte der Chirurgie des vorderen Kreuzbandes. Orthopäde 2002; 31: 702–709
9. Feagin JA Jr, Curl WW. Isolated tear of the anterior cruciate ligament: 5 year follow up study. Am J sorts Med 1976; 4(3): 95–100
10. Garth WP Jr. Current concepts regarding the anterior cruciate ligament. Orthop Rev 1992; 21(5): 565–575
11. Goetjes H. Über Verletzungen der Ligamenta cruciata des Kniegelenkes. Dtsch Z Chir 1913; 123: 221–289
12. Hey-Groves EW. Operation for repair of the crucial ligaments. Lancet 1917; 2: 674
13. Hölzel P. Fall von Zerreissung beider Kreuzbänder des li. Kniegelenkes, geheilt durch Ersatz aus dem luxierten äußeren Meniskus. Münch Med Wochenschr 1917; 28: 928–929
14. Jenny JN. Anterior cruciate ligament reconstruction: endoscopic versus two-incision technique. Arthroscopy 1995; 11(4): 513–515
15. Kieser C, Seydl G. Severin Nordentoft und die Priorität für die Arthroskopie Arthroskopie 2000; 13 :197–199
16. Lindemann K. Über den plastischen Ersatz der Kreuzbänder durch gestielte Sehnenverpflanzung. Z Orthop 1950; 79: 316–334
17. Mott HW. Semitendinosus anatomic reconstruction for cruciate ligament insufficiency. Clin Orthop 1983; 75: 90–92
18. Müller W. Das Knie. Form, Funktion und ligamentäre Wiederherstellungschirurgie 1982. Springer, Berlin
19. Nicoletti V. Plastische e trapianti die tessuti in sostituzione dei ligamenti articolari. Gaz Isp Clin 1913; 34: 996

20 Nordentoft S. Ueber Endoskopie geschlossener Cavitäten mittels meines Trokart-Endoskops. Verh Dtsch Ges Chir 1912; 78–81

21 Nordentoft S. Ueber Endoskopie geschlossener Kavitäten mittels Trokarendoskops. Zentralbl Chir 1912; 39: 95–97

22 Nordentoft S. Ueber Endoskopie geschlossener Höhlen. Dtsch Med Wochenschr 1913; 49: 1840

23 O'Donoghue D. Surgical treatment of fresh injuries to the major ligaments of the knee. J Bone Joint Surg Am 1950; 32: 721–738

24 Palmer I. On the injuries to the ligaments of the knee joint: A clinical study. Acta Chir Scand 1938; 91: 1–282

25 Penner DA, Daniel DM, Wood P, Mishra D. An in vitro study of anterior cruciate ligament graft placement and isometry. Am J Sports Med 1988; 16(3): 238–243

26 Robson AW. Ruptured crucial ligaments and their repair by operation. Ann Surg 1903; 37: 716–718

27 Rosenberg TD, Franklin JL, Baldwin GN, Nelson KA. Extensor mechanism function after patellar tendon graft harvest for anterior cruciate ligament reconstruction. Am J Sports Med 1992; 20(5): 519–525

28 Rosenberg TD, Graf B. Techniques for ACL reconstruction with Multi-Trac drill guide 1994. Acufex Microsurgical, Mansfield

29 Segond P. Recherches cliniques et expérimentales sur les épanchements sanguins du genou par entrose. Prog Med 1879; 16: 297–421

30 Sgaglione NA, Schwartz RE. Arthroscopically assisted reconstruction of the anterior cruciate ligament: initial clinical experience and minimal 2-year follow-up comparing endoscopic transtibial and two-incision techniques. Arthroscopy 1997; 13(2): 156–165

31 Stark J. Two cases of ruptured crucial ligaments of the knee-joint. Med Surg (Edinburgh) 1850; 5: 267–271

32 Watanabe MS, Takeda H, Ikeuchi H. Atlas of arthroscopy 1970. Springer, Berlin, Heidelberg

33 Weber W. Mechanik der menschlichen Gehwerkzeuge 1836. Dieterichsche Buchhandlung, Göttingen

34 Yagi M, Kuroda R, Nagamun K, Yoshiya S, Kuosaka M. Double bundle ACl reconstruction can improve rotational stability. Clin Orthop Rel Res 2007; 454: 100–107

35 Yasuda K, Kondo E, Ichiyama H, Kitamura N, Tanabe Y, Tohyama H, Minami A. Anatomic reconstruction of the anteromedial and posterolateral bundles of the anterior cruciate ligament using hamstring tendon grafts. Arthroscopy 2004; 20: 1015–1025

36 Zur Verth V. Aussprache 27. Kongress, 5.–7. Sept. 1932, Mannheim. Verh Dtsch Orthop Ges 1933; 268–270

9 Transplantatwahl

Hermann O. Mayr, Dörthe Willkomm, Wolf Petersen

9.1 Einleitung

Zum Ersatz des vorderen Kreuzbandes stehen verschiedene Transplantate zur Verfügung. Die Verwendung der Patellarsehne als autologes Sehnentransplantat wurde von Jones bereits 1960 beschrieben. Dieses Transplantat galt in den 1970er- und 1980er-Jahren als Goldstandard für die VKB-Rekonstruktion.

Aufgrund der Entnahmemorbidität und dem Auftreten postoperativer Bewegungseinschränkungen wurde nach alternativen Transplantaten gesucht. Naheliegend war die Verwendung künstlicher Transplantate, da sich die Materialien bereits auf anderen Gebieten (z.B. Gefäßchirurgie) bewährt hatten. Gebräuchliche Kunstbänder bestanden aus Gore-Tex oder Dacron. Bisher konnte sich jedoch kein künstliches hergestelltes Material in der Kniebandchirurgie bewähren. Aufgrund der intermittierenden zyklischen Belastung kam es zum Transplantatversagen. Der Abrieb führte zur Fremdkörpersynovialitis. Beide Faktoren trugen zur Progredienz der postoperativen Gonarthrose bei (s. Abb. 9.1). Aus diesem Grunde ist dieser Weg in der Kniebandchirurgie wieder verlassen worden.

Mit der Entwicklung neuer Fixationsmethoden (Endobutton) erlangten in den 1990er-Jahren die Semitendinosus- und Gracilissehne erneute Aufmerksamkeit. Mit dieser Fixationsmethode war eine rein arthroskopische femorale Fixation sowie die Verwendung mehrerer Sehnenschlaufen möglich. Dadurch konnte die Stabilität des Transplantates gesteigert werden. Mittlerweile haben die freien Beugesehnentransplantate die Patellarsehne in ihrer Popularität übertroffen.

Weitere Alternativen sind die Quadrizepssehne oder die Verwendung allogener Transplantate. Beide Transplantate spielen in Deutschland und Europa derzeit jedoch eine untergeordnete Rolle.

Dieses Kapitel soll einen wissenschaftlichen Überblick über die verschiedenen Transplantatoptionen geben. Ein ideales Transplantat sollte die Struktureigenschaften des normalen VKBs aufweisen; dabei sollte die Entnahme des Transplantates möglichst wenig Probleme machen.

9.2 Struktureigenschaften des normalen VKBs

Ein ideales Transplantat sollte ähnliche Struktureigenschaften wie das normale VKB besitzen. Woo et al. [48] haben die Struktureigenschaften des Femur-VKB-Tibia-Komplexes evaluiert. In dieser Studie betrug die maximale Last des VKBs bei jüngeren Körperspendern 2160 N bei einer Steifigkeit von 242 N. Leider sind die Struktur-

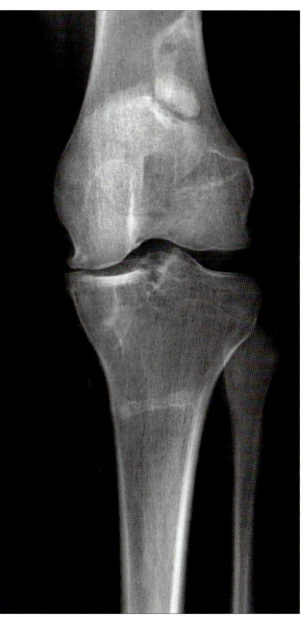

Abb. 9.1: Gonarthrose bei Zustand nach VKB-Ersatzplastik mit einem Dacronband

eigenschaften des normalen VKBs und verschiedener Transplantate nie in einer Studie untersucht worden. Daher können die Ergebnisse nur mit Einschränkungen verglichen werden. Außerdem ist zu beachten, dass die Struktureigenschaften in hohem Maße vom Querschnitt des Transplantates abhängen.

9.3 Entnahmemorbidität

Kartus et al. [19] untergliedern die Entnahmemorbidität nach VKB-Ersatz in 3 verschiedene Kategorien:
1. Genereller Schmerz und Beschwerden im Bereich der vorderen Knieregion, verursacht durch Muskelschwäche und Bewegungseinschränkungen
2. Spezifische Beschwerden wie z.B. Taubheit (Verletzung des R. infrapatellaris des N. saphenus), lokaler Schmerz an der Entnahmestelle, lokaler Druckschmerz oder Probleme beim Knien
3. Spätreaktionen des Gewebes an der Entnahmestelle

9.3.1 Patellarsehne

Die Verwendung des zentralen Drittels Patellarsehne galt lange Zeit als Goldstandard in der Kreuzbandchirurgie. Die Angaben im Schrifttum zur Maximallast dieses Transplantates variieren zwischen 1784 N [47] und 1997 N [42], die Steifigkeit beträgt 210 N/mm [47]. Beide Parameter sind abhängig vom Transplantatdurchmesser. Gängige Transplantatdurchmesser variieren zwischen 9 und 10 mm. Die freie Sehnenlänge der Patellarsehne variiert zwischen 40 und 60 mm. Das Transplantat wird normalerweise mit zwei Knochenblöcken aus Patella und Tuberositas tibiae entnommen (s. Abb. 9.2). Zur Mobilisation der Knochenblöcke werden oszillierende Sägen, Lambottmeißel oder Hohlfräsen verwendet. Die Knochenblöcke garantieren eine sichere Fixation und eine schnelle Einheilung [28]. Papageorgiou et al. [28] konnten in einem Tiermodell zeigen, dass Patellarsehnentransplantate nach 6 Wochen eingeheilt waren. Durch die Knochenblöcke bleibt die Insertionszone der Sehne erhalten; die Einheilung erfolgt zumindest femoral über den Knochen.

Zur Fixation von Patellarsehnentransplantaten werden verschiedene Methoden angegeben: „Press fit", Interferenzschraube, transfemorale Fixation oder extrakortikal. Aufgrund der schnellen Einheilung des Transplantats wird die Fixation von Patellarsehnentransplantaten nicht als problematisch angesehen. Bei einer langen Patellarsehne kann der distale Knochenblock aus dem Tunnel herausragen. In diesen Fällen kann die Fixation entweder außerhalb des Tunnels mittels Krampen erfolgen; eine Alternative ist, den Knochenblock hochzuklappen und auf diese Weise den Tunnel abzudichten.

Das Patellarsehnentransplantat ist jedoch mit einer Reihe von Nachteilen verbunden. Als spezifische Komplikation wird die Patellalängsfraktur oder die Ruptur der Patellarsehne angegeben [12, 25]. Verschiedene Studien haben außerdem zeigen können, dass postoperative Bewegungseinschränkungen häufiger nach VKB-Rekonstruktion mit Patellarsehnentransplantat beobachtet werden [14]. Das kann einerseits daran liegen, dass die Fixation der Patellarsehne rigider ist als die von Transplantaten ohne Knochenblock. Eine andere Ursache könnte ein inferiores Patellakontraktur-Syndrom sein [27]. Als weiterer Nachteil des zentralen Patellarsehnendrittels wird dessen Entnahmemorbidität gesehen (vorderer Knieschmerz, Schmerzen beim Knien, Tendinose der Patella, Patella baja, Sensibilitätsstörungen durch Verletzung des N. saphenus). Die Genese des vorderen Knieschmerzes nach Patellarsehnenentnahme ist multifaktoriell. Die Entnahme eines Drittels der Sehne kann zu einer Überlastung des Restgewebes und auf diese Weise zu einer Tendinose führen. Streckdefizite führen zu einer vermehrten Belastung des Femoropatellargelenkes, die nach einiger Zeit sogar zu Knorpelschäden führen kann [19]. Eine reflektorische Inhibition des M. quadriceps als Reaktion auf die iatrogene Sehnenschädigung kann zu intramuskulärer Dysbalance führen und ein inferiores Patellakontraktur-Syndrom begünstigen.

Einige der Entnahmeprobleme können durch Modifikation der Entnahmetechnik verhindert werden. So kann ein Patellarsehnentransplantat über 2 horizontale Inzisionen entnommen werden [46]. Auf diese Weise sollen Irritationen des N. saphenus vermieden werden. Ein frühes Quadrizepstraining kann auch helfen, den durch muskuläre Dysbalance bedingten vorderen Knieschmerz zu minimieren.

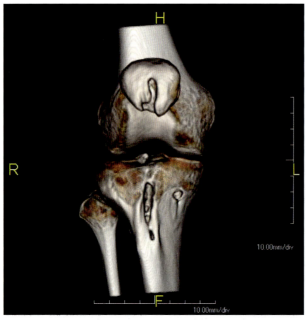

Abb. 9.2: 3-D-CT nach Entnahme eines Patellarsehnentransplantates

Schmerzen beim Knien sind durch die Entnahmedefekte bedingt (s. Abb. 9.3). Die Auffüllung dieser Defekte mit autologem Knochenmaterial kann die Schmerzsymptomatik beim Knien reduzieren [46]. Eine weitere Alternative ist die Entnahme der Patellarsehne mit nur einem Knochenblock.

Ein Patellarkontraktur-Syndrom (Patella baja) kann durch sofortigen Beginn krankengymnastischer Übungen mit frühzeitiger Quadrizepsaktivierung verhindert werden [37].

Tendinosen sind auf die Reduktion des Sehnenquerschnittes zurückzuführen. Aus diesem Grunde sollte ein Durchmesser von über 10 mm nicht verwendet werden.

Aufgrund der potenziellen Entnahmemorbidität sollte die Indikation zu einer VKB-Ersatzplastik mit einem Patellarsehnentransplantat bei bestimmten Personen zurückhaltend gestellt werden. Dazu zählen Personen mit beruflich vorrangig knieender Tätigkeit, Personen, die aus religiösen Gründen mehrfach am Tag kniend beten, Patienten mit schmaler Patellarsehne oder Patienten mit vorbestehenden Knorpelschäden im Femoropatellargelenk.

9.3.2 Beugesehnen (Semitendinosus-/Gracilissehne)

Aufgrund der Entnahmemorbidität der Patellarsehne wurden freie Beugesehnentransplantate in den letzten Jahren immer populärer. Die Möglichkeit die Semitendinosussehne dreifach oder vierfach zu bündeln, erhöht die Reißfestigkeit und die Steifigkeit dieser Transplantate in hohem Maße. Ein doppelschlaufiges Semitendinosus-/Gracilisehnentransplantat besitzt eine maximale Last von 2442 N bei einer Steifigkeit von 238 N/mm [47]. Diese Werte kommen den Struktureigenschaften des normalen VKBs sehr nahe. Mit einer vierfach gebündelten Semitendonosussehne werden bei Männern Transplantatdurchmesser von 7,9 mm und bei Frauen von 7,5 mm erreicht [45]. Der einzige Parameter, der eine Vorhersage des Transplantatdurchmessers erlaubt, ist die Körpergröße [45]. Mit der folgenden Formel kann der Transplantatdurchmesser errechnet werden:

> 2,4 + 0,03 x Körpergröße (in cm)

Bei Patienten unter 147 cm Körpergröße sind Transplantatdurchmesser unter 7 mm häufig.

Die Entnahme der Beugesehnentransplantate gelingt über einen kleinen Hautschnitt medial der Tuberositas tibiae. Durch eine horizontale Schnittführung kann der R. infrapatelaris des N. saphenus geschont werden [29]. Nach Längsspaltung der Satoriusfaszie wird die Semitendinosussehne mit einem Sehnenstripper ent-

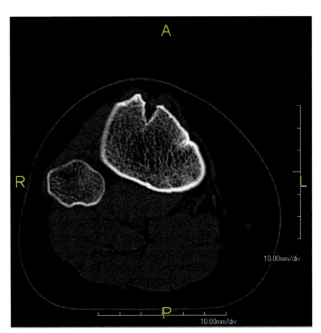

Abb. 9.3: CT der Tuberositas tibiae nach Entnahme eines Patellarsehnentransplantates

nommen. Bei einer Sehnenlänge von 28 cm kann das Transplantat vierfach gedoppelt werden. Bei unzureichender Länge der Semitendinosussehne kann zusätzlich die dünnere und kürzere Gracilissehne entnommen werden. Die Satoriusfaszie wird mit einer Naht verschlossen.

Wir bevorzugen selbst bei Doppelbündel-Rekonstruktionen nur die Entnahme der Semitendinosussehne, da verschiedene Studien gezeigt haben, dass die Entnahme der Beugesehnen einen Einfluss auf die postoperative Muskelkraft hat [1, 4, 36, 44, 49].

Yasuda et al. [49] haben 65 Patienten untersucht, bei denen ein Semitendinosus-/Gracilisehnentransplantat zum VKB-Ersatz entweder ipsilateral oder kontralateral entnommen wurde. Bei den nicht operierten Kniegelenken kam es nach 12 Monaten postoperativ zu einem Anstieg der Quadrizeps- und Beugekraft auf 120%. Auch bei den Gelenken mit VKB-Plastik und Sehnenentnahme wurde postoperativ ein Anstieg der Quadrizepskraft auf ähnliche Werte beobachtet. In beiden Gruppen kam es am Bein der Sehnenentnahme jedoch zu einer signifikanten Abnahme der Beugekraft bis zum 1. (ipsilateral) und 9. Monat (kontralateral) postoperativ. Diese Ergebnisse wurden von anderen Autoren weitgehend bestätigt [4]. Amour et al. [1] konnten außerdem zeigen, dass auch die Innenrotationskraft nach Semitendinosus-/Gracilisehnenentnahme bis zu 2 Jahre postoperativ reduziert ist.

Tashiro et al. [44] haben 90 Patienten untersucht, bei denen eine VKB-Ersatzplastik entweder mit einem Semitendinosussehnen- oder mit einem Semitendinosus-/Gracilisehnentransplantat durchgeführt wurde. In 70° Beugung wurde in beiden Gruppen nach 6, 12 und 18 Monaten ein signifikantes Defizit in der isokinetischen und isometrischen Beugekraft gemessen. Nach 18 Monaten war die Beugekraft in der Semitendonosus-Gruppe jedoch signifikant höher. Es bestand kein Unterschied in den klinischen Ergebnissen zwischen beiden Gruppen.

Segawa et al. [36] haben die Innenrotationskraft nach Semitendinosussehnen- oder Semitendinosus-/Gracilissehnenentnahme gemessen. In dieser Studie war die Innenrotationskraft der Semitendinosus-Gruppe signifikant höher als die der Semitendinosus-/Gracilissehnen-Gruppe. Diese Ergebnisse werden von Gobbi et al. [13] bestätigt. Übereinstimmend haben diese Studien zeigen können, dass postoperativ nach Entnahme der Beugesehnen ein Defizit in der Beugekraft und der Innenrotationskraft besteht.

Einige Studien haben jedoch gezeigt, dass sich die Beugekraft bis zu einem gewissen Maße erholen kann [49]. Eine Erklärung für diese Befunde liefern Studien, die berichten, dass die Beugesehnen nach Entnahme ein gewisses Regenerationspotenzial haben [26]. So konnte an Patienten mit MRT, Sonografie und histologischer Aufarbeitung von Biopsien gezeigt werden, dass sich 1–2 Jahre nach Sehnenentnahme bei einem Teil der Patienten (89%) Ersatzgewebe gebildet hatte [8, 9, 10, 23, 34]. Der Regenerationsprozess scheint vom proximalen Muskelstumpf auszugehen. Es kommt entlang der Faszien zu einer Regeneratbildung. Es gibt Hinweise, dass die Regeneratbildung häufiger ist, wenn die Gracilissehne intakt gelassen wurde. Zwar liegen Berichte über wiederholte Entnahme der Semitendinosussehne in der Revisionschirurgie vor [50], von diesem Vorgehen raten wir jedoch aufgrund der unsicheren Datenlage ab.

Aufgrund der fehlenden Knochenblöcke galt die Fixation reiner Beugesehnentransplantate lange Zeit als problematisch. Heute steht jedoch eine Vielzahl von Möglichkeiten zur Fixation reiner Sehnentransplantate zur Verfügung (extrakortikal mit „Fliptack" oder „Endotack", Interferenzschraube, Crosspins, Hybrid-Techniken). Diese Techniken sind im Kapitel 10 beschrieben.

Aufgrund der langsameren Einheilung reiner Sehnentransplantate empfehlen einige Autoren eine vorsichtigere Rehabilitation als nach Patellarsehnentransplantaten. Yu und Pässler [51] konnten zeigen, dass Tunnelweitungen häufiger nach einem aggressiven Rehabilitationsschema auftraten, als nach einem eher konservativen Rehabilitationsprogramm. Auch Vadala et al. [52] berichteten, dass Tunnelweitungen signifikant häufiger nach einem aggressiven Rehabilitationsprogramm ohne Orthese auftraten, als nach einem vorsichtigeren Standardprogramm (s. auch Kap. 28). Heijne und Werner [17] haben in dieser prospektiv randomisierten Studie zeigen können, dass Patienten, die nach Beugesehnen-VKB-Rekonstruktion mit einem späten Quadrizepstraining begannen, eine bessere Stabilität hatten als Patienten, die mit einem frühen Quadrizepstraining in offener Kette begannen.

Verschiedene Studien offenbarten, dass die Morbidität (vorderer Knieschmerz, Schmerzen bei Knien, Sensibilitätsstörungen) nach Entnahme der Beugesehnen signifikant geringer war, als nach Entnahme der Patellarsehne [2, 14, 31]. Pinczewski et al. [31] berichteten in einer prospektiv randomisierten Langzeitstudie sogar, dass die Inzidenz radiologischer Arthrosezeichen nach VKB-Ersatz mit Patellarsehne höher als nach VKB-Ersatz mit Beugesehne ist. Unterschiede in der Stabilität und in den klinischen Scores bestanden nicht.

Einige Studien konnten zeigen, dass die AP-Stabilität bei Frauen nach VKB-Rekonstruktion mit Semitendinosussehne geringer war als nach VKB-Ersatz mit Patellarsehne. Das kann daran liegen, dass die Transplantatdurchmesser bei Frauen geringer sind. Siebold et al. [40] haben weibliche Patienten nach VKB-Ersatz mit Semitendinosussehnen- und Patellarsehnentransplantat verglichen. In dieser Studie bestand kein Unterschied in der Stabilität und im IKDC-Score. Nach Semitendinosussehnentransplantat wurden jedoch höher Aktivitäts- und SF-36-Scores beobachtet. Bei Patientinnen nach Patellarsehnentransplantat wurden häufiger Extensionsdefizite und Schmerzen beim Knien beobachtet.

Aufgrund der oben genannten Vorteile bei verbesserten Fixationstechniken ist das freie Beugesehnentransplantat in unserer klinischen Praxis das Transplantat der Wahl.

9.3.3 Quadrizepssehne

Die Quadrizepssehne als autologes Transplantat zum Ersatz des vorderen Kreuzbandes wurde bereits von Blauth [3] beschrieben. Blauth schilderte eine Doppelbündel-Rekonstruktion, bei der das AM-Bündel in der Over-the-top-Position und das PL-Bündel im PL-Ursprungsgebiet verankert wurde. Aus dem mittleren Drittel der Quadrizepssehne lassen sich Transplantate mit einer Länge von 9–10 cm gewinnen (s. Abb. 9.4). Die Transplantatentnahme kann mit oder ohne Knochenblock erfolgen. Der Querschnitt des Quadrizepssehnentransplantates ist größer als der der Patellarsehne. Die mechanischen Eigenschaften ähneln denen der Patellarsehne.

Stäubli et al. [41] haben die maximale Last von Knochen-Quadrizeps-Transplantaten mit der maximalen Last von Knochen-Patellarsehnen-Transplanaten verglichen. Die maximale Last unkonditionierter Knochen-Quadrizeps-Transplantate betrug 2173 N; die maximale Last unkonditionierter Knochen-Patellarsehnen-Transplantate betrug 1953 N. Beide Werte sind mit dem normalen VKB vergleichbar.

9.3 Entnahmemorbidität

Die klinischen Erfahrungen mit dem Quadrizepssehnentransplantat sind begrenzt. Studien, die mit anderen Transplantaten vergleichen, fehlen. In den bisher publizierten haben die Autoren die Entnahmemorbidität des Quadrizepssehnentransplantates mit Ergebnissen aus dem Schrifttum verglichen. Dabei kamen die Autoren zu dem Schluss, dass die Entnahmemorbidität bei Quadrizepssehnentransplantaten geringer ist als bei Patellarsehnentransplantaten [6, 21].

Lee et al. [21] haben in einer retrospektiven Studie 67 Patienten durchschnittlich 41 Monate nach einer VKB-Rekonstruktion mit Quadrizepssehnentransplantat untersucht. In dieser Studie berichteten nur 4 Patienten über Schmerzen beim Knien und 1 Patient von lokalem Druckschmerz an der Entnahmestelle.

Chen et al. [6] haben in einer retrospektiven Studie 34 Patienten 4–7 Jahre nach einer VKB-Rekonstruktion mit Quadrizepssehnentransplantat untersucht. In dieser Studie erreichten 32 Patienten eine Quadrizepskraft von mehr als 80% der Gegenseite. Aufgrund des schlechten Studiendesigns beider Studien ist ein Vergleich zu anderen Techniken jedoch nicht zulässig.

Gorschewsky et al. [15] haben erstmals in einer retrospektiven Studie 124 Patienten mit Quadrizepstransplantat und 136 Patienten mit Patellarsehnentransplantat verglichen. Es bestand kein Unterschied im IKDC-Score, die Entnahmemorbidität war in der Patellarsehnen-Gruppe jedoch signifikant höher.

In unserer Hand ist das Quadrizepssehnentransplantat daher ein Transplantat für die Revisionschirurgie. Wir entnehmen es ohne Knochenblock.

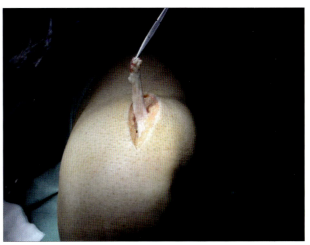

Abb. 9.4: Entnahme eines Quadrizepssehnentransplantates

9.3.4 Spendertransplantate

Indikation für Fremdtransplantate

Nach Beurteilung der Autoren sind Fremdtransplantate (Allografts) überwiegend zum Ersatz des vorderen Kreuzbandes (VKB) bei kombinierter vorderer und hinterer Kreuzbandläsion, einigen komplexen Kniebandverletzungen unter Beteiligung des medialen und lateralen Seitenbandapparates und bei Revisionen indiziert. Es müssen jedoch die gesetzlichen Vorgaben des jeweiligen Landes berücksichtigt werden.

In einem Review befürworten Cohen et al. [54] den Einsatz von Allografts sowohl bei der Revisionschirurgie als auch beim primären Ersatz des vorderen Kreuzbandes ohne Zusatzverletzungen.

Tab. 9.1: Ergebnisse von Studien die Allo- und Autografts vergleichen

Autor	N	FU	Transplantat	Ergebnisse
Chang et al. 2003	79	40 M.	BPTB	Kein Unterschied in subjektiven Scores, AP-Stabilität und vorderem Knieschmerz 3 Rerupturen in der Allograft-Gruppe
Harner et al. 1996	90	45 M.	BPTB	Kein Unterschied in subjektiven Scores, AP-Stabilität
Kustos et al. 2004	79	38 M.	BPTB	Kein Unterschied in klinischen Scores 2 Rerupturen in der Allograft-Gruppe, eine Reruptur in der Autograft-Gruppe
Lephart et al. 1993	33	24 M.	BPTB	Kein Unterschied in Quadrizepskraft und Funktion in der Autograft-Gruppe
Peterson et al. 2001	60	5 J.	BPTB	Kein Unterschied in Patientenzufriedenheit, objektiven Ergebnissen
Poehling et al. 2006	159	5 J.	BPTB und Allografts ohne Knochenblock	Kein Unterschied in subjektiven Scores Weniger Schmerz und bessere Funktion in der Allograft-Gruppe nach einem Jahr
Sademmi et al. 1993	50	2 J.	BPTB	Kein Unterschied in perioperativer Morbidität
Shelton et al. 1997	60	2 J.	BPTB	Kein Unterschied in objektiven Parametern
Shino et al. 1993	92	3 J.	Keine Angabe zu Allograft	Bessere AP-Stabilität und Quadrizepskraft in der Allograft-Gruppe
Stringham et al. 1996	78	3 J.	BPTB	Kein Unterschied in subjektiven Ergebnissen 4 Rerupturen in der Allograft-Gruppe
Victor et al. 1997	73	2 J.	BPTB	Nach 6 und 12 Monaten vermehrte AP-Translation in der Autograft-Gruppe, nach 24 Monaten vermehrte AP-Translation in der Allograft-Gruppe 3 Rerupturen in der Allograft-Gruppe

Es existieren einige Studien, welche die Verwendung von Allografts bei der primären und singulären Rekonstruktion des vorderen Kreuzbandes befürworten. Kleipool et al. [55] und Harner et al. [56] konnten keine signifikanten Unterschiede von Patellarsehnenstransplantaten mit Knochenblöcken (BPTB)-Autografts zu fresh-frozen BPTB-Allografts nach ca. 4 Jahren feststellen. Noyes et al. [57] berichteten über exzellente und gute Ergebnisse unter der Verwendung von allogenen BPTBs und Achillessehnen. In der Studie von Indelicato et al. [58] erbrachten die fresh-frozen allogenen Patellarsehnen bei der Primärrekonstruktion bessere klinische Resultate als die freeze-dried präparierten. Krych et al. [59] stellen in einer Metaanalyse fest, dass bei der Primärrekonstruktion des vorderen Kreuzbandes die klinischen Ergebnisse der Allografts teilweise schlechter sind als die der Autografts. Die bestrahlten und chemisch behandelten Allografts sind unterlegen. Die ausschließlich tiefgefrorenen Transplantate sind den Autografts ebenbürtig.

Durch Zusammenarbeit mit der Arbeitsgemeinschaft für Arthroskopie (AGA) konnte in einer Umfrage evaluiert werden, dass 61% der AGA-Instruktoren bei entsprechender juristischer Absicherung Allografts verwenden würden. Die Patellarsehne mit anhängenden Knochenblöcken wird von 63% der Befragten favorisiert.

Forensische Situation für VKB-Spendertransplantate

Aktuelle Vorgaben der Europäischen Union und ein Rahmengesetz der Bundesrepublik Deutschland erfordern neue Richtlinien für muskuloskeletales Gewebe. Gewebebanken und andere Entnahmeeinrichtungen bedürfen eines Zulassungs- und Prüfungsverfahrens. Die forensische Situation zur Gewinnung, Aufbereitung und Verwendung von humanen Fremdsehnentransplantaten in der Kreuzbandchirurgie ist sehr restriktiv.

Eine Herstellungserlaubnis besteht in Deutschland zurzeit nur für peressigsäurebehandelte Bänder bzw. im Tutogen-Verfahren (u.a. Anwendung von Wasserstoffperoxid, Aceton und Niederdosis-Bestrahlung) bearbeitete Sehnen. Beide Verfahren kommen einer Sterilisation gleich. Die Verwendung nicht sterilisierter Sehnen muss durch ein Sonderverfahren (in Deutschland durch das Paul-Ehrlich-Institut) genehmigt werden. Im Einzelfall muss vom Anwender nachgewiesen werden, dass es keine andere Möglichkeit der operativen Bandstabilisierung gibt.

Die aktuellen Bestimmungen sind im Fluss. Informationen dazu gibt die Deutsche Gesellschaft für Chirurgie im Leitfaden der Deutschen Gesellschaft für Chirurgie zur Guten Fachlichen Praxis (GFP) für die Entnahme von menschlichen Geweben und Zellen zur Herstellung eines Arzneimittels (http://www.dgch.de).

Arten von Spendertransplantaten

Die Spendertransplantate sind vielfältig und qualitativ unterschiedlich. Die häufigsten Fremdtransplantate sind die Patellarsehne, die Achillessehne und Tibialissehnen [60]. Aufgrund hoher Versagenslasten findet die Tibialis-anterior-Sehne zunehmend Beachtung [61]. Bei Verwendung von Spendersehnen mit Knochenblöcken ist zu berücksichtigen, dass der Knochenblock relativ langsam inkorporiert wird [62]. In der Revisionschirurgie ermöglichen jedoch alloge Knochenblöcke das einzeitige Vorgehen bei größeren Knochendefekten um die Bohrkanäle (s. Abb. 9.5).

Aufbereitung und Sterilisation von Fremdtransplantanten

Die Art der Aufbereitung eines Transplantats ist wichtig für dessen Qualität. Das Transplantat kann ohne weitere Behandlung frisch übertragen werden. Dies beinhaltet jedoch das höchste Risiko für Abstoßung, Sensibilisierung und Infektübertragung. Die Methode des Tieffrierens der frisch entnommen Sehne bei –80°C (deep fresh-freezing) wird derzeit am häufigsten durchgeführt. Des Weiteren sind die Gefriertrocknung (freeze-drying) und das Tieffrieren in flüssigem Stickstoff bei bis zu –196°C (Cryopreservation) üblich. Freeze-drying und Fresh-freezing zerstören Zellen mit MHC (major histocompatibility)-Komplex. Das Risiko der Abstoßung des Transplantates wird reduziert, da der MHC-Komplex für die Immunerkennung und Gewebeverträglichkeit wichtig ist. Im Freeze-drying gelingt es laut Crawford et al. [63] nicht, Retroviren zu inaktivieren. Ein vorheriges Screening ist somit unausweichlich. Bei Cryopreservation werden Zellschäden während des Einfrierens und Auftauens verursacht. Auswirkungen auf die primäre Stärke der Transplantate sind nicht beschrieben [64, 65].

Vor dem Tieffrieren kann das Gewebe im Flüssigkeitsstrom gereinigt werden. Ein neueres Verfahren verwendet hierfür sequenzielle Ultraschallbäder und eine Reinigung durch druck- und vakuumerzeugende Zyklen [66]. Durch dieses Vorgehen wird eine verbesserte Matrixpenetration des Flüssigkeitsstromes erreicht.

In früheren Studien wurde festgestellt, dass das Tieffrieren keinen Einfluss auf die Belastbarkeit eines Transplantates hat [64, 65]. Eine aktuelle Studie belegt jedoch, dass das Tieffrieren z.B. bei der Tibialis-posterior-Sehne

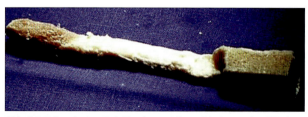

Abb. 9.5: Präpariertes Patellasehnen-Allograft mit Knochenblöcken (BPTB-Allograft)

die Versagenslast herabsetzt [67]. Bei gefriergetrockneten Transplantaten wird eine Reduzierung der maximalen Belastbarkeit beschrieben [68].

Die verschiedenen Behandlungsweisen ermöglichen eine unterschiedliche Lagerungsdauer. Deep-fresh-frozen-Präparate können 6 Monate, Freeze-dried-Präparate bis zu 2 Jahre aufbewahrt werden. Die mögliche Lagerungsdauer von cryopreservierten Transplantaten ist unbekannt.

Eine Sterilisation ist erforderlich, um Transmissionen von Viren und Bakterien sicher auszuschließen. Ethylenoxid und hochdosierte γ-Bestrahlung sind dabei die renommiertesten Verfahren. Ethylenoxid ist ein gasförmiges Sterilisationsmittel für medizinische Geräte und Produkte sowie für Nahrungsmittel. Im Tierversuch verursachte es jedoch Fortpflanzungsdefekte; ähnliche Wirkungen auf humaner Ebene werden vermutet.

Teilweise verursachten mit Ethylenoxid präparierte Allografts beim Empfänger intraartikuläre Reaktionen mit synovialen Ergüssen und zellulären Entzündungserscheinungen [69]. Es wurden auch Zysten um den femoralen Bohrkanal beschrieben [70]. Im Gegensatz zu anderen Sterilisationsverfahren wird bei der Verwendung von Ethylenoxid eine Reduzierung der Belastbarkeit der Fremdtransplantate zum Transplantationszeitpunkt nicht beschrieben [71].

Die International Atomic Energy Agency empfiehlt 25 000 Gray γ-Bestrahlung zur Sterilisation medizinischer Produkte. Eine Dosis über 30 000 Gray ist laut Fideler et al. [72] notwendig, um bei HIV-infizierten-freshfrozen-Patellarsehnen-Allografts mit Knochenblöcken (BPTB-Allograft, s. Abb. 9.6) keine DNA des Humanen Immundefizienz-Virus nachzuweisen. Veränderungen biomechanischer und biologischer Eigenschaften sind dosisabhängig. Bestrahlungen um 20 000 Gray verursachen zwar eine Schwächung der Sehnen [73], dennoch sind schlechte klinische Ergebnisse bei Anwendung dieser Dosis auf Allografts nicht beschrieben. Schädliche Effekte sind zwischen 25 000 und 40 000 Gray zu erwarten [74, 75]. Diese Dosis ist notwendig, um Retroviren abzutöten.

Die negativen Auswirkungen der Sterilisationsmethoden veranlassen Hersteller, Allografts steril zu gewinnen und auf die Sterilisationsmethoden zu verzichten.

Vorteile von Fremdtransplantaten
Die Verwendung der autologen Patellarsehne birgt das Risiko der Patellafraktur oder Schädigung des Ramus infrapatellaris des N. saphenus. Bei Verwendung der autologen Hamstrings wird die Innenrotation des Unterschenkels geschwächt. Gelegentlich wird der N. saphenus verletzt. Diese Schäden können bei Allograftverwendung vermieden werden. Übliche Komplikationen nach Verwendung der autologen Patellarsehne oder der

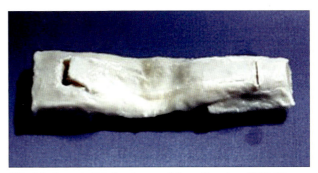
Abb. 9.6: Gesamte Patellasehne zur Präparation eines BPTB-Allografts

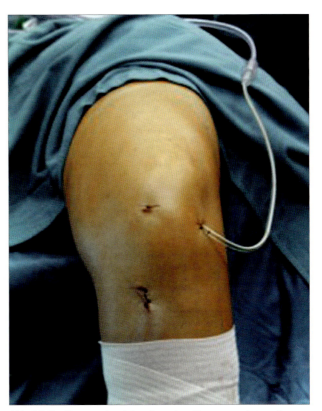
Abb. 9.7: Zugänge nach minimalinvasiver Versorgung bei vorderer Kreuzbandplastik durch Allograft

autologen Hamstrings wie vorderer Knieschmerz, Patella baja, starke Extensionsdefizite und Arthrofibrosen treten bei der Verwendung von Spendertransplantaten fast nie auf. Bei der Implantation des Allografts besteht stets die Möglichkeit des minimalinvasiven Eingriffes, der minimale Narben hinterlässt (s. Abb. 9.7). Die Operationszeit ist verkürzt. Allograft-Empfänger haben postoperativ weniger Schmerzen als Autograft-Empfänger. Dies verkürzt den Krankenhausaufenthalt und die Arbeitsunfähigkeit.

Nachteile von Fremdtransplantaten
Die Gefahr der Krankheitsübertragung und Abstoßungsreaktion wird nur bei Sterilisation sicher ausgeschlossen. Buck et al. [76] ermittelten, dass das Risiko für den Transplantatempfänger, sich mit HIV zu infizieren, bei

gründlichem Screening 1:1 667 000 beträgt. Ohne Screening steigt das Risiko um das über 10000-Fache (1:161). Stets wird der Vergleich mit dem Risiko der HIV-Transmission bei Blutkonserven gezogen (1:200 000–800 000). Dieses Risiko ist mindestens ebenso groß.

Allografts mit Knochenblöcken benötigen einen größeren Zeitraum, um zu inkorporieren. Sie neigen dazu, den umliegenden Knochen zu resorbieren. Dies führt zu einer Vergrößerung des Bohrkanals („Tunnel enlargement"). Jackson et al. [77] vermuten, dass die inkomplette Inkorporation der Allografts Folge einer Immunreaktion ist. Das wäre eine mögliche Erklärung der erhöhten Versagensrate durch Rupturen. Ein weiteres Problem stellt die geringe Verfügbarkeit von Fremdtransplantaten dar.

In einer Schafstudie werden das verzögerte Remodeling und die geringere Versagenslast der Allografts im Vergleich zu den Autografts bei der vorderen Kreuzbandrekonstruktion im Zeitraum zwischen 12 und 52 Wochen beschrieben [78]. Für die Anwendung beim Menschen wird deshalb gefordert, die Nachbehandlung bei Verwendung von Allografts weniger aggressiv durchzuführen als bei Autografts.

Daten eigener Studien

Zwischen Mai 2000 und September 2002 wurden an der Orthopädischen Chirurgie in München 20 Revisionsplastiken des vorderen Kreuzbandes mit Patellarsehnenallograft durchgeführt. Die Transplantate waren freshfrozen und nicht bestrahlt. Als Kontrollgruppe dienten Patienten, die sich zur gleichen Zeit einer Revisionsplastik des vorderen Kreuzbandes mit Patellarsehnenautograft unterzogen. Patienten mit komplexer Instabilität, einem Arthrosegrad > I und einer Achsabweichung Varus/Valgus > 5° wurden von der retrospektiven Studie ausgeschlossen. Nachuntersuchungen erfolgten nach ca. 2 Jahren (20,00 ± 7,00 Monate) und 5,5 Jahren (67,39 ± 12,30 Monate). Es wurden die Resultate des IKDC-2000-Dokumentationsbogens und der KT-1000-Arthrometermessungen verglichen.

Von 20 Allograft-Patienten des ersten Follow-ups konnten 15 für die zweite Nachuntersuchung rekrutiert werden. Ein Patient der Allograft-Gruppe erlitt 22 Monate nach Revision eine erneute Ruptur, die zu einer weiteren Bandplastik und damit zum Ausschluss aus der Studie führte. Das durchschnittliche Patientenalter betrug bei den 15 Allograft-Empfängern 36,8 Jahre ± 9,7 (9 Männer, 5 Frauen). Bei den Autograft-Patienten wurden 14 (41,1 Jahre ± 12,8; 10 Männer, 4 Frauen) nachuntersucht.

In der Allograft-Gruppe erhielten per IKDC 15,4% Grad A und 84,6% Grad B bei der ersten und zweiten Nachuntersuchung; dabei verbesserte und verschlechterte sich jeweils 1 Patient um einen Grad. Grad A wiesen bei der Autograft-Gruppe 2 Patienten (14,3%) und Grad B 12 Patienten (85,7%) auf. Der subjektive IKDC-Score der Allograft-Empfänger betrug nach 2 Jahren 89,7 ± 5,8 (78,2–96,6) und nach 5 Jahren 86,6 ± 6,6 (75,9–95,4). Die Autograft-Gruppe beurteilte ihre revidierten Knie bei der ersten Nachuntersuchung mit 88,8 ± 6,0 (79,3–98,9) Punkten und bei der zweiten Untersuchung mit 89,7 ± 7,6 Punkten (74,7–10,0). Aussagekräftige Differenzen der subjektiven IKDS-Scores bestehen bei beiden Gruppen nicht.

Im KT-1000-Test (s. Abb. 9.8) konnte zwischen der Allograft- und Autograft-Gruppe kein signifikanter Unterschied festgestellt werden. Bei 30 lb Zug betrug die mittlere vordere Translation in der Allograft-Gruppe 1,46 ± 2,54 mm und in der Autograft-Gruppe 1,57 ± 2,41 mm.

Ein tendenzieller Anstieg des Arthrosegrades ist bei beiden Gruppen radiologisch verifizierbar, aber nicht signifikant.

Ökonomische Situation

Nur eine einzige Studie wagte den ökonomischen Vergleich zwischen Fremd- und Eigentransplantaten. Bei den mit allogenen Achillessehnen versorgten Patienten waren die Krankenhauskosten signifikant günstiger als bei den Autograft-Patienten (p = 0.001) [79]. Die höheren Kosten der Autograft-Gruppe resultieren aus dem umfangreicheren chirurgischen Eingriff und der damit verbundenen Dauer des Krankenhausaufenthaltes sowie aus dem Mehrverbrauch an Anästhetika und Pharmazeutika.

Fazit

Unsterilisierte Spendertransplantate zum Ersatz des vorderen Kreuzbandes sind eine wichtige und sinnvolle Alternative zum körpereigenen Transplantat. Aus medizinischer Sicht sind sie insbesondere in der Revisionschirurgie und bei komplexen Bandverletzungen indiziert. Sie verursachen eine geringere Morbidität und bieten damit günstigere sozioökonomische Voraussetzungen als körpereigenes Gewebe. Die Spätresultate sind vergleichbar mit körpereigenem Gewebe. Seit ein umfas-

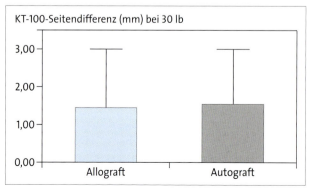

Abb. 9.8: KT-1000-Seitendifferenz bei 30 lb Zug nach ca. 5,5 Jahren

sendes Infektscreening durchgeführt wird, ist das Infektionsrisiko ähnlich gering wie bei Fremdblutkonserven. Bei der Indikationsstellung müssen jedoch stets die gesetzlichen Vorgaben des entsprechenden Landes berücksichtigt werden.

Literatur

1. Armour T, Forwell L, Litchfield R, Kirkley A, Amendola N, Fowler PJ. Isokinetic evaluation of internal/external tibial rotation strength after the use of hamstring tendons for anterior cruciate ligament reconstruction. Am J Sports Med 2004; 32(7): 1639–1643
2. Biau DJ, Tournoux C, Katsahian S, Schranz PJ, Nizard RS. Bone-patellar tendon-bone autografts versus hamstring autografts for reconstruction of anterior cruciate ligament: meta-analysis. BMJ 2006; 29; 332(7548): 995–1001
3. Blauth W. 2-strip substitution-plasty of the anterior cruciate ligament with the quadriceps tendon. Unfallheilkunde 1984; 87(2): 45–51
4. Burks RT, Crim J, Fink BP, Boylan DN, Greis PE. The effects of semitendinosus and gracilis harvest in anterior cruciate ligament reconstruction. Arthroscopy 2005; 21(10): 1177–1185
5. Chang SK, Egami DK, Shaieb MD, Kan DM, Richardson AB. Anterior cruciate ligament reconstruction: allograft versus autograft. Arthroscopy 2003; 19(5): 453–462
6. Chen CH, Chuang TY, Wang KC, Chen WJ, Shih CH. Arthroscopic anterior cruciate ligament reconstruction with quadriceps tendon autograft: clinical outcome in 4–7 years. Knee Surg Sports Traumatol Arthrosc 2006; 14(11): 1077–1085
7. Cole DW, Ginn TA, Chen GJ, Smith BP, Curl WW, Martin DF, Poehling GG. Cost comparison of anterior cruciate ligament reconstruction: autograft versus allograft. Arthroscopy 2005; 21(7): 786–790
8. Cross MJ, Roger G, Kujawa P, Anderson IF. Regeneration of the semitendinosus and gracilis tendons following their transection for repair of the anterior cruciate ligament. Am J Sports Med 1992; 20(2): 221
9. Eriksson K, Larsson H, Wredmark T, Hamberg P. Semitendinosus tendon regeneration after harvesting for ACL reconstruction. A prospective MRI study. Knee Surg Sports Traumatol Arthrosc 1999; 7(4): 220–225
10. Eriksson K, Hamberg P, Jansson E, Larsson H, Shalabi A, Wredmark T. Semitendinosus muscle in anterior cruciate ligament surgery: Morphology and function. Arthroscopy 2001; 17(8): 808–817
11. Eriksson K et al. Semitendinosus tendon regeneration after harvesting for ACL reconstruction. A prospective MRI study. Knee Surg Sports Traumatol Arthrosc 1999; 7(4): 220
12. Frank CB, Jackson DW. The science of reconstruction of the anterior cruciate ligament. J Bone Joint Surg Am 1997; 79(10): 1556–1576
13. Gobbi A, Domzalski M, Pascual J, Zanazzo M. Hamstring anterior cruciate ligament reconstruction: is it necessary to sacrifice the gracilis? Arthroscopy 2005; 21(3): 275–280
14. Goldblatt JP, Fitzsimmons SE, Balk E, Richmond JC. Reconstruction of the anterior cruciate ligament: meta-analysis of patellar tendon versus hamstring tendon autograft. Arthroscopy 2005; 21(7): 791–803
15. Gorschewsky O, Klakow A, Pütz A, Mahn H, Neumann W. Clinical comparison of the Autologous Quadriceps Tendon (BQT) and the Autologous Patella Tendon (BPTB) for the reconstruction of the Anterior Cruciate Ligament. Knee Surg Sports Traumatol Arthrosc 2007; 15(11): 1284–1292
16. Harner CD, Olson E, Irrgang JJ, Silverstein S, Fu FH, Silbey M. Allograft versus autograft anterior cruciate ligament reconstruction: 3- to 5-year outcome. Clin Orthop 1996; 324: 134–144
17. Heijne A, Werner S. Early versus late start of open kinetic chain quadriceps exercises after ACL reconstruction with patellar tendon or hamstring grafts: a prospective randomized outcome study. Knee Surg Sports Traumatol Arthrosc 2007; 15(4): 402–414
18. Jackson DW, Windler GE, Simon TM. Intraarticular reaction associated with the use of freeze-dried, ethylene oxide-sterilized bone-patella tendon-bone allografts in the reconstruction of the anterior cruciate ligament. Am J Sports Med 1990; 18: 1–10
19. Kartus J, Movin T, Karlsson J. Donor-site morbidity and anterior knee problems after anterior cruciate ligament reconstruction using autografts. Arthroscopy 2001; 17(9): 971–980
20. Kustos T, Bálint L, Than P, Bárdos T. Comparative study of autograft or allograft in primary anterior cruciate ligament reconstruction. Int Orthop 2004; 28(5): 290–293
21. Lee S, Seong SC, Jo H, Park YK, Lee MC. Outcome of anterior cruciate ligament reconstruction using quadriceps tendon autograft. Arthroscopy 2004; 20(8): 795–802
22. Lephart SM, Kocher MS, Harner CD, Fu FH. Quadriceps strength and functional capacity after anterior cruciate ligament reconstruction. Patellar tendon autograft versus allograft. Am J Sports Med 1993; 21(5): 738–743
23. Leis HT, Sanders TG, Larsen KM, Lancaster-Weiss KJ, Miller MD. Hamstring regrowth following harvesting for ACL reconstruction: The lizard tail phenomenon. J Knee Surg 2003; 16(3): 159–164
24. McAllister DR, Joyce MJ, Mann BJ, Vangsness CT Jr. Allograft Update: The Current Status of Tissue Regulation, Procurement, Processing, and Sterilization. Am J Sports Med 2007; 35: 2148–2158
25. Miller MD, Nichols T, Butler CA. Patella fracture and proximal patellar tendon rupture following arthroscopic anterior cruciate ligament reconstruction. Arthroscopy 1999; 15(6): 640–643
26. Nikolaou VS, Efstathopoulos N, Wredmark T. Hamstring tendons regeneration after ACL reconstruction: an overview. Knee Surg Sports Traumatol Arthrosc 2007; 15(2): 151–160
27. Paulos LE, Rosenberg TD, Drawbert J, Manning J, Abbott P. Infrapatellar contracture syndrome. An unrecognized cause of knee stiffness with patella entrapment and patella infera. Am J Sports Med 1987; 15(4): 331–341
28. Papageorgiou CD, Ma CB, Abramowitch SD, Clineff TD, Woo SL. A multidisciplinary study of the healing of an intraarticular anterior cruciate ligament graft in a goat model. Am J Sports Med 2001; 29(5): 620–626
29. Papastergiou SG, Voulgaropoulos H, Mikalef P, Ziogas E, Pappis G, Giannakopoulos I. Injuries to the infrapatellar branch(es) of the saphenous nerve in anterior cruciate ligament reconstruction with four-strand hamstring tendon autograft: vertical versus horizontal incision for harvest. Knee Surg Sports Traumatol Arthrosc 2006; 14(8): 789–793
30. Peterson RK, Shelton WR, Bomboy AL. Allograft versus autograft patellar tendon anterior cruciate ligament reconstruction: A 5-year follow-up. Arthroscopy 2001; 17(1): 9–13
31. Pinczewski LA, Lyman J, Salmon LJ, Russell VJ, Roe J, Linklater J. A 10-year comparison of anterior cruciate liga-

ment reconstructions with hamstring tendon and patellar tendon autograft: a controlled, prospective trial. Am J Sports Med. 2007; 35(4): 564–74
32 Poehling GG, Curl WW, Lee CA, Ginn TA, Rushing JT, Naughton MJ, Holden MB, Martin DF, Smith BP. Analysis of outcomes of anterior cruciate ligament repair with 5-year follow-up: allograft versus autograft. Arthroscopy 2005; 21(7): 774–785
33 Rihn JA, Irrgang JJ, Chhabra A, Fu FH, Harner CD. Does irradiation affect the clinical outcome of patellar tendon allograft ACL reconstruction? Knee Surg Sports Traumatol Arthrosc 2006; 14(9): 885–896
34 Rispoli DM, Sanders TG, Miller MD, Morrison WB. Magnetic resonance imaging at different time periods following hamstring harvest for anterior cruciate ligament reconstruction. Arthroscopy 2001; 17(1): 2–8
35 Saddemi SR, Frogameni AD, Fenton PJ, Hartman J, Hartman W. Comparison of perioperative morbidity of anterior cruciate ligament autografts versus allografts. Arthroscopy 1993; 9(5): 519–524
36 Segawa H, Omori G, Koga Y, Kameo T, Iida S, Tanaka M. Rotational muscle strength of the limb after anterior cruciate ligament reconstruction using semitendinosus and gracilis tendon. Arthroscopy 2002; 18(2): 177–1782
37 Shelbourne KD, Gray T. Anterior cruciate ligament reconstruction with autogenous patellar tendon graft followed by accelerated rehabilitation. A two-to-nine-year followup. Am J Sports Med 1997; 25(6): 786–795
38 Shelton WR, Papendick L, Dukes AD. Autograft versus allograft anterior cruciate ligament reconstruction. Arthroscopy 1997; 13(4): 446–449
39 Shino K, Nakata K, Horibe S, Inoue M, Nakagawa S. Quantitative evaluation after arthroscopic anterior cruciate ligament reconstruction. Allograft versus autograft. Am J Sports Med 1993; 21(4): 609–616
40 Siebold R, Buelow JU, Bos L, Ellermann A. Primary ACL reconstruction with fresh-frozen patellar versus Achilles tendon allografts. Arch Orthop Trauma Surg 2003; 123(4): 180–185
41 Stäubli HU, Schatzmann L, Brunner P, Rincón L, Nolte LP. Mechanical tensile properties of the quadriceps tendon and patellar ligament in young adults. Am J Sports Med 1999; 27(1): 27–34
42 Stäubli HU, Schatzmann L, Brunner P, Rincón L, Nolte LP. Quadriceps tendon and patellar ligament: cryosectional anatomy and structural properties in young adults. Knee Surg Sports Traumatol Arthrosc 1996; 4(2): 100–110
43 Stringham JC, Pelmas, CJ, Burks RT, Newman AP, Marcus RL. Comparison of ACL reconstruction wing patellar fender autograft or allograft. Arthroscopy 1996; 12: 414–421
44 Tashiro T, Kurosawa H, Kawakami A, Hikita A, Fukui N. Tashiro Influence of medial hamstring tendon harvest on knee flexor strength after anterior cruciate ligament reconstruction. A detailed evaluation with comparison of single- and double-tendon harvest. Am J Sports Med 2003; 31(4): 522
45 Tuman JM, Diduch DR, Rubino LJ, Baumfeld JA, Nguyen HS, Hart JM. Predictors for hamstring graft diameter in anterior cruciate ligament reconstruction. Am J Sports Med 2007; 35(11): 1945–1949
46 Tsuda E, Okamura Y, Ishibashi Y, Otsuka H, Toh S. Techniques for reducing anterior knee symptoms after anterior cruciate ligament reconstruction using a bone-patellar tendon-bone autograft. Am J Sports Med 2001; 29(4): 450–460
47 Wilson TW, Zafuta MP, Zobitz M. A biomechanical analysis of matched bone-patellar tendon-bone and double-looped semitendinosus and gracilis tendon grafts. Am J Sports Med 1999; 27(2): 202–206
48 Woo SL, Hollis JM, Adams DJ, Lyon RM, Takai S. Tensile properties of the human femur-anterior cruciate ligament-tibia complex. The effects of specimen age and orientation. Am J Sports Med 1991; 19(3): 217–225
49 Yasuda K, Tsujino J, Ohkoshi Y, Tanabe Y, Kaneda K. Graft site morbidity with autogenous semitendinosus and gracilis tendons. Am J Sports Med 1995; 23(6): 706–714
50 Yoshiya S, Matsui N, Matsumoto A, Kuroda R, Lee S, Kurosaka M. Revision anterior cruciate ligament reconstruction using the regenerated semitendinosus tendon: analysis of ultrastructure of the regenerated tendon. Arthroscopy. 2004; 20(5): 532–535
51 Yu JK, Paessler HH. Relationship of tunnel widering and different rehabilitation procedures after ACL reconstruction with quadruple hamstring fendons. Chin Med J 2005; 20: 320–326
52 Vadalà A, Iorio R, De Carli A, Argento G, Di Sanzo V, Conteduca F, Ferretti A. The effect of accelerated, brace free, rehabilitation on bone tunnel enlargement after ACL reconstruction using hamstring tendons: a CT study. Knee Surg Sports Traumatol Arthrosc 2007; 15: 365–371
53 Victor J, Bellemans J, Wituromm E, Govaers K, Fabry G. Graft selction ACL reconstruction – prospective analysis of partellar tender autografts compared with allografts. Int Orthop 1997; 21: 93–97
54 Cohen SB, Sekiya JK. Allograft safety in anterior cruciate ligament reconstruction. Clin Sports Med 2007; 26(4): 597–605
55 Kleipool AE, Zijl JA, Willems WJ. Comparison of tibial tunnel enlargement after anterior cruciate ligament reconstruction using patellar tendon autograft or allograft. Am J Sports Med 2000; 28(4): 547–551
56 Harner CD, Olson E, Irrgang JJ, Silverstein S, Fu FH, Silbey M. Allograft versus autograft anterior cruciate ligament reconstruction. Clin Orthop Relat Res 1996; 324: 134–144
57 Noyes FR, Barber SD, Mangine RE. Bone-patellar ligament-bone and fascia lata allografts for reconstruction of the anterior cruciate ligament. J Bone Joint Surg Am 1990; 72(8): 1125–1136
58 Indelicato PA, Bittar ES, Prevot TJ, Woods GA, Branch TP, Huegel M. Clinical comparison of freeze-dried and fresh frozen patellar tendon allografts for anterior cruciate ligament reconstruction of the knee. Am J Sports Med 1990; 18(4): 335–342
59 Krych AJ, Jackson JD, Hoskin TL, Dahm DL. A meta-analysis of patellar tendon autograft versus patellar tendon allograft in anterior cruciate ligament reconstruction. Arthroscopy 2008; 24(3): 292–298
60 Kuhn MA, Ross G. Allografts in the treatment of anterior cruciate ligament injuries. Sports Med Arthrosc 2007; 15(3): 133–138
61 Pearsall AW, Hollis JM, Russell GV, Scheer Z. A biomechanical comparison of three lower extremity tendons for ligamentous reconstruction about the knee. Arthroscopy 2003; 19(10): 1091–1096
62 Lawhorn KW, Howell SM. Scientific justification and technique for anterior cruciate ligament reconstruction using autogenous and allogenic soft-tissue grafts. Orthop Clin N Am 2003; 34: 19–30
63 Crawford MJ, Swenson CL, Arnoczky SP, O'Shea J, Ross H. Lyophilization Does Not Inactivate Infectious Retrovirus in Systemically Infected Bone and Tendon Allografts. Am J Sports Med 2004; 32(3): 580–586

64 Jackson DW, Grood ES, Cohn BT, Arnoczky SP, Simon TM, Cummings JF. The effects of in situ freezing on the anterior cruciate ligament. An experimental study in goats. J Bone Joint Surg Am 1991; 73(2): 201–221

65 Jackson DW, Grood ES, Goldstein JD, Rosen MA, Kurzweil PR, Cummings JF, Simon TM. A comparison of patellar tendon autograft and allograft used for anterior cruciate ligament reconstruction in the goat model. Am J Sports Med 1993; 21(2): 176–185

66 Schimizzi A, Wedemeyer M, Odell T, Thomas W, Mahar AT, Pedowitz R. Effects of a Novel Sterilization Process on Soft Tissue Mechanical Properties for Anterior Cruciate Ligament Allografts. Am J Sports Med 2007; 10(10): 1–5

67 Giannini S, Buda R, Di Caprio F, Agati P, Bigi A, De Pasquale V, Ruggeri A. Effects of freezing on the biomechanical and structural properties of human posterior tibial tendons. Int Orthop 2008; 32(2): 145–1451

68 Prokopis PM, Schepsis AA. Allograft use in ACL reconstruction. Knee 1999; 6: 75–85

69 Roberts TS, Drez D, McCarthy W, Paine R. Anterior cruciate ligament reconstruction using freeze-dried ethylene oxide-sterilized bone-patellar tendon-bone allografts. Am J Sports Med 1991; 19(1): 35–41

70 Bechtold JE, Eastlund DT, Butts MK, Lagerborg DF, Kyle RF. The effects of freeze-drying and ethylene oxide sterilization on the mechanical properties of human patellar tendon. Am J Sports Med 1994; 22(4): 562–566

71 Fideler BM, Vangsness CT, Moore T, Li Z, Rasheed S. Effects of gamma irradiation on the human immunodeficiency virus. A study in frozen human bone-patellar ligament-bone grafts obtained from infected cadavera. J Bone Joint Surg Am 1994; 76(7): 1032–1035

72 Fideler BM, Vangsness CT Jr, Lu B, Orlando C, Moore T. Gamma irradiation: effects on biomechanical properties of human bone-patellar tendon-bone allografts. Am J Sports Med 1995; 23(5): 643–647

73 Rihn JA, Irrgang JJ, Chhabra A, Fu FH, Harner CD. Does irradiation affect the clinical outcome of patellar tendon allograft ACL reconstruction? Knee Surg Sports Traumatol Arthrosc 2006; 14(9): 885–896

74 Rasmussen TJ, Feder SM, Butler DL, Noyes FR. The effects of 4 Mrad of c irradiation on the initial mechanical properties of bone-patellar tendon-bone grafts. Arthrosc 1994; 10(2): 188–197

75 Mae T, Shino K, Maeda A, Toritsuka Y, Horibe S, Ochi T. Effect of gamma irradiation on remodeling process of tendon allograft. Clin Orthop Relat Res 2003; 414: 305–314

76 Buck BE, Malinin TI, Brown MD. Bone transplantation and human immunodeficiency virus. An estimate of risk of acquired immunodeficiency syndrome (AIDS). Clin Orthop Relat Res 1989; 240: 129–135

77 Jackson DW, Grood ES, Goldstein JD, Rosen MA, Kurzweil PR, Cummings JF, Simon TM. A comparison of patellar tendon autograft and allograft used for anterior cruciate ligament reconstruction in the goat model. Am J Sports Med 1993; 21(2): 176–185

78 Dustmann M, Schmidt T, Gangey I, Unterhauser FN, Weiler A, Scheffler SU. The extracellular remodeling of free-soft-tissue autografts and allografts for reconstruction of the anterior cruciate ligament: a comparison study in a sheep model. Knee Surg Sports Traumatol Arthrosc 2008; (4): 360–369

79 Cole DW, Ginn TA, Chen GJ, Smith BP, Curl WW, Martin DF, Poehling GG. Cost comparison of anterior cruciate ligament reconstruction: autograft versus allograft. Arthrosc 2005; 21(7): 786–790

10 Fixation von Kreuzbandtransplantaten

Wolf Petersen

10.1 Einleitung

Eine stabile mechanische Transplantatverankerung ist ein wichtiger Faktor für den Erfolg nach VKB-Rekonstruktion. Trotzdem wird die Bedeutung einer optimalen Fixation für das Ergebnis nach VKB-Rekonstruktion oft überschätzt. Ein Faktor, der zu dieser Überschätzung beiträgt, ist das große industrielle Interesse und die entsprechende Vermarktung von Fixationssystemen.

Als gelöst gilt heute die Fixation von Patellarsehnentransplantaten, da die Knochenblöcke zumindest femoral eine stabile Fixation und Einheilung ermöglichen. Als Problem wird derzeit die Fixation von Beugesehnentransplantaten ohne Knochenblock gesehen.

Die Beobachtung von Bohrkanalerweiterungen bei gelenkfernen Fixationen führte in den letzten Jahren zur Entwicklung vieler neuer Fixationsverfahren für Beugesehnentransplantate. Fast jeden Monat werden neue biomechanische Ergebnisse veröffentlicht. Die Interpretation biomechanischer Daten sollte jedoch vorsichtig erfolgen, da die Ergebnisse biomechanischer Studien von vielen Faktoren abhängen (z.B. Knochendichte, Testaufbau, Lastprotokoll).

Ein Problem der wissenschaftlichen Diskussion über die optimale Fixation ist, dass Schlussfolgerungen aus Grundlagenstudien oft unmittelbar auf den klinischen Alltag übertragen werden. So wird die Verwendung eines Fixationssystems oft mit histologischen Ergebnissen aus Tierstudien (Insertionsmodus) oder mit Hypothesen aus biomechanischen Experimenten begründet (z.B. „Bungee cord effect"). Klinische Ergebnisse werden häufig außer Acht gelassen.

Dieses Buchkapitel soll einen Überblick über den gegenwärtigen Stand der Forschung auf diesem Gebiet geben.

10.2 Kräfte im VKB

Im Gegensatz zu der Vielzahl an Studien über das Ausreißverhalten von Kreuzbandtransplantaten gibt es im Schrifttum nur wenige Angaben über die bei Aktivität im vorderen Kreuzband auftretenden Kräfte (s. Tab. 10.1). Die für das vordere Kreuzband angegebenen Kräfte variieren zwischen 20 N und 1000 N [31, 32, 36, 47, 48, 49, 50]. Diese Daten besitzen jedoch eine hohe Relevanz, um die für eine Transplantatfixation notwendigen Kräfte beurteilen zu können.

Die Angaben im Schrifttum zur maximalen Last des vorderen Kreuzbandes variieren zwischen 1994 N und 2500 N mit einer Steifigkeit zwischen 189 N und 243 N [36, 45, 65]. Nach Angaben von Noyes et al. [36] sollen die während des alltäglichen Lebens im VKB auftretenden Kräfte 10–20% seiner Reißfestigkeit betragen. Nach dieser Kalkulation würden die Kräfte im VKB ca. 400–450 N betragen. Diese Hypothese steht in Einklang zu Berechnungen von Harrington [15], der in der frühen Standphase eine Kraft von 411 N kalkuliert hatte.

Tab. 10.1: Kräfte im vorderen Kreuzband

Autor	Modell	Bewegung	Kraft (N)
Noyes et al. 1984	Kalkulation: Kräfte im VKB betragen physiologisch 10–20% seiner Reißkraft		450
Morrison 1970	Kalkulation anhand von Bodenreaktions- und Muskelkräften	Gehen	156
Harrington 1976		Gehen	411
Shelburne et al. 2004	Kalkulation anhand von Bodenreaktions- und Muskelkräften in einem 3-D-Modell	Gehen	303
Shelburne und Pandy 2002	Kalkulation anhand von Bodenreaktions- und Muskelkräften in einem 3-D-Modell	Aktive Kniebeuge bei 25°	20
Shelburne und Pandy 1997	Kalkulation anhand von Bodenreaktions- und Muskelkräften in einem 3-D-Modell	Aktive Kniestreckung bei 0° Maximale isometrische Streckung bei 0°	20 520
Serpas et al. 2002		Maximale isokinetische Streckung bei 30°/s° Maximale isokinetische Streckung bei 180°/s°	590 450

Morrison [31, 32] hat die Kräfte im vorderen Kreuzband anhand von Daten, die mittels Kraftmessplatten und Bewegungsanalyse gewonnen wurden, errechnet. Danach variieren die Kräfte im vorderen Kreuzband zwischen 27 N und 445 N. Kräfte von 27 N sollen beim Bergaufgehen auftreten, Kräfte von 445 N entstehen beim Treppabgehen. Beim Gehen kommt es zu Kräften von 169 N.

Shelburne et al. [50] untersuchten die Kraft im VKB beim Gehen mit einem 3-D-Modell, bei dem Bodenreaktionskräfte, Muskelkräfte und Gelenkwinkel berücksichtigt wurden. Diese Studie ergab, dass das VKB während der Belastungsphase mit 303 N belastet wird. Bei aktiver Streckung sollen Kräfte von 160 N [47, 48], bei maximaler isokinetischer Streckung Kräfte bis zu 520 N entstehen [47, 48].

10.3 Biologische Einheilung von Kreuzbandtransplantaten

Histologische Analysen von bei Revisionsoperationen gewonnen Transplantaten haben gezeigt, dass sich der Insertionsmodus von Patellar- und Beugesehnentransplantaten grundlegend unterscheidet [44]. Bei Patellarsehnentransplantaten entsprach die histologische Struktur einem chondral apophysären Bandansatz (s. Abb. 10.1). Das straffe Bindegewebe des Bandes inseriert über eine Zone aus Faserknorpel am Knochen. Zum Knochen hin ist der Faserknorpel mineralisiert. Auch das normale vordere Kreuzband inseriert nach dem Prinzip einer chondral apophysären Insertionszone an Femur und Tibia. Bei Patienten, die mit einem Beugesehnentransplantat versorgt waren, entsprach der Transplantat-Knochen-Übergang einer periostal diaphysären Insertionszone. Hier strahlt das straffe Bindegewebe des Transplantates direkt in den Knochen ein.

In einer Studie am Schaf war die Ausreißkraft von Beugesehnentransplantaten während der ersten 6 postoperativen Wochen deutlich niedriger als die von Patellarsehnentransplantaten [38]. 3 Wochen nach der Operation war die maximale Last von Kniegelenken mit Beugesehnentransplantaten nur halb so groß wie die von Kniegelenken, die mit einem Patellarsehnentransplantat versorgt wurden.

Rodeo et al. [42] haben das Einheilen von Beugesehnentransplantaten ohne Knochenblock in einem extraartikulären Modell am Hund untersucht. Auch in diesem Modell entsprach die Verbindung von Transplantat zum Knochen einer periostal diaphysären Insertionszone (US-amerikanischer Sprachgebrauch: „Fibrous insertion"). 8 Wochen nach der Operation konnten in dieser Studie im Versagenstest alle Transplantate aus dem Knochentunnel herausgezogen werden. Erst nach 12 Wochen änderte sich der Versagensmodus und es kam zur Transplantatruptur.

Weiler et al. [59] haben zeigen können, dass sich bei einer gelenknahen Fixation mit einer Interferenzschraube auch bei einem Beugesehnentransplantat eine chondral apophysäre Insertion bildet. In dieser Studie betrug die Ausreißkraft nach 6 Wochen und 9 Wochen allerdings nur 6,8% und 9,6% der ursprünglichen Ausreißkraft und die Transplantate versagten am Übergang zum Knochentunnel [60]. Das bedeutet, dass die Interferenzschraube negativen Einfluss auf die Einheilung des Transplantates hat.

Auch wenn die Ergebnisse aus Tierstudien nicht unmittelbar auf den Menschen übertragbar sind, deuten diese Ergebnisse darauf hin, dass die Stabilität nach einer Kreuzbandersatzplastik in der frühen Rehabilitationsphase in hohem Maße von der Fixationsmethode abhängt.

10.4 Interpretation biomechanischer Studien

Die Ergebnisse verschiedener biomechanischer Studien sind nicht unmittelbar miteinander vergleichbar, da sie von vielen Faktoren abhängen.

Einige Autoren favorisieren die Verwendung von Gelenken, die menschlichen Körperspendern entnommen wurden. Der Vorteil bei der Verwendung von menschlichem Material liegt darin, dass keine anatomischen Unterschiede zwischen Modell und In-vivo-Bedingungen bestehen. Ein bedeutsamer Nachteil von humanem Ma-

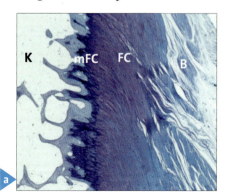
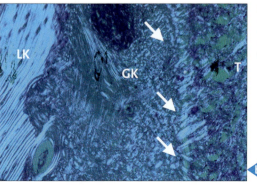

Abb. 10.1a, b: Chondral apophysärer Bandansatz (**a**), periostal diaphysärer Insertionsmodus eines Semitendinosussehnentransplantates (**b**)

terial ist jedoch, dass es nur sehr bedingt zur Verfügung steht und das Alter der Körperspender häufig nicht dem Alter von VKB-Patienten entspricht. Mit steigendem Lebensalter sinkt jedoch die Knochendichte des Materials [8]. Die Knochendichte hat aber einen wesentlichen Einfluss auf die biomechanischen Eigenschaften eines fixierten Kreuzbandtransplantates. Auf diese Weise kann die Haltekraft eines Fixationssystems unterschätzt werden. Ein weiterer Nachteil von menschlichem Material ist, dass gerade in höherem Lebensalter eine hohe Variabilität hinsichtlich der Knochendichte besteht. Auf diese Weise steigt die Standardabweichung und eine statistische Auswertung der Ergebnisse wird häufig unmöglich.

Ein Modell für femorale Fixationstechniken wurde von Weiler et al. [56, 57, 58] angegeben, denn die Knochendichte in der Mitte des Tibiakopfes adulter Rinder soll der Knochendichte junger Erwachsener entsprechen. Aber auch die Knochendichte von Schweinekniegelenken soll der von jungen Erwachsenen entsprechen [38].

In vielen Studien werden als biomechanische Parameter die maximale Last und die Steifigkeit mitgeteilt. Bei Erreichen der maximalen Last kann es jedoch schon zu einer signifikanten Verformung des Materials gekommen sein. Daher wird der Versagenslast (Last, bei der es zu einer signifikanten Elongation des Konstruktes kommt) mehr klinische Relevanz zugesprochen [32].

Einfache Ausreißtests simulieren eine plötzliche Überlastungssituation (z.B. einen Sturz). Während der postoperativen Rehabilitation wird das Transplantat jedoch zyklisch belastet [5]. Aus diesem Grunde ist es sinnvoll, auch biomechanische Tests zusätzlich unter zyklischer Last durchzuführen. Da die Angaben zu den Kräften im VKB bei verschiedenen Aktivitäten sehr widersprüchlich sind, sind auch die im Schrifttum verwendeten Lastprotokolle uneinheitlich. Am häufigsten werden jedoch zyklische Belastungen zwischen 50 N und 250 N angewendet.

Aufgrund der unterschiedlichen Modelle ist ein direkter Vergleich der Ergebnisse unterschiedlicher Studien nur schwer möglich. Es wäre jedoch sinnvoll, wenn im Rahmen einer internationalen Arbeitsgruppe Standards für die experimentelle Testung von Implantaten zur Fixation von Sehnen und Bändern festgelegt würden.

Ein weiteres Problem besteht darin, dass die überwiegende Anzahl der wissenschaftlichen Studien die *mechanische* Funktion von Teilaspekten dieses Konstruktes (z.B. femorale oder tibiale Verankerung) untersucht haben. Dieses kann irreführend sein, da die mechanischen Eigenschaften der verschiedenen Konstruktkomponenten erheblich variieren und die mechanische Funktion des Gesamtkonstruktes „vorderer Kreuzbandersatz" immer primär durch die mechanischen Eigenschaften der schwächsten Komponente bestimmt wird. Das bedeutet für die klinische Praxis, dass die Nachbehandlung immer an die schwächere Fixation adaptiert werden muss.

10.5 Fixation von Patellarsehnentransplantaten

Zur Fixation von Patellarsehnentransplantaten mit Knochenblock stehen verschiedene Methoden zur Verfügung: Gelenkferne Fixation mit Button, Interferenzschrauben, Cross Pins oder Press-fit-Verfahren. Alle Verfahren kommen in der klinischen Praxis zur Anwendung

Weiler et al. [56] haben Interferenzschrauben aus Titan mit resorbierbaren Interferenzschrauben verglichen. In dieser Studie bestand kein signifikanter Unterschied in der Ausreißkraft zwischen beiden Implantaten (822 N vs. 713 N).

Auch zwischen Cross Pins (Rigidfix 2,7 mm, Mitek) und resorbierbaren Interferenzschrauben bestand kein Unterschied in Ausreißkraft (524,6 N vs. 515 N) und Steifigkeit (155,2 N/mm vs. 168 N/mm) [61]. In einer Studie mit einem zyklischen Lastprotokoll konnte gezeigt werden, dass die mechanischen Eigenschaften einer Cross-Pin-Fixation in hohem Maße von der Größe des Knochenblocks abhängen [66]. Bei einem Knochenblock von 8 mm Durchmesser versagten die Fixationen nach durchschnittlich 124 Zyklen. Knochenblöcke mit 9 mm und 10 mm Durchmesser konnten das Lastprotokoll beenden, aber es bestand ein signifikanter Unterschied in Ausreißkraft und Steifigkeit.

Auch implantatfreie Fixationen sind schon seit vielen Jahren im klinischen Gebrauch. Hertel et al. [17] berichten über 10-Jahres-Ergebnisse. In dieser Serie wurde bei den nachuntersuchten Patienten keine Rezidivinstabilität festgestellt. Der durchschnittliche KT-1000-Wert lag bei 1,8 mm. In biomechanischen Studien erreichte die Press-fit-Fixation jedoch eine signifikant geringere maximale Last als die Interferenzschraubenfixation [33, 43]. Nach Angaben von Rupp et al. [43] betrug die maximale Last einer Fixation mit Titan-Interferenzschraube 768,6 N und die maximale Last der Press-fit-Fixation 462,5 N; nach Angaben von Musahl et al. [33] betrug die maximale Last einer Fixation mit Titan-Interferenzschraube 328 N und die maximale Last der Press-fit-Fixation 215 N. Andere Autoren konnten zeigen, dass die maximale Last nach Press-fit-Fixation in hohem Maße vom Zugwinkel abhängt [37, 46]. Die geringste Ausreißfestigkeit wurde erwartungsgemäß bei axialer Last nachgewiesen. Je höher der Winkel zwischen Zugrichtung und Tunnel, desto höher war in beiden Studien die maximale Last der Press-fit-Fixation. Schmidt-Wiethoff et al. [46] konnten außerdem zeigen, dass auch die Länge des Knochenblocks die maximale Last der Fixation beeinflusst. Nach dieser Studie sollte die Länge des Knochenblockes 25 mm betragen. 15 mm waren nicht ausreichend.

Aufgrund der schnellen Einheilungszeit des Knochenblocks scheint die Fixation eines Patellarsehnentransplantates femoral gelöst.

Probleme treten an der Tibia auf, da die freie Länge der Patellarsehne nicht immer der Länge des VKBs (ca. 38 mm) entspricht. In einigen Fällen ragt der Knochenblock sogar aus dem tibialen Tunnel heraus. Da der Querschnitt der Sehne nicht dem Querschnitt des Knochenblocks entspricht, kommt es an der Tibia häufig zu einem Missverhältnis zwischen Tunnel und Transplantat. Der verbleibende Raum sollte entweder mit einer Interferenzschraube, dem umgeklappten Knochenblock [20] oder einem Knochentransplantat, das beim Fräsen des Tunnels gewonnen werden kann, augmentiert werden.

Bestätigt werden die biomechanischen Ergebnisse durch klinische Studien nach Patellarsehnentransplantation, die unabhängig von der Fixationsmethode gute Stabilitätswerte gezeigt haben.

10.6 Beugesehnentransplantate ohne Knochenblock

Aufgrund der längeren Einheilungszeit freier Beugesehnentransplantate besitzt die Fixation eine größere Bedeutung als bei Transplantaten mit Knochenblock, da die biomechanischen Eigenschaften des Transplantat-Knochen-Konstruktes während der Einheilungszeit von der Fixation abhängt. Außerdem konnte gezeigt werden, dass der Einheilungsprozess von der Art der Fixation beeinflusst werden kann [52, 68].

10.7 Gelenkferne Fixationstechniken

Gelenkferne Fixationsmethoden zur Fixation von Beugesehnentransplantaten wurden bereits in den 1980er-Jahren beschrieben.

Gelenkferne Fixationsmethoden können direkt und indirekt sein (s. auch Abb. 10.3 und Abb. 10.4). Direkt bedeutet, dass das Transplantat mit einer Schraube oder einer Krampe direkt am Knochen befestigt wird. Indirekt bedeutet, dass das Transplantat über eine Schlaufe aus Fadenmaterial an einem Anker, einer Schraube oder Krampe fixiert wird. Auf diese Weise können kürzere Transplantate verwendet werden.

Beide Methoden bieten eine Stabilität, die sogar der Stabilität von Patellarsehnentransplantaten, die mit einer Interferenzschraube fixiert wurden, entspricht – oder sogar überlegen ist. Insbesondere die direkten Verfahren überzeugen an der Tibia durch ihre biomechanischen Eigenschaften hinsichtlich Versagenslast und Elongation unter zyklischer Last (z.B. „WasherLoc") [6, 28, 29].

Bei den indirekten Verfahren ist die maximale Versagenslast in hohem Maße von den Materialeigenschaften des Fadenmaterials abhängig.

Als Nachteil indirekter extrakortikaler Fixationsverfahren wurde deren geringe Steifigkeit [19] gesehen. Die Steifigkeit, d.h. der lineare Bereich der Last-Elongations-Kurve (s. Abb. 10.2), ist jedoch eine wichtige Eigenschaft einer Transplantatfixationsmethode, da gemutmaßt

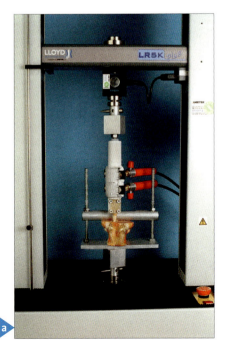
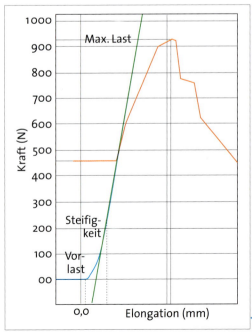

Abb. 10.2a, b: Biomechanisches Modell (a), Last-Elongationskurve (b)

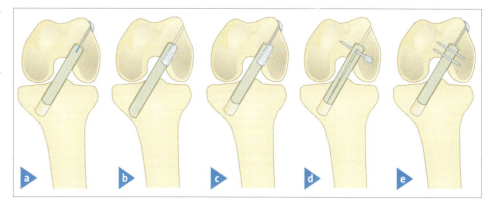

Abb. 10.3a–e: Schematische Darstellung verschiedener Fixationsformen am Femur: indirekte gelenkferne Fixation (**a**), gelenknahe Fixation mit Interferenzschrauben (**b**), Hybridfixation (**c**, z.B. Flipptack und Megafix-Interferenzschraube, Karl Storz, Tuttlingen), transversale Fixation am Tunnelende (**d**, z.B. Transfix, Arthrex, Karlsfeld) und transversale Fixation im Tunnel mit zwei Stiften (**e**, Rigidfix, Mitek, Norderstedt)

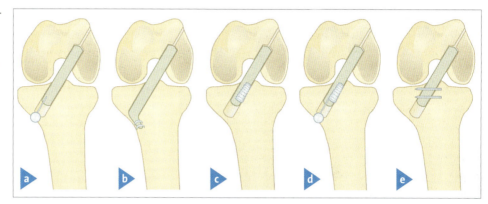

Abb. 10.4a–e: Schematische Darstellung verschiedener Fixationsformen an der Tibia: indirekte gelenkferne Fixation mit Fixationsknopf (**a**, z.B. Endotack, Karl Storz, Tuttlingen), direkte gelenkferne Fixation mit Krampe (**b**), gelenknahe Fixation mit Interferenzschraube (**c**), Hybridfixation (**d**), transversale Fixation im Tunnel mit zwei Stiften (**e**, Rigidfix, Mitek, Norderstedt)

wird, dass Mikrobewegungen zwischen Transplantat und Tunnel die Knochen-Sehnen-Heilung beeinträchtigen können. Erweiterungen des Knochentunnels wurden auf diese longitudinalen Mikrobewegungen („Bungee cord effect") zurückgeführt (s. Kap. 24). Die Steifigkeit von extrakortikalen Fixationen unter Verwendung von Endobuttons hängt in hohem Maße von den Eigenschaften des Fadenmaterials ab [4].

In den letzten Jahren konnten die Fadenmaterialien jedoch entscheidend verbessert werden. So beträgt die maximale Last des Endobutton CL (Smith & Nephew) je nach Studie zwischen 864 N und 1086 N mit einer Steifigkeit von 79 N/mm. Auch in zyklischen Tests war die Elongation nach Fixation mit dem Endobutton CL deutlich geringer als bei gelenknaher Fixation mit einer Interferenzschraube. Die biomechanischen Eigenschaften des Endobutton CL unterschieden sich nur unwesentlich von denen transfemoraler Fixationsverfahren. Auch für die Kombination aus einer doppelten Schlaufe aus 1-mm-Polyester-Kordel und einem „Flipptack" (Karl Storz, Tuttlingen) konnten gute mechanische Werte ermittelt werden [22].

Als weiterer Nachteil der extrakortikalen Fixation wurde der sog. Scheibenwischer-Effekt gesehen. Als Scheibenwischer-Effekt werden die Bewegungen des Transplantates quer zum Knochentunnel bezeichnet (s. auch Kap. 24). Durch diese Querkräfte wird die Tunnelwand im Bereich des Tunnelausgangs auf Druck beansprucht. Auch diese Druckkräfte sollen für Bohrkanalerweiterungen verantwortlich sein.

10.8 Gelenknahe Fixation

Aufgrund der Nachteile extrakortikaler Fixationsverfahren wurden gelenknahe Techniken zur Transplantatfixation entwickelt (alternative Bezeichnung: Öffnungsfixation [„Aperture fixation"], artikuläre Fixation). Das bedeutet, dass die Transplantate nahe der gelenkseitigen Tunnelöffnung fixiert werden (s. Abb. 10.3 und Abb. 10.4). Einige Autoren bezeichnen gelenknahe Fixationen auch als anatomisch. Das ist jedoch irreführend, da ein Transplantat auch in einem nicht anatomisch liegenden Tunnel gelenknah fixiert werden kann. Auf diese Weise kann der Einstrom von Synovia in den Tunnel verhindert werden und die Steifigkeit des Fixationskonstruktes verbessert werden.

In einem intraartikulären Modell am Schaf konnte gezeigt werden, dass gelenknah fixierte Transplantate anders knöchern einheilen als gelenkfern fixierte Transplantate [59]. Bei gelenknah fixierten Transplantaten entsprach die Insertion der chondral apophysären Ansatzstruktur des normalen vorderen Kreuzbandes.

Biomechanische Studien unter Verwendung UFS-gekoppelter Robotersysteme haben gezeigt, dass mit gelenknahen tibialen Fixationsverfahren eine signifikant geringere anteriore tibiale Translation und höhere In-situ-Kräfte im Transplantat erzielt werden, als mit einer gelenkfernen Fixation [24].

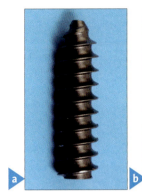 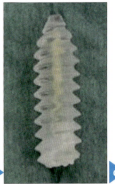 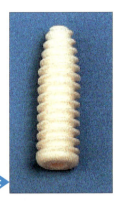 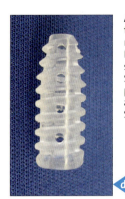

Abb. 10.5a–d: Verschiedene Interferenzschrauben: Titan (**a**), resorbierbare Schraube aus PLLA, explantiert bei einer Revision 2 Jahre postoperativ (**b**), Schraube aus Tricalziumphosphat (**c**), perforierte Schraube aus PDLLA (**d**, Megafix, Karl Storz, Tuttlingen)

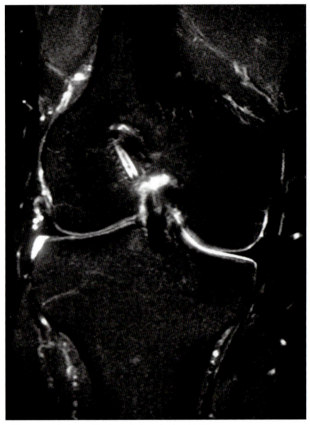

Abb. 10.6: Biodegradierbare Schraube im MRT

10.9 Gelenknahe Fixation mit Interferenzschrauben

Das am häufigsten verwendete Implantat zur anatomischen oder Öffnungsfixation ist die Interferenzschraube. Im Schrifttum finden sich viele biomechanische Studien zur Primärstabilität der Interferenzschrauben-Fixation – mit widersprüchlichen Angaben. Diese Widersprüche beruhen jedoch nicht nur auf unterschiedlichen biomechanischen Modellen. Die Primärstabilität der Interferenzschrauben-Fixation hängt von einer Vielzahl von Faktoren ab.

10.9.1 Material

Die ersten Interferenzschrauben waren aus Titan (s. Abb. 10.5). In vielen Studien zur Semitendinosussehnen-Fixation hatten Interferenzschrauben aus Titan jedoch keine ausreichende Primärfestigkeit (201–350 N), um eine suffiziente Fixation zu ermöglichen [3, 6, 30, 56].

Ein möglicher Nachteil von Interferenzschrauben aus Metall ist, dass ihr Gewinde beim Eindrehen das Transplantat verletzen kann [69]. Transplantatschädigungen treten besonders bei der Verwendung von Titanschrauben mit scharfen Windungen auf. Durch die Verwendung bioresorbierbarer Schrauben mit runden Windungen können Transplantatschädigungen weitgehend vermieden werden. In einem direkten Vergleich betrug die maximale Last der Metallinterferenzschrauben-Fixation 233 N und die der Fixation mit biodegradierbaren Schrauben 715 N. Ein weiterer Vorteil bioresorbierbarer Schrauben ist, die Möglichkeit der artefaktfreien Durchführung von MRT-Untersuchungen (s. Abb. 10.6).

Bei der Wahl von biodegradierbaren Interferenzschrauben sollte auf deren Degradationsverhalten geachtet werden. Schrauben aus teilkristallinem PLLA scheinen auch Jahre nach Implantation keinerlei signifikante Degradation zu zeigen (s. Abb. 10.5), während andere Stereopolymere, wie das amorphe PDLA oder der Zusatz von osteoinduktiven Materialien wie Trikalziumphosphat, einen beschleunigten Ersatz des Schraubenmaterials durch ossäre Substanz erlauben. Auch das Schraubendesign kann den ossären Ersatz begünstigen. So konnte gezeigt werden, dass Knochen in mehrfach perforierte Schrauben hereinwachsen kann und so die ossäre Integration begünstigt (s. Abb. 10.5). Das Degradationsverhalten des L-Laktid/D-Laktids (PLLDA) dieser Schraube ermöglicht einen kompletten Ersatz der Schraube durch ossäres Material [22].

10.9.2 Schraubendesign

Die Angaben im Schrifttum hinsichtlich der Primärstabilität der Fixation mit biodegradierbaren Interferenzschrauben sind variabel. Ein Grund für die unterschiedlichen Ergebnisse können Unterschiede im Studiendesign sein. Andererseits können die Unterschiede auch durch das Schraubendesign bedingt sein [53, 57]. Die Anzahl der Windungen, die Tiefe der Windungen und auch das bioresorbierbare Material haben einen deutlichen Einfluss auf die Fixationsfestigkeit. Ein weiterer wichtiger Faktor sind Länge und Durchmesser der Schrauben. Weiler et al. [57] haben 3 unterschiedliche Fixationen untersucht:

- Gruppe 1: Schraubenlänge 23 mm, Schraubendurchmesser = Transplantatdurchmesser
- Gruppe 2: Schraubenlänge 23 mm, Schraubendurchmesser 1mm > Transplantatdurchmesser
- Gruppe 3: Schraubenlänge 28 mm, Schraubendurchmesser = Transplantatdurchmesser

Die maximale Last war in Gruppe 2 und 3 signifikant höher als in Gruppe 1. Harvey et al. [16] konnten ebenfalls zeigen, dass eine längere Schraube die Primärstabilität erhöht.

In den meisten biomechanischen Studien werden Schrauben verwendet, deren Durchmesser 1 mm größer als der Knochentunnel ist. Die Verwendung „überdimensionierter" Schrauben ist jedoch aus verschiedenen Gründen problematisch. Ein offensichtlicher Nachteil von Schrauben, deren Durchmesser größer als der Tunnel ist, ist das Phänomen der primären Bohrkanalweitung durch das Einbringen der Schraube.

Steenlage et al. [54] haben auf die Wichtigkeit der Passgenauigkeit zwischen Transplantat, Schraube und Tunnel hingewiesen und empfehlen aus diesem Grunde die Verwendung von Bohrern in 0,5-mm-Abständen.

10.9.3 OP-Technik

Ein weiterer wichtiger Faktor, der die Stabilität der Interferenzschraubenfixation erhöht, ist das Fassen kortikalen Knochens durch die Schraube. Nach Angaben von Harvey et al. [16] war die Elongation der Fixationskonstrukte signifikant höher, wenn die Schraube nicht nur spongiösen Knochen gefasst hatte.

Hinsichtlich des Einflusses der Kompaktierung der Knochentunnel sind die Angaben widersprüchlich. Nach Angaben von Nurmi et al. [35] kann die Primärstabilität biodegradierbarer Interferenzschrauben durch Kompaktierung der Bohrkanäle nicht erhöht werden.

10.9.4 Sekundärstabilität

Ein Problem der gelenknahen Fixation mit biodegradierbaren Schrauben ist die Sekundärstabilität der Fixation während der Zeit der Einheilung. Biomechanische Studien haben nämlich gezeigt, dass die Art der Fixation den Einheilungsprozess beeinflussen kann.

Singhatat et al. [52] haben die Sekundärstabilität einer extrakortikalen Fixation mit der einer Interferenzschraubenfixation in einem extraartikulären Modell am Schaf untersucht. Vier Wochen nach der Operation waren maximale Last und Steifigkeit in der Interferenzschraubengruppe signifikant niedriger als in der Gruppe mit extrakortikaler Fixation. Es gibt verschiedene Gründe für die schlechteren biomechanischen Eigenschaften der Interferenzschraubenfixation in der frühen postoperativen Phase. Einerseits könnte die Kompression des Transplantates durch die Schraube die Revaskularisation und das ungünstige Remodeling beeinflussen. Möglicherweise könnten diese negativen Effekte durch Verwendung unterdimensionierter Schrauben verhindert werden. Mit unterdimensionierten Schrauben lässt sich jedoch keine ausreichende Primärstabilität erzielen. Andererseits besteht bei der Interferenzschraubenfixation nur ein Knochen-Transplantat-Kontakt von ca. 50%. Auf diese Weise kann nur die Hälfte des Transplantates knöchern einheilen.

Ein weiterer Grund für die schlechtere Sekundärstabilität könnte jedoch sein, dass die Interferenzschrauben durch die zyklische Last während der postoperativen Rehabilitation auslockern, oder dass das Transplantat an der Schraube vorbeigezogen wird. Verschiedene biomechanische Studien, in denen zyklische Lastprotokolle verwendet wurden, haben gezeigt, dass es unter zyklischer Last zu einer Elongation des Fixationskonstruktes kommt [28, 29, 67]. Diese Elongation kommt dadurch zustande, dass das Transplantat an der Schraube vorbeirutscht.

10.9.5 Klinische Ergebnisse

Auch klinische Studien konnten die biomechanischen Ergebnisse Ishibashis et al. [24] nicht bestätigen, dass die erhöhte Konstruktsteifigkeit einer reinen Interferenzschraubenfixation zu einer besseren AP-Stabilität als bei einer gelenkfernen Fixation führt.

Prodromos et al. [41] analysierten die klinischen Ergebnisse nach VKB-Ersatz mit einem viersträngigen Transplantat von 24 Studien in einer Metaanalyse. In dieser Metaanalyse war die AP- Stabilität nach femoraler extrakortikaler Fixation und tibialer Hybridfixation höher als nach alleiniger gelenknaher femoraler Interferenzschraubenfixation.

Eine Erklärung könnte die von Singhatat et al. [52] im Tierversuch nachgewiesene im Vergleich zur extrakortikalen Fixation verminderte Sekundärstabilität sein.

10.9.6 Sonderformen

Eine besondere Form der Interferenzschraubenfixation für die tibiale Seite ist der Intrafix. Bei diesem Implantat wird die Schraube zentral zwischen die in Führungshülsen liegenden Sehnenbündel gedreht. Auf diese Weise werden alle Bündel gegen den Knochen gedrückt. Kousa et al. [29] konnten zeigen, dass die Elongation des Fixationskonstruktes unter Verwendung des Intrafix signifikant geringer ist als bei Verwendung von konventionellen Interferenzschrauben. Ein Nachteil des Intrafix ist, dass für dieses Implantat immer beide Beugesehnen entnommen werden müssen. Es gibt Hinweise, dass bei Entnahme der Semitendinosus- und Gracilissehne die Entnahmemorbidität höher ist [1] (s. auch Kap. 9).

10.10 Hybridfixation

Unter biologischen Gesichtspunkten wäre bei der gelenknahen Fixation die Verwendung von Schrauben sinnvoll, die entweder bei geringer Knochendichte dem Tunneldurchmesser entsprechen (passgerecht) oder bei hoher Knochendichte unterdimensioniert sind. Biomechanische Studien haben jedoch gezeigt, dass die unterdimensionierten Schrauben eine sehr niedrige maximale Last aufweisen [3, 18, 60, 63]. Ein Ausweg aus dieser Problematik ist die sog. Hybridfixation. Bei diesem Verfahren werden gelenkferne und gelenknahe Fixationstechniken miteinander kombiniert.

10.10.1 Biomechanische Ergebnisse

Das Transplantat wird femoral an einem Anker (Endobutton, Flipptack) aufgehängt und zusätzlich durch eine unterdimensionierte Schraube gesichert. Eine besondere Form der Hybridfixation ist die „Perlenfixation". Bei dieser Technik wird eine Perle aus bioresorbierbarem Material auf das Transplantat aufgenäht und soll so das Vorbeirutschen des Transplantates verhindern. Biomechanische Studien haben gezeigt, dass bei Durchführung einer Hybridfixation unterdimensionierte Interferenzschrauben verwendet werden können – bei besserer maximaler Last, Steifigkeit und Elongation unter zyklischer Last [3, 18, 60, 63].

Eine interessante Technik für die femorale Seite ist die sog. Bone-wedge-Technik. Dabei wird die Schraube hinter eine vorher ausgemeißelte Knochenbrücke geschraubt. Auf diese Weise werden Transplantatschädigungen und Transplantatrotation vermieden. Die biomechanischen Daten dieser Technik sind überzeugend [18].

Auf der tibialen Seite kann die Sicherung der Fixation über einen Fixationsknopf erfolgen (z.B. Endotack, Karl Storz, Tuttlingen) (s. Kap. 15).

10.10.2 Klinische Ergebnisse

Wagner et al. [55] haben Patienten nach VKB-Rekonstruktion mit einem Patellarsehnentransplantat mit Patienten mit Semitendinosussehnentransplantaten, die mit einer Hybrid-Technik (Schraube und Perle) fixiert wurden, verglichen. Der Lysholm-Score betrug 89,7 in der Patellarsehnen-Gruppe und 94 in der Semitendinosussehnen-Gruppe. Die im KT-1000 gemessene Seit-zu-Seit-Differenz betrug 2,6 mm in der Patellarsehnen-Gruppe und 2,1 mm in der Semitendinosussehnen-Gruppe. Der Pivot-Shift-Test war in der Semitendinosussehnen-Gruppe signifikant seltener positiv als in der Patellarsehnen-Gruppe.

10.11 Transfemorale Fixationstechniken

Neue Verfahren zur anatomischen Fixation verwenden Stifte oder Schrauben, die transversal durch den Tunnel durch das Transplantat geschoben werden und das Transplantat auf diese Weise im Tunnel aufhängen (s. Abb. 10.3 und 10.4).

Dabei unterscheidet man Systeme, bei denen das Transplantat an seiner proximalen Schlaufe am Tunnelende aufgehängt wird, (z.B. Transfix, Bilok ST, Bone Mulch Screw) und Systeme, bei denen zwei bioresorbierbare Stifte (Rigidfix) ohne Berücksichtigung der Transplantatschlaufe durch das Transplantat geschoben werden (s. Abb. 10.7).

10.12 Transfemorale Fixationstechniken mit zwei Pins

Von einigen Autoren werden alle transversalen Techniken als semianatomisch bezeichnet, da die Fixation nicht an der artikulären Tunnelöffnung ist. Beim Rigidfix-System (Mitek, Norderstedt) befindet sich der gelenkseitige Stift jedoch nahe der Gelenkhöhle, sodass die Kriterien einer Öffnungsfixation erfüllt sind. In einer biomechanischen Studie mit einem UFS-gekoppelten Robotersystem bestand jedoch kein Unterschied hinsichtlich anteriorer Translation zwischen Transplantaten, die mit dem Rigidfix-System fixiert wurden, und Transplantaten, die mit einer Interferenzschraube fixiert wurde (nicht publizierte Daten).

Ausreißversuche in einem Modell am Rinderknochen haben gezeigt, dass die Primärfestigkeit des Rigidfix-Systems der der Interferenzschraube entspricht. Dabei bringt der zweite Pin hinsichtlich der Primärfestigkeit keinen Vorteil [66], er ist jedoch eine Sicherung, wenn der erste Pin nicht akkurat platziert werden konnte. Auch in der Steifigkeit waren keine signifikanten Unterschiede feststellbar. In zyklischen Versuchen zeigten mit dem Rigidfix-System fixierte Konstrukte jedoch auch eine ähnlich hohe Elongation wie nach Interferenzschraubenfixation. Die hohe Elongation ist wahrscheinlich darauf zurückzuführen, dass das Transplantat unter zyklischer Last zwischen den Pins durchschneidet. Möglicherweise besitzt dieser Nachteil jedoch in vivo keine Relevanz. Das Rigidfix-System zeichnet sich durch eine gute Sekundärstabilität in der frühen postoperativen Zeit aus.

In einer Tierstudie am Schaf konnte gezeigt werden, dass die maximale Last von Transplantaten, die mit dem Rigidfix-System fixiert wurden, 6 Wochen nach der Operation signifikant höher war als von Transplantaten, die mit Interferenzschrauben fixiert wurden. Auch die Steifigkeit war signifikant höher und unterschied sich nicht signifikant vom OP-Zeitpunkt [68].

10.12.1 Klinische Ergebnisse

Prospektive Studien mit Kontrollgruppe zum Rigidfix-System fehlen. Retrospektive Auswertungen von Fallserien haben jedoch keine besonderen implantatspezifischen Komplikationen gezeigt.

10.13 Transfemorale Fixation mit einem Pin am Tunnelende

Mit der Schlaufentechnik am Tunnelende (Transfix, Bilok ST, Bone Mulch Screw) kann die höchste Primärfestigkeit erzielt werden. Mit diesen Techniken wird eine maximale Last bis zu 1500 N erzielt [68]. Auch unter zyklischer Last war die Elongation dieser Systeme deutlich geringer als die nach Interferenzschraubenfixation. Eine derart hohe Ausreißfestigkeit ist an der femoralen Seite jedoch nur sinnvoll, wenn die tibiale Fixation ähnlich fest ist.

Experimentelle Ergebnisse hinsichtlich der Sekundärstabilität liegen zu diesen Systemen nicht vor. Mittlerweile existieren auch Berichte über Bohrkanalweitungen bei Verwendung von transfemoralen Systemen, welche die Transplantate am Tunnelende aufhängen [26, 64]. Dem Einstrom von Synovia wird für diesen Prozess eine große Bedeutung beigemessen. Das komplizierte Einzugverfahren mancher Systeme mag den Operateur dazu verleiten, den Tunnel größer als den Transplantatdurchmesser zu bohren. Der Einstrom von Synovialflüssigkeit kann jedoch durch das zusätzliche Einbringen eines Spongiosazylinders verhindert werden (transfemorale Hybridfixation) [13].

Ein weiteres Problem transfemoraler Fixationstechniken ist, dass die Zielsysteme transversaler Fixationstechniken am Tunnelende primär für die transtibiale

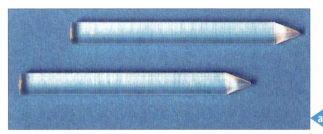
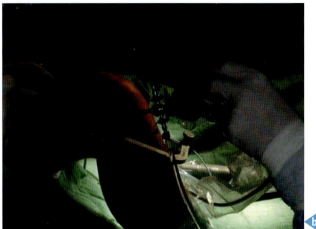
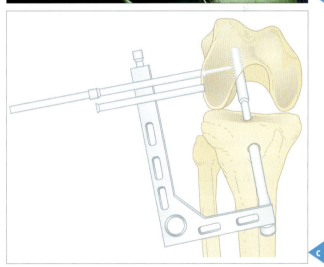

Abb. 10.7a–c: Stifte aus PLLA zur transversalen femoralen Fixation (**a**, Rigidfix, Mitek, Norderstedt), transtibialer Einsatz des Zielgerätes zum Einbringen der Applikationshülsen für die Pins (**b**), schematische Darstellung der transtibialen Applikation (**c**). Beim transtibialen Arbeiten besteht die Gefahr hoher Tunnelpositionen.

Bohrung entwickelt wurden. Das Einbringen der Transplantate bei Bohrung der Tunnel über das anteromediale Portal ist zwar beschrieben [13], bei einigen Systemen jedoch schwierig. Ein weiterer Nachteil der Schlaufenfixation am Tunnelende ist, dass für dieses Implantat immer beide Beugesehnen entnommen werden müssen.

Weitere Nachteile sind die Notwendigkeit einer zusätzlichen femoralen Inzision, wobei Verletzungen des Tractus iliotibialis, der Popliteussehne und des lateralen Kollateralbandes entstehen können. Zur Vermeidung von Tractusirritationen wird das subkortikale Versenken der Implantate empfohlen, was wiederum die Revision dieser Systeme erheblich erschweren kann (s. Abb. 10.8).

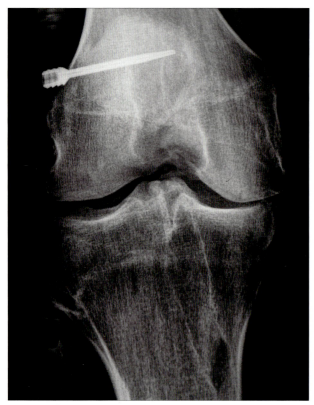

Abb. 10.8: Überstehendes Transfixsystem, das zu Tractus-Irritationen geführt hat.

10.13.1 Klinische Ergebnisse

Obwohl die Primärstabilität der Transfixationssysteme deutlich höher als z.B. die der Interferenzschraubenverankerung ist, scheinen diese biomechanischen Vorteile keine signifikante Bedeutung für das klinische Ergebnis zu haben.

Rose et al. [44] verglichen prospektiv das klinische Ergebnis nach Rekonstruktion des vorderen Kreuzbandes mit alleiniger Interferenz- und Transfixationsverankerung und konnten keine signifikanten Unterschiede in der Stabilität feststellen.

10.14 Implantatfreie Fixation

Von Pässler [25] wurde für das Femur eine implantatfreie Fixationstechnik entwickelt. Bei dieser Technik wird in das Semitendinosus-/Gracilistransplantat am Ende ein Knoten gelegt und der femorale Kanal gelenkwärts 4 mm schmaler aufgebohrt als gelenkfern. Dann wird das Transplantat von femoral in das Gelenk eingezogen, sodass der Knoten vor dem schmaleren Teil des Tunnels aufsitzt. Diese Technik wurde im Rahmen einer biomechanischen Studie getestet [39]. Maximale Last und Steifigkeit dieser Technik sind durchaus mit anderen Techniken vergleichbar.

Nachteil dieser Technik ist der sehr große femorale Tunneldurchmesser und die Tatsache, dass beide Sehnen (Semitendinosus- und Gracilissehne) entnommen werden müssen.

Der steigende finanzielle Druck in unserem Gesundheitswesen wird jedoch in Zukunft sicher zu einem steigenden Interesse an implantatfreien Techniken führen.

10.15 Fazit für die Praxis

Da Beugesehnentransplantate ohne Knochenblock entnommen werden, ist die Einheilungszeit dieser Transplantate länger als bei der Patellarsehne. Während der Einheilungszeit gewährleistet die Fixationsmethode die Stabilität von Beugesehnentransplantaten.

Gelenknahe Fixationsmethoden haben unter biomechanischen Gesichtspunkten Vorteile im Vergleich zu gelenkfernen Methoden. In klinischen Studien konnten sich diese Vorteile für die reine Interferenzschraubenfixation jedoch nicht bestätigen. Es gibt Hinweise, dass die Kompression des Transplantates durch eine überdimensionierte Schraube im Knochentunnel das Remodeling und das Einheilen negativ beeinflusst. Unter biologischen Gesichtspunkten könnte die Verwendung passgerechter oder unterdimensionierter Schrauben sinnvoll sein. Die schlechtere Primärstabilität unterdimensionierter Schrauben muss dann jedoch durch eine zusätzliche gelenkferne Fixationsmethode kompensiert werden (Hybridfixation).

Femoral sind transfemorale Fixationstechniken unter biomechanischen Gesichtspunkten eine Alternative. Dabei muss jedoch beachtet werden, dass diese Systeme primär für die transtibiale Technik entwickelt wurden und dass bei Aufhängetechniken am Ende des Tunnels zwei Beugesehnen entnommen werden müssen.

Implantatfreie Techniken gehören bei der Patellarsehne zum „State of the art", bei der Semitendinosussehne nehmen sie eine Außenseiterposition ein.

Literatur

1 Armour T, Forwell L, Litchfield R, Kirkley A, Amendola N, Fowler PJ. Isokinetic evaluation of internal/external tibial rotation strength after the use of hamstring tendons for anterior cruciate ligament reconstruction. Am J Sports Med 2004; 32(7): 1639–1643
2 Au AG, Otto DD, Raso VJ, Amirfazli A. Investigation of a hybrid method of soft tissue graft fixation for anterior cruciate ligament reconstruction. The Knee 2005; 12: 149–153
3 Aune AK, Ekeland A, Cawley PW. Interference screw fixation of hamstring vs patellar tendon grafts for anterior cruciate ligament reconstruction. Knee Surg Sports Traumatol Arthrosc 1998; 6: 99–102
4 Becker R, Schroeder M, Roepke M et al. Mechanical properties of sutures used in achoring ACL grafts. Unfallchirurg 2000; 103: 375–379

5   Beynnon BD, Amis AA. In vitro testing protocols for the cruciate ligaments and ligament reconstructions. Knee Surg Sports Traumatol Arthrosc 1992; 6: 70–76

6   Brand J, Weiler A, Caborn DN et al. Graft fixation in cruciate ligament reconstruction. Am J Sports Med 2000; 28: 761–773

7   Brand JC, Pienkowski D, Steenlage E, Hamilton D, Johnson DL, Caborn DNM. Interference Screw Fixation Strength of a Quadrupled Hamstring Tendon Graft Is Directly Related to Bone Mineral Density and Insertion Torque. Am J of Sports Med 2000; 28: 705–710

8   Brown G, Pena F, Grondtfeld T et al. Fixation strength of interference screw fixation in bovine, young human, and elderly human cadaver knees: Influence of insertion torque, tunnel bone bloc gap, and interference. Knee Surg Sports Traumatol Arthrosc 1996; 3: 238–244

9   Caborn DNM, Brand JC, Nyland J, Kocabey Y. A Biomechanical Comparison of Initial Soft Tissue Tibial Fixation Devices. The Intrafix Versus a Tapered 35-mm Bioabsorbable Interference Screw. Am J of Sports Med 2004; 32: 956–1002

10 Chang HC, Nyland J, Nawab A, Burden R, Caborn DN. Biomechanical Comparison of the bioabsorbable Retroscrew system, BioScrew XtraLok with stress equalization tensioner, and 35-mm Delta Screws for tibialis anterior graft-tibial tunnel fixation in porcine tibiae. Am J Sports Med 2005; 33: 1057–1064

11 Coleridge SD, Amis AA. A comparison of five tibial-fixation systems in hamstring-graft anterior cruciate ligament reconstruction. Knee Surg Sports Traumatol Arthrosc 2004; 12: 391–397

12 Fabbriciani C, Mulas PD, Ziranu F, Deriu L, Zarelli D, Milano G. Mechanical analysis of fixation methods for anterior cruciate ligament reconstruction with hamstring tendon graft. An experimental study in sheep knees. The Knee 2005; 12: 135–138

13 Galla M, Uffmann J, Lobenhoffer P. Femoral fixation of hamstring tendon autografts using the TransFix device with additional bone grafting in an anteromedial portal technique. Arch Orthop Trauma Surg 2004; 124: 281–284

14 Harilainen A, Sandelin J, Jansson KA. Cross-Pin Femoral Fixation Versus Metal Interference Screw Fixation in Anterior Cruciate Ligament Reconstruction With Hamstring Tendons: Results of a Controlled Prospective Randomized Study With 2-Year Follow-up. Arthroscopy: The Journal of Arthroscopy and related Surgery 2005; 21: 25–33

15 Harrington IJ. A bioengineering analysis of force actions at the knee in normal and pathological gait. Biomdical Engineering 1976; 3: 1–30

16 Harvey AR, Thomas NP, Amis AA. The effect of screw length and position on fixation of four-stranded hamstring grafts for anterior cruciate ligament reconstruction. The Knee 2003; 10: 97–112

17 Hertel P, Behrend H, Cierpinski T, Musahl V, Widjaja G. ACL reconstruction using bone-patellar tendon-bone press-fit fixation: 10-year clinical results. Knee Surg Sports Traumatol Arthrosc 2005; 13(4): 248–255

18 Herbort M, Weimann A, Zantop T, Strobel M, Raschke M, Petersen W. Initial fixation strength of a new hybrid technique for femoral ACL graft fixation: the bone wedge technique. Arch Orthop Trauma Surg 2007; 127(9): 769–775

19 Höher J, Scheffler S, Withrow J et al. Mechanical behavior of two hamstring graft constructs for reconstruction of the anterior cruciate ligament. J Orthop Res 2000; 15: 465–461

20 Hoffmann RFG, Peine R, Bail H et al. Initial fixation strenght of modified patellar tendon grafts for anatomic fixation in anterior cruciate ligament reconstruction. Arthroscopy 1999; 15: 392–399

21 Hulstyn M, Fadale PD, Abate J et al. Biomechanical evaluation of interference screw fixation in a bovine patellar bone-tendon-bone autograft complex for anterior cruciate ligament reconstruction. Arthroscopy 1993; 9: 417–424

22 Hunt P, Unterhauser FN, Strobel MJ, Weiler A. Development of a perforated biodegradable interference screw. Arthroscopy 2005; 21(3): 258–65

23 Hunt P, Rehm O, Weiler A. Soft tissue graft interference fit fixation: observations on graft insertion site healing and tunnel remodeling 2 years after ACL reconstruction in sheep. Knee Surg Sports Traumatol Arthrosc 2006; 14(12): 1245–1251

24 Ishibashi Y, Rudy TW, Lvesay GA et al. The effect of Anterior Cruciate Ligament graft fixation site at the tibia on knee stability: evaluation using a robotic testing system. Arthroscopy 1997; 13: 177–182

25 Kilger R, Thomas M, Hanford S, Schenker M, Araseirlis, Debski R, Woo SLY. The effectivnessof reconstruction of the anterior cruciate ligament using a new knot/press fit technique: A cadaveric study. Am J Sports Med 2005; 33: 856–863

26 Klein JP, Litner DM, Downs D, Varenka K. The incidence and significance of femoral tunnel widening after quadrupled hamstring anterior cruciate ligament reconstruction using femoral cross pin fixation. Arthroscopy 2003; 19: 470–476

27 Kurosaka M, Yoshiya S, Andris JT. A biomechanical comparison of different surgical techniques of graft fixation in anterior cruciate ligament reconstruction. Am J Sports Med 1987; 15: 225–229

28 Kousa P, Jarvinen TL, Pohjonen T et al. The fixation strength of six hamstring tendon graft fixation devices in anterior cruciate ligament reconstruction – part I: Femoral site: Am J Sports Med 2003; 31: 174–181

29 Kousa P, Jarvinen TL, Pohjonen T et al. The fixation strength of six hamstring tendon graft fixation devices in anterior cruciate ligament reconstruction – part II: Tibial site: Am J Sports Med 2003; 31: 182–190

30 Magen HE, Howell SM, Hull ML. Structural Properties of Six Tibial Fixation Methods for Anterior Cruciate Ligament Soft Tissue Grafts. Am J of Sports Med 1999; 27: 35–43

31 Morrison JB. Function of the knee joint in normal walking. J Biomech 1970; 3: 51–61

32 Morrison JB. Function of the knee joint various activities. Biomed Eng 1969; 4: 573–580

33 Musahl V, Abramowitch SD, Gabriel MT, Debski RE, Hertel P, Fu FH, Woo SL. Tensile properties of an anterior cruciate ligament graft after bone-patellar tendon-bone press-fit fixation. Knee Surg Sports Traumatol Arthrosc 2003; 11(2): 68–74

34 Nagarkatti DG, McKeon BP, Donahue BS et al. Mechanical evaluation of a soft tissue interference screw in free tendon anterior cruciate ligament graft fixation. Am J Sports Med 2001; 29: 67–71

35 Nurmi JT, Järvinen TLN, Kannus P, Sievänen H, Toukosalo J, Järvinen M. Compaction Versus Extraction Drilling for Fixation of the Hamstring Tendon Graft in Anterior Cruciate Ligament Reconstruction. Am J of Sports Med 2002; 30: 167–173

36 Noyes FR, Butler DL, Grood ES et al. Biomechanical analysis of human ligament grafts used in knee-ligament repairs and reconstructions. J Bone Joint Surg 1984; 66-A: 344–350

37 Pavlik A, Hidas P, Czigány T, Berkes I. Biomechanical evaluation of press-fit femoral fixation technique in ACL re-

38 Papageorgiou CD, Ma CB, Abramowitch SD, Clineff TD, Woo SL. A multidisciplinary study of the healing of an intraarticular anterior cruciate ligament graft in a goat model. Am J Sports Med 2001; 29(5): 620–626
39 Paessler HH, Mastrokalos DS. Anterior cruciate ligament reconstruction using semitendinosus and gracilis tendons, bone patellar tendon, or quadriceps tendon-graft with press-fit fixation without hardware. A new and innovative procedure. Orthop Clin North Am 2003; 34(1): 49–64
40 Petersen W, Laprell H. Insertion of autologous tendon grafts to the bone: a histological and immunohistochemical study of hamstring and patellar tendon grafts. Knee Surg Sports Traumatol Arthrosc 2000; 8(1): 26–31
41 Prodromos CC, Joyce BT, Shi K, Keller BL. A meta-analysis of stability after anterior cruciate ligament reconstruction as a function of hamstring versus patellar tendon graft and fixation type. Arthroscopy 2005; 21(10): 1202
42 Rodeo SA, Arnoczky SP, Torzilli PA et al. Tendon healing in a bone tunnel: A biomechanical and histological study in the dog. J Bone Joint Surg 1993; 75-A: 1795–1803
43 Rupp S, Krauss PW, Fritsch EW. Fixation strength of a biodegradable interference screw and a press fit technique in anterior cruciate ligament reconstruction with a BPTB graft. Arthroscopy 1997; 13: 61–65
44 Rose T, Hepp P, Venus J, Stockmar C, Josten C, Cill H. Prospective randomized clinical comparison of femoral Transfixation versus scraw fixation in hamstring tendon ACL reconstruction. Knee Surg Sports Traumatol Arthrosc 2006; 14: 730–738
45 Scheffler SU, Südkamp NP, Göckenjan A et al. Biomechanical comparison of hamstring and patellar tendon graft anterior cruciate ligament reconstruction techniques: The impact of fixation level and fixation method under cyclic loading. Arthroscopy 2002; 18: 304–315
46 Schmidt-Wiethoff R, Dargel J, Gerstner M, Schneider T, Koebke J. Bone plug length and loading angle determine the primary stability of patellar tendon-bone grafts in press-fit ACL reconstruction. Knee Surg Sports Traumatol Arthrosc 2006; 14(2): 108–111
47 Serpas F, Yanagawa T, Pandy MG. Forward dynamics simulation of anterior cruciate ligament forces developed during isokinetic dynamometry. Computer methods in Biomechanics and Biomedical Engineering 2002; 5: 33–43
48 Shelburne KB, Pandy MG. A musculoskeletal model for evaluating ligament forces during isometric contractions. J Biomech 1997; 30: 163–176
49 Shelburne KB, Pandy MG. Detenimants of cruciate ligament loadings during rehabilitation exercise. Clin. Biomech 1998; 13: 403–413
50 Shelburne KB, Pandy MG, Anderson FC, Torry MR. Pattern of anterior cruciate ligament foce in normal walking. J Biomech 2004; 37: 797–805
51 Simonian PT, Sussmann PS, Baldini TH, Crockett HC, Wickiewicz TL. Interference screw position and hamstring graft location for anterior cruciate ligament reconstruction. Arthroscopy 1998; 14(5): 459–464
52 Singhatat W, Lawhorn KW, Howell SM, Hull ML. How four weeks of implantation affect the strength and stiffness of a tendon graft in a bone tunnel: a study of two fixation devices in an extraarticular model in ovine. Am J Sports Med 2002; 30: 506–513
53 Stadelmaier DM, Lowe WR, Ilahi OA et al. Cyclic pull-out strength of hamstring tendon graft fixation with soft tissue interference screws. Influence of screw length. Am J Sports Med 1999; 27: 778–783
54 Steenlage E, Brand JC, Johnson DJ, Caborn DNM. Correlation of Bone Tunnel Diameter With Quadrupled Hamstring Graft Fixation Strength Using a Biodegradable Interference Screw. Arthroscopy 2002; 18: 901–907
55 Wagner M, Kääb MJ, Schallock J, Haas NP, Weiler A. Hamstring tendon versus patellar tendon anterior cruciate ligament reconstruction using biodegradable interference fit fixation: a prospective matched-group analysis. Am J Sports Med 2005; 33(9): 1327–1336
56 Weiler A, Windhagen H, Raschke M. Biodegradable interference screw fixation exhibits pull-out force and stiffness similar to titanium screws. Am J Sports Med 1998; 26: 548–549
57 Weiler A, Hoffmann RF, Südkamp NP, Siepe CJ, Haas NP. Replacement of the anterior cruciate ligament. Biomechanical studies for patellar and semitendinosus tendon fixation with a poly (D,L-lactide) interference screw. Unfallchirurg. 1999; 102(2): 115–123
58 Weiler A, Hoffmann RFG, Sipe C, Kolbeck SF, Südkamp NP. The influence of screw geometry on hamstring tendon interference fit fixation. Am J Sports Med 1999; 28: 356–359
59 Weiler A, Peine R, Pashmineh-Azar A, Abel C, Südkamp NP, Hoffmann RF. Tendon healing in a bone tunnel. Part I: Biomechanical results after biodegradable interference fit fixation in a model of anterior cruciate ligament reconstruction in sheep. Arthroscopy 2002; 18(2): 113–123
60 Weiler A, Hoffmann R, Bail H et al. Tendon healing in a bone tunnel. Part II: Histological analysis after biodegradable interference fit fixation in a model of Anterior Cruciate Ligament reconstruction. Arthroscopy 2002; 18: 124–135
61 Weiler A, Richter M, Schidmaier G, Kandziora F, Südkamp N. The endopearl increases fixation strength and eliminates construct slippage of hamstring tendon grafts with interference screw fixation. Arthroscopy 2001; 17: 353–359
62 Weimann A, Zantop T, Rümmler M, Hassenpflug J, Petersen W. Primary stability of bone-patellar tendon-bone graft fixation with biodegradable pins. Arthroscopy 2003; 19(10): 1097–1102; Arthroscopy 2005; 21(8): 934–441
63 Weimann A, Rodieck M, Zantop T, Hassenpflug J, Petersen W. Primary stability of hamstring graft fixation with biodegradable suspension versus interference screws. Arthroscopy 2005; 21(3): 266–274
64 Weimann A, Zantop T, Herbort M, Strobel M, Petersen W. Initial fixation strength of a hybrid technique for femoral ACL graft fixation. Knee Surg Sports Traumatol Arthrosc 2006; 14(11): 1122–1129
65 Wilson TC, Kantaras A, Atay A, Johnson DL. Tunnel enlargement after anterior cruciate ligament reconstruction. Am J Sports Med 2004; 32: 543–549
66 Woo SL, Hollis JM, Adams DJ et al. Tensile properties of the human femur-anterior cruciate ligament-tibia complex. The effects of specimen age and orientation. Am J Sports Med 1991; 19: 217–225
67 Zantop T, Welbers B, Weimann A, Rummler M, Hedderich J, Musahl V, Petersen W. Biomechanical evaluation of a new cross-pin technique for the fixation of different sized bone-patellar tendon-bone grafts. Knee Surg Sports Traumatol Arthrosc 2004; 12(6): 520–527
68 Zantop T, Weimann A, Rummler M, Hassenpflug J, Petersen W. Initial fixation strength of two bioabsorbable pins for the fixation of hamstring grafts compared to interference screw fixation: single cycle and cyclic loading. Am J Sports Med 2004; 32(3): 641–649
69 Zantop T, Weimann A, Wolle K, Musahl V, Langer M, Petersen W. Initial and six weeks post-operative structural

properties of soft tissue ACL reconstructions using cross pin or interference screw fixation: An in-vivo study in ovine. Arthroscopy 2007; 23(1): 14–20

70 Zantop T, Weimann A, Schmidtko R, Herbort M, Raschke MJ, Petersen W. Graft laceration and pullout strength of soft-tissue anterior cruciate ligament reconstruction: in vitro study comparing titanium, poly-d,l-lactide, and poly-d,l-lactide-tricalcium phosphate screws. Arthroscopy 2006; 22(11): 1204–1210

11 Tunnelposition

Wolf Petersen

11.1 Einleitung

Ziel des VKB-Ersatzes sollte eine möglichst anatomiegerechte Wiederherstellung der zerstörten Strukturen sein. Abweichungen können zu Bewegungseinschränkungen und Störungen der Gelenkskinematik führen.

Das gilt besonders für Fehlplatzierungen der Bohrkanäle [3]. Eine typische Fehlplatzierung ist z.B. die vordere Tunnellage vor dem Drehzentrum des Kniegelenkes am Femur (s. Abb. 11.1). Da sich das Transplantat in Beugung anspannt, kommt es zunächst zu einem Streckdefizit, später zur Elongation und Rezidivinstabilität.

Eine weitere typische Fehlpositionierung ist die hohe Tunnellage am Femur (High-noon-Position). Ein High-noon-Transplantat kann nur in der anteroposterioren Richtung stabilisieren, es versagt jedoch bei der Rotationssicherung (s. Abb. 11.2). Außerdem besteht die Gefahr eines Impingements am HKB [9].

Ein weiteres Problem ist die hintere tibiale Tunnellage [6]. Bisher bestand die Tendenz, den tibialen Tunnel möglichst weit posterior zu positionieren, um ein Impingement am vorderen Rand der Fossa intercondylaris zu vermeiden. Mit Zielgeräten, die den tibialen Tunnel vor dem HKB positionierten, lag der tibiale Tunnel im Insertionsgebiet des posterolateralen (PL-) Bündels des VKBs. Wird der femorale Tunnel dann transtibial platziert, liegt dieser im Ursprung des anteromedialen Bündels mit der Gefahr einer hohen femoralen Tunnellage

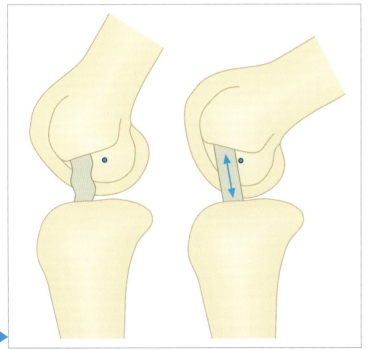
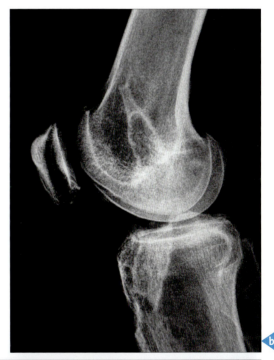
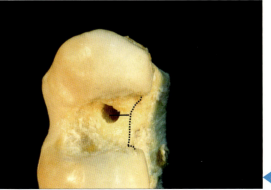

Abb. 11.1a–c: Schematische Darstellung einer vorderen Fehlpositionierung des femoralen Tunnels. In Beugung kommt es zum Anspannen des Transplantates. Das kann zu einem Beugedefizit führen. Im Rahmen der Mobilisation kann sich das Beugedefizit verbessern. Dann kommt es allerdings zu einer Elongation des Transplantates (**a**). Radiologische Darstellung einer vorderen Fehlpositionierung des femoralen Tunnels (**b**). Präparat aus einem Operationskurs, in dem eine transtibiale Bohrtechnik vermittelt wurde. Bei allen untersuchten Präparaten kam es zu einer anterioren Fehlpositionierung. Das liegt an der Form der Fossa intercondylaris. Wird ein Zielgerät für den femoralen Bohrkanal im Bereich des Fossa-Daches hinter die Linea intercondylaris geklemmt, kommt es zu einer anterioren Lage des Tunnels, da die Linea intercondylaris in der Aufsicht von unten eine U-Form aufweist (**c**).

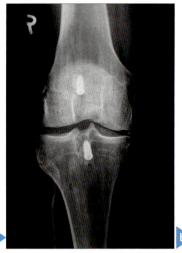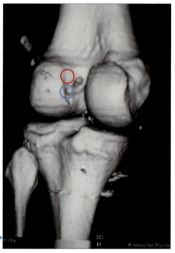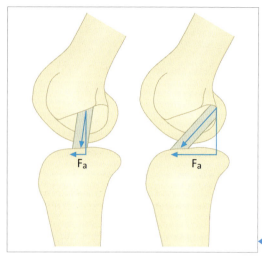

Abb. 11.2a–c: Röntgenbild eines Patienten mit Rezidiv-Instabilität bei hoher Lage des femoralen Bohrkanals (High-noon-Position). Bei subjektiven Instabilitätsgefühlen („Giving way") war das Pivot-Shift-Phänomen positiv und der Lachman-Test einfach positiv mit festem Anschlag (a). Computertomografie eines Patienten mit hoher und anteriorer Fehlpositionierung des femoralen Tunnels. Der rote Kreis markiert den Ursprung des AM-Bündels, der blaue Kreis markiert den Ursprung des PL-Bündels (b). Schematische Darstellung der biomechanischen Auswirkungen einer hohen Fehlpositionierung. Aufgrund des steilen Verlaufes verliert das Transplantat seine Effektivität hinsichtlich der Stabilisierung gegen die vordere Schublade (c).

außerhalb des femoralen Ursprunges (High-noon-Position). Es resultiert ein sog. PL-AM-Transplantat mit einem steilen Verlauf in der Frontal- und Sagittalebene. Mit solch einem Transplantat kann weder die AP-Stabilität noch die Rotationsstabilität zufriedenstellend wiederhergestellt werden (s. Abb. 11.2).

Erst in den letzten Jahren rückte die Anatomie wieder in den Mittelpunkt. Lange Zeit wurde die wissenschaftliche Diskussion durch andere Themen geprägt (z.B. Fixationstechniken, Rehabilitation oder OP-Zeitpunkt).

Ziel dieses Kapitels ist es, die für eine anatomische Tunnelposition erforderlichen Grundlagen zu beleuchten.

11.2 Topografie der Fossa intercondylaris

Bei arthroskopischen Eingriffen ist die Fossa intercondylaris nur zugänglich wenn sich das Knie in Beugung befindet [6, 7]. Dabei befindet sich der Oberschenkel unter operativen Bedingungen meistens in der Horizontalen. Aus diesem Grunde weichen Positionsangaben im klinischen Sprachgebrauch von denen aus dem anatomischen Schrifttum ab. Um die Lage innerhalb der Fossa intercondylaris zu beschreiben, eignet sich folgende Nomenklatur: „Vorne" oder „hinten" und „oben" oder „unten" (s. Abb. 11.3).

11.3 Femorale Tunnel

Es sinnvoll, bei einer VKB-Plastik mit dem oder den femoralen Tunneln zu beginnen. Einerseits kann bei Bohrung über das anteromediale Portal eine anatomischere Tunnellage erzielt werden, andererseits kommt es zu weniger Flüssigkeitsverlust, wenn die femoralen Tunnel zuerst gebohrt werden. Deshalb wird in diesem Kapitel die femorale Tunnelpositionierung zuerst beschrieben.

11.3.1 Probleme femoraler Tunnelfehllagen

Insbesondere am Femur sind nicht anatomische Tunnelfehllagen ein häufiger Grund für Revisionen. Anteriore Tunnelfehllagen führen initial zu einem Beugedefizit, bei Verbesserung der Beweglichkeit kommt es zur Transplantatelongation und auf diese Weise zur Rezidivinstabilität. Zur anterioren Tunnelfehllage kann es kommen, wenn z.B. die „Residents ridge" [5] mit der hinteren Kondylenbegrenzung verwechselt wird.

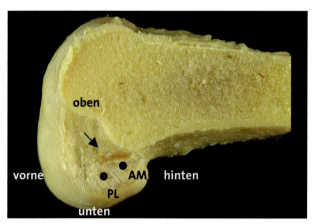

Abb. 11.3: Kniegelenkspräparat in 90° Grad Beugung während einer arthroskopischen Operation. In Beugung hat die femorale VKB-Insertion eine horizontale Ausrichtung. Unter operativen Bedingungen befindet sich das Knie meist in 90° Beugung. Um die Lage innerhalb der Fossa intercondylaris zu beschreiben, eignet sich folgende Nomenklatur: „Vorne" oder „hinten" und „oben" oder „unten". Der femorale Ursprung grenzt oben an die Linea intercondylaris und erstreckt sich entlang des Knorpel-Knochen-Überganges nach vorne. Das anteromediale Bündel (AM) entspringt im oberen und hinteren Anteil, das PL-Bündel entspringt im unteren vorderen Anteil.

Aber die hohe Platzierung des femoralen Tunnels („High noon") kann auch zur anterioren Fehlplatzierung führen. Das liegt daran, dass die hintere Begrenzung der Fossa von unten betrachtet konvex ist. Wird ein sog. Off-set-Zielgerät in High-noon-Position hinter die Facies poplitea geklemmt, muss eine anteriore Fehlposition resultieren (s. Abb. 11.1 und Abb. 11.2). Leider zeigen OP-Beschreibungen, die von Implantatherstellern angeboten werden, diesen Fehler oft.

Die High-noon-Position oder hohe Tunnellage kann jedoch noch weitere Probleme bereiten. Zum einen kann es zu einem Impingement mit dem hinteren Kreuzband mit einem Streckdefizit kommen. Zum anderen wird bei einer hohen Tunnellage außerhalb des Ursprungsgebietes des VKBs die Rotationsstabilität durch das Transplantat nicht gewährleistet [11].

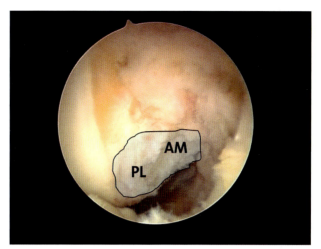

Abb. 11.4: Visualisierung der femoralen VKB-Insertion durch das anteromediale Portal. Der Blick über das anteromediale Portal erlaubt eine wesentlich bessere Übersicht über das VKB-Ursprungsgebiet. Insbesondere die Insertion des PL-Bündels ist erst darstellbar, wenn die Optik im medialen Portal platziert wird.

11.3.2 Transtibiales Bohren vs. Portal-Bohren

Der wichtigste Schritt bei einer VKB-Rekonstruktion ist die korrekte Platzierung der Tunnel. Die oder der Tunnel sollte im anatomischen Zentrum der femoralen Insertion des VKBs liegen. Um dieses Ziel zu erreichen, bietet die Bohrtechnik über das mediale Portal den Vorteil, den Eintritt des Bohrers freier wählen zu können als bei der transtibialen Bohrtechnik [2]. Der femorale Kanal kann unabhängig vom tibialen Kanal geplant werden. Bei transtibialer Technik muss der femorale Tunnel bereits bei Anlage des tibialen Tunnels geplant werden, da eine Korrektur nur noch um einige Millimeter möglich ist. Das gilt besonders für die Doppelbündel-Technik, da die Durchmesser der Kanäle kleiner sind als bei einer Einzelbündel-Rekonstruktion. Bei transtibialer Kanalanlage besteht bei großen Kniegelenken die Tendenz, den tibialen Tunnel weiter hinten anzulegen, um die femorale Insertion des VKBs zu erreichen.

Weitere Nachteile der transtibialen Bohrtechnik sind der Verlust der Spülflüssigkeit und die Gefahr der primären Bohrkanalweitung, wenn der K-Draht den Mittelpunkt der femoralen Insertion nicht genau trifft und eine Korrektur vorgenommen werden muss. Dann läuft der K-Draht exzentrisch durch den tibialen Tunnel und der Bohrer wird den Tunnel gelenknah erweitern. Auch das mehrfache Durchführen anderer Instrumente (z.B. Off-set-Guide, Zielgerät für Fixationssystem) kann den tibialen Tunnel intraoperativ dilatieren.

11.3.3 Visualisierung der femoralen Insertion über das mediale Portal

Aufgrund der Form des lateralen Femurkondylus ist der Ursprung des VKBs über das klassische hohe anterolaterale Portal nicht ausreichend darstellbar. Mit der 30°-Optik schaut man einfach am PL-Bündel vorbei. Eine schmale Erhebung an der medialen Kondylenwand („Residents ridge") [5] erschwert außerdem die Visualisierung des VKB-Ursprunges (Grund für anteriore Tunnel-Fehllage).

Der Blick über das anteromediale Portal erlaubt eine wesentlich bessere Übersicht über das VKB-Ursprungsgebiet (s. Abb. 11.4). Erst durch den Blick von medial wird offensichtlich, wie weit der PL-Ursprung bei gebeugtem Kniegelenk nach vorne reicht.

Aus diesem Grunde sind die herkömmlichen Beschreibungen der Tunnellage in der „Uhr-Position" [8] unzureichend und sollten alleine nicht mehr verwendet werden [6, 7]. Dieses System berücksichtigt nur die Frontalebene und nicht die Sagittalebene.

11.3.4 Femorale Landmarken

Bisher galt als einzige Landmarke zur femoralen Tunnelpositionierung die hintere Begrenzung der Fossa intercondylaris. Zu diesem Zwecke wurden Zielgeräte entwickelt, die sich hinter den lateralen Femurkondylus haken (Off-set-Guide); auf diese Weise kann ein K-Draht in definiertem Abstand zur hinteren Begrenzung der Fossa intercondylaris platziert werden. Klare Empfehlungen, wo dieses Zielgerät angelegt werden muss, gibt es bisher nicht, da anatomische Landmarken zur Orientierung nicht beschrieben waren.

Anatomische Studien haben gezeigt, dass der VKB-Ursprung im oberen Anteil an die Linea intercondylaris grenzt und sich entlang des Knorpel-Knochen-Übergangs nach *vorne unten* erstreckt [6, 7]. Das anteromediale Bündel entspringt im oberen hinteren Anteil; das PL-Bündel entspringt im vorderen unteren Anteil des femoralen Ursprunges (s. Abb. 11.3 und Abb. 11.5). Der Übergang der

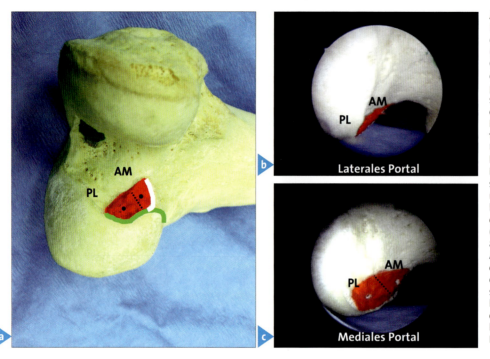

Abb. 11.5a–c: Mazeriertes Femur, bei dem der femorale Ursprung des VKBs rot markiert wurde (grüne Linie: Knorpel-Knochen-Grenze; weiße Linie: Linea intercondylaris) (**a**). Das gleiche Präparat wird mit einer arthroskopischen 30°-Optik betrachtet. Blick durch das hohe anterolaterale Portal: Aufgrund der Form des lateralen Femurkondylus ist der Ursprung des VKBs über das klassische hohe anterolaterale Portal nicht ausreichend darstellbar. Mit der 30°-Optik schaut man einfach am PL-Bündel vorbei. Eine schmale Erhebung an der medialen Kondylenwand („Residents ridge") erschwert außerdem die Visualisierung des AM-Ursprungs (**b**). Der Blick über das anteromediale Portal erlaubt eine wesentlich bessere Übersicht über das VKB-Ursprungsgebiet. Insbesondere die Insertion des PL-Bündels ist erst darstellbar, wenn die Optik im medialen Portal platziert wird (**c**).

Linea intercondylaris zum Knorpel-Knochen-Übergang liegt zwischen beiden Insertionsgebieten. Er kann als Landmarke zur Orientierung in der Sagittalebene dienen. Die Distanz zwischen Mitte AM-Bündel und PL-Bündel beträgt ca. 8–10 mm. Der Abstand des PL-Bündels vom Knorpel-Knochen-Übergang beträgt 5–6 mm.

11.4 Tibiale Tunnel

11.4.1 Probleme tibialer Tunnelfehllagen

Bei der konventionellen Einzelbündel-Rekonstruktion dient vielen Operateuren der vordere Rand des HKBs zur Orientierung bei Anlage des tibialen Tunnels. Bei dieser Technik liegt der tibiale Tunnel jedoch im hinteren Anteil der Insertion im Bereich des PL-Bündels (s. Abb. 11.9).

Viele Operateure waren der Ansicht, dass durch die hintere tibiale Tunnellage ein pathologisches Impingement des Transplantates am Dach der Fossa intercondylaris vermieden wurde. Eine andere Technik zur Vermeidung eines Impingements wurde von Howell angegeben [4]. Dabei wird das Zielgerät mit einem Abstandshalter in Streckung hinter die vordere Begrenzung der Fossa intercondylaris geklemmt. Mit beiden Techniken werden eher posteriore „unanatomische" Tunnellagen erzielt.

11.4.2 Tibiale Landmarken

Als Landmarke für die tibiale AM-Insertion kann das Außenmeniskusvorderhorn dienen; für das Auffinden der PL-Insertion eignet sich das HKB (s. Abb. 11.6 und Abb. 11.7). Bei einer Doppelbündel-Rekonstruktion sollten die Tunnel möglichst exakt in diesen Zonen liegen, bei einer Einzelbündel-Rekonstruktion dazwischen. Diese Positionierung erzeugt jedoch bei vielen Operateuren Bedenken hinsichtlich der Entstehung eines femoralen Transplantat-Impingements.

Die Analyse der Anatomie des intakten VKBs zeigt jedoch, dass ein Impingement („Anstoßen") zwischen VKB und vorderem Rand der Fossa intercondylaris normal ist. Trotzdem führt es nicht zu einem Streckdefizit. Da das AM-Bündel mit zunehmender Streckung an Spannung verliert, kann es sich um den vorderen Anteil der Fossa intercondylaris winden. Dieses Anstoßen kann also als physiologisch angesehen werden (physiologisches Impingement).

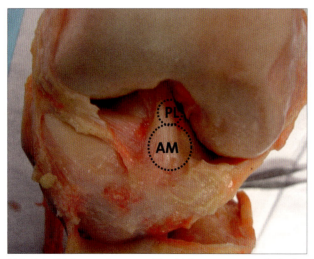

Abb. 11.6: Tibiale Insertionszone. Die tibiale Insertionszone befindet sich im mittleren Anteil der Area intercondylaris zwischen dem Tuberculum intercondylare mediale und laterale. Das PL-Bündel inseriert im hinteren Anteil der Insertionszone. Das AM-Bündel inseriert im vorderen Anteil der Insertionszone in Höhe des Außenmeniskusvorderhornes und liegt vor der gedachten Verlängerung des Daches der Fossa intercondylaris.

11.4 Tibiale Tunnel

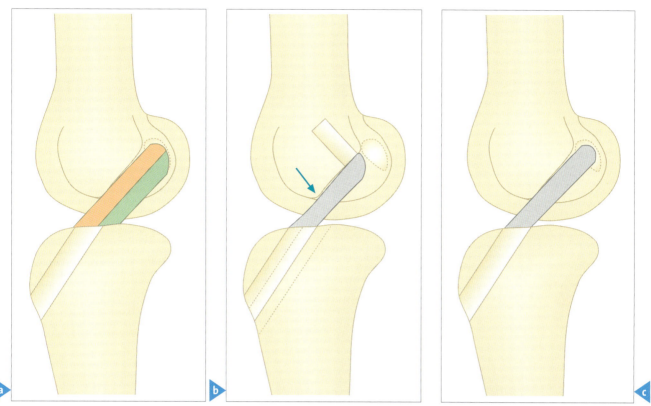

Abb. 11.7a–c: a) Schematische Darstellung des physiologischen Impingements des normalen VKBs. Der vordere Teil der tibialen VKB-Insertion liegt vor dem Rand der Fossa intercondylaris. Da das AM-Bündel in Streckung entspannt ist, kann es sich in Streckung um den Knorpel winden. **b)** Darstellung einer steilen VKB-Plastik. Wird der femorale Tunnel einer Einzelbündel-Rekonstruktion am Dach der Fossa intercondylaris platziert, kommt es zu einem Impingement. Um das zu vermeiden, muss der tibiale Tunnel weiter posterior als die normale Insertion des VKBs angelegt werden, um ein Impingement zu vermeiden. Die Folge ist ein noch steilerer Transplantatverlauf. **c)** Bei Anlage des femoralen Tunnels im Ursprungsgebiet des VKBs kommt es nicht zu einem Impingement, auch wenn der tibiale Tunnel im Zentrum der Insertion platziert wird (**c**).

Von einem physiologischen Impingement muss das pathologische Impingement abgegrenzt werden, das nach Implantation einer VKB-Ersatzplastik auftreten kann. Wird ein VKB-Transplantat im vorderen Bereich der tibialen Insertion verankert und in Streckung gespannt, kommt es durch das Anstoßen des Transplantates zu einem Streckdefizit.

Dieses Problem wurde in der Vergangenheit gelöst, indem der tibiale Tunnel im posterioren Anteil der Insertion oder dahinter platziert wurde [4]. Es resultierten steile Transplantate (sog. PL-AM-Rekonstruktionen), die das Knie nur unzureichend gegen die anteriore tibiale Translation sichern können.

Die experimentellen und klinischen Erfahrungen mit der Doppelbündel-Technik haben gezeigt, dass das Problem des pathologischen Impingements trotz anteriorer Lage des tibialen AM-Tunnels nicht auftritt [6, 7, 10]. Im Gegenteil, es wird über eine geringere Rate an Notchplastiken bei der Doppelbündel-Rekonstruktion berichtet. Daher kann das pathologische Impingement kein Problem der tibialen Tunnelposition sein.

Diese Beobachtung kann zwei Gründe haben. Wird das AM-Transplantat in 45° gespannt, lässt die Spannung in Streckung nach und das AM-Transplantat windet sich wie das normale AM-Bündel um die vordere Kante der Fossa intercondylaris [6, 7]. Außerdem wird bei der Dop-

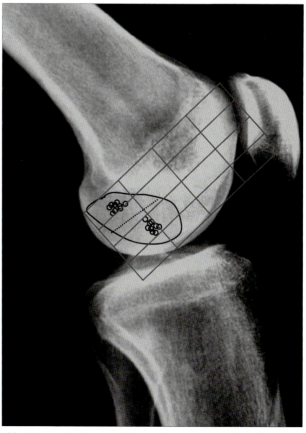

Abb. 11.8: Lokalisation von AM- und PL-Ursprung und Insertion im Röntgenbild mit der Quadrantenmethode

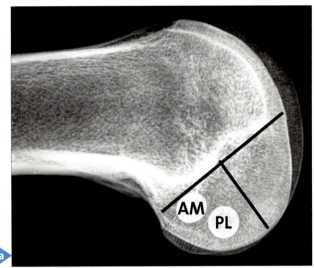

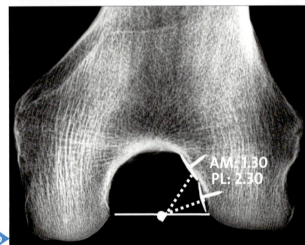

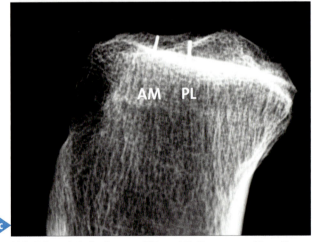

Abb. 11.9a–c: Lokalisation von AM- und PL-Ursprung und Insertion im Röntgenbild: Femur seitlich (**a**), Femur a.p. (**b**), Tibia seitlich (**c**)

pelbündel-Rekonstruktion der femorale AM-Ursprung häufig besser respektiert; damit verläuft das Transplantat flacher (s. Abb. 11.8). Wird ein Transplantat femoral hoch positioniert (High-noon-Position), verläuft das Transplantat steiler und es kommt eher zu einem Anstoßen als bei einem flacheren Transplantatverlauf.

11.5 Radiologische Insertionsanatomie

Zur intra- und postoperativen Kontrolle der Tunnel ist die Lage von AM- und PL-Bündel im Röntgenbild von Relevanz. Dabei besitzen die Projektionen in der seitlichen Ebene eine größere Relevanz als a.p.-Projektionen.

Zur radiologischen Bestimmung der Tunnellage am Femur werden im Schrifttum verschiedene Methoden angegeben [1, 12]. Auf Bernard und Hertel [1] geht die sog. Quadrantenmethode zurück (s. Abb. 11.9). Eine andere Methode wurde von Yavras et al. angegeben (s. Abb. 11.9).

Am Femur liegt die AM-Insertion bei ca. 25% auf der Verlängerung der Blumensaat-Linie (hinterer oberer Quadrant); das PL-Bündel liegt bei ca. 30% (unterer posteriorer Quadrant). Auf Aufnahmen zur Darstellung der Fossa intercondylaris liegt das AM-Bündel bei 10.30 Uhr und das PL-Bündel bei 9.30 Uhr [6, 7].

Die tibiale Insertion des AM-Bündels liegt bei 30% des maximalen Tibiadurchmessers; die Insertion des PL-Bündels liegt bei 44%.

Literatur

1. Bernard M, Hertel P. Intraoperative and postoperative insertion control of anterior cruciate ligament-plasty. A radiologic measuring method (quadrant method). Unfallchirurg 1996; 99: 332–340
2. Bottoni CR, Rooney RC, Harpstrite JK, Kan DM. Ensuring accurate femoral guide pin placement in anterior cruciate ligament reconstruction. Am J Orthop. 1998; 27(11): 764–766.
3. Brown CH Jr, Carson EW. Revision anterior cruciate ligament surgery. Clin Sports Med 1999; 18:109-171
4. Howell SM. Principles for placing the tibial tunnel and avoiding roof impingement during reconstruction of a torn anterior cruciate ligament. Knee Surg Sports Traumatol Arthrosc 1998; 6: 49–55
5. Hutchinson MR, Ash SA. Resident's ridge: assessing the cortical thickness of the lateral wall and roof of the intercondylar notch. Arthroscopy 2003; 19: 931–935
6. Petersen W, Zantop T. Anatomy of the Anterior Cruciate Ligament. Clin Orthop Rel Res 2007; 454: 35–47
7. Petersen W, Zantop T. Anatomische VKB-Rekonstruktion. Arthroskopie 2007; 20: 132–138
8. Sommer C, Friederich NF, Muller W. Improperly placed anterior cruciate ligament grafts: correlation between radiological parameters and clinical results. Knee Surg Sports Traumatol Arthrosc 2000; 8: 207–213
9. Strobel MJ, Castillo RJ, Weiler A. Reflex extension loss after anterior cruciate ligament reconstruction due to femoral „high noon" graft placement. Arthroscopy 2001; 17: 408–411
10. Yasuda K, Kondo E, Ichiyama H, Tanabe Y, Tohyama H. Clinical evaluation of anatomic double-bundle anterior cruciate ligament reconstruction procedure using hamstring tendon grafts: comparisons among 3 different procedures. Arthroscopy 2006; 22(3): 240–251
11. Zantop T, Herbort M, Raschke MJ, Fu FH, Petersen W. The role of the anteromedial and posterolateral bundles of the anterior cruciate ligament in anterior tibial translation and internal rotation. Am J Sports Med 2007; 35(2): 223–227
12. Zavras TD, Amis AA. Method for visualizing and measuring the position of the femoral attachment of the ACL and ACL grafts in experimental work. J Biomech 1998; 31: 387–390

12 Spannung des Transplantates

Wolf Petersen

Die meisten Operateure stimmen überein, dass die initiale Transplantatspannung und der Beugewinkel zum Zeitpunkt der Fixation einen wichtigen Einfluss auf das Ergebnis nach VKB-Rekonstruktion hat. Trotzdem gibt es im Schrifttum widersprüchliche Empfehlungen hinsichtlich der optimalen Transplantatspannung und es hat sich bis heute kein einheitliches „Spannungsprotokoll" etablieren können.

Das folgende Kapitel soll einen Überblick über experimentelle und klinische Studien zur Transplantatspannung geben.

12.1 Spannung des normalen Kreuzbandes

Die Spannung des vorderen Kreuzbandes wurde von Amis und Dawkins [2] untersucht. Diese konnten an menschlichen Kniegelenken 3 funktionelle Bündel am VKB identifizieren: ein anteromediales Bündel, ein intermediäres Bündel und ein posterolaterales Bündel. Alle 3 Bündel elongierten zwischen 30° und 0° Beugung; kein Bündel verhielt sich isometrisch (s. Abb. 12.1). Das anteromediale Bündel spannte sich mit zunehmender Beugung wieder an. Das posterolaterale Bündel wurde mit zunehmender Beugung weiter locker. Die tibiale Rotation hatte keinen signifikanten Einfluss auf das Spannungsverhalten. Es schien jedoch, dass die Innenrotation die Spannung eher erhöht als die Außenrotation.

Diese Studie zeigt, dass die Transplantatspannung in hohem Maße von der Tunnelposition abhängt. Aufgrund des reziproken Spannungsverhalten von AM- und PL-Bündel kann die normale Spannung des VKBs nicht mit einem Einzelbündel-Transplantat imitiert werden kann.

Diese Studie zeigt außerdem, dass sich die Spannung eines Transplantates, dass in 30° Beugung fixiert wurde, mit zunehmender Streckung potenziert. Wird ein Transplantat femoral und tibial im Bereich des PL-Bündels fixiert, steigert sich die Spannung eines in 30° Beugung fixierten Transplantates deutlich mehr, als wenn es im AM-Bereich fixiert wurde. Bei Verwendung rigider Fixationstechniken und Transplantate (z.B. BPTB-Transplantat mit Interferenzschraube) können auf diese Weise Streckdefizite entstehen.

12.2 Biomechanik

Nach femoraler und tibialer Tunnelplatzierung, entscheidet nach Transplantateinzug der Zug des Operateurs am Transplantat, wie hoch die Spannung ist.

Um eine optimale Transplantatspannung zu erzielen, müssen 2 Fragen beantwortet werden:
1. Wie hoch soll die bei der Fixation applizierte Spannung sein?
2. Bei welchem Beugegrad soll das Transplantat gespannt werden?

Die Transplantatspannung kann jedoch positive und negative Effekte bedingen. Eine hohe Spannung gewährleistet einerseits eine hohe initiale Stabilität, andererseits kann es bei hoher Spannung auch zu postoperativen Bewegungseinschränkungen kommen. Die Spannung am VKB-Transplantat führt nämlich zu einer posterioren Translation der Tibia [2]. Auf diese Weise erhöht sich die Spannung im HKB und es kommt zu einer vermehrten Belastung der Gelenkflächen. Eine erhöhte Belastung der Gelenkflächen könnte theoretisch zur Degeneration des Gelenkknorpels beitragen.

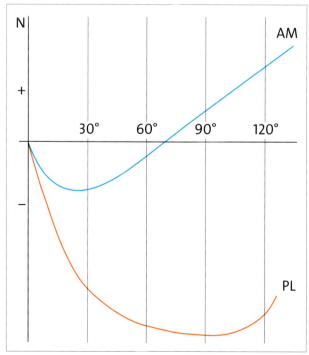

Abb. 12.1: Spannungsverhalten des AM- und PL-Bündels des VKBs

Brady et al. [2] haben den Effekt der Transplantatspannung auf die im Tibiofemoralgelenk übertragenen Kräfte und die Position der Tibia an Kniegelenken von Körperspendern untersucht. In dieser Studie konnte gezeigt werden, dass die tibiofemoralen Kontaktkräfte mit zunehmender Spannung steigen. Bei Spannung mit hohen Kräften (90 N) in 90° Beugung kam es zu einer posterioren Translation der Tibia.

12.3 Spannung und „Remodeling"

Postoperativ unterliegen Kreuzbandtransplantate einem Umbauprozess. Dieser Umbauprozess wird im anglo-amerikanischen Schrifttum als „Remodeling" bezeichnet. Nach einer initialen Transplantatnekrose werden die bei der Entnahme von ihrer Gefäßversorgung getrennten Transplantate revaskularisiert, es kommt zu einer Zellinvasion und einem Umbau der Extrazellulärmatrix. Während dieser Zeit verlieren die Transplantate ihre Struktureigenschaften. Es kommt zu einer temporären Abnahme von Steifigkeit und maximaler Last. Einerseits kann dieser Prozess die Spannung der Transplantate während der postoperativen Rehabilitation beeinflussen; andererseits könnte die initiale Spannung auch den Remodeling-Prozess beeinflussen.

Labs et al. [8] haben in einem Kaninchen-Modell untersucht, inwieweit die initiale Transplantatspannung die Revaskularisierung, histologische Parameter und die maximale Last des Transplantates beeinflusst. Es wurden 3 verschiedene Spannungen appliziert: 1 N, 7,5 N und 17,5 N. Nach 32 Wochen wiesen die Transplantate der Gruppe mit der höchsten Spannung (17,5 N) bessere biomechanische und histologische Parameter auf, als die der anderen Gruppen.

Katsuragi et al. [6] haben den Einfluss unphysiologisch hoher Kräfte auf das in situ gefrorene VKB in einem Modell am Hund untersucht. Die Kreuzbänder wurden in situ gefroren und wieder aufgetaut. Mit dieser Methode kann die zelluläre Matrix zerstört werden. Die avitalen Kreuzbänder eignen sich als Modell für ein anatomisch verankertes Kreuzbandtransplantat. An der Tibia wurde das VKB mitsamt einem Knochenblock mobilisiert. In einer Gruppe wurde der Knochenblock in der ursprünglichen Position fixiert (physiologische Spannung), in der anderen Gruppe wurde der Knochenblock mit einer Spannung von 20 N distalisiert (hohe Spannung). In der Gruppe mit hoher Spannung kam es nach 12 Wochen zu einem signifikanten Abfall der mechanischen Eigenschaften; in der Gruppe mit physiologischer Spannung blieben sie unverändert.

Abramowitch et al. [1] haben den Effekt der initialen Transplantatspannung in einem Ziegen-Modell untersucht. In einer Gruppe wurden Kreuzbandtransplantate mit niedriger Spannung, in der anderen Gruppe wurden die Transplantate mit hoher Spannung fixiert. Zum OP-Zeitpunkt war die AP-Stabilität in der Gruppe mit hoher Spannung (35 N) signifikant besser als in der Gruppe mit niedriger Spannung. Nach 6 Wochen war die AP-Stabilität jedoch in beiden Gruppen gleich. Es bestand ebenfalls kein Unterschied in Steifigkeit, maximaler Last und Elongation. Die Ergebnisse dieser Studie sind nicht von der Ziege auf den Menschen übertragbar. Sie zeigen jedoch, dass die initiale Transplantatspannung durch das postoperative „Remodeling" beeinflusst wird.

12.4 Faktoren, welche die initiale Transplantatspannung beeinflussen

Die am Tensiometer gemessene Spannung (s. Abb. 12.2) kann durch verschiedene Variablen beeinflusst werden. So beeinflusst z.B. die Reibung des Transplantates an der tibialen Tunnelwand die auf das intraartikuläre Transplantat wirkende Kraft. Je mehr der Tunnel vom Transplantat ausgefüllt wird, desto größer ist die Reibung. Bei einem BPTB-Transplantat kann die Position des Knochenblocks im Tunnel die Spannung beeinflussen. Auch die Fixation kann einer applizierten Spannung entgegenwirken. Eagar et al. [5] haben zeigen können, dass bei hoher Fixationssteifigkeit geringere Spannung notwendig ist, um die normale AP-Laxität wiederherzustellen als bei geringer Fixationssteifigkeit.

12.5 Klinische Studien zur initialen Transplantatspannung

Bisher wurden 4 prospektiv randomisierte Studien zur Transplantatspannung in der Einzelbündel-Technik pu-

Tab. 12.1: Studienergebnisse

Autor	Transplantat	Anzahl der Patienten	Ergebnis
Van Kampen et al. 1998	BPTB		Kein Unterschied in der AP-Stabilität zwischen 20 N und 40 N initialer Spannung
Yoshiya et al. 2002	BPTB	25 pro Gruppe	Kein Unterschied in der AP-Stabilität zwischen 25 N und 50 N initialer Spannung
Nicholas et al. 2004	BPTB		90 N initiale Spannung signifikant bessere AP-Stabilität als 45 N
Yasuda et al. 1997	SemiT/Gracilis		80 N initiale Spannung signifikant bessere AP-Stabilität als 40 N oder 20 N

bliziert (s. Tab. 12.2). In 3 Studien wurden Patellarsehnentransplantate verwendet [9, 10, 13], in einer Studie Beugesehnentransplantate [12].

Van Kampen et al. [10] haben BPTB-Transplantate in 2 randomisierten Gruppen mit 20 N oder 40 N Spannung fixiert. Die Kraftapplikation erfolgte in 20° Beugung. Die Operation wurde von 2 verschiedenen Operateuren durchgeführt und es wurde das gleiche Rehabilitationsprogramm verwendet. Detaillierte Angaben zur Tunnelposition wurden nicht gemacht. Direkt postoperativ und nach 1 Jahr bestand kein Unterschied zwischen beiden Behandlungsgruppen hinsichtlich der AP-Laxität.

Yoshiya et al. [13] haben eine ähnlich konzipierte Studie durchgeführt. In dieser Studie (BPTB-Transplantate) wurde in einer Gruppe (25 Patienten) 25 N und in der anderem Gruppe (25 Patienten) 50 N Spannung appliziert. Das Knie befand sich in voller Streckung. Auch in dieser Studie bestand direkt postoperativ und nach 2 Jahren zwischen beiden Gruppen kein signifikanter Unterschied in der AP-Laxität (KT-1000). Auch hinsichtlich isokinetischer Muskelkraft, Beweglichkeit und IKDC-Score bestand kein Unterschied zwischen beiden Gruppen.

Entweder war die Gruppengröße in beiden Studien nicht hoch genug, um einen signifikanten Unterschied zu zeigen, oder es kam zu Spannungsverlusten durch Reibung an der Knochenblock-Tunnel-Oberfläche oder die Fixation. Für diese Hypothese spricht die Tatsache, dass in beiden Studien kein Unterschied in der initialen AP-Laxität bestand.

Nicholas et al. [9] haben eine prospektiv randomisierte Studie durchgeführt, bei der die initiale Spannung von BPTB-Transplantaten mit 45 N und 90 N verglichen wurde. Die Spannung wurde in voller Streckung appliziert. Bei der Nachuntersuchung nach 20 Monaten hatten 23% der Patienten in der 45-N-Gruppe eine AP-Laxität größer als 5 mm; in der 90-N-Gruppe hatte kein Patient eine AP-Laxität größer als 5 mm. Die Beweglichkeit war in beiden Gruppen gleich.

Wir haben nur eine Studie gefunden, in der die initiale Spannung bei Beugesehnentransplantaten untersucht wurde. Yasuda et al. [12] haben in einer prospektiv randomisierten Studie 3 Gruppen nach VKB-Rekonstruktion mit Beugesehnentransplantaten untersucht: Spannung mit 20 N, 40 N und 80 N. Die Transplantate wurden in 30° Beugung gespannt. Das mittlere Nachuntersuchungsintervall betrug 2,5 Jahre. In dieser Studie bestand eine signifikante Korrelation zwischen initialer Transplantatspannung und AP-Laxität. In der 80-N-Gruppe war die AP-Laxität signifikant niedriger als in den anderen beiden Gruppen. Es bestand jedoch kein Unterschied in der Beweglichkeit und im Noyes-Score. Kim et al. [7] konnten zeigen, dass durch eine weitere Erhöhung der Spannung kein Stabilitätsgewinn erzielt werden kann.

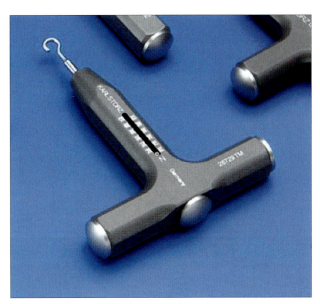

Abb. 12.2: Tensiometer (Karl Storz, Tuttlingen)

Tab. 12.2: Faktoren, welche die initiale Spannung beeinflussen

Reibung zwischen Transplantat und Tunnelwand
Fixationsmethode
Genauigkeit des Tensiometers
Steifigkeit des Konstruktes

12.6 Spannung von Doppelbündel-Transplantaten

Da die Transplantatspannung einen Einfluss auf die postoperative Stabilität hat, und AM- und PL-Bündel ein unterschiedliches Spannungsverhalten aufweisen, liegt es nahe, beide Bündel während einer Doppelbündel-Rekonstruktion in unterschiedlichen Gelenkstellungen anzuspannen. Die Angaben in den bisher publizierten Studien zur initialen Transplantatspannung variieren jedoch erheblich.

In einer kontrollierten Laborstudie unter Verwendung eines UFS-/Roboter-Systems konnte gezeigt werden, dass die In-situ-Kräfte und die anteriore tibiale Translation am besten normalisiert werden können, wenn das AM-Bündel in 45° und das PL-Bündel in 10° Beugung gespannt werden [11].

Diese Spannungspositionen haben sich in unserer klinischen Praxis bewährt.

12.7 Zusammenfassung

Biomechanische Studien haben gezeigt, dass eine hohe Transplantatspannung sowohl zu einer verminderten

AP-Laxität, aber auch zu erhöhten tibiofemoralen Kontaktkräften führt. Die tibiofemoralen Kontaktkräfte können theoretisch zu Schäden des hyalinen Gelenkknorpels führen. Klinische Studien haben diese Hypothese bisher jedoch nicht bestätigen können.

Tierstudien haben gezeigt, dass das postoperative Remodeling einen Einfluss auf die initial auf das Transplantat applizierte Spannung hat. Es konnte jedoch auch gezeigt werden, dass die initiale Spannung einen Einfluss auf die Struktureigenschaften der Transplantate hat. In einem Kleintiermodell hatte eine hohe initiale Spannung einen günstigen Einfluss auf die Struktureigenschaften des Transplantates.

Klinische Studien haben gezeigt, dass hohe Spannungen (80 N) die AP-Translation sowohl bei Patellarsehnen als auch bei Beugesehnentransplantaten besser wiederherstellen als niedrige Spannungen (< 40 N). Negative Effekte auf die Beweglichkeit bestanden nicht.

Literatur

1 Abramowitch SD, Papageorgiou CD, Withrow JD, Gilbert TW, Woo SL. The effect of initial graft tension on the biomechanical properties of a healing ACL replacement graft: a study in goats. J Orthop Res 2003; 21(4): 708–715
2 Amis AA, Dawkins GPC. Functional anatomy of the anterior cruciate ligament. J Bone Joint Surg Br 1991; 73: 260–267
3 Amis AA, Jakob R. Anterior cruciate ligament graft positioning, tensioning and twisting. Knee Surg Sports Traumatol Arthrosc 1998; 6(1): 2–12
4 Brady MF, Bradley MP, Fleming BC, Fadale PD, Hulstyn MJ, Banerjee R. Brady Effects of initial graft tension on the tibiofemoral compressive forces and joint position after anterior cruciate ligament reconstruction. Am J Sports Med. 2007; 35(3): 395–403
5 Eagar P, Hull ML, Howell SM. How the fixation method stiffness and initial tension affect anterior load-displacement of the knee and tension in anterior cruciate ligament grafts: a study in cadaveric knees using a double-loop hamstrings graft. J Orthop Res 2004; 22(3): 613–624
6 Katsuragi R Yasuda K, Tsujino J, Miyata K, Keira M, Kaneda K. Unphysiologically high initial tension deteriorates the mechanical properties and histology of the in situ frozen canine anterior cruciate ligament. Trans Ortho Res Soc 1996; 21: 76
7 Kim SG, Kurosawa H, Sakuraba K, Ikeda H, Takazawa S. The effect of initial graft tension on postoperative clinical outcome in anterior cruciate ligament reconstruction with semitendinosus tendon. Arch Orthop Trauma Surg 2006; 126(4): 260–264
8 Labs K, Perka C, Schneider F. The biological and biomechanical effect of different graft tensioning in anterior cruciate ligament reconstruction: an experimental study. Arch Orthop Trauma Surg 2002; 122(4): 193–199
9 Nicholas SJ, D'Amato MJ, Mullaney MJ, Tyler TF, Kolstad K, McHugh MP. A prospectively randomized double-blind study on the effect of initial graft tension on knee stability after anterior cruciate ligament reconstruction. Am J Sports Med 2004; 32: 1881–1886
10 van Kampen A, Wymenga AB, van der Heide HJ, Bakaens HJ. The effect of different graft tensioning the anterior cruciate ligament reconstruction: a prospective randomized study. Arthroscopy 1998; 14: 845–850
11 Vercillo F, Woo SL, Noorani SY, Dede O. Determination of a safe range of knee flexion angles for fixation of the grafts in double-bundle anterior cruciate ligament reconstruction: a human cadaveric study. Am J Sports Med 2007; 35(9): 1513–1520
12 Yasuda K, Tsujino J, Tanabe Y, Kaneda K. Effects of initial graft tensionon clinical outcome after anterior cruciate ligament reconstruction: autogenous doubled hamstring tendons connected in series with polyester tapes. Am J Sports Med 1997; 25: 99–106
13 Yoshiya S, Kurosaka M, Ouchi K, Kuroda R, Mizuno K. Graft tension and knee stability after anterior cruciate ligament reconstruction. Clin Orthop Relat Res 2002; 394: 154–160

13 Augmentation des VKBs

Volker Musahl, Peter U. Brucker, Thore Zantop, Freddie H. Fu

13.1 Einleitung

Die Zweibündel- bzw. Doppelbündel-Struktur des VKBs wurde erstmals 1836 von Weber in einer anatomischen Studie beschrieben [33]. Das anteromediale (AM) und posterolaterale (PL) Bündel wurden entsprechend ihrer Insertion an der Tibia bezeichnet [3, 7, 38, 39]. Das Spannungsverhältnis der beiden Bündel ist reziprok, d.h. das PL-Bündel ist in Extension und das AM-Bündel in Flexion gespannt [3, 27]. Ein weiterer Anteil der femorotibialen Kraftübertragung wird zusätzlich durch ein „Load-sharing" zwischen beiden Bündeln vermittelt [16]. Das besondere Verhalten der Faserbündel korreliert mit der Kniegelenksstabilität, sodass bei entsprechenden Partialrupturen auch nur partielle Instabilitäten in den entsprechenden Flexionsstellungen bzw. bei tibialen Rotationsbewegungen auffällig werden.

Zusätzlich zur Beschränkung der anterioren tibialen Translation hat das VKB die Funktion einer Innenrotations- und Varusrotationsstabilisierung des Kniegelenkes als sekundäre und tertiäre Stabilisatoren [21]. Eine vermehrte anteriore tibiale Translation tritt klinisch normalerweise nicht isoliert auf, sondern ist zusätzlich mit einer vermehrten tibialen Rotation vergesellschaftet („Coupled Motion") [17], da im VKB-defizienten Knie die Rotationsachse nach medial verschoben ist. Dies führt bei einer VKB-Ruptur neben einer vergrößerten anterioren tibialen Translation auch zu einer vermehrten tibialen Innenrotation, was die Subluxation des Tibiakopfes beim vorderen Schubladen- und beim Lachman-Test noch verstärkt.

In den letzten Jahren wurde das Auftreten von Partialrupturen mehrmals in der Literatur beschrieben, jedoch existiert insgesamt wenig Konsens über diese Entität. Einige Kreuzbandchirurgen zweifeln sogar die Existenz von Partialrupturen an, da nach deren Meinung die noch stehenden Restfasern keine Funktion mehr haben. Dieser Beitrag soll VKB-Partialrupturen aus biomechanischer und klinischer Perspektive kritisch beleuchten. Die klinische Vorgehensweise an der Universität von Pittsburgh soll dargestellt und die Technik der isolierten AM- und PL-Bündel-Augmentation ausführlich beschrieben werden.

13.2 Klassifizierung von VKB-Partialrupturen

Das reziproke Spannungsverhalten des AM- und PL-Bündels in Flexion und Extension lässt vermuten, dass Partialrupturen in Abhängigkeit vom jeweiligen Beugegrad des Kniegelenkes zum Zeitpunkt der Verletzung entweder nur das AM- oder das PL-Bündel betreffen können. Partialrupturen des VKBs sind in den letzten Jahren zunehmend erkannt worden, allerdings existieren bisher nur wenige Einzelberichte in der Literatur [1, 5, 9, 26]. Eriksson schreibt in einem Editorial für das Journal Knee Surgery Sports Traumatology and Arthroscopy über eigene Erfahrungen mit Partialrupturen und weist darauf hin, dass Patienten mit isolierter Ruptur des AM-Bündels oftmals eine gute Kniefunktion unter konservativer Therapie erlangen, Patienten mit isolierter Ruptur des PL-Bündels dagegen weniger gute Ergebnisse erzielen und über persistierende subjektive Instabilitätsgefühle klagen [10, 11].

Barrack et al. klassifizierten 1990 erstmals Partialrupturen des VKBs, indem zunächst an 35 Patienten diagnostische Arthroskopien durchgeführt und nachfolgend konservative Therapiemaßnahmen eingeleitet wurden. Hierbei wurde eine Verletzung des VKBs als partiell bezeichnet, wenn
1. ein signifikanter Anteil eines der beiden Bündel intakt war und durch Zug mittels eines arthroskopischen Tasthakens Spannung aufnahm,
2. der Lachman-Test negativ oder 1-fach positiv (entsprechend weniger als 5 mm anteriorer Translation) war,
3. der Pivot-Shift-Test negativ oder 1-fach positiv war.

Unter konservativer Behandlung zeigten Patienten mit VKB-Partialrupturen im Vergleich zu Patienten mit kompletter VKB-Ruptur ein besseres klinisches Outcome, gekennzeichnet durch geringere Schmerzsymptomatik, bessere klinische Funktion und eine sechsmal höhere Wahrscheinlichkeit zur Rückkehr zu sportlichen Aktivitäten [4].

Crain et al. beobachteten Partialrupturen des VKBs anhand von interkondylärer Narbenbildung zum Zeitpunkt der arthroskopischen VKB-Versorgung [9]. In ihrer Studie waren ein Drittel der Teilrupturen durch Narbenbildung im Sinne von Adhäsionen an das hintere Kreuzband (HKB) charakterisiert und 8% zeigten ein unauffälliges AM-Bündel mit intakten Faserzügen von der tibialen Insertion zum Dach der Notch ziehend. Bei 12% der Patienten fand sich ein intaktes PL-Bündel mit Faserzügen von der tibialen Insertion zur lateralen Wand der Notch verlaufend. Dagegen waren die restlichen 42% komplette VKB-Rupturen. Nach Resektion der partiell noch intakten Fasern nahm die vordere Schublade signifikant zu, insbesondere bei Resektion eines noch partiell vorhandenen PL-Bündels [9].

Ochi et al. berichteten in einer Studie von 17 VKB-Partialrupturen bei 169 Patienten mit VKB-Rupturen. Hier fanden sich in 7% der Fälle isolierte AM-Bündel- und in 3% der Fälle isolierte PL-Bündel-Rupturen [25]. Aus der gleichen Arbeitsgruppe berichteten Adachi et al. in einer retrospektiven Studie von 40 AM-Bündel-Augmentationen, die bei Partialrupturen des PL-Bündels durchgeführt wurden, sofern noch ca. 30% des VKB-Durchmessers erhalten waren [1].

13.3 Arthroskopische Diagnostik

Partialrupturen des VKBs, insbesondere des PL-Bündels, sind arthroskopisch teilweise nur schwer diagnostizierbar. Dagegen können isolierte Rupturen des AM-Bündels durch Zug am Tasthaken unter direkter Visualisierung gut festgestellt werden, da das AM-Bündel ventral des PL-Bündels liegt. Im Gegensatz hierzu ist das PL-Bündel jedoch vom standardmäßig verwendeten anterolateralen Portal nur eingeschränkt einsehbar und in der Regel nur mit Hilfe eines Tasthakens, der das AM-Bündel nach medial hält, darstellbar. Zur Verbesserung der Visualisierung des PL-Bündels bietet sich die Vierer-

position an, bei der das PL-Bündel durch das laterale Kompartiment hindurch, nahe der Insertion des lateralen Meniskushinterhorns, dargestellt werden kann [6]. Hierbei sind Blutungen innerhalb der jeweiligen Faserbündel oder Unterbrechung des Faserverlaufes als Anzeichen einer Ruptur zu werten, wohingegen ein laxes PL-Bündel während der arthroskopischen Untersuchung nicht als sicheres Rupturzeichen fehlgedeutet werden darf, da das PL-Bündel hauptsächlich extensionsnah gespannt ist und eine physiologische Laxizität in Flexion aufweist. Wird das Knie also in Richtung Extension bewegt, und spannt sich dabei das PL-Bündel zunehmend an, so ist dies ein zuverlässiges Anzeichen für ein intaktes und funktionsfähiges PL-Bündel.

13.4 Klinische und bildgebende Diagnostik

Die klinische Untersuchung ist ein wesentlicher Bestandteil der Diagnostik und sollte durch Untersuchung unter Narkose im Operationssaal vervollständigt werden. Biomechanische Studien haben gezeigt, dass es nach Durchtrennung des AM-Bündels zu einer Zunahme der vorderen Schublade, nicht jedoch zu einer Zunahme des Lachman-Tests in 30° Flexion kommt. Genau umgekehrt gilt dies für die Durchtrennung des PL-Bündels [13]. Aufgrunddessen kann davon ausgegangen werden, dass eine Partialruptur des VKBs vorliegt, wenn entweder nur eine vermehrte vordere Schublade oder nur der Lachman-Test isoliert positiv ausfällt. Außerdem kann ein isoliert positiver Pivot-Shift-Test auf eine Ruptur des PL-Bündels hinweisen. Allerdings muss auch darauf hingewiesen werden, dass interindividuelle Unterschiede bei den eben genannten Tests bestehen können. Der Untersucher muss bei nur geringen Translationen und/oder negativem Pivot-Shift einen hohen Verdachtsindex haben.

Im Gegensatz zum AM-Bündel stellt die konventionelle Magnetresonanztomografie (MRT) Verletzungen des PL-Bündels nur unzureichend dar, da der schräge Faserverlauf des PL-Bündels mit streng sagittalen, koronaren bzw. axialen Schichten nicht erkannt wird (s. Abb. 13.1) [35]. Steckel et al. untersuchten sechs humane Kadaver-Kniegelenke unter Verwendung eines 3-Tesla-MRT, um die Doppelbündel-Anatomie des VKBs besser darzustellen. Sie stellten fest, dass das PL-Bündel reproduzierbar darzustellen war, wenn schräg sagittale und schräg koronare Schnittebenen verwendet wurden [30, 31]. Voraussetzung für eine erfolgreiche Diagnostik einer Partialruptur des VKBs mittels bildgebender Verfahren ist, neben einer guten Bildqualität mit korrekter Schnittbildgebung, auch eine genaue Kenntnis der spezifischen Anatomie des VKBs inkl. dessen Doppelbündel-Struktur vom Untersucher.

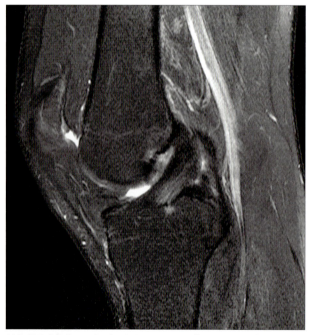

Abb. 13.1: Schräg sagittales MRT mit Darstellung einer isolierten PL-Bündel-Ruptur (mit Erlaubnis aus Steckel et al. [31])

Es ist seit langem bekannt, dass die primäre Aufgabe des VKBs die Stabilisierung des Kniegelenkes gegen anteriore tibiale Translationskräfte darstellt. Neuere biomechanische Untersuchungen haben jedoch auch gezeigt, dass das VKB, insbesondere das PL-Bündel, zur Stabilisierung gegen tibiale Rotationsmomente beiträgt [14, 38]. Klinisch kann die Rotationsstabilität mit verschiedenen Tests untersucht werden, wobei der Pivot-Shift-Test klinisch die wohl größte Bedeutung hat [29]. Petersen et al. haben in einer Fallbeschreibung von Patienten mit chronischen Instabilitätsgefühlen nach VKB-Einkanal-Rekonstruktion bzw. bei Patienten mit isolierter PL-Ruptur festgestellt, dass sowohl die vordere Schublade als auch der Lachman-Test negativ, der Pivot-Shift dagegen positiv ausfallen kann [26]. Aus dieser Beobachtung wurde gefolgert, dass ein fehlendes PL-Bündel deutlich zu einer Rotationsinstabilität beitragen kann. Allerdings sind hier noch klinische Studien notwendig, um den Pivot-Shift-Test als geeigneten Untersuchungstest für die Beurteilung der PL-Bündel-Funktion zu validieren.

An dieser Stelle ist insbesondere darauf hinzuweisen, dass nicht anatomische VKB-Rekonstruktionen („zu vertikale" Stellung des Transplantates, High-noon-Position des femoralen Kanals) in Einkanal-Technik vorwiegend das AM-Bündel rekonstruieren und hierbei die anteriore tibiale Translation suffizient verhindern, jedoch häufig die tibiale Rotation nicht ausreichend kontrollieren können [23].

13.5 Behandlung und Ergebnisse

In den 1980er-Jahren wurden Kreuzbandläsionen zumeist konservativ behandelt. Dies traf insbesondere auf Partialrupturen zu, die dadurch gekennzeichnet waren, dass keine Begleitverletzungen der sekundären Stabilisatoren aufgetreten sind und ein funktioneller Anteil der Kreuzbandfasern noch intakt geblieben war. Sandberg und Balkfors behandelten Partialrupturen konservativ und beobachteten nach 1–5 Jahren das sekundäre Versagen der initial noch intakten VKB-Faseranteile mit konsekutiv positivem des zuvor negativen Lachman- und Pivot-Shift-Testes [28]. Ebenso berichteten Noyes et al. von fehlgeschlagenen konservativen Behandlungen von Partialrupturen, insbesondere wenn mehr als 50% der Fasern betroffen waren [24].

Aufgrunddessen wurde die Augmentation als ein neuer Therapieansatz zur Behandlung von Partialrupturen des VKBs gewählt, wobei gute klinische Ergebnisse, zumindest in Kurzzeitstudien, zu verzeichnen waren. Adachi et al. behandelten 40 Partialrupturen mit einer AM-Bündel-Augmentation und verglichen diese mit einer Kontrollgruppe aus 40 Einzelbündel-Rekonstruktionen [1]. Hierbei konnten sie in einer retrospektiven Studie 2 Jahre postoperativ eine signifikant geringere anteriore tibiale Translation bei den AM-Bündel-Augmentationen beobachten [1]. Andere Arbeitsgruppen empfahlen die Therapie von Partialrupturen mit einer Laserbehandlung, nachdem auch hier initial gute Kurzzeitergebnisse erzielt wurden [20]. Allerdings konnte sich dieses Verfahren bei längeren Untersuchungszeiträumen nicht durchsetzen, da im Verlauf eine hohe Versagerquote nachgewiesen wurde [15].

An der Universität von Pittsburgh wird das Doppelbündel-Prinzip seit 2004 umgesetzt. In der Zwischenzeit wurden 10 primäre PL-Bündel-, 11 primäre AM-Bündel- und 25 Revisionsaugmentationen durchgeführt. Obwohl bisher nur Kurzzeitergebnisse vorliegen, konnten exzellente subjektive und objektive Ergebnisse erzielt werden. Bisher wurden außerdem keine Versager beobachtet [22].

In der Zukunft werden weitere Verfahren, z.B. die Verwendung biologischer Transplantate und Augmentationstechniken, kombiniert mit Wachstumsfaktoren oder mit gentherapeutischen Ansätzen, in die Kreuzbandchirurgie Einzug halten. Aktuell sind derartige Verfahren bisher nur in Tiermodellen oder in vitro getestet worden und bedürfen noch eines Transfers in die klinische Forschung unter Berücksichtigung ethischer und sicherheitstechnischer Gesichtspunkte [8, 18].

13.6 Technische Aspekte

Eine primäre Augmentationsoperation des VKBs bedarf einer präzisen präoperativen und operativen Planung. Die präoperative Diagnostik beinhaltet neben einer vollständigen Anamnese die exakte klinische Untersuchung, die MRT-Untersuchung und vor allem den Untersuchungsbefund in Narkose. Nachdem in der arthroskopischen Untersuchung eine VKB-Partialruptur definitiv bestätigt wurde, muss im Rahmen der VKB-Augmentationsoperation beim Setzen des tibialen und femoralen Knochenkanals insbesondere darauf geachtet werden, dass die noch intakten Restfasern des VKBs durch den Bohrvorgang nicht iatrogen geschädigt werden. Hier kann ein Tasthaken oder Trokar zum Weghalten der intakten Restfasern hilfreich sein. In Einzelfällen kann auch zur femoralen Fixation des Augmentationsbündels die sog. Over-the-Top-Position verwendet werden, da hier auf die Anlage eines femoralen Knochenkanals komplett verzichtet werden kann [5].

Wird die Augmentationsoperation speziell als Revisionseingriff eines fehlplatzierten, in der Regel zu vertikal eingebrachten Primärtransplantates verwendet, treten operationstechnische Aspekte der Tunnelpositionierung in den Vordergrund [2, 12]. Liegt der tibiale Tunnel des Primärtransplantates ausreichend anterior (d.h. parallel

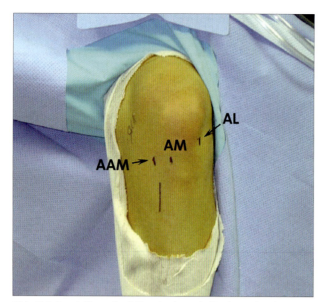

Abb. 13.2: Darstellung der 3 Standardportale für die Arthroskopie des Kniegelenkes: das anterolaterale (AL), anteromediale (AM) und akzessorische anteromediale (AAM) Portal

zum Vorderhorn des Außenmeniskus), kann eine isolierte PL-Augmentation unter Bohrung eines zusätzlichen tibialen und femoralen Bohrkanals an korrekter anatomischer Position durchgeführt werden. Liegt der tibiale Tunnel des Primärtransplantates jedoch sehr weit posterior unmittelbar vor dem hinteren Kreuzband, so ist nur ein tibialer Tunnel zu verwenden, um iatrogene Verletzungen des Außenmeniskushinterhorns zu vermeiden. In diesem Fall kann nur die femorale Insertion des VKBs anatomisch rekonstruiert werden, da nur der femorale Tunnel fehlplaziert ist, während der primäre tibiale Bohrkanal an korrekter anatomischer Stelle liegt. Des Weiteren besteht grundsätzlich auch die Möglichkeit des zweizeitigen Vorgehens, bei dem erst die Hohlräume mittels Spongiosaplastik ausgefüllt werden, und in einem zweiten Operationsschritt die nochmalige Anlage der Kanäle mit erneuter VKB-Rekonstruktion vorgenommen wird. Im Folgenden soll die operative Technik von Partialrupturen mit Augmentation des AM- oder des PL-Bündels im Einzelnen beschrieben werden.

13.6.1 Operationstechnik

Wie bereits oben beschrieben, wird vor Beginn der Arthroskopie eine klinische Untersuchung in Narkose durchgeführt. Das nicht zu operierende Bein wird mit abduzierter Stellung in der Hüfte in einem separaten Beinhalter fixiert. Die Arthroskopie des Patienten findet in Rückenlage unter Verwendung einer Oberschenkel-Blutsperre mit 300 mmHg statt. Das betroffene Bein wird hierbei in einem Beinhalter gelagert, der einen ausreichenden Bewegungsumfang von 0–120° erlaubt. Eine standardmäßige diagnostische Arthroskopie erfolgt zunächst zum Ausschluss bzw. der Behandlung von Begleitläsionen und zur Beurteilung des VKB-Rupturmusters. Hier ist die Verwendung eines thermischen Gerätes (Arthrocare Corporation, Sunnyvale) hilfreich, um eine genaue Lokalisation der VKB-Läsion sowie das Ausmaß des rupturierten VKB-Faseranteils darzustellen. Die korrekte Anlage der arthroskopischen Portale ist hierbei essenziell, um eine ausreichende Visualisierung des AM- und PL-Bündels sowie ein optimales Positionieren und das Management der arthroskopischen Instrumentarien zu gewährleisten. Hierzu benutzen wir, neben einem standardmäßigen anterolateralen (AL) und anteromedialen parapatellaren Portal, ein akzessorisches anteromediales (AAM) Portal (s. Abb. 13.2). Zur korrekten Anlage des AAM-Portales wird das Arthroskop im AL-Portal platziert und eine 18er-Spinalnadel von medial bzw. leicht distal des AM-Portals unmittelbar über dem Innenmeniskus so eingeführt, dass die femoralen Insertionszonen des AM- und PL-Bündels an der lateralen Notchwand gut erreichbar sind. Anschließend wird der Zugang mit einem 11er-Skalpell angelegt. Nun wird die femorale und tibiale Insertion des AM- und PL-Bündels sowie das Rupturmuster evaluiert und dokumentiert.

13.6.2 Augmentation des PL-Bündels

Bei einer strukturell und funktionell signifikanten Läsion des PL-Bündels intramural, an tibialer oder femoraler insertionsnaher Stelle oder bei Elongation wird eine PL-Augmentation durchgeführt. Die femoralen und tibialen Ansätze des PL-Bündels werden hierbei mit einem thermischen Gerät (Arthrocare Corporation, Sunnyvale) markiert. Parallel zur Vorbereitung der Bohrkanäle wird das Transplantat am Nebentisch vorpräpariert. Wir verwenden hierfür vorzugsweise Tibialis-anterior- oder Tibialis-posterior-Sehnenallografts, jedoch eignen sich auch autologe Hamstring-Sehnen, wobei die Gracilissehne für das PL-Bündel in der Regel ausreichend ist [37]. Die Sehnentransplantate werden gedoppelt und in der Regel auf einen Durchmesser von 7 mm präpariert. Hier sind jedoch individuelle Unterschiede hinsichtlich des Transplantatdurchmessers zu berücksichtigen. Die Enden werden jeweils mit 2-0-Ticron-Nähten inarmiert. Ein Endobutton CL (Smith & Nephew, Andover) wird als femorale extrakortikale Transplantataufhängung benutzt. Die Länge des Endobutton-Loops wird durch die Länge des femoralen Bohrkanals bestimmt. Nach Markierung wird in das Zentrum der femoralen PL-Insertion (6 mm vom anterioren lateralen Femurknorpel und 3 mm vom inferioren lateralen Femurknorpel, s. Abb. 13.3a) ein Loch mithilfe einer Mikrofrakturierungs-Ahle angelegt, um anschließend den Kirschnerdraht sicher platzieren zu können. Der tibiale PL-Faserstumpf wird belassen, um propriozeptive und vaskuläre Potenzen der Stumpfregion zu konservieren. Für die femorale Tunnelanlage wird das Arthroskop in das AM-Portal gewechselt, um eine gute Aufsicht auf die femorale PL-Bündel-Insertion zu erzielen. Ein 3,2-mm-Kirschnerdraht wird durch das AAM-Portal eingeführt und in das vorbereitete femorale Loch gebohrt. Anschließend wird über den liegenden K-Draht ein Kronenbohrer (in der Regel mit 7 mm Durchmesser) bis zu einer Tiefe von 25–30 mm vorgebohrt. Der laterale Kortex wird mit einem 4,5-mm-Endobutton-Bohrer (Smith & Nephew, Andover) durchbohrt und der Kanal mit dem Längenmesser ausgemessen. Während der Anlage des femoralen PL-Kanals wird das Bein konstant auf 110° gebeugt, um einerseits den N. peronaeus zu schonen und andererseits eine ausreichende Tunnellänge zu erhalten. In Einzelfällen kann der femorale Tunnel für das PL-Bündel sehr kurz sein, sodass der laterale Kortex ggf. durchbrochen wird. Eine Endobutton-Fixierung ist dann nicht mehr möglich, sodass in diesen Fällen eine lateralseitige femorale Inzision angelegt und auf eine femorale Post-Fixation gewechselt werden muss. Zur Anlage des tibialen Kanals wird eine 2–3 cm lange anteromediale Inzision auf Höhe der Tuberositas tibiae gesetzt. Das tibiale Zielgerät wird auf einen 45°-Winkel eingestellt und intraartikulär auf das thermisch markierte Zentrum der tibialen PL-Bündel-Insertion eingestellt, die anterior zur posterioren Außenmeniskuswurzel und posterolateral zum AM-Bündel liegt. Extraartikulär wird das Zielgerät unmittelbar ventral zur tibialen Insertion der oberflächlichen Innenbandfasern aufgesetzt. Anschließend wird ein 3,2-mm-Kirschnerdraht durch die Führungshülse gebohrt und mit einem 6-mm-Bohrer überbohrt. Danach wird der Tunnel bis zur gewünschten Größe (in der Regel auf 7 mm Durchmesser) aufdilatiert. Während sämtlicher Bohrvorgänge ist auf den Schutz des intakten AM-Bündels mithilfe eines Tasthakens, einer Kürette o.Ä. zu achten. Schließlich wird ein Kirschnerdraht mit einer langen Fadenschlaufe durch das AAM-Portal in den femoralen Tunnel eingeführt und das Fadenende mit einer Fadenzange durch den tibialen Kanal herausgezogen. Die armierten Fäden des Transplantates werden in die Schlaufe gelegt und mit dem Kirschnerdraht femoral herausgezogen. Der Endobutton wird gekippt und nach zwanzigmaligem Durchbewegen des Beines wird das Transplantat mit einer resorbierbaren Interferenzschraube in Extensionsstellung tibial fixiert. Nach suffizienter Fixation erfolgt eine abschließende arthroskopische Bilddokumentation des in situ liegenden Transplantates (s. Abb. 13.3b). Der Wundverschluss wird ohne Einlage einer intraartikulären Redondrainage durchgeführt. Neben einer elastokompressiven Wickelung wird zusätzlich ein Kryocuff (Aircast, Summit) zur Kältetherapie und Kompression eingesetzt. Schließlich wird eine in Extensionsstellung verriegelte Kniegelenksorthese angelegt. Postoperativ folgen Standard-Röntgenaufnahmen in 2 Ebenen zur Beurteilung der Tunnelpositionierung und der korrekten Lage der Fixationsmaterialien.

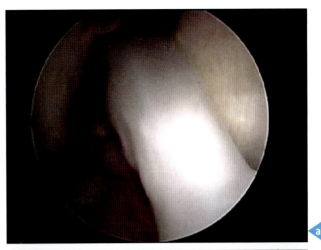

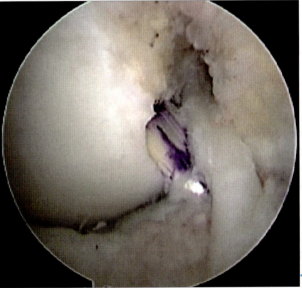

Abb. 13.3a, b: Arthroskopisches Foto eines rechten Kniegelenkes: Das intakte AM-Bündel ist im Vordergrund zu sehen. Durch Fehlen des rupturierten PL-Bündels zeigt sich ein Hohlraum zwischen der lateralen Femurkondyle und dem AM-Bündel (**a**). Arthroskopisches Foto eines rechten Kniegelenkes (anderer Patient). Der Hohlraum ist durch das eingebrachte Transplantat als Rekonstruktion des PL-Bündels ausgefüllt. Das intakte AM-Bündel liegt anterior des PL-Bündels (**b**).

13.6.3 Augmentation des AM-Bündels

Die tibiale und femorale Insertion des AM-Bündels werden, wie bereits oben für das PL-Bündel beschrieben, in entsprechender Weise thermisch markiert (Arthrocare Corporation, Sunnyvale) und das Rupturmuster dokumentiert (s. Abb. 13.4). Die Transplantatvorbereitung am Nebentisch entspricht der oben beschriebenen Technik, wobei für das AM-Bündel entweder Allografts oder die autologe Semitendinosussehne verwendet wird. Hierbei wird ein Transplantatdurchmesser von 8 mm

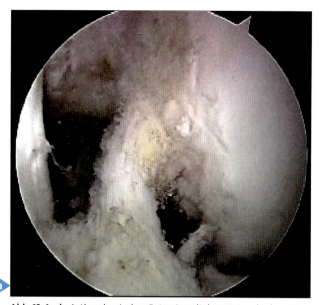 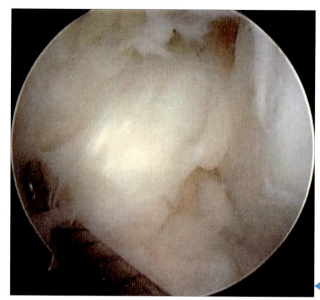

Abb. 13.4a, b: Arthroskopisches Foto eines linken Kniegelenkes: Die rupturierten Restfasern des AM-Bündels wurden mit einem thermischen Gerät abgetragen, sodass eine freie Sicht auf das intakte PL-Bündel besteht (**a**). Arthroskopisches Foto eines linken Kniegelenkes (anderer Patient). Das Transplantat zur Rekonstruktion des AM-Bündels verdeckt das intakte PL-Bündel (**b**).

angestrebt, was jedoch individuell differieren kann. Zur Anlage des tibialen Kanals wird ebenfalls eine 2–3 cm lange anteromediale Inzision auf Höhe der Tuberositas tibiae angelegt. Ein tibiales Zielgerät wird auf 45° eingestellt und intraartikulär auf das thermisch markierte Zentrum der tibialen AM-Bündel-Insertion aufgesetzt, das anteromedial des PL-Bündels zu liegen kommt. Tibialseitig extraartikulär wird das Zielgerät ebenfalls ventral zur Insertion der oberflächlichen Innenbandfasern positioniert. Anschließend wird ein 3,2-mm-Kirschnerdraht durch die Führungshülse gebohrt und mit einem 7-mm-Kronenbohrer überbohrt. Der Tunnel wird nachfolgend bis zur gewünschten Größe (i.d.R. auf 8 mm Durchmesser) aufdilatiert. Mit einer Mikrofrakturierungs-Ahle wird ein Loch als Markierung in das femorale Zentrum der AM-Insertion gesetzt. Diesbezüglich wird zur Bohrung des femoralen Kanals entweder eine transtibiale Technik bei einem optimal liegenden tibialen Bohrkanal eingesetzt. Alternativ kann bei suboptimaler Anlage des femoralen Tunnels bei transtibialem Bohren der femorale Tunnel durch die Verwendung des AAM-Portals angelegt werden. Hierzu wird ein 3,2-mm-Kirschnerdraht entweder transtibial oder durch das AAM-Portal eingeführt und in das vorbereitete femorale Loch eingeführt. Anschließend wird über den liegenden Kirschnerdraht ein Kronenbohrer femoral bis zu einer Tiefe von 35–40 mm in transtibialer Technik oder bis 30 mm Tiefe bei Verwendung des AAM-Portals eingebracht. Der laterale Kortex wird mit einem 4,5-mm-Endobutton-Bohrer (Smith & Nephew, Andover) durchbohrt und die Kanallänge mit dem Längenmesser bestimmt. Während der Anlage des femoralen Kanals für das AM-Bündel wird das Bein konstant in 90° Flexionsstellung gehalten. Hierbei kann der femorale Tunnel insbesondere bei der Anlage durch das AAM-Portal so kurz sein, dass der laterale Kortex durchbrochen wird. Wie oben beschrieben, muss in diesen Fällen von einer Endobutton-Fixation auf eine femorale Post-Fixation gewechselt werden. Während sämtlicher Bohrvorgänge ist auch hier auf den Schutz des intakten PL-Bündels mithilfe eines Tasthakens, einer Kürette o.Ä. zu achten. Das AM-Transplantat wird bei transtibialer Tunnelanlage folglich auch transtibial oder mithilfe einer Fadenschlaufe analog der Technik zur PL-Bündel-Rekonstruktion durchgezogen. Nach Kippung des Endobuttons und Präkonditionierung des Transplantates durch zwanzigmaliges Durchbewegen des Beines von 0–120° Flexion erfolgt schließlich die ti-

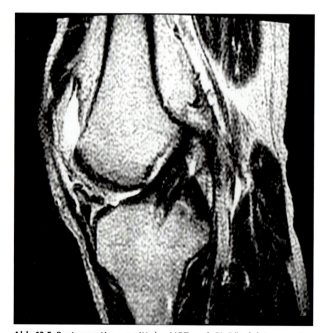

Abb. 13.5: Postoperatives sagittales MRT nach PL-Bündel-Augmentation. Das intakte AM-Bündel und das rekonstruierte PL-Bündel sind deutlich zu erkennen und zu differenzieren.

biale Fixation mit einer resorbierbaren Interferenzschraube in 60° Flexion unter manueller Spannung des Transplantates. Nach Fixation des Transplantates erfolgt eine arthroskopische Endkontrolle zur abschließenden Bilddokumentation (s. Abb. 13.4), insbesondere zum Ausschluss eines möglichen Transplantatimpingements. Nach schichtweisem Wundverschluss ohne Anlage einer Redondrainage, jedoch mit elastokompressiver Wickelung, folgt der Einsatz eines Kryocuffs (Aircast, Summit) zur lokalen analgetischen Kältetherapie sowie zur zusätzlichen Kompression des Operationsgebietes. Eine Kniegelenksorthese wird in 0° Extensionsstellung angelegt und verriegelt. Standard-Röntgenaufnahmen in 2 Ebenen zur Beurteilung der Tunnelposition und der Lage der Fixationsmaterialien werden postoperativ angefertigt. In Einzelfällen wurde ein postoperatives MRT im Verlauf durchgeführt (s. Abb. 13.5).

13.7 Zusammenfassung und klinischer Algorithmus

Die komplexe Anatomie des VKBs ist seit langem bekannt. Das biomechanische [34], kinematische [32] und klinische [19, 36] Doppelbündel-Prinzip stellt im Gebiet der arthroskopischen Chirurgie eine technische Neuerung dar. Wie in dieser Übersichtsarbeit angeführt, weisen neben biomechanischen Aspekten erste klinische Hinweise darauf hin, dass bei Vorliegen von primären Partialrupturen des VKBs wie auch bei Restinstabilitäten nach zuvor durchgeführter Einzelbündel-Rekonstruktion eine chirurgische Rekonstruktion eines VKB-Einzelbündels durchaus sinnvoll erscheint [9, 10, 26]. Diese sog. Augmentation berücksichtigt die noch intakte Funktion des VKB-Restbündels, indem nur der betroffene Anteil des VKBs chirurgisch adressiert wird, während der intakte bzw. funktionstüchtige Anteil belassen und geschont wird. Die Beurteilung der Qualität und Funktionalität des intakten Restbündels muss hierbei mit einem Tasthaken intraoperativ genau überprüft und dokumentiert werden.

Folgende Kriterien werden zur Indikation einer VKB-Augmentationsoperation an der Universität von Pittsburgh angewendet, was in ca. 5% aller VKB-Operationen unseres Patientengutes zutrifft:
1. Überbrückung eines signifikanten Faserbündelanteils des VKBs von Femur zu Tibia ohne Einblutungszeichen in den verbliebenen intakten Fasern
2. Anspannung der noch intakten VKB-Faseranteile extensionsnah, wenn es sich um PL-Fasern handelt
3. Anspannung der intakten VKB-Faseranteile in Beugestellung unter anteriorer Translationsbewegung, wenn es sich um AM-Fasern handelt

Zusammenfassend kann konstatiert werden, dass isolierte Rekonstruktionen des AM- oder PL-Bündels im Falle einer isolierten VKB-Partialruptur technisch möglich ist. Dies verlangt vom arthroskopisch tätigen Chirurgen technisches Geschick, insbesondere wenn die Augmentation nicht primär, sondern als Revisionseingriff eines zuvor rotationsinstabilen, aufgrund eines femoral zu vertikal positionierten Primärtransplantates, vorgenommen wird. Eine sorgfältige Dokumentation intraoperativ bezgl. der Pathologie und genaue Planung des operativen Eingriffes sind hierbei zu empfehlen.

Literatur

1. Adachi N, Ochi M, Uchio Y, Sumen Y. Anterior cruciate ligament augmentation under arthroscopy. A minimum 2-year follow-up in 40 patients. Arch Orthop Trauma Surg 2000; 120(3-4): 128–133
2. Allen CR, Giffin JR, Harner CD. Revision anterior cruciate ligament reconstruction. Orthop Clin North Am 2003; 34(1): 79–98
3. Amis AA, Dawkins GP. Functional anatomy of the anterior cruciate ligament. Fibre bundle actions related to ligament replacements and injuries. J Bone Joint Surg Br 1991; 73(2): 260–267
4. Barrack RL, Buckley SL, Bruckner JD, Kneisl JS, Alexander AH. Partial versus complete acute anterior cruciate ligament tears. The results of nonoperative treatment. J Bone Joint Surg Br 1990; 72(4): 622–624
5. Buda R, Ferruzzi A, Vannini F, Zambelli L, Di Caprio F. Augmentation technique with semitendinosus and gracilis tendons in chronic partial lesions of the ACL: clinical and arthrometric analysis. Knee Surg Sports Traumatol Arthrosc 2006; 14(11): 1101–1107
6. Buoncristiani AM, Tjoumakaris FP, Starman JS, Ferretti M, Fu FH. Anatomic double-bundle anterior cruciate ligament reconstruction. Arthroscopy 2006; 22(9): 1000–1006
7. Chabbra A, Starman JS, Ferretti M, Vidal AF, Zantop T, Fu FH. Anatomic, radiographic, biomechanical, and kinematic evaluation of the anterior cruciate ligament and its two functional bundles. J Bone Joint Surg Am 2006; 88(4): 2–10
8. Corsi KA, Schwarz EM, Mooney DJ, Huard J. Regenerative medicine in orthopaedic surgery. J Orthop Res 2007; 25(10): 1261–1268
9. Crain EH, Fithian DC, Paxton EW, Luetzow WF. Variation in anterior cruciate ligament scar pattern: does the scar pattern affect anterior laxity in anterior cruciate ligament-deficient knees? Arthroscopy 2005; 21(1): 19–24
10. Eriksson E. Do we need to perform double-bundle anterior cruciate ligament reconstructions? Oper Tech Orthop 2005; 15: 4
11. Eriksson E. Partial ACL injuries. Knee Surg Sports Traumatol Arthrosc 2007; 15(9): 1065
12. Fu FH, Bennett CH, Ma CB, Menetrey J, Lattermann C. Current trends in anterior cruciate ligament reconstruction. Part II. Operative procedures and clinical correlations. Am J Sports Med 2000; 28(1): 124–130
13. Furman W, Marshall JL, Girgis FG. The anterior cruciate ligament. A functional analysis based on postmortem studies. J Bone Joint Surg Am 1976; 58(2): 179–185

14 Gabriel MT, Wong EK, Woo SL, Yagi M, Debski RE. Distribution of in situ forces in the anterior cruciate ligament in response to rotatory loads. J Orthop Res 2004; 22(1): 85–89
15 Halbrecht J. Long-term failure of thermal shrinkage for laxity of the anterior cruciate ligament. Am J Sports Med 2005; 33(7): 990–995
16 Hollis JM, Takai S, Adams DJ, Horibe S, Woo SL. The effects of knee motion and external loading on the length of the anterior cruciate ligament (ACL): a kinematic study. J Biomech Eng 1991; 113(2): 208–214
17 Inoue M, McGurk-Burleson E, Hollis JM, Woo SL. Treatment of the medial collateral ligament injury. I: The importance of anterior cruciate ligament on the varus-valgus knee laxity. Am J Sports Med 1987; 15(1): 15–21
18 Kondo E, Yasuda K, Yamanaka M, Minami A, Tohyama H. Effects of administration of exogenous growth factors on biomechanical properties of the elongation-type anterior cruciate ligament injury with partial laceration. Am J Sports Med 2005; 33(2): 188–196
19 Kurosaka M. Comparison of double bundle anatomic, single antero-medial, and single postero-lateral ACL reconstructions. Short term prospective – randomized follow-up study. In: ACL study group 2006 (Hrsg.), Hawaii
20 Lamar DS, Bartolozzi AR, Freedman KB, Nagda SH, Fawcett C. Thermal modification of partial tears of the anterior cruciate ligament. Arthroscopy 2005; 21(7): 809–814
21 Markolf KL, Gorek JF, Kabo JM, Shapiro MS. Direct measurement of resultant forces in the anterior cruciate ligament. An in vitro study performed with a new experimental technique. J Bone Joint Surg Am 1990; 72(4): 557–567
22 Musahl V, Baker CLI, West RV, Irrgang JJ, Fu FH. Behandlung von Partialrupturen des VKB mittels Einzelbündel-Augmentation. In: 24. Kongress der AGA 2007 (Hrsg.), Köln, 56
23 Musahl V, Plakseychuk A, VanScyoc A, Sasaki T, Debski RE, McMahon PJ, Fu FH. Varying femoral tunnels between the anatomical footprint and isometric positions: effect on kinematics of the anterior cruciate ligament-reconstructed knee. Am J Sports Med 2005; 33(5): 712–718
24 Noyes FR, Mooar LA, Moorman CT Jr, McGinniss GH. Partial tears of the anterior cruciate ligament. Progression to complete ligament deficiency. J Bone Joint Surg Br 1989; 71(5): 825–833
25 Ochi M, Adachi N, Deie M, Kanaya A. Anterior cruciate ligament augmentation procedure with a 1-incision technique: anteromedial bundle or posterolateral bundle reconstruction. Arthroscopy 2006; 22(4): 463 e1–5
26 Petersen W, Zantop T. Partial rupture of the anterior cruciate ligament. Arthroscopy 2006: 22(11): 1143–1145
27 Sakane M, Fox RJ, Woo SL, Livesay GA, Li G, Fu FH. In situ forces in the anterior cruciate ligament and its bundles in response to anterior tibial loads. J Orthop Res 1997; 15(2): 285–293
28 Sandberg R, Balkfors B. Partial rupture of the anterior cruciate ligament. Natural course. Clin Orthop Relat Res 1987; 220: 176–178
29 Slocum, DB, Larson RL. Rotatory instability of the knee. Its pathogenesis and a clinical test to demonstrate its presence. J Bone Joint Surg Am 1968; 50(2): 211–125
30 Steckel H, Vadala G, Davis D, Fu FH. 2D and 3D 3-tesla magnetic resonance imaging of the double bundle structure in anterior cruciate ligament anatomy. Knee Surg Sports Traumatol Arthrosc 2006; 14(11): 1151–1158
31 Steckel H, Vadala G, Davis D, Musahl V, Fu, FH. 3-T MR imaging of partial ACL tears: a cadaver study. Knee Surg Sports Traumatol Arthrosc 2007; 15(9): 1066–1071
32 Tashman S, Collon D, Anderson K, Kolowich P, Anderst W. Abnormal rotational knee motion during running after anterior cruciate ligament reconstruction. Am J Sports Med 2004; 32(4): 975–983
33 Weber W (Hrsg.). Mechanik der menschlichen Gehwerkzeuge 1836. Dieterichsche Buchhandlung, Göttingen
34 Yagi M, Wong EK, Kanamori A, Debski RE, Fu FH, Woo SL. Biomechanical analysis of an anatomic anterior cruciate ligament reconstruction. Am J Sports Med 2002; 30(5): 660–666
35 Yao L, Gentili A, Petrus L, Lee JK. Partial ACL rupture: an MR diagnosis? Skeletal Radiology 1995; 24(4): 247–251
36 Yasuda K, Kondo E, Ichiyama H, Tanabe Y, Tohyama H. Clinical evaluation of anatomic double-bundle anterior cruciate ligament reconstruction procedure using hamstring tendon grafts: comparisons among 3 different procedures. Arthroscopy 2006; 22(3): 240–251
37 Zantop T, Ferretti M, Bell KM, Musahl V, Petersen W, Brucker PU, Gilbertson LG, Fu FH. Einfluss von Transplantatlänge im femoralen Bohrkanal auf Kniekinematik und Struktureigenschaften – eine Tierstudie im Ziegenmodell. In: 22. Kongress der AGA 2006 (Hrsg.). Frankfurt
38 Zantop T, Herbort M, Raschke MJ, Fu FH, Petersen W. The Role of the Anteromedial and Posterolateral Bundles of the Anterior Cruciate Ligament in Anterior Tibial Translation and Internal Rotation. Am J Sports Med 2006
39 Zantop T, Petersen W, Fu F. Anatomy of the anterior cruciate ligament. Oper Tech Orthop 2005; 15: 20–28

14 Einzelbündel-Rekonstruktion mit Patellarsehne

Wolf Petersen

14.1 Einleitung

Die Patellarsehne war lange Zeit das beliebteste Transplantat zum Ersatz des VKBs. Die schnelle Einheilung über die Knochenblöcke ermöglicht eine hohe postoperative Stabilität (s. Kap. 9).

Viele Studien konnten jedoch zeigen, dass die Entnahmemorbidität (vorderer Knieschmerz, Schmerzen beim Knien) nach VKB-Ersatz mit Patellarsehne höher ist als nach Verwendung der Semitendinosussehne [2]. Aus diesem Grunde haben wir dieses Transplantat in den letzten Jahren als Routinetransplantat verlassen.

Wir verwenden das autologe Patellarsehnentransplantat heute nur, wenn andere Transplantate nicht mehr zur Verfügung stehen. Das kann bei Multiligament-Rekonstruktionen der Gegenseite durchaus der Fall sein. Aus diesem Grunde sollte die Technik der VKB-Rekonstruktion mit Patellarsehne zum Repertoire des VKB-Chirurgen gehören.

14.2 OP-Technik

14.2.1 Sehnenentnahme

Die Sehnenentnahme kann entweder über einen kurzen Längsschnitt über der Patellarsehne oder über zwei Horizontalschnitte erfolgen. Die Patellarsehne wird dargestellt und je nach Breite der Sehne eine Sägeschablone von 9–10 mm im Bereich der Tuberositas tibiae angelegt. Die Schablone wird mit 2 K-Drähten fixiert (s. Abb. 14.1). Entlang der Schablone wird nun ein Knochenblock mit einer Länge von 20 mm gesägt und später mit einem Meißel mobilisiert. Dann wird das Sehnentransplantat mit einem Messer bis zum Ansatz an der Patella gelöst. Die Schablone wird nun an der Patella fixiert und auf gleiche Weise ein weiterer Knochenblock gelöst. An der Kniescheibe sollte darauf geachtet werden, dass der Entnahmedefekt nicht zu tief ist, um das Auftreten von Patellafrakturen zu verhindern.

14.2.2 Transplantatvorbereitung

Das Transplantat wird auf einem speziellen Präparationsbrett (Karl Storz, Tuttlingen) vorbereitet (s. Abb. 14.2).

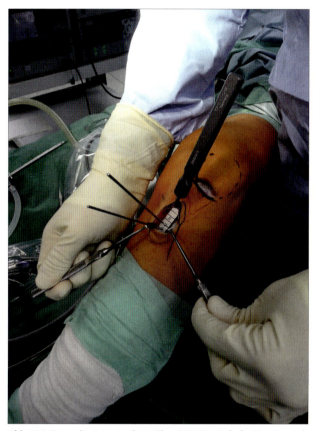

Abb. 14.1: Transplantatentnahme über 2 Horizontalschnitte. So wird der R. infrapatellaris des N. saphenus geschont. Darstellung der Patellarsehne und mittige Fixation einer Schablone (Karl Storz, Tuttlingen) auf der Tuberositas tibiae mit 2 K-Drähten

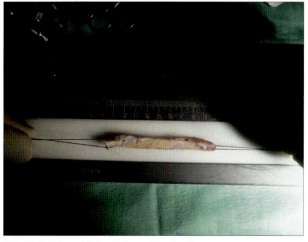

Abb. 14.2: Sehne auf dem Präparationsbrett

Zunächst wird das Peritendineum abpräpariert und das Transplantat geglättet. Die Knochenblöcke werden mit einer Luerzange und einer speziellen Presse (Karl Storz, Tuttlingen) geformt. Die Löcher in den Knochenblöcken werden mit Zugfäden der Stärke USP 2 armiert und der Transplantatdurchmesser bestimmt.

14.2.3 Portale

Über einen hohen anterolateralen Zugang erfolgt die Inspektion des Gelenkes. Es wird ein mediales Arbeitsportal angelegt, das auch für die femorale Tunnelbohrung verwendet wird. Bei Anlage des medialen Portals ist darauf zu achten, dass es nicht zu weit vorne liegt. Dann besteht die Gefahr, dass der Tunnel hinten ausbricht. Wird das Portal zu weit medial angelegt, kann es beim Bohren zu Knorpelschäden kommen.

14.2.4 Femoraler Tunnel

Die einzelnen OP-Schritte ähneln der Einzelbündel-Rekonstruktion mit Semitendinosussehne. Es erfolgt zunächst die Anlage des femoralen Tunnels. Zu diesem Zwecke wird das femorale Zielgerät (Off-set-Guide) über den anterolateralen Zugang eingebracht und der Offset-Haken hinter der Linea intercondylaris platziert (Beugung mehr als 110°). Es erfolgt zuerst eine Probebohrung mit dem K-Draht und die Positionskontrolle über das mediale Portal. Danach wird der K-Draht platziert und mit einem 4,5-mm-Bohrer der entsprechenden Größe überbohrt. Es folgt die Messung der Gesamtkanallänge. Anschließend wird das Sackloch (Länge 25 mm) schrittweise mit der Größe entsprechenden Kopfbohrern gebohrt (s. Abb. 14.3).

14.2.5 Tibialer Tunnel

Zur Lokalisation der tibialen Tunnel wird ein konventionelles tibiales Zielgerät (tibiales VKB-Zielgerät, Karl Storz, Tuttlingen) verwendet. Als Landmarke dient das Außenmeniskusvorderhorn.

Am Zielgerät wird die Tunnellänge abgelesen, um abschätzen zu können, wie weit die Interferenzschraube bei der Fixation eingedreht werden kann.

Die Lage des K-Drahtes und seine Beziehung zur Fossa intercondylaris wird in verschiedenen Stellungen des Gelenkes überprüft (Impingement-Test). Bei grober Fehlpositionierung sollte die Position des Drahtes korrigiert werden. Bei leichten Fehlpositionen kann die Tunnelposition beim Bohren korrigiert werden, indem zuerst mit einem kleinen Durchmesser vorgebohrt wird, dann der K-Draht in Korrekturrichtung exzentrisch im Tunnel verklemmt und mit dem endgültigen Durchmesser überbohrt wird.

Die extraartikulären Tunnelöffnungen werden sorgfältig debridiert, um ein einfaches Einziehen der Transplantate zu ermöglichen.

14.2.6 Transplantateinzug

In den femoralen Tunnel wird ein K-Draht mit einer Fadenschlaufe (z.B. Vicryl, USP 2-0) eingezogen. Mit einer Fasszange oder einem Fadenfänger wird die Fadenschlaufe dann aus dem tibialen PL-Tunnel ausgeleitet. Über den Zug an der Fadenschlaufe wird das Transplantat eingezogen. Dabei sollte darauf geachtet werden, dass das Transplantat femoral horizontal liegt. Tibial sollte das Transplantat dann so rotiert werden, dass es sagittal liegt. Auf diese Weise kann der Verlauf des VKBs nachempfunden werden (s. Abb. 14.4).

Problematisch kann bei der Portal-Technik die Divergenz der Tunnel sein. Auf diese Weise wird der Trans-

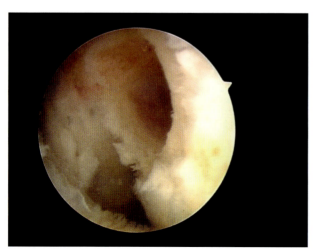

Abb. 14.3: Femoraler Tunnel

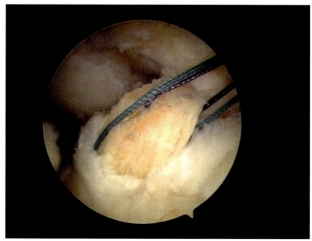

Abb. 14.4: Transplantateinzug

14.3 Diskussion

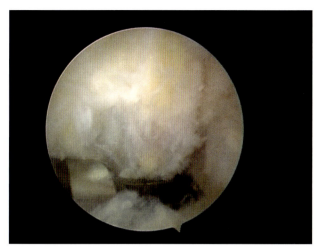

Abb. 14.5: In den Spalt zwischen Tunnel und Knochenblock wird eine 6-x-23-mm-Megafix-Interferenzschraube (Karl Storz Tuttlingen) gedreht.

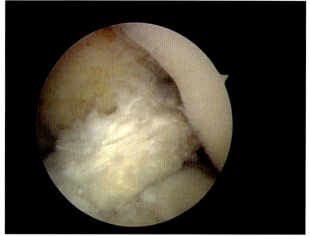

Abb. 14.6: Patellarsehnentransplantat in situ

plantateinzug erschwert. Es kann notwendig sein, den Block mit einer Fasszange in Position zu bringen.

14.2.7 Fixation und Spannung

Zuerst erfolgt die femorale Fixation mit einer resorbierbaren Interferenzschraube (Megafix, Karl Storz, Tuttlingen). Zu diesem Zwecke wird ein Nitinoldraht in den Zwischenraum von Knochenblock und Tunnel geschoben und eine unterdimensionierte Interferenzschraube (z.B. 6-x-23-mm-Megafix bei 9 mm Kanal) eingedreht (s. Abb. 14.5).

Das Transplantat wird in 15° Flexion mit 80 N gespannt und tibial mit einer biodegradierbaren Interferenzschraube fixiert (z.B. Megafix, Karl Storz, Tuttlingen).

Bei der Wahl des Schraubendurchmessers ist es entscheidend, ob der Knochenblock im Tunnel liegt oder nicht. Liegt der Knochenblock außerhalb des Tunnels, muss ein größerer Durchmesser (Tunneldurchmesser oder 0,5–1 mm weniger) verwendet werden.

Ragt der Knochenblock aus dem tibialen Kanal heraus, wird er entweder mit einer kleinen Schraube an der Tibia fixiert oder um 180° gedreht (geflippt) und auf die Transplantatsehne gelegt. So kann der Kanal mit dem Knochenblock augmentiert werden. Abbildung 14.6 zeigt das fixierte Patellarsehnentransplantat.

14.3 Diskussion

Die autologe Patellarsehne war lange Jahre das Transplantat der Wahl beim VKB-Ersatz. Aufgrund der Entnahmemorbidität [2] und der im Vergleich zur Beugesehnenentnahme verkürzten Entnahmezeit wurde dieses Transplantat in den letzten Jahren zunehmend in den Hintergrund gedrängt. Trotzdem wird es noch von

Tab. 14.1: OP-Schritte der Einzelbündel-Rekonstruktion

Transplantatentnahme und Entfernung von VKB-Resten
Femoraler Tunnel
Tibialer Tunnel
Einzug Transplantat
Kippen des Ankers und zyklisches Durchbewegen des Gelenkes
Hybridfixation femoral mit IF-Schraube
Spannen des Transplantates in 15° mit 80 N
Tibiale Fixation mit Schraube und Knopf

Tab. 14.2: Vorteile der Portal-Technik

Vorteile
Mehr Freiheit bei der Wahl des femoralen Tunnelmittelpunktes
Der tibiale Tunnel kann unabhängig angelegt werden.
Anatomischere Tunnellage
Weniger Tunnelweitung

nahezu 50% der Operateure verwendet. Ein Vorteil dieses Transplantates ist jedoch dessen gute Einheilung und die Möglichkeit, es auch implantatfrei zu verankern („Press fit").

In den meisten Beschreibungen zur VKB-Transplantation mit Patellarsehne finden sich transtibiale Bohrtechniken. Das hat sicher historische Gründe. Andererseits ist das Einbringen eines Patellarsehnentransplantates in einen über das mediale Portal gebohrten Tunnel schwieriger, da der Knochenblock am Tunneleingang auflaufen kann. Die Bohrtechnik über das mediale Portal bietet jedoch den Vorteil, den Eintritt des Bohrers freier wählen zu können als bei der transtibialen Bohrtechnik [1, 3]. Weitere Nachteile der transtibialen Bohrtechnik sind der Verlust der Spülflüssigkeit und die Gefahr der primären Bohrkanalweitung, wenn der K-Draht den Mittelpunkt der femoralen Insertion nicht genau nach transtibialer Bohrung trifft.

In den letzten Jahren wurde die hier vorgestellte Technik nur noch bei Patienten angewendet, die eine Versorgung mit Patellarsehnentransplantat wünschten oder bei denen keine anderen Transplantate zur Verfügung standen.

Literatur

1. Bottoni CR, Rooney RC, Harpstrite JK, Kan DM. Ensuring accurate femoral guide pin placement in anterior cruciate ligament reconstruction. Am J Orthop 1998; 27(11): 764–766
2. Kartus J, Movin T, Karlsson J. Donor-site morbidity and anterior knee problems after anterior cruciate ligament reconstruction using autografts. Arthroscopy 2001; 17(9): 971–980
3. Petersen W, Zantop T. Anatomische VKB-Rekonstruktion. Arthroskopie 2007; 20: 132–138

15 Einzelbündel-Rekonstruktion mit Semitendinosussehne in Portal-Technik (Hybridfixation)

Wolf Petersen

15.1 Einleitung

Die Einzelbündel-Rekonstruktion des vorderen Kreuzbandes mit einem autologen Sehnentransplantat kann heute als „Goldstandard" bezeichnet werden. Dabei sollten die Knochentunnel möglichst im anatomischen Ursprung und Ansatz des VKBs liegen. Lange Zeit wurde der femorale Tunnel gebohrt, indem der Bohrer durch den tibialen Knochentunnel geführt wurde. Liegt der tibiale Tunneleingang dabei nicht weit genug medial, besteht die Gefahr einer hohen Tunnelfehllage mit verbleibender Rotationsinstabilität. Wird der femorale Tunnel dagegen über das mediale Portal gebohrt, kann der femorale Ursprung des VKBs auch unabhängig vom tibialen Tunnel gebohrt werden (s. Kap. 11).

Als Sehnentransplantat setzt sich die autologe Semitendinosussehne gegenüber der Patellarsehne immer mehr durch. Grund ist die geringere Entnahmemorbidität (s. Kap. 9).

In diesem Buchkapitel soll eine anatomische Einzelbündel-Technik zur Rekonstruktion des VKBs vorgestellt werden, bei der femorale Tunnel über das mediale Portal gebohrt werden und das Transplantat mit einer Hybridtechnik fixiert wird (Button und unterdimensionierte Schraube).

15.2 OP-Technik

15.2.1 Sehnenentnahme

Wenn aufgrund der klinischen und radiologischen Befunde die Indikation zur VKB-Plastik klar ist, beginnt die OP mit der Transplantatentnahme. Über einen schrägen ca. 3 cm langen Hautschnitt medial der Tuberositas tibiae werden die Transplantate nach Längsspaltung des Satoriusansatzes mit einem Sehnenstripper entnommen (s. auch Kap. 17). Durch die schräge Schnittführung kann der R. infrapatellaris des N. saphenus besser geschont werden. Ab einer Länge von 28 cm wird nur die Semitendinosussehne verwendet. Ist die Länge kleiner als 28 cm, wird zusätzlich die Gracilissehne entnommen.

15.2.2 Transplantatvorbereitung

Das Transplantat wird auf einem speziellen Präparationsbrett (Karl Storz, Tuttlingen) vorbereitet (s. Abb. 15.1). Die Sehne wird in die Klemmen eingespannt und die Enden mit einem Polyesterfaden der Stärke USP 2 vernäht. Diese Fäden dienen als tibiale Haltefäden. Femoral wird das Transplantat über eine doppelte 1-mm-Polyester-Kordel (Ethibond) mit einem Kippanker (z.B. Flipptack, Karl Storz, Tuttlingen) verbunden. Die Kordel wird durch die doppelte Transplantatschlaufe geführt.

Die vernähten Fäden und die Kordel werden durch einen Fixationsknopf geführt. Danach wird das Transplantat vorgespannt und der Durchmesser bestimmt (s. Abb. 15.2).

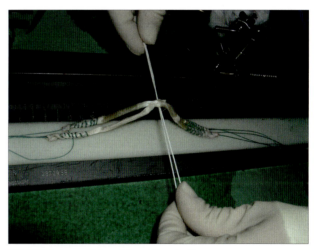

Abb. 15.1: Sehne auf dem Präparationsbrett

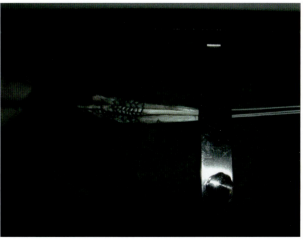

Abb. 15.2: Durchmesserbestimmung

15.2.3 Arthroskopische VKB-Ersatzplastik

Über einen hohen anterolateralen Zugang erfolgt die Inspektion des Gelenkes. Bei Vorliegen von Begleitverletzungen werden diese behandelt (z.B. Meniskusläsionen).

Es wird ein tiefes mediales Arbeitsportal angelegt, welches auch für die femorale Tunnelbohrung verwendet wird. Es erfolgt zunächst das Debridement von Bandresten im Bereich der Fossa intercondylaris. Tibial wird der Bandstumpf belassen. Das Gewebe soll einerseits Nervenendigungen besitzen, andererseits dichtet der Stumpf den tibialen Tunnel ab.

Zur Anlage des Tunnels wird das femorale Zielgerät (Off-set-Guide) über den anteromedialen Zugang eingebracht und der Off-set-Haken hinter der Linea intercondylaris platziert (s. Abb. 15.3). Dabei sollte das Kniegelenk mehr als 110° gebeugt sein. Es erfolgt zuerst eine Probebohrung mit dem K-Draht (s. Abb. 15.3).

Die Position der Bohrkanalmitte sollte immer kontrolliert werden, indem das Arthroskop über das mediale Portal in das Gelenk eingebracht wird. Danach wird bei korrekter Lage des Tunnels erneut der K-Draht platziert und mit einem 4,5-mm-Bohrer überbohrt. Es folgt die Messung der Gesamtkanallänge. Diese variiert je nach Kniegröße und Winkel zwischen 35 mm und 55 mm.

Anschließend wird das Sackloch mit dem entsprechenden Kopfbohrer gebohrt (s. Abb. 15.4). Die häufigsten Durchmesser für den AM-Tunnel liegen zwischen 7 mm und 9 mm. Wir verwenden ein Bohrersystem mit unterschiedlichen Durchmessern in 0,5-mm-Abständen. Das Sackloch wird auf eine Läge von 30 mm gebohrt. Bei starker Flexion kann es vorkommen, dass die Längenmarkierung des Bohrers intraartikulär nicht sichtbar ist. In diesem Fall kann die Eindringtiefe auch extraartikulär abgelesen werden.

Nachdem der femorale Tunnel gebohrt wurde, wird über das mediale Portal ein Zielgerät eingebracht (s. Abb. 15.5). Zur Lokalisation der tibialen Tunnel wird ein konventionelles tibiales Zielgerät (tibiales VKB-Zielgerät, Karl Storz, Tuttlingen) verwendet. Als Landmarke dient das Außenmeniskusvorderhorn. Wenn der K-Draht auf Höhe des hinteren Randes des Außenmeniskusvorderhornes liegt, tritt der K-Draht meist im Zentrum des VKBs aus. Die Lage des K-Drahtes und seine Beziehung zur Fossa intercondylaris wird in verschiedenen Stellungen des Gelenkes überprüft (Impingement-Test). Bei grober Fehlpositionierung sollte die Position des Drahtes korrigiert werden. Bei leichten Fehlpositionen kann die Tunnelposition beim Bohren korrigiert werden, indem zuerst mit einem kleinen Durchmesser vorgebohrt wird, dann der K-Draht in Korrekturrichtung exzentrisch im Tunnel verklemmt wird und danach mit dem endgültigen Durchmesser überbohrt wird.

Die extraartikulären Tunnelöffnungen werden sorgfältig debridiert, um ein einfaches Einziehen der Transplantate und einen sicheren Sitz des Fixationskopfes zu ermöglichen.

In den femoralen Tunnel wird ein K-Draht mit einer Fadenschlaufe (z.B. Vicryl, USP 2-0) eingezogen. Mit einer Fasszange oder einem Fadenfänger wird die Fadenschlaufe dann aus dem tibialen Tunnel ausgeleitet. Über den Zug an der Fadenschlaufe werden Zug- und Flip-Faden des Transplantates in das Gelenk und dann in den femoralen Tunnel eingezogen. Mit dem Flip-Faden wird der Kippanker (Flipptack, Karl Storz, Tuttlingen) gekippt. Unter starkem manuellem Zug am Transplantat wird das Gelenk mehrfach bewegt, damit sich der Anker setzen kann.

Es folgt die femorale Augmentation der Fixation mit einer resorbierbaren Interferenzschraube (Megafix, Karl Storz, Tuttlingen). Zu diesem Zwecke wird mit einem speziellen Meißel eine kleine Knochenschuppe von 3–4 mm am femoralen Tunnel mobilisiert (s. Abb. 15.6), ein Nitinoldraht in den Zwischenraum geschoben und eine unterdimensionierte Interferenzschraube (z.B. 6-x-

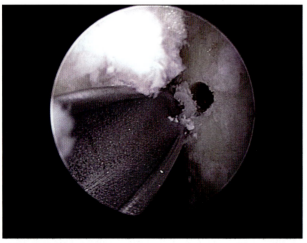

Abb. 15.3: Anlage des femoralen Tunnels mit einem Off-set-Zielgerät (Karl Storz, Tuttlingen)

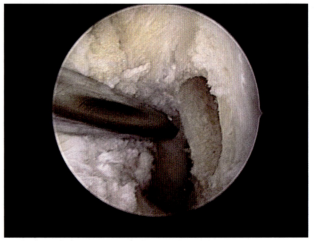

Abb. 15.4: Bohren des Sackloches auf eine Länge von ca. 30 mm

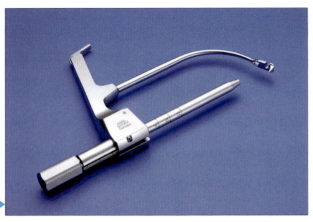
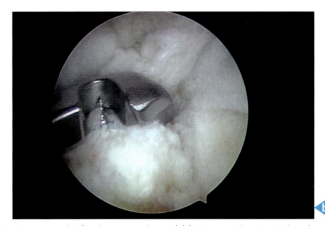

Abb. 15.5a, b: Zur Anlage des tibialen Tunnels wird ein tibiales VKB-Zielgerät verwendet (Karl Storz, Tuttlingen) (**a**). Dieses Zielgerät wird auch bei einer Doppelbündelrekonstruktion verwandt (**b**).

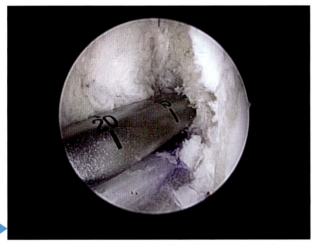
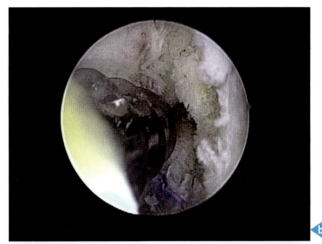
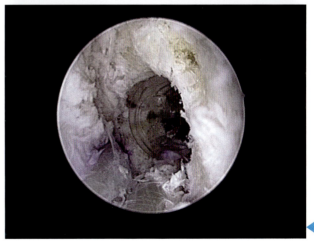

Abb. 15.6a–c: Ausmeißeln einer Knochenschuppe (**a**), Eindrehen der resorbierbaren Interferenzschraube (MegaFix-P, Karl Storz, 1 mm) (**b**), femorale Fixation (**c**)

19-mm-Megafix bei 8 mm Kanal) eingedreht (s. Abb. 15.5).

Das Transplantat wird in 15° Flexion mit 80 N gespannt und tibial mit einer biodegradierbaren Interferenzschraube fixiert (z.B. 7-x-28-mm-Megafix bei 8 mm Kanal) eingedreht (s. Abb. 15.7 und Abb. 15.8). Übersteigt der Schraubendurchmesser den Durchmesser des Tunnels, besteht das Risiko primärer Tunnelweitungen. Das Transplantat wird zum Schluss über einen Fixationsknopf gesichert (Endotack, Karl Storz, Tuttlingen, s. Abb. 15.9).

Abschließend erfolgt eine Kontrolle des intraartikulären Befundes und evtl. ein Debridement tibialer Bandreste.

15.3 Diskussion

Die anatomische Einzelbündel-Rekonstruktion kann heute als Standardverfahren zum Ersatz des vorderen Kreuzbandes bezeichnet werden.

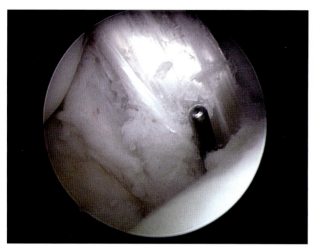

Abb. 15.7: In den Spalt zwischen tibialem Knochen und Transplantat wird anterior ein Nitinol-Draht geschoben und eine Interferenzschraube eingedreht.

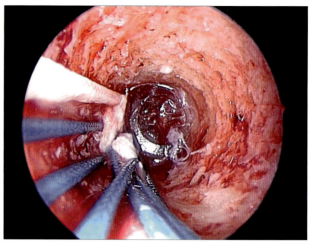

Abb. 15.8: Kontrolle der Schraubenlage (MegaFix-P, Karl Storz) im tibialen Tunnel

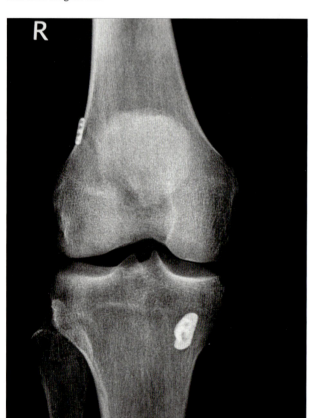

Abb. 15.9: Postooperatives Röntgenbild

Der wichtigste Schritt bei einer VKB-Ersatzplastik ist die korrekte Platzierung der Tunnel. Transplantatwahl und Fixation sind sekundäre Faktoren für den Erfolg nach einer VKB-Ersatzplastik.

Die Tunnel zur Verankerung der Transplantate müssen im anatomischen Zentrum der tibialen und femoralen Insertion des VKBs liegen [5]. Um dieses Ziel zu erreichen, bietet die Bohrtechnik über das mediale Portal den Vorteil, den Eintritt des Bohrers freier wählen zu können als bei der transtibialen Bohrtechnik [1]. Der femorale Kanal kann unabhängig vom tibialen Kanal geplant werden. Bei transtibialer Kanalanlage besteht bei großen Kniegelenken die Tendenz, den tibialen Tunnel weiter hinten anzulegen, um die femorale Insertion des VKBs zu erreichen.

Weitere Nachteile der transtibialen Bohrtechnik sind der Verlust der Spülflüssigkeit und die Gefahr der primären Bohrkanalweitung, wenn der K-Draht den Mittelpunkt der femoralen Insertion nicht genau nach transtibialer Bohrung trifft. Läuft der K-Draht exzentrisch durch den tibialen Tunnel, wird der Bohrer den Tunnel gelenknah erweitern. Auch das mehrfache Durchführen anderer Instrumente (z.B. Off-set-Guide) kann den tibialen Tunnel intraoperativ dilatieren.

Die Visualisierung der femoralen Insertion über das mediale Portal erlaubt eine wesentlich bessere Übersicht als das hohe anterolaterale Standardportal [1]. Nur so kann die korrekte Position des Tunnels in AP-Richtung kontrolliert werden. Es sollte bei der intraoperativen Kontrolle berücksichtigt werden, dass sich das Gelenk in 90° Beugung befindet. Das bedeutet, dass die in Streckung eher vertikale Orientierung der femoralen Insertion eine eher horizontale Position einnimmt (s. Kap. 11). Die im Schrifttum oft propagierte Einteilung nach Uhrzeiten ist bei flektiertem Knie nicht korrekt.

Als Transplantat verwenden wir aufgrund der geringen Entnahmemorbidität die Semitendinosussehne [2]. Wenn möglich, wird nur die Semitendinosussehne verwendet, da verschiedene Studien Defizite in der tibialen Rotationskraft bei Entnahme der Semitendinosus- und Gracilissehne nachweisen konnten [3]. Mit der richtigen Entnahmetechnik kann in 90% der Fälle auch bei weiblichen Patienten eine ausreichende Transplantatlänge erzielt werden.

Als Fixation wird eine Hybridtechnik mit einer extrakortikalen Fixation und einer unterdimensionierter resorbierbaren Interferenzschraube verwendet [1]. Die extrakortikale Fixation soll eine hohe Ausreißkraft gewährleisten, die Interferenzschraube soll den Tunnel abdichten und die Steifigkeit der Fixation bei normaler Last erhöhen. Die Schraube sollte unterdimensioniert sein, damit es nicht zu primären Tunnelweitungen kommt. Prinzipiell können aber auch andere Fixationstechniken zum Einsatz kommen, die femoral über das mediale Portal applizierbar sind.

In den letzten Jahren wurde die hier vorgestellte Technik in unserer Hand von der anatomischen Doppelbündel-Rekonstruktion verdrängt.

Literatur

1. Bottoni CR, Rooney RC, Harpstrite JK, Kan DM. Ensuring accurate femoral guide pin placement in anterior cruciate ligament reconstruction. Am J Orthop 1998; 27(11): 764–766
2. Herbort M, Weimann A, Zantop T, Strobel M, Raschke M, Petersen W. Initial fixation strength of a new hybrid technique for femoral ACL graft fixation: the bone wedge technique. Arch Orthop Trauma Surg 2007; 127(9): 769–775
3. Kartus J, Movin T, Karlsson J. Donor-site morbidity and anterior knee problems after anterior cruciate ligament reconstruction using autografts. Arthroscopy 2001; 17(9): 971–890
4. Petersen W, Zantop T. Anatomische VKB-Rekonstruktion. Arthroskopie 2007; 20: 132–138
5. Segawa H, Omori G, Koga Y, Kameo T, Iida S, Tanaka M. Rotational muscle strength of the limb after anterior cruciate ligament reconstruction using semitendinosus and gracilis tendon. Arthroscopy 2002; 18(2): 177–182

16 VKB-Plastik in transtibialer oder medialer Einbündel-Technik mit femoraler TransFix-Verankerung

Roland Becker, Christian Stärke

16.1 Einleitung

Im folgenden Kapitel wird auf die transtibiale oder über das mediale Arthroskopieportal durchgeführte Einbündel-Technik mit der femoralen TransFix-Verankerung eingegangen (s. Abb. 16.1).

Die hier vorgestellte Technik ist ein sicheres Verfahren der vorderen Kreuzbandplastik. Es ist davon auszugehen, dass die überwiegende Mehrheit der vorderen Kreuzbandplastiken von Operateuren vorgenommen wird, die diesen Eingriff nicht regelmäßig und in größerer Zahl durchführen.

Neben der Transplantatwahl spielt die Bohrkanalplatzierung und die Verankerung eine ausschlaggebende Rolle für das klinische Ergebnis. Im Rahmen einer Studie zur Frage der Korrektheit der Bohrkanalplatzierung wurden Arthroskopiker, die mindestens 500 Kniespiegelungen durchgeführt hatten, gebeten, die femorale und tibiale Bohrkanalplatzierung an humanen Präparaten einzuzeichnen. Von den 24 Teilnehmern wurde eine exzellente Platzierung des tibialen Kanals in 10 Fällen und des femoralen Kanals in 4 Fällen erreicht. Nicht zu akzeptierende Platzierungen bestanden tibial in 6 Fällen und femoral in 12 Fällen [6]. Diese Ergebnisse verdeutlichen, wie schwierig es ist, die Bohrkanäle optimal zu platzieren.

16.2 Portale

Der Vorteil einer transtibialen Technik ist zweifelsohne die gute Sicht in die Fossa intercondylaris, da der Hoffasche Fettkörper diese Sicht nicht behindert (s. Abb. 16.2). Das Bein kann während des gesamten operativen Eingriffes in 90° Beugung belassen werden. Dies vereinfacht für den Operateur die Orientierung erheblich. Einer der häufigsten Fehler bei der vorderen Kreuzbandplastik ist die zu weit ventrale Platzierung des femoralen Kanals, welche zu einer Beugehemmung führen kann. Im Falle einer eingeschränkten Sicht in die Notch ist die Position des anterolateralen Portals zu überprüfen. Das Portal muss in der Regel etwas weiter medial, also näher am Ligamentum patellae positioniert werden, um den lateralen Teil der Notch beurteilen zu können. Evtl. muss auch an eine etwas höhere Positionierung des Portals gedacht werden, um den Hoffaschen Fettkörper mit dem Arthroskop zu umfahren. Eine partielle Hoffa-Resektion sollte gemieden werden, um Blutungen oder ein Anschwellen des Fettkörpers zu verhindern.

Der anteromediale Standardzugang liegt in Relation zum lateralen Portal tiefer. Das mediale Portal sollte unmittelbar über dem medialen Meniskus platziert werden, relativ weit medial, um den femoralen Kanal im Falle einer Bohrung über das anteromediale Portal optimal platzieren zu können. Es ist empfehlenswert, vor der Hautinzision eine Kanüle zur Portalbestimmung zu verwenden. Die Nadel muss frei zum femoralen Ansatz orientiert werden können.

16.3 Bohrkanäle

Für die transtibiale Technik ist der tibiale Kanal zuerst anzulegen. Dies repräsentiert den entscheidenden Operationsschritt dieser Technik, denn der femorale Kanal

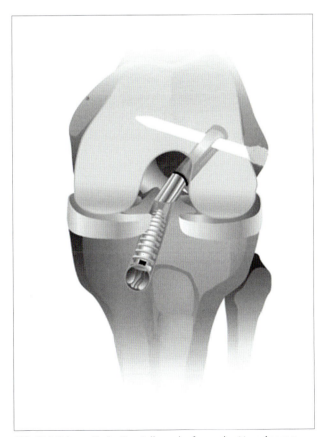

Abb. 16.1: Schematische Darstellung der femoralen Verankerung von Hamstring-Transplantaten mit dem Bio-TransFix (mit freundlicher Genehmigung der Fa. Arthrex)

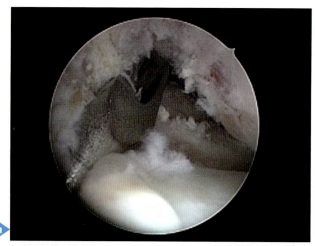

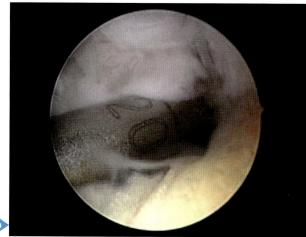

Abb. 16.2a, b: Arthroskopischer Blick in die Notch bei 90° gebeugtem Kniegelenk (**a**) und bei 120° gebeugtem Kniegelenk (**b**). Der Hoffasche Fettkörper verhindert den freien Einblick in die Notch.

ist von der Lage des tibialen Kanals abhängig. Der tibiale Zielhaken der Firma Arthrex (Naples) erlaubt eine freie Winkeleinstellung (s. Abb. 16.3). Dies ist vorteilhaft, um im Falle eines etwas zu hoch gewählten medialen Portals den Winkel des tibialen Kanals korrigieren zu können. Es gibt für diesen Bügel 2 verschiedene Ansätze: einen zum hinteren Kreuzband referenzierten Ansatz und einen Haken, mit dem man sich gut am Vorderhorn des lateralen Meniskus orientieren kann. Der Zielbügel, mit dem man den Anstieg der Bohrung in der sagittalen Ebene einstellt, sollte für die transtibiale Technik 45–50° nicht überschreiten. Ein steileres Bohren des tibialen Kanals führt dazu, dass keine korrekte transtibiale Platzierung des femoralen Kanals möglich ist. Der Kanal wird zu ventral angelegt, was klinisch zu einem Beugedefizit führen kann. In der koronaren Ebene wird der Kanal in ca. 65° angelegt [4]. Ein Kanalanstieg von mehr als 70° zur koronaren Ebene verursacht gleichfalls ein Beugedefizit, verbunden mit einer erhöhten Laxität in Streckung. Die tibiale Bohrung ist weit von medial zu wählen, um den femoralen Bohrkanal in der 10-Uhr-Position für das rechte oder in der 2-Uhr-Position für das linke Kniegelenk anzulegen. Sollte der tibial gebohrte Führungsdraht eine suboptimale Position zeigen, so belässt man den Draht, bohrt einen 5-mm- oder 6-mm-Kanal und überbohrt nachfolgend mit dem gewünschten Bohrer, der in der Regel 8 mm oder 9 mm besitzt. Somit kann der definitive Kanal noch um einige Millimeter nachkorrigiert werden. Ein etwas nach medial platzierter Kanal verhindert das Notch-Impingement des Transplantates bei der Streckung am lateralen Kondylus. Eine Notchplastik sollte, wenn möglich, vermieden werden. Nachdem die Notch sauber präpariert wurde, kann der entsprechende Off-set-Guide transtibial eingeführt werden. Für ein 8-mm-femorales-Bohrloch wird ein 5-mm-Off-set-Guide gewählt. Die dorsale Wand des femoralen Kanals weist damit 2 mm auf. Jetzt erkennt man, warum der tibiale Kanal so wichtig ist. Ein zu steil gewählter tibialer Kanal verhindert das Erreichen der posterioren Begrenzung der Notch mit dem tibialen Off-set-Guide (s. Abb. 16.4). Durch Streckung des Beines würde man weiter in die Notch gelangen, aber man riskiert die Gefahr eines „Blowout", des Herausbrechens der hinteren Bohrkanalwand. In diesen Fällen sollte man unbedingt den femoralen Kanal über das mediale Portal bohren. Wenn der tibiale Kanal ausreichend von medial gebohrt wurde, erreicht man auch auf dem transtibialen Weg sehr gut die 10- oder 2-Uhr-Position. Jüngere biomechanische Untersuchungen haben gezeigt, dass neben der anteroposterioren Stabilisierung des Kniegelenkes durch das vordere Kreuzband auch eine rotatorische Stabilisierung erfolgt. Dazu ist der femorale Kanal in der Fossa intercondylaris tiefer zu positionieren, d.h. in die 10-Uhroder 2-Uhr-Position.

16.4 Das TransFix-System

Für die Verwendung des TransFix-Systems wird ein Transplantat mit zwei femoralseitigen Schlaufen benötigt, die wie über eine Wäschestange über das Implantat gehängt werden. Dadurch ist entweder ein Vierfach-Semitendinosus- oder ein Semitendinosus-/Gracilistransplantat erforderlich. Die Transplantatlänge sollte mindestens 7 cm betragen. Für den tibialen Kanal benötigt man 2–2,5 cm, intraartikulär ca. 2,5–3 cm und für den femoralen Kanal 1,5–2 cm. Das TransFix-System erlaubt eine sichere Verankerung. Biomechanische Untersuchungen haben gezeigt, dass der TransFix die stabilste Form der femoralen Verankerung von Hamstring-Transplantaten gewährleistet [2].

Für die femorale Verankerung wird das TransFix-Zielgerät durch den tibialen Kanal in den femoralen Kanal eingeführt. Das Bohren über das mediale Portal ist gleichfalls möglich [3]. Hier ist der Zielbügel von 90° auf 120° einzustellen. Für diese Technik ist ein spezieller Zielbügel verfügbar, der eine variable Einstellung ermög-

16.4 Das TransFix-System

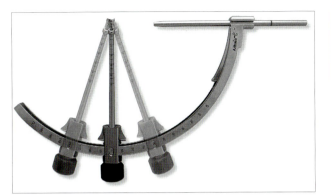

Abb. 16.3: Verstellbares Trans-Fix-Zielinstrument, um sowohl transtibial als auch über das mediale Portal zu fixieren (mit freundlicher Genehmigung der Fa. Arthrex)

licht. Eine Lasermarkierung zeigt die Tiefenposition der Lehre im femoralen Kanal an. Der Bügel sollte parallel zum Fußboden oder in leichter Innenrotation ausgerichtet werden. Eigene anatomische Untersuchungen haben gezeigt, dass in dieser Position das laterale Seitenband nicht gefährdet ist (s. Abb. 16.5). Der Bügel könnte problemlos in 20° Innenrotation und 40° Außenrotation positioniert werden, ohne neurovaskuläre Strukturen oder das Außenband zu gefährden [7].

Nach Positionierung des Zielbügels wird der Führungsdraht gebohrt, der durch den Haken des Zielbügels verläuft (s. Abb. 16.6). Am Zielbügel muss der Haken verwendet werden, der den Durchmesser des Bohrkanales besitzt. Ein Führungsdraht wir quer durch das proximale Femur gebohrt. Die Ziellehre stellt sicher, dass der Draht durch den Haken des Zielbügels verläuft. Nachdem die laterale Femurkortikalis mit dem Anschlagbohrer für die Aufnahme des TransFix-Pins vorbereitet wurde, wird ein flexibler Draht durchgezogen. Nun wird der Zielbügel aus dem femoralen und tibialen Kanal zurückgezogen. Der Haken des Bügels führt eine Drahtschlaufe mit sich, in die das Transplantat eingehängt wird. Durch Ziehen der beiden Drahtenden wird die Schlaufe mit dem Transplantat in den femoralen Kanal eingezogen. Das Transplantat liegt im Kanal um den flexiblen Draht. Über den Draht führt man den Pin, den es in einer Länge von 40 mm und 50 mm gibt. In der Regel sollte ein 50-mm-Pin verwendet werden. Der kanülierte Pin wird über den Draht geschoben und sollte eher eingezogen als eingeschlagen werden, um ein Abknicken des dünnen Stahldrahtes zu verhindern. Mit leichten Hammerschlägen und unter Zug des medialen Drahtendes lässt sich der Pin einbringen. Wenn der Klang des Hammerschlages etwas heller wird, ist dies das Zeichen, dass die laterale Femurkortikalis erreicht ist. Der Pin schließt plan mit dem Femurknochen ab. Dies ist sehr wichtig, um den unmittelbar darüber verlaufenden Tractus iliotibialis nicht zu irritieren. Zum Verschließen des femoralen Kanals wird ein Knochenzylinder von 15 mm Länge in den femoralen Kanal geschlagen. Der Kanal kann bei

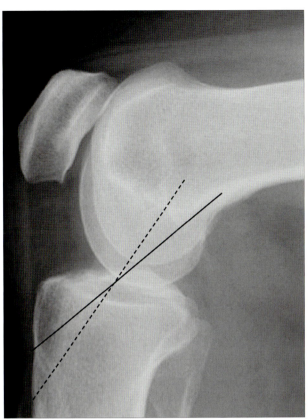

Abb. 16.4: Transtibiales Bohren des femoralen Kanals. Wird der tibiale Kanal zu steil angelegt, wird der femorale Kanal zu weit ventral platziert (gestrichelte Linie). Bei geringerem Winkel kann der femorale Bohrkanal korrekt positioniert werden (gerade Linie).

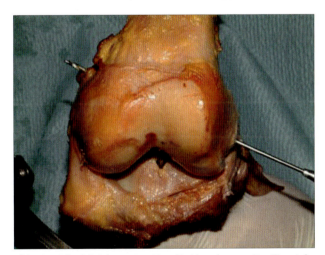

Abb. 16.5: Bügelplatzierung zur TransFix-Verankerung. Der Pin wird ventral vom femoralen Ansatz des lateralen Seitenbandes platziert.

der Präparation des femoralen Kanals mit einem OATS-Meißel (Arthrex, Naples) gewonnen werden. Eine spezielle Applikationskanüle (Arthrex, Naples) ermöglicht das Einbringen in den femoralen Kanal (s. Abb. 16.7). Somit ist der Kanal vollständig verschlossen, die Sehne komplett von Spongiosa umgeben und eine gelenknahe Fixation gesichert. Im Gegensatz zur Interferenzschraube befindet sich mit dem TransFix-System nahezu kein Fremdmaterial im Kanal, mit Ausnahme des Querpins am Kanaldach.

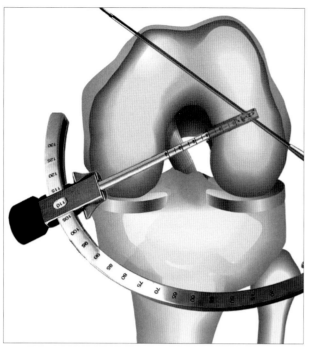

Abb. 16.6: Schematische Darstellung des femoralen Zielgeräts mit Führungsdraht, welches sich im femoralen Kanal befindet. (mit freundlicher Genehmigung der Fa. Arthrex)

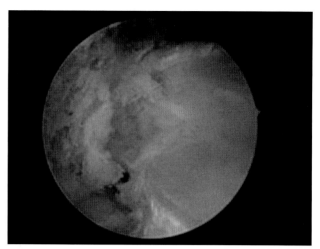

Abb. 16.7: Einbringen des Knochenzylinders nach eingezogenem Transplantat, um einen vollständigen Verschluss des femoralen Kanals zu gewährleisten.

Die klinischen Ergebnisse haben zwischen den verschiedenen Fixationstechniken, wie der Verwendung des TransFix-Systems oder der Interferenzschraube, bisher keine klinischen Unterschiede feststellen können [1, 8].

Die tibiale Verankerung bietet derzeit als beste Lösung die Interferenzschraubenfixierung. Damit ist femoral und tibial eine gelenknahe Verankerung gesichert, die laut Ishibashi et al. die geringste anteroposteriore Translation besitzt [5].

Die femorale TransFix-Verankerung mit Knochenblock und die tibiale Verankerung mittels Interferenzschraube bieten eine sichere Verankerung von Hamstring-Transplantaten.

Literatur

1   Asik M, Sen C, Tuncay I et al. The mid- to long-term results of the anterior cruciate ligament reconstruction with hamstring tendons using Transfix technique. Knee Surg Sports Traumatol Arthrosc 2007; 15: 965–972
2   Becker R, Voigt D, Starke C et al. Biomechanical properties of quadruple tendon and patellar tendon femoral fixation techniques. Knee Surg Sports Traumatol Arthrosc 2001; 9: 337–342
3   Hantes ME, Dailiana Z, Zachos VC, Varitimidis SE. Anterior cruciate ligament reconstruction using the Bio-TransFix femoral fixation device and anteromedial portal technique. Knee Surg Sports Traumatol Arthrosc 2006; 14: 497–501
4   Howell SM, Gittins ME, Gottlieb JE, Traina SM, Zoellner TM. The relationship between the angle of the tibial tunnel in the coronal plane and loss of flexion and anterior laxity after anterior cruciate ligament reconstruction. Am J Sports Med 2001; 29: 567–574
5   Ishibashi Y, Rudy TW, Livesay GA et al. The effect of anterior cruciate ligament graft fixation site at the tibia on knee stability: evaluation using a robotic testing system. Arthroscopy 1997; 13: 177–182
6   Kohn D, Busche T, Carls J. Drill hole position in endoscopic anterior cruciate ligament reconstruction. Results of an advanced arthroscopy course. Knee Surg Sports Traumatol Arthrosc 1998; 6(1): 13–15
7   McKeon BP, Gordon M, DeConciliis G, Scheller A. The safe zone for femoral cross-pin fixation: an anatomical study. J Knee Surg 2007; 20: 285–288
8   Rose T, Hepp P, Venus J et al. Prospective randomized clinical comparison of femoral transfixation versus bioscrew fixation in hamstring tendon ACL reconstruction A preliminary report. Knee Surg Sports Traumatol Arthrosc 2006; 14: 730–738

17 Doppelbündel-Rekonstruktion mit Semitendinosussehne

Wolf Petersen

17.1 Einleitung

Das vordere Kreuzband (VKB) besteht aus 2 funktionellen Bündeln: einem anteromedialen (AM) und einem posterolateralen Bündel (PL). Beide Bündel zeigen ein reziprokes Spannungsverhalten [3, 19].

Das PL-Bündel ist in Streckung gespannt; das AM-Bündel spannt sich bei Beugung an. Auf diese Weise kann das VKB das Kniegelenk unter verschiedenen Beugewinkeln gegen die posteriore tibiale Translation sichern (Lastverteilung).

Das PL-Bündel soll außerdem einen wichtigen Beitrag für die Rotationssicherung des Kniegelenkes leisten [19]. Eine biomechanische Studie hat gezeigt, dass beide Funktionen (anteriore Instabilität, Rotationsinstabilität) mit einer Rekonstruktionstechnik, mit der nur ein Bündel des VKBs rekonstruiert wird, nicht wiederhergestellt werden können [15]. Unter Verwendung eines an einen Kraft-Moment-Sensor gekoppelten Roboters wurde eine Doppelbündel-Rekonstruktion mit einer Einbündel-Technik verglichen. In dieser Studie konnte gezeigt werden, dass das Kniegelenk mit der Doppelbündel-Rekonstruktion signifikant besser gegen einen simulierten Pivot-Shift-Mechanismus stabilisiert werden konnte. Auch die AP-Stabilität der mit dem Doppelbündel-Transplantat rekonstruierten Kniegelenke kam der intakter Kniegelenke näher als nach einer Einbündel-Rekonstruktion.

Erste Beschreibungen über offene Verfahren zur Doppelbündel-Rekonstruktion wurden bereits in den 1980er-Jahren gemacht [4, 9]. Das Aufkommen der arthroskopischen Techniken und die damit verbundenen Vorteile ließen diese Verfahren jedoch wieder in Vergessenheit geraten. Mit der Weiterentwicklung der arthroskopischen Techniken rückte jedoch zunehmend eine möglichst anatomische Platzierung der Bohrkanäle in den Mittelpunkt des Interesses. Um die Anatomie und damit auch die Funktion des normalen VKBs möglichst genau zu rekonstruieren, wurden in verschiedenen Zentren Techniken entwickelt, mit denen beide Anteile des VKBs arthroskopisch separat rekonstruiert werden können [1, 2, 6, 7, 8, 15, 12, 18].

Ziel dieses Beitrages ist es, eine arthroskopische Technik zur anatomischen Doppelbündel-Rekonstruktion des vorderen Kreuzbandes vorzustellen [12].

17.2 OP-Technik

17.2.1 Sehnenentnahme

Wenn aufgrund der klinischen und radiologischen Befunde die Indikation zur VKB-Plastik klar ist, beginnt die OP mit der Transplantatentnahme (s. Tab. 17.1). Über einen schrägen ca. 3 cm langen Hautschnitt medial der Tuberositas tibiae werden die Transplantate nach Längsspaltung des Satoriusansatzes mit einem Sehnenstripper entnommen (s. Abb. 17.1). Zur Sehnenentnahme müssen die Verbindungen der Sehne zum medialen Gas-

Tab. 17.1: OP-Schritte der Doppelbündel-Rekonstruktion

Transplantatentnahme und Entfernung von VKB-Resten

Femoraler AM-Tunnel

Femoraler PL-Tunnel

Tibialer AM-Tunnel

Tibialer PL-Tunnel

Einzug PL-Transplantat

Einzug AM-Transplantat

Zyklisches Durchbewegen des Gelenkes

Spannen des AM-Transplantates in 45° und Fixation mit IF-Schraube und Knopf

Spannen des PL-Transplantates in 15° und Fixation mit IF-Schraube und Knopf

Abschlusskontrolle und ggf. Debridement

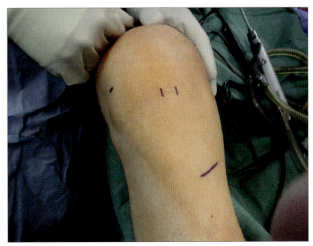

Abb. 17.1: Es werden 3 Arthroskopie-Portale benötigt: ein hohes anterolaterales Portal (Standardarthroskopie), 2 tiefe anteromediale Portale (Bohrung femoraler AM- und PL-Tunnel).

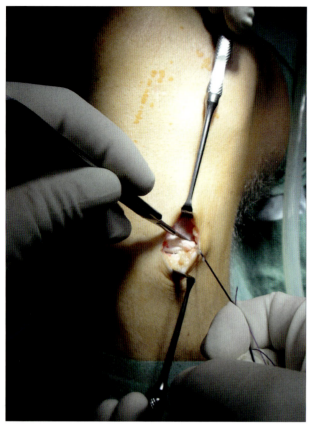

Abb. 17.2: Über den schrägen, ca. 3 cm langen Hautschnitt medial der Tuberositas tibiae werden die Transplantate nach Längsspaltung des Satoriusansatzes mit einem Sehnenstripper entnommen. Die Semitendinosussehne liegt distal der Gracilissehne. Sie wird mit einer Overholt-Zange umschlungen und mit einem Vicrylfaden angeschlungen. Mit dem Skalpell wird die Sehne bis zu ihrem Ansatz mobilisiert und am Knochen abgetrennt. Mit einer Präparierschere werden die Verbindungsstränge zum M. gastrocnemius med. durchtrennt. Danach wird die Sehne mit einem speziellen Sehnenentnahme-Instrument (Karl Storz, Tuttlingen) entnommen.

trocnemiuskopf durchtrennt werden. Um eine ausreichende Transplantatlänge zu erzielen, sollte die Sehne mit dem Skalpell bis zum Ansatz mobilisiert werden (s. Abb. 17.2). Durch die Ablösung der Sehneninsertion vom Knochen kann zusätzliche Transplantatlänge gewonnen werden. Es wird angestrebt, nur die Semitendinosussehne zu verwenden. Das gelingt bei normal großen Kniegelenken ab einer Länge von 28 cm. Ist die Sehne kürzer als 28 cm, wird zusätzlich die Gracilissehne entnommen. Nach der Sehnenentnahme wird die Satoriusfaszie mit Vicryl der Stärke 1-0 USP vernäht.

17.2.2 Transplantatvorbereitung

Die Transplantate werden auf einem speziellen Doppelbündel-Präparationsbrett (Karl Storz, Tuttlingen) vorbereitet (s. Abb. 17.3). Übersteigt die Länge der Semitendinosussehne 28 cm, wird die Sehne so geteilt, dass das dickere Ende ein AM-Transplantat mit einer Länge von 15–16 cm ergibt. Das dünnere Ende wird für das PL-Bündel verwendet (Länge 13–14 cm).

Beide Transplantate werden als zweisträngige Transplantate präpariert. Die femorale Transplantatschlaufe wird mit einem Kippanker armiert (z.B. Flipptack, Karl Storz, Tuttlingen). Als Verbindungsmaterial verwenden wir Ethibond 1 mm als doppelte Schlaufe. Das PL-Transplantat hat normalerweise einen Durchmesser von 5–6,5 mm und eine Länge von 60–65 mm; das AM-Transplantat hat normalerweise einen Durchmesser von 6–7,5 mm und eine Länge von 80 mm. Die Transplantate werden so armiert, dass mindestens 15 mm Transplantat im femoralen Tunnel liegt. Mit einem Stift werden die im Tunnel liegende Strecke und die „Flipstrecke" (+ 8 mm) markiert. Distal werden beide Stränge der Transplantate mit einer doppelten Polyesternaht ar-

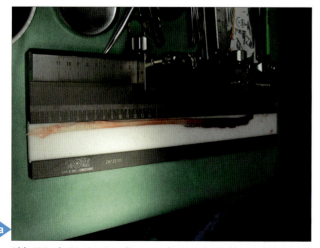
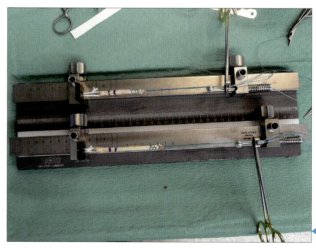

Abb. 17.3a, b: Die Semitendinosussehne wird von der Muskulatur getrennt (a), AM- und PL-Transplantat femoral armiert mit einem Kippanker (z.B. Flipptack, Karl Storz, Tuttlingen), Durchmesser: PL 5 und 6,5 mm, AM 6–7,5 mm; Länge: PL 60–65 mm, AM 80 mm. Die Transplantate werden auf einem Doppelbündelboard präpariert (b). Die Transplantate werden so armiert, dass mindestens 15 mm Transplantat im femoralen Tunnel liegt. Mit einem Stift werden die im Tunnel liegende Strecke und die „Flippstrecke" (+ 8 mm) markiert; distale Verbindung mit einem Fixationsknopf (z.B. Mini Endotack, Karl Storz, Tuttlingen).

miert und mit einem Fixationsknopf verbunden (z.B. Mini Endotack, Karl Storz, Tuttlingen).

17.2.3 Portale

Über einen hohen anterolateralen Zugang erfolgt die Inspektion des Gelenkes. Bei Vorliegen von Begleitverletzungen werden diese behandelt (z.B. Meniskusläsionen).

Es werden zwei mediale Arbeitszugänge angelegt (s. Abb. 17.1). Ein parapatellarer medialer Zugang dient dem Debridement in der Fossa intercondylaris sowie der Anlage des femoralen Bohrkanals für das AM-Bündel (AM-Portal). Ein weiter medial gelegenes Portal dient dem Bohren des PL-Tunnels (PL-Portal). Bei Anlage des PL-Portals ist darauf zu achten, dass das Portal intraartikulär unmittelbar über der Meniskusbasis liegt. Wird das PL-Portal zu hoch angelegt, besteht die Gefahr, dass der Knorpel des lateralen Femurkondylus durch den Bohrer verletzt wird [19]. Durch das Bohren über zwei verschiedene mediale Portale werden divergente femorale Tunnel erzielt.

17.2.4 Femorale Tunnel

Zunächst erfolgt die Anlage der femoralen Tunnel. Zu diesem Zwecke wird der femorale Ursprung des VKBs mit dem Gewebsresektor debridiert. Zur Anlage der Tunnel wird die Linea intercondylaris und deren Übergang in die Knorpel-Knochen-Grenze dargestellt (s. Abb. 17.4). Die anatomischen Studien haben gezeigt, dass der Übergang von Linea intercondylaris zur Knorpel-Knochen-Grenze zwischen den Tunneln liegen muss (s. Kap. 11).

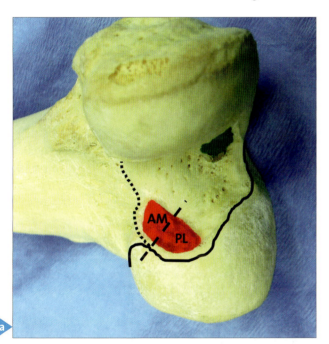

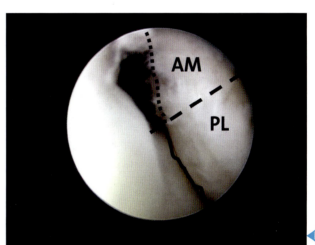

Abb. 17.4a, b: Visualisierung der femoralen VKB-Insertion über das anteromediale Portal. Überblick am mazerierten Knochenmodel (**a**) und intra-operative Sicht (**b**)

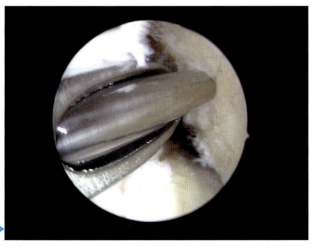

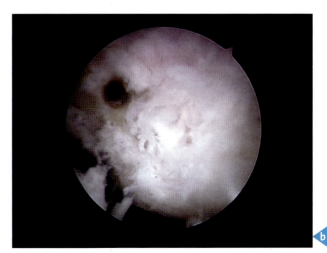

Abb. 17.5a, b: Anlage des femoralen AM-Tunnels mit dem femoralen Zielgerät (Off-set 5,5 mm, Karl Storz, Tuttlingen), das über den medialen AM-Zugang eingebracht wird und Probebohrung mit dem K-Draht (**a**). Das Knie sollte mehr als 110° gebeugt sein. Kontrolle der K-Draht-Eintrittsstelle über das anteromediale Portal (**b**).

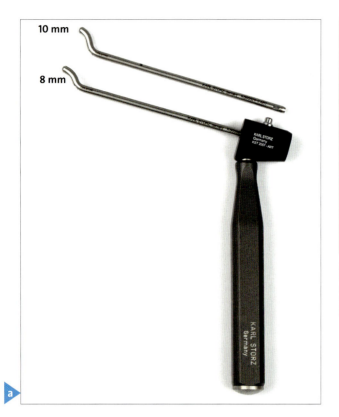

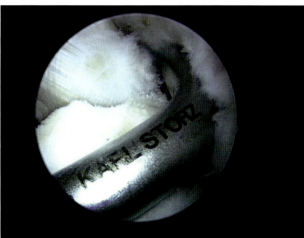

Abb. 17.6a, b: PL-Zielgerät. Zur Anpassung an Transplantatgröße und individuelle Kniegrößenunterschiede können unterschiedliche Offsets verwandt werden (**a**). Einsetzen des speziellen PL-Zielgerätes über das PL-Portal in den AM-Tunnel (PL-Zielgerät, Karl Storz, Tuttlingen) und Bohren des K-Drahtes (**b**)

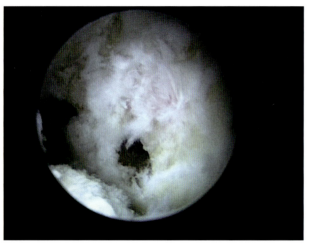

Abb. 17.7: Kontrolle der Tunnelposition über das anteromediale Portal. Es wurden beide Tunnel zunächst mit einem 4,5-mm-Bohrer gebohrt.

Zur Anlage des AM-Tunnels wird das femorale Zielgerät (Off-set 5,5 mm, Karl Storz, Tuttlingen) über den medialen AM-Zugang eingebracht und der Off-set-Haken hinter der Linea intercondylaris platziert (s. Abb. 17.5). Das Knie sollte mehr als 110° gebeugt sein. Es erfolgt zuerst eine Probebohrung mit dem K-Draht. Die Position der Bohrkanalmitte wird kontrolliert, indem das Arthroskop über das mediale Portal in das Gelenk eingebracht wird (s. Abb. 17.5). Danach wird bei korrekter Lage des Tunnels erneut der K-Draht platziert und mit einem 4,5-mm-Bohrer überbohrt.

Zur Anlage des PL-Tunnels wird ein spezielles Zielgerät verwendet (PL-Zielgerät, Karl Storz, Tuttlingen). Es besitzt einen abgerundeten Zapfen, der in den AM-Tunnel geschoben wird (s. Abb. 17.6). So kann in definiertem Abstand zum AM-Tunnel ein zweiter K-Draht platziert werden. Das Zielgerät ist in verschiedenen Bohrabständen erhältlich, um der individuellen Anatomie der femoralen VKB-Insertion gerecht zu werden (8–10 mm).

Das Zielgerät wird über das PL-Portal in den femoralen AM-Tunnel geschoben. Bei diesem Schritt muss das Knie mehr als 110° gebeugt sein. In dieser Beugeposition liegt die PL-Insertion vor der AM-Insertion. Das Zielgerät liegt nahezu horizontal im Gelenk. Wenn der Name des Herstellers lesbar ist, ist die Position meist gut. Anschließend wird ein K-Draht eingebohrt, die Position über das mediale Portal überprüft und mit dem 4,5-mm-Bohrer überbohrt. Zwischendurch werden die Tunnelpositionen über das mediale Portal kontrolliert (s. Abb. 17.7).

Es folgt die Messung der Tunnellängen (AM: 35–45 mm, PL: 30–45 mm) und das Bohren der Sacklöcher (AM Durchmesser 6–7,5 mm, Länge 28 mm; PL Durchmesser 5–6,5 mm, Länge 23 mm; s. Abb. 17.8).

17.2.5 Tibiale Tunnel

Zur Anlage der tibialen Tunnel wird ein spezielles Doppelbündel-Zielgerät (Karl Storz, Tuttlingen) verwendet (s. Abb. 17.9). Das Zielgerät besitzt einen Haken zur Fixierung im Kreuzbandstumpf und ein Zielloch. Auf Höhe des K-Draht-Austrittes befindet sich ein kleiner Flügel, der an der anatomischen Landmarke für das AM-Bündel angelegt werden kann (hinterer Rand des Außenmeniskusvorderhornes). Ein zweites längliches Loch

17.2 OP-Technik

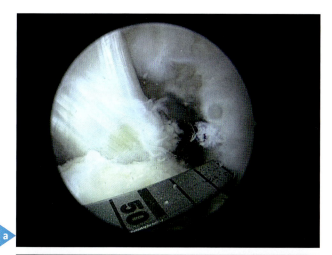

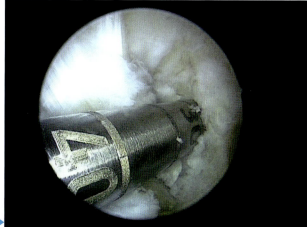

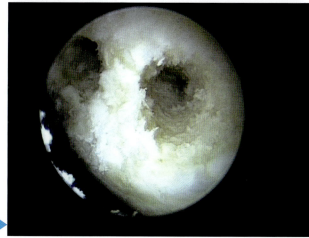

Abb. 17.8a–c: Messen der Tunnellängen (AM zwischen 35 und 45 mm, PL zwischen 30 und 45 mm) (**a**). Bohren der Sacklöcher (Länge 28 mm, Durchmesser PL: 5–6,5 mm; Durchmesser AM: 6–7,5 mm) (**b**). Kontrolle der Tunnelposition über das anteromediale Portal nach Vollendung des Bohrvorganges (**c**)

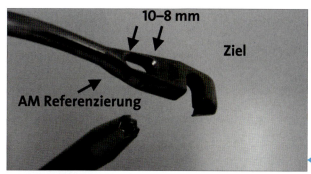

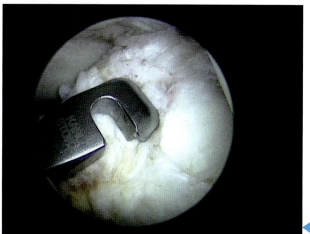

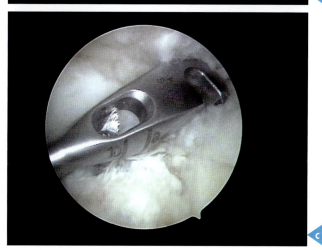

Abb. 17.9a–c: Zur Anlage der tibialen Tunnel wird ein spezielles Doppelbündel-Zielgerät (Karl Storz, Tuttlingen) verwendet (**a**). Einsatz des Doppelbündel-Zielgerätes (Karl Storz, Tuttlingen) am hinteren Rand des Außenmeniskusvorderhornes und Bohren des K-Drahtes für den tibialen AM-Tunnel (**b**). Einsatz des länglichen PL-Zielloches auf den AM-K-Draht und Bohren des PL-Drahtes (**c**)

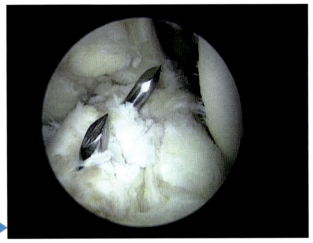 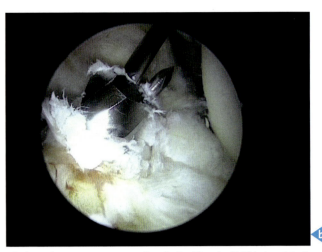

Abb. 17.10a, b: Kontrolle der K-Draht-Position (**a**). Bei Hinweisen auf ein pathologisches Impingement sollte die Position der Drähte korrigiert werden. Überbohren mit entsprechenden Bohrern gemäß des Transplantatdurchmessers (**b**). Die extra-artikulären Tunnelöffnungen werden sorgfältig debridiert, um ein einfaches Einziehen der Transplantate zu ermöglichen.

kann dann in den gebohrten K-Draht für den AM-Tunnel eingehakt werden. Auf diese Weise kann der K-Draht für den PL-Tunnel in definiertem Abstand zum AM-Tunnel gebohrt werden (s. Abb. 17.10). Je nach Größe des Kniegelenkes und der Tunneldurchmesser kann die Position aufgrund der länglichen Form variiert werden (8–10 mm).

Bei Neupositionierung des Zielgerätes sollte darauf geachtet werden, dass zwischen den extraartikulären Tunnelöffnungen eine ausreichende Brücke besteht. Der AM-Tunnel sollte nahe der Patellarsehne liegen. Die Öffnung des PL-Tunnels sollte 1–2 cm weiter medial nahe am Seitenband liegen. Die Lage beider K-Drähte zueinander sowie ihre Beziehung zur Fossa intercondylaris wird in verschiedenen Stellungen des Gelenkes überprüft. Bei Hinweisen auf ein Impingement sollte die Position der Drähte korrigiert werden.

Bei grober Fehlpositionierung sollte die Position des Drahtes korrigiert werden. Bei leichten Fehlpositionen kann die Tunnelposition beim Bohren korrigiert werden, indem zuerst mit einem kleinen Durchmesser vorgebohrt wird, dann der K-Draht in Korrekturrichtung exzentrisch im Tunnel verklemmt wird und dann mit dem endgültigen Durchmesser überbohrt wird.

Am Zielgerät kann die Tunnellänge abgelesen werden. Diese ist wichtig, um zu wissen, wie weit die Interferenzschraube bei der Fixation eingedreht werden kann.

Anschließend werden die K-Drähte mit dem entsprechenden Bohrer überbohrt (s. Abb. 17.10). Die extraartikulären Tunnelöffnungen werden sorgfältig debridiert, um ein einfaches Einziehen der Transplantate zu ermöglichen.

17.2.6 Transplantateinzug

Zuerst wird in den femoralen PL-Tunnel ein K-Draht mit einer Fadenschlaufe (z.B. Ethibond, 2-0 USP) eingezo-

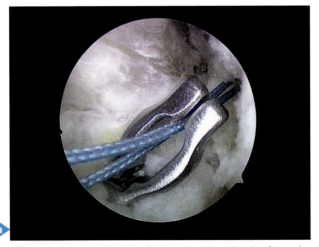 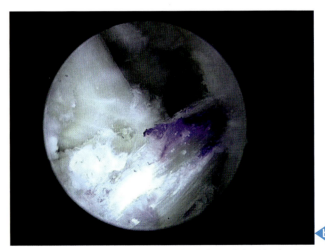

Abb. 17.11a, b: Einzug der Transplantate. Zuerst wird in den femoralen PL-Tunnel ein K-Draht mit einer Fadenschlaufe (z.B. Ethibond, USP 2) eingezogen. Mit einer Fasszange wird die Fadenschlaufe dann aus dem tibialen PL-Tunnel ausgeleitet (**a**). Durch kräftigen Zug wird das Transplantat bis zur zweiten Markierung eingezogen (**b**). Mit dem Flippfaden wird der Kippanker (Flipptack, Karl Storz, Tuttlingen) gekippt und das Transplantat bis zur Tunnelmarkierung zurückgezogen. Unter starkem manuellem Zug am Transplantat wird das Gelenk mehrfach bewegt, damit sich der Anker setzen kann. Danach erfolgt auf gleiche Weise der Einzug des AM-Bündels.

17.2 OP-Technik

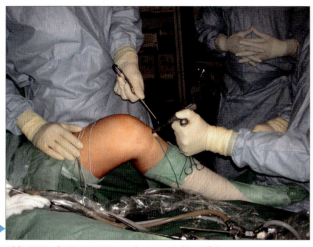
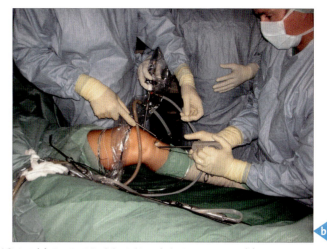

Abb. 17.12a, b: Das AM-Transplantat wird in 45° Beugung gespannt und fixiert (**a**). Das PL-Bündel wird in 15° Flexion gespannt (**b**).

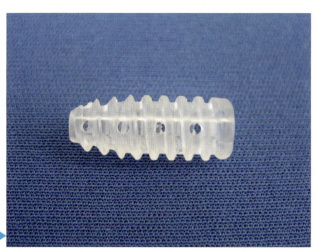
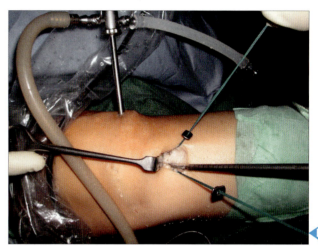

Abb. 17.13a, b: Das Transplantat wird mit einer biodegradierbaren Interferenzschraube fixiert (Megafix, Karl Storz, Tuttlingen) (**a**). Tibialseitig erfolgt eine Hybridfixation, über einen speziellen Fixationsknopf gesichert (Mini-Endotack, Karl Storz, Tuttlingen) (**b**).

gen. Mit einer speziellen Faden-Fasszange (Karl Storz) wird die Fadenschlaufe dann aus dem tibialen PL-Tunnel ausgeleitet (s. Abb. 17.11). Über den Zug an der Fadenschlaufe werden Zug- und „Flip"-Faden des Transplantates in das Gelenk und dann in den femoralen PL-Tunnel eingezogen. Über den Zugfaden erfolgt der Transplantateinzug. Mit dem Flippfaden wird der Kippanker (Flipptack, Karl Storz, Tuttlingen) gekippt. Unter starkem manuellen Zug am Transplantat wird das Gelenk mehrfach bewegt, damit sich der Anker setzen kann. Danach erfolgt auf gleiche Weise der Einzug des AM-Bündels.

17.2.7 Spannung und Fixation

Das PL-Bündel wird zuerst in 15° Flexion mit 80 N gespannt und das Transplantat mit einer biodegradierbaren Interferenzschraube fixiert (Megafix, Karl Storz, Tuttlingen; s. Abb. 17.12 und Abb. 17.13). Dabei ist es wichtig, Schrauben mit kleinen Durchmessern zu verwenden. Das AM-Transplantat wird in 45° Beugung gespannt und fixiert. Beide Transplantate werden zum

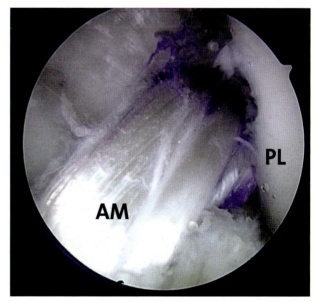

Abb. 17.14: Doppelbündel-Transplantat in situ

Schluss über einen Fixationsknopf gesichert (Mini Endotack, Karl Storz, Tuttlingen).

Nach der Fixation erfolgt eine abschließende arthroskopische Kontrolle und ggf. ein Debridement am Transplantatstumpf (s. Abb. 17.14).

17.3 Diskussion

Zurzeit existieren 9 prospektive klinische Studien über Doppelbündel-Techniken, die in Zeitschriften mit einem Peer-review-Verfahren publiziert wurden (s. Tab. 17.2).

In 3 Studien [1, 6, 15] bestand kein signifikanter Unterschied in der anterioren Translation (gemessen mit dem KT-2000-Arthrometer) und der Rotationsstabilität (erfasst mit dem Pivot-Shift-Test). In der Doppelbündel-Gruppe musste seltener eine Notchplastik durchgeführt werden als in der Einzelbündel-Gruppe.

Bei kritischer Betrachtung der in 2 dieser Studien mitgeteilten OP-Technik darf diese jedoch als nicht anatomische Doppelbündel-Rekonstruktion eingestuft werden. Die Anlage der femoralen Tunnel erfolgte transtibial über einen tibialen Tunnel [1, 6]. Durch diese Technik liegt der AM-Kanal sehr hoch und auch der PL-Kanal

Tab. 17.2: Klinische Ergebnisse nach Doppelbündel-Rekonstruktion

	Autor und Jahr	Studiendesign/ Evidenzlevel	Gruppen	Follow up	Ergebnisse
1.	Adachi et al. 2004	Prospektive nicht randomisierte Kontrollstudie/Level I	1. Einzelbündel, n: 59 2. Doppelbündel (nicht anatomisch), n: 59	2,5 Jahre	• Anteriore Laxität (KT-2000): kein signifikanter Unterschied • Propriozeption: kein signifikanter Unterschied • Notchplastik: seltener in Gruppe 2
2.	Hamada et al. 2001	Prospektive nicht randomisierte Kontrollstudie/Level I	1. Einzelbündel, n: 57 2. Doppelbündel (nicht anatomisch), n: 49	2,5 Jahre	• Anteriore Laxität (KT-1000): Gruppe 1: 1,8 mm, Gruppe 2: 1,2 mm (kein signifikanter Unterschied) • Kein Unterschied im IKDC-Score • Notchplastik: seltener in Gruppe 2
3.	Yasuda et al. 2006	Prospektive Kohortenstudie mit Vergleichsgruppe/Level II	1. Einzelbündel, n: 24 2. Doppelbündel (nicht anatomisch), n: 24 3. Doppelbündel (anatomisch), n: 24	2 Jahre	• Kein Unterschied in der Operationszeit • anteriore Laxität (KT-2000) in Gruppe 1 (2,8 mm) signifikant höher als in Gruppe 3 (1,1 mm) • Pivot-Shift in Gruppe 3 signifikant seltener als in Gruppe 1 • Kein Unterschied im IKDC-Score, Beweglichkeit oder Muskelkraft
4.	Kurosaka et al. 2006	Prospektive randomisierte Studie/Level I	1. Einzelbündel (AM-Rekonstruktion), n: 20 2. Einzelbündel (PL-Rekonstruktion), n: 20 3. Doppelbündel (anatomisch), n: 20	1 Jahr	• Anteriore Laxität (KT-1000): kein signifikanter Unterschied • Pivot-Shift: kein signifikanter Unterschied • Quantitativer Pivot-Shift (Fastrak): Gruppe 3 signifikant besser als Gruppe 1 • Kein Unterschied im IKDC-Score
5.	Aglietti 2006	Prospektive nicht randomisierte Kontrollstudie/Level II	1. Einzelbündel (transtibial), n: 25 2. Doppelbündel (transtibial), n: 25 3. Doppelbündel (femoral outside in), n: 25	1 Jahr	• Anteriore Laxität (KT-1000): Gruppe 1: 2,3 mm, Gruppe 2: 1,9 mm, Gruppe 3: 1,5 mm • Pivot-Shift: Gruppe 3 signifikant seltener als in Gruppe 1 • IKDC- und KOOS-Score in Gruppe 3 signifikant besser als in Gruppe 1
6.	Jarvela et al. 2007	Prospektive randomisierte Studie/Level I	1. Einzelbündel, n: 25 2. Doppelbündel, n: 27	2 Jahre	• Anteriore Laxität (KT-1000): kein Unterschied • Pivot-Shift: bei Doppelbündel signifikant seltener positiv • Reruptur: bei Doppelbündel signifikant seltener
7.	Muneta et al. 2007	Prospektive randomisierte Studie/Level I	1. Einzelbündel, n: 34 2. Doppelbündel, n: 34	25 Monate	• Anteriore Laxität (KT-1000): Gruppe 1: 2,4 mm, Gruppe 2: 1,4 mm • Pivot-Shift: Gruppe 2 signifikant seltener als Gruppe 1 • Kein Unterschied in klinischen IKDC-Scores
8.	Streich et al. 2008	Prospektive randomisierte Studie/Level I	1. Einzelbündel, n: 25 2. Doppelbündel, n: 25	25 Monate	• Kein Unterschied in anteriorer Laxität (KT-1000) und Pivot shift • Kein Unterschied in klinischen IKDC-Scores
9.	Siebold et al. 2007	Prospektive randomisierte Studie/Level I	1. Einzelbündel, n: 35 2. Doppelbündel, n: 35	25 Monate	• Anteriore Laxität (KT-1000): Gruppe 1: 1,6 mm, Gruppe 2: 1,0 mm • Pivot-Shift: Gruppe 2 signifikant seltener als Gruppe 1 • Doppelbündel im IKDC-Score signifikant besser, kein Unterschied im Cincinnati- und Lysholm-Score

liegt nicht im anatomischen PL-Ursprungsgebiet, sondern direkt neben dem AM-Kanal. Eine biomechanische Studie konnte zeigen, dass AP- und Rotationsstabilität einer nicht anatomischen Doppelbündel-Rekonstruktion signifikant schlechter sind als bei einer anatomischen Doppelbündel-Rekonstruktion [25].

Yasuda et al. [18] können diese biomechanischen Befunde mit klinischen Daten bestätigen. Yasuda et al. [18] haben 2 verschiedene Doppelbündel-Techniken mit einer Einzelbündel-Technik im Rahmen einer prospektiven Studie verglichen. Bei den Doppelbündel-Techniken wird eine anatomische Technik mit jeweils 2 femoralen Kanälen im AM- und PL-Ursprungsgebiet und 2 tibialen Kanälen im AM- und PL-Insertionsgebiet von einer nicht anatomischen Doppelbündel-Technik unterschieden. Jede Gruppe umfasste 24 Patienten. Nach einem Untersuchungszeitraum von 2 Jahren schnitt die anatomische Doppelbündel-Rekonstruktion in der mit dem KT-2000 gemessenen anterioren tibialen Translation signifikant besser ab als die Einzelbündel-Rekonstruktion (Einzelbündel: 2,8 mm; nicht anatomisches Doppelbündel: 2,2 mm; anatomisches Doppelbündel: 1,1 mm). Das Pivot-Shift-Phänomen war in der Gruppe mit der anatomischen Doppelbündel-Rekonstruktion signifikant seltener positiv als in der Einzelbündel-Gruppe. Hinsichtlich des subjektiven IKDC-Scores bestand kein Unterschied zwischen den 3 Gruppen.

Kritisch ist bei der von Yasuda et al. [18] publizierten Studie anzumerken, dass die femorale Tunnelposition der Einbündel-Technik eher einer hohen AM-Position entspricht als einer tieferen Position in der Mitte des femoralen Ursprunges oder im PL-Ursprung.

In 6 weiteren klinischen Studien [2, 7, 8, 15, 16, 23] wurde eine anatomische Doppelbündel-Rekonstruktion mit einer Einzelbündel-Rekonstruktion verglichen. In 4 dieser Studien war die mit dem Pivot-Shift erfasste Rotationsstabilität der Doppelbündel-Rekonstruktion signifikant besser als nach Einzelbündel-Rekonstruktion. Yagi et al. [17] haben mit einer instrumentellen Messung zeigen können, dass die Rotationsstabilität der Zweibündel-Technik einer Einzelbündel-Technik überlegen war.

In 3 dieser Studien war auch die AP-Stabilität (erfasst mit dem KT-1000) der Doppelbündel-Rekonstruktion signifikant besser als die der Einzelbündel-Rekonstruktion [2, 8, 14].

In einer einzigen Studie spiegelte sich die verbesserte objektive Stabilität auch in verbesserten klinischen Scores wider [2].

Järvela et al. [7] konnten zeigen, dass nach Doppelbündel-Rekonstruktion die Rerupturrate niedriger als nach Einzelbündel-Rekonstruktion ist.

Zusammenfassend bleibt festzustellen, dass die im Labor ermittelten Vorteile der anatomischen Doppelbündel-Rekonstruktion in klinischen Studien bestätigt werden konnten. Bei allen publizierten Studien handelt es sich jedoch um Kurzzeitergebnisse; Langzeitergebnisse nach Doppelbündel-Rekonstruktion liegen noch nicht vor.

Den biomechanischen Vorteilen der Doppelbündel-Technik stehen einige Nachteile gegenüber (s. Tab. 17.3). Als Nachteil ist z.B. die verlängerte OP-Zeit anzusehen. Insbesondere zu Beginn ist eine Lernkurve einzukalkulieren. Dennoch ist in keiner der bisherigen Studien eine erhöhte Infektions- und Komplikationsrate aufgefallen. Eine Verlängerung der OP-Zeit erscheint heute jedoch auch unter ökonomischen Gesichtspunkten relevant. Ökonomisch brisant ist auch die doppelte Zahl der Implantate, die für die Fixation der Transplantate benötigt werden, anzusehen. Gerade vor dem Hintergrund der aktuellen Situation in unserem Gesundheitswesen gewinnen diese Aspekte an Bedeutung. Sehr große Sorgfalt ist bei der Anlage der Tunnel erforderlich. Es besteht nicht nur die Gefahr der doppelten Fehlpositionierung. Da 2 Tunnel das Insertions- und Ursprungsgebiet des VKBs besser ausfüllen als ein Tunnel, ist die Gefahr der Fehlpositionierung auch generell größer.

Als hypothetischer Vorteil der Doppelbündel-Technik gilt der vergrößerte Sehnen-Knochen-Kontakt, der zu einer verbesserten Einheilung der Transplantate führen soll. Der wissenschaftliche Beweis dieser Hypothese steht jedoch noch aus. Auch wenn diese Hypothese zutrifft, ist die Fixation das Bindeglied zwischen Transplantat und Knochen bis zur biologischen Einheilung der Transplantate. Am Femur eignen sich zur Fixation eher gelenkferne Fixationsverfahren, da Interferenzschrauben zu einem Bruch der Knochenbrücke führen können.

Tab. 17.3: Vor- und Nachteile der Doppelbündel-Rekonstruktion

Vorteile	Nachteile
Bessere Wiederherstellung der AP- und Rotationsstabilität in klinischen und biomechanischen Studien	Doppeltes Risiko der Fehlpositionierung der Kanäle
Besserer Sehnen-Knochen-Kontakt (Hypothese)	Schwierige Revisionen bei Fehlpositionierung oder Tunnelweitung
	Längere OP-Zeit
	Höhere Implantatkosten

Literatur

1. Adachi N, Ochi M, Uchio Y, Iwasa J, Ryoke K, Kuriwaka M. Reconstruction of the anterior cruciate ligament: Single versus double bundle multistranded hamstring tendons. J Bone Joint Surg Br 2004; 86: 515–520
2. Aglietti P, Giron F, Cuomo P, Losco M, Mondanelli N. Single- and double-incision double-bundle ACL reconstruction. Clin Orthop Relat Res 2007; 454: 108–113
3. Amis AA, Dawkins GP. Functional anatomy of the anterior cruciate ligament. Fiber bundle actions related to ligament replacements and injuries. J Bone Joint Surg Br 1991; 73: 260–267
4. Blauth W. 2-strip substitution-plasty of the anterior cruciate ligament with the quadriceps tendon. Unfallheilkunde 1984; 87(2): 45–51
5. Gabriel MT, Wong EK, Woo SL, Yagi M, Debski RE. Distribution of in situ forces in the anterior cruciate ligament in response to rotatory loads. J Orthop Res 2004; 22: 85–89
6. Hamada M, Shino K, Horibe S, Mitsuoka T, Miyama T, Shiozaki T. Single- versus bi-socket anterior cruciate ligament reconstruction using autogenous multiple-stranded hamstring tendons with endobutton femoral fixation: A prospective study. Arthroscopy 2001; 17: 801–807
7. Järvelä T, Moisala AS, Sihvonen R, Järvelä S, Kannus P, Järvinen M. Double-Bundle Anterior Cruciate Ligament Reconstruction Using Hamstring Autografts and Bioabsorbable Interference Screw Fixation: Prospective, Randomized Clinical Study with Two-Year Results. Am J Sports Med 2008; 36(2): 290–297
8. Muneta T, Koga H, Mochizuki T, Ju YJ, Hara K, Nimura A, Yagishita K, Sekiya I. A prospective randomized study of 4-strand semitendinosus tendon anterior cruciate ligament reconstruction comparing single-bundle and double-bundle techniques. Arthroscopy 2007; 23(6): 618–628
9. Müller W. Das Knie. Form, Funktion und ligamentäre Wiederherstellungschirurgie 1982. Springer, Berlin Petersen W, Tillmann B. Anatomy and function of the anterior cruciate ligament. Orthopaede 2003; 31: 710–718
10. Petersen W, Zantop T. Anatomy of the anterior cruciate ligament with regard to its two bundles. Clin Orthop Relat Res 2007; 454: 35–47
11. Petersen W, Zantop T. Technik der Anatomischen Doppelbündel Rekonstruktion. Arthroskopie 2007; 2: 132–138
12. Petersen W, Tretow H, Weimann A, Herbort M, Fu FH, Raschke M, Zantop T. Biomechanical evaluation of two techniques for double-bundle anterior cruciate ligament reconstruction: one tibial tunnel versus two tibial tunnels. Am J Sports Med 2007; 35(2): 228–234
13. Yagi M, Wong EK, Kanamori A, Debski RE, Fu FH, Woo SL. Biomechanical analysis of an anatomic anterior cruciate ligament reconstruction. Am J Sports Med 2002; 30: 660–666
14. Yagi M, Kuroda R, Nagamune K, Yoshiya S, Kurosaka M. Double-bundle ACL reconstruction can improve rotational stability. Clin Orthop Relat Res 2007; 454: 100–107
15. Yasuda K, Kondo E, Ichiyama H, Tanabe Y, Tohyama H. Clinical evaluation of anatomic double-bundle anterior cruciate ligament reconstruction procedure using hamstring tendon grafts: comparisons among 3 different procedures. Arthroscopy 2006; 22(3): 240–251
16. Zantop T, Petersen W, Fu F. Anatomy of the anterior cruciate ligament. Operat Tech Orthop 2005; 5: 20–28
17. Zantop T, Petersen W, Sekiya JK, Musahl V, Fu FH. Anterior cruciate ligament anatomy and function relating to anatomical reconstruction. Knee Surg Sports Traumatol Arthrosc 2006; 14(10): 982–992
18. Zantop T, Herbort M, Raschke MJ, Fu FH, Petersen W. The role of the anteromedial and posterolateral bundles of the anterior cruciate ligament in anterior tibial translation and internal rotation. Am J Sports Med 2007; 35(2): 223–227
19. Zantop T, Haase AK, Fu FH, Petersen W. Potential risk of cartilage damage in double bundle ACL reconstruction: impact of knee flexion angle and portal location on the femoral PL bundle tunnel. Arch Orthop Trauma Surg 2007; 4 (Epub ahead of print)
20. Zantop T, Petersen W. Anatomische VKB-Rekonstruktion. Arthroskopie 2007; 2: 94–10
21. Zantop T, Kubo S, Petersen W, Musahl V, Fu FH. Current techniques in anatomic anterior cruciate ligament reconstruction. Arthroscopy 2007; 23(9): 938–947
22. Zantop T, Herbort M, Raschke MJ, Fu FH, Petersen W. Anatomical and Nonanatomical Double-Bundle Anterior Cruciate Ligament Reconstruction: Importance of Femoral Tunnel Location on Knee Kinematics. Am J Sports Med 2008; 36: 678–685
23. Siebold R, Denkler C, Ellert T. Prospective, randomized comparison of double-bundle versus single bundle ACL reconstruction. Arthroscopy 2008; 24: 137–145

18 Refixation von knöchernen Ausrissen

Wolf Petersen

18.1 Einleitung

Knöcherne Ausrisse des vorderen Kreuzbandes werden normalerweise an der Tibia beobachtet. Femoral sind knöcherne Ausrisse des VKBs eine Seltenheit.

Im Schrifttum wird oft auf eine hohe Inzidenz im Kindesalter hingewiesen; knöcherne Ausrisse des vorderen Kreuzbandes treten jedoch auch bei Erwachsenen auf. Die beim Kind noch offenen Wachstumsfugen müssen jedoch in das Therapiekonzept mit einbezogen werden.

Knöcherne Ausrisse des VKBs gehören zu den Tibiakopffrakturen und werden nach AO als A1-Fraktur klassifiziert. Eine genauere Einteilung wird von Meyers und McKeever [1] angegeben. Diese Klassifikation umfasst 4 Grade, die sich nach dem Grad der Dislokation richten (s. Kap. 6).

Bei knöchernen Ausrissen des VKBs besteht bei disloziertem Fragment die Indikation zur arthroskopischen Reposition und Osteosynthese, da ein disloziert ausheilendes Fragment zu Bewegungseinschränkungen und zur Instabilität führen kann. Sekundäre Instabilitäten können jedoch auch bei durchgeführter Reposition und Osteosynthese auftreten, da der Fraktur oft eine starke Dehnung des Ligamentes vorausgeht.

18.2 OP-Technik

Die Operation beginnt mit einer diagnostischen Arthroskopie über ein hohes anterolaterales Portal. Diese erlaubt die Beurteilung der Gelenkflächen und die Erfassung von osteochondralen und Meniskusläsionen, die bei Tibiakopffrakturen in ca. 20–30% der Fälle auftreten. Im Gegensatz zu ligamentären Instabilitäten sollten Meniskusläsionen in gleicher Sitzung operativ behandelt werden.

Eine Reposition des Eminentiafragmentes gelingt mit arthroskopischen Instrumenten (Tasthaken, Kreuzbandzielgerät etc.). Die Reposition sollte mit dem Bildverstärker kontrolliert werden.

Zur Retention stehen verschiedene Methoden zur Verfügung: Nahtcerclage oder Schraubenosteosynthese. Beide Methoden haben Vor- und Nachteile. Ein Vorteil der Nahtcerclage ist, dass keine Implantatentfernung notwendig ist, und auch bei fragmentierten Frakturen eine stabile Fixation möglich ist. Aus diesem Grunde ist diese Methode bei uns das Verfahren der Wahl.

Bei monofragmentären Frakturen kann auch eine Schraubenosteosynthese sinnvoll sein, da die Dislokationsrichtung oft der Einbringungsrichtung der Schrauben entspricht.

18.2.1 Nahtcerclage

Für die Nahtcerclage (s. Abb. 18.1–18.5) wird außer dem medialen Arbeitsportal noch ein tiefes laterales Arbeitsportal benötigt [2].

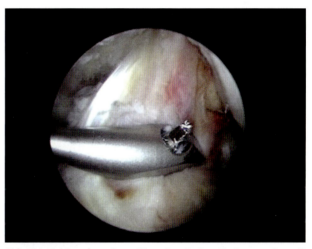

Abb. 18.1: Nahtcerclage: Reposition eines Eminentia-Fragmentes mit einem Kreuzbandzielgerät

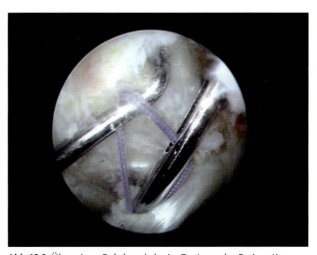

Abb. 18.2: Über einen Bohrkanal, der im Zentrum des Eminentia-Fragments endet, wird der Nahtfaden über einen K-Draht mit einer Öse in das Gelenk gebracht und über das mediale Portal ausgeleitet.

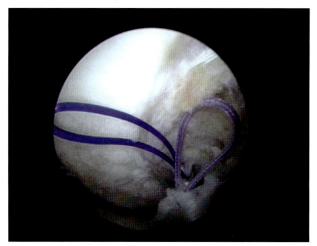

Abb. 18.3: Mit einem Nahtgerät (Naht-Shuttle, Karl Storz, Tuttlingen) wird der Zugfaden und anschließend der Nahtfaden durch das vordere Kreuzband gezogen.

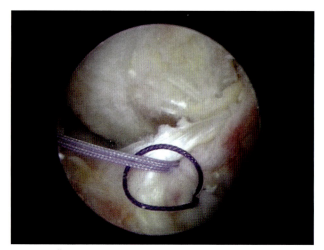

Abb. 18.4: Über eine Fadenschlaufe, die über einen K-Draht in das Gelenk gebracht wird, wird der Nahtfaden aus dem tibialen Bohrkanal ausgeleitet.

durch das VKB gelegt und ebenfalls medial ausgeleitet. Dieser Faden wird mit dem Nahtfaden konnektiert, der Nahtfaden durch das VKB gezogen und ebenfalls medial ausgeleitet. Nun wird der K-Draht mit Fadenschlaufe durch den 4,5-mm-Kanal aus dem Eminentiafragment herausgeschoben, der Zugfaden durch die Öse gezogen und auf diese Weise wieder unten ausgeleitet. Beide Fadenenden können über einen femoralen Kippanker (Flipptack, Karl Storz, Tuttlingen) verknotet werden.

18.2.2 Schraubenosteosynthese

Diese Technik verwenden wir bei nicht segmentierten Frakturen bei sehr jungen Patienten mit deutlich offenen Wachstumsfugen (s. Abb. 18.6). Auch bei der Schraubenfixation beginnt die Reposition mit einem Kreuzbandzielgerät. Nach Reposition wird das Zielgerät entfernt und ein kanülierter Stößel über das mediale Portal eingesetzt (s. Abb. 18.7). Über diesen Stößel wird nun ein dünner K-Draht durch das reponierte Fragment gebohrt (s. Abb. 18.8). Der K-Draht sollte ausreichend tief sein, damit er sich beim Überbohren nicht wieder löst.

Unter Bildwandlerkontrolle wird der K-Draht überbohrt. Bei Kindern sollte darauf geachtet werden, dass der Bohrer die Epiphysenfuge nicht kreuzt.

Als Schrauben eignen sich kanülierte Schrauben mit kleinen Durchmessern (z.B. 2,7 mm, Karl Storz, Tuttlingen, s. Abb. 18.9). Die Schraube wird über den liegenden K-Draht eingebracht. Ohne K-Draht kann das Einbringen der Schraube problematisch sein, da die Weichteile das Wiederfinden des Bohrloches erschweren. Das postoperative Ergebnis kann im Röntgenbild kontrolliert werden (s. Abb. 18.10). Dem Vorteil der fugenfreien Fixation dieser Technik steht der Nachteil einer ggf. durchzuführenden Implantatentfernung gegenüber (s. Abb. 18.11).

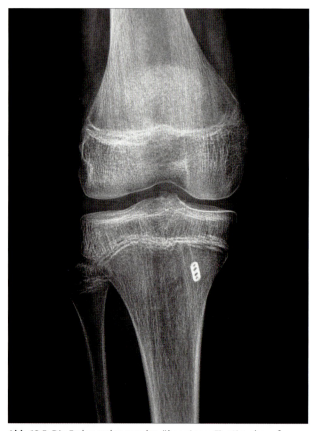

Abb. 18.5: Die Fadenenden werden über einem Fixationsknopf verknotet (z.B. Flipptack, Karl Storz, Tuttlingen).

Über das Kreuzbandzielgerät wird ein K-Draht in der Mitte des Eminentiafragmentes (Insertionsgebiet des vorderen Kreuzbandes) platziert. Der K-Draht wird mit einem Bohrer (4,5 mm) überbohrt. Über eine lange Kanüle oder einen K-Draht mit Öse wird nun der Nahtfaden in das Gelenk gebracht und aus dem medialen Portal ausgeleitet. Bei Kindern verwenden wir resorbierbares Material (z.B. PDS); bei Erwachsenen wird nicht resorbierbares Material verwendet (z.B. Polyester).

Mit einem Nahtinstrument (Fadenshuttle, Karl Storz, Tuttlingen) wird von lateral nun ein Zugfaden

18.2 OP-Technik

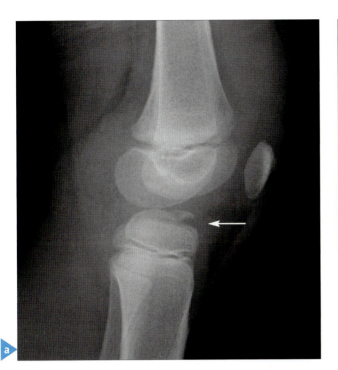

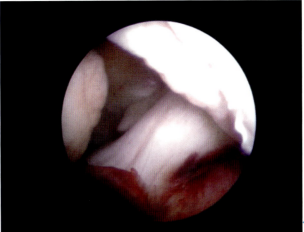

Abb. 18.6a, b: Disloziertes Eminentiafragment bei einem 6-jährigen Mädchen im seitlichen Röntgenbild (**a**) und im korrespondierenden arthroskopischen Bild (**b**)

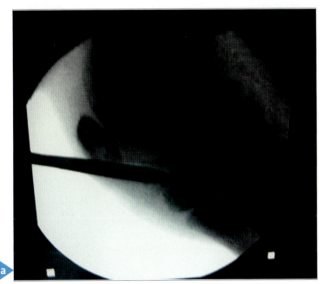

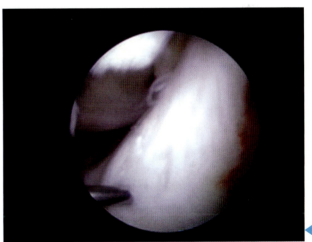

Abb. 18.7a, b: Reposition mit einem kanülierten Stößel über das mediale Portal im Bildwandler (**a**) und arthroskopisch (**b**)

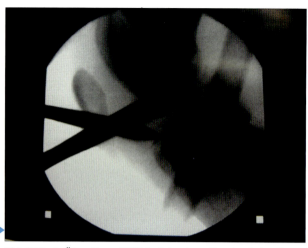 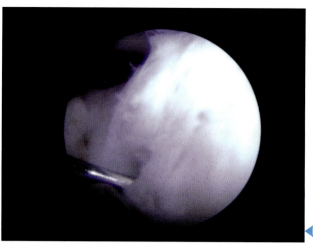

Abb. 18.8a, b: Über diesen Stößel wird unter arthroskopischer Kontrolle ein K-Draht durch das reponierte Fragment gebohrt: Bildwandler (**a**), arthroskopische Sicht (**b**)

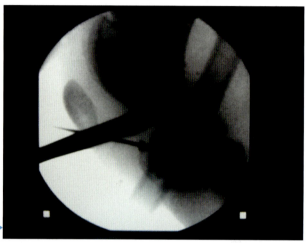 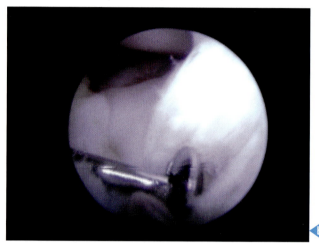

Abb. 18.9a, b: Einbringen der Schraube über den K-Draht unter Bildwandlerkontrolle zum Ausschluss einer Penetration der Wachstumsfuge (**a**) und unter arthroskopischer Kontrolle (**b**)

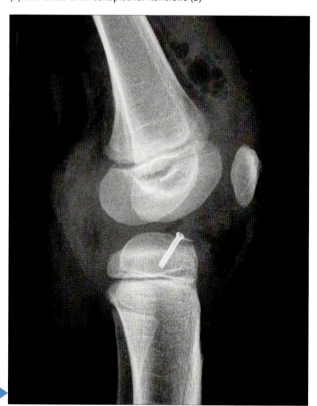 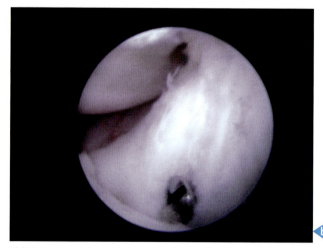

Abb. 18.10a, b: Postoperatives projektionsradiografisches (**a**) und arthroskopisches (**b**) Ergebnis

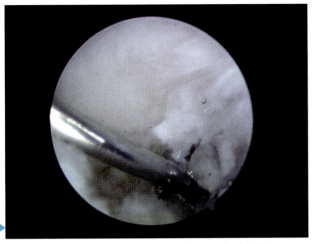
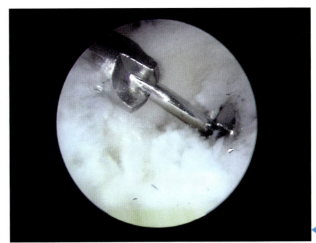
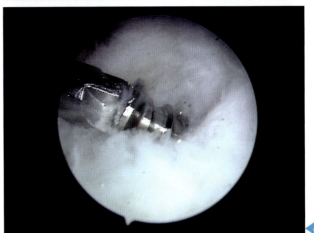

Abb. 18.11a–c: Implantatentfernung: Lokalisation der kanülierten Schraube über einen K-Draht (**a**), Einbringen des Schraubendrehers über den Draht (**b**), Entfernung der Schraube (**c**)

Literatur

1 Meyers MH, McKeever F. Fracture of the intercondylar eminence of the tibia. J Bone Joint Surg Am 1959; 195: 34–56
2 Petersen W, Zantop T, Raschke M. Die Tibiakopffraktur. Unfallchirurg 2007; 109: 219–232

19 VKB-Plastik bei Kindern

Roland Becker, Sebastian Kopf

Die Behandlung der vorderen Kreuzbandruptur bei Kindern hat in den 1990er-Jahren einen grundlegenden Wandel genommen. Noch vor 15 Jahren empfahl man eher eine konservative Behandlung. Von dieser Empfehlung ist man heute abgerückt. Bei Kindern sollte frühzeitig eine Stabilisierung des Kniegelenkes vorgenommen werden. Primär wurde eine epiphysenfugenschonende Rekonstruktion favorisiert, um sekundäre Deformitäten zu verhindern [3]. Neue Untersuchungen haben gezeigt, dass eine transepiphysäre Bohrung keine Wachstumsstörung verursacht.

Das folgende Kapitel gibt einen Überblick über die Versorgung von vorderen Kreuzbandverletzungen bei Patienten mit offenen Wachstumsfugen.

19.1 Inzidenz

Die Inzidenz der vorderen Kreuzbandruptur besitzt zwischen dem 15. und 25. Lebensjahr ihren Höhepunkt [10]. Unfälle im Freizeitsport bilden den größten Anteil, gefolgt von Verkehrsunfällen und Verletzungen im Alltag. Kinder bis zum Alter von 14 Jahren weisen in ca. 12% schwerere Knieverletzungen wie Frakturen, Bandverletzungen oder Zerrungen auf [19]. Kinder mit einem akuten Hämarthros weisen in 26–47% eine vordere Kreuzbandruptur und in gleicher Häufigkeit eine Meniskusverletzung auf [5, 6, 14, 25]. Dies bestätigt eine Analyse der Verletzungsmuster von 44 Kindern, bei denen in 36% der Fälle eine vordere Kreuzbandruptur, in 31% eine Meniskusverletzung, in 25% eine Patellasubluxation oder Dislokationen, in 2% eine hintere Kreuzbandruptur und in 2% eine Fraktur der Eminentia intercondylaris festgestellt wurde [14].

19.2 Diagnostik

Kinder, die sich mit einem akuten Hämarthros in der Praxis vorstellen, erfordern eine genaue Abklärung der Verletzung. Folgende Differenzialdiagnosen sollte in Betracht gezogen werden:
1. Bandverletzungen
2. Meniskusläsionen
3. Osteochondrale Läsionen
4. Patellaluxationen
5. Frakturen
6. Läsionen der Plica mediopatellaris

Ein Erguss, der eine deutlich „tanzende" Patella verursacht, sollte punktiert werden. Im Falle von Fettaugen im Punktat ist von einer intraartikulären Fraktur auszugehen.

Das Kniegelenk wird im anteroposterioren und lateralen Strahlengang geröntgt. Evtl. ist zusätzlich eine Computertomografie zum Frakturausschluss erforderlich. Bei Verdacht auf eine Patellaluxation empfiehlt sich eine axiale Patellaaufnahme, um Flake-Frakturen (knöcherne Absprengungen), typischerweise an der Innenseite der Patella, auszuschließen. Des Weiteren lassen sich radiologisch Avulsionsfrakturen des tibialen vorderen Kreuzbandansatzes im Bereich der Eminentia intercondylaris finden.

Häufig ist erst nach der Kniegelenkspunktion eine klinische Untersuchung durchführbar. Diese schließt die Beurteilung der Seitenbänder, Kreuzbänder und Menisken ein. Es empfiehlt sich frühzeitig eine MRT-Untersuchung zu veranlassen, um das Ausmaß der Verletzung bezüglich der ligamentären Strukturen besser verifizieren zu können. Davon hängt letztendlich die Behandlung der Patienten ab. Das Feststellen einer VKB-Ruptur im MRT besitzt eine Sensitivität von 95% und eine Spezifität von 88% [12]. Neben der Diagnose der vorderen Kreuzbandruptur hilft das MRT zusätzlich Begleitverletzungen wie Meniskusläsionen, Knorpelschäden oder Knochenödem aufzudecken [14].

19.3 Therapie

Gegenüber der operativen Versorgung der vorderen Kreuzbandverletzungen bei Kindern war man bisher aufgrund der Gefährdung der Wachstumsfugen eher zurückhaltend gewesen [26]. Klinische Verlaufsuntersuchungen zeigten unbefriedigende Ergebnisse nach konservativer Behandlung [4, 17]. Die Mehrheit der Kinder und Jugendlichen erreichten ihr präoperatives Aktivitätsniveau nicht wieder. Zusätzlich besteht eine erhöhte Inzidenz von sekundären Schäden an Menisken und Knorpel [1, 8, 16, 17]. Die Menisken bilden bei einem vorderen kreuzbandinsuffizienten Knie den sekundären Stabilisator, sodass vermutlich durch repetitive Traumen über die Zeit Meniskusschäden auftreten [21].

Durch eine frühzeitige operative Versorgung von Kindern und Jugendlichen werden bessere klinische Ergebnisse erzielt. Es wird ein höheres Aktivitätsniveau erreicht und das Risiko von sekundären Schäden am Knorpel oder den Menisken verringert [7].

Für die operative Versorgung der vorderen Kreuzbandverletzung wurde früher bei Kindern eine epiphysenschonende Technik empfohlen. Die Bohrkanäle wurden in dieser Technik nicht durch die Wachstumsfuge angelegt, sondern tibiaseitig proximal und femurseitig distal der Wachstumsfuge positioniert oder es wurde eine Over-the-top-Technik ohne Bohrung eines femoralen Kanals empfohlen.

Die Naht des rupturierten vorderen Kreuzbandes hat schlechte klinische Ergebnisse mit persistierender Instabilität ergeben und stellt keine zeitgemäße Behandlungsform dar.

Tierexperimentelle Untersuchungen zeigen, dass eine Durchbohrung der Wachstumsfuge mit nachfolgendem Einziehen eines Weichteiltransplantates zu keiner Störung des Knochenwachstums führt [23]. Bleibt hingegen der Kanal offen oder wird dieser durch einen Knochenblock oder eine Interferenzschraube gefüllt, so können Wachstumsstörungen auftreten. Die bisherigen klinischen Untersuchungen bestätigen, dass eine Durchbohrung der Wachstumsfuge möglich ist, ohne eine Deformität zu verursachen. Der prozentuale Anteil des Bohrkanals am Gesamtdurchmesser des Femurs liegt bei 14,5% und an der Tibia bei 13,8%. Diese Ergebnisse wurden durch Messungen an Röntgenbildern von Kindern zwischen 13–15 Jahren erhoben [24]. Eigene Untersuchungen zeigten, dass Bohrungen von 7–8 mm Durchmesser maximal 12% der Epiphysenfläche bilden [11]. Das dabei untersuchte Patientenkollektiv zeigte gleichfalls keine Wachstumsstörungen. Vergleichbare Ergebnisse berichten auch andere Studien [24]. Einen wichtigen Faktor stellt der Winkel dar, mit dem der Kanal die Wachstumsfuge durchbohrt. Je orthogonaler der Kanal durch die Wachstumsfuge verläuft, umso kleiner ist die geschädigte Fläche. Abbildung 19.1 zeigt die MRT-Bilder eines operierten und kontralateralen Kniegelenkes 7 Jahre nach vorderer Kreuzbandplastik.

Die Verankerung des Transplantates sollte die Epiphysenfuge nicht überschreiten. Femoralseitig bieten sich zum Beispiel der Endobutton (Smith & Nephew) oder der Retrobutton (Arthrex, Naples) an. Tibiaseitig eignen sich der Endotack (Karl Storz, Tuttlingen), die Pollerschrauben (Arthrex, Naples), um welche die Fäden geknüpft werden, oder zwei Ligamentklammern (Arthrex, Naples). Die gelenkferne Verankerung erscheint biomechanisch ungünstiger zu sein, da Mikrobewegungen im Kanal angenommen werden [9]. Immer wieder haben Studien über eine Bohrkanalaufweitung berichtet [20]. Klinische Untersuchungen fanden bisher keine Korrelation zwischen Bohrtunnelaufweitung und anteroposteriorer Stabilität.

Bei kombinierten Verletzungen von vorderem Kreuzband mit Seitenband und/oder Meniskusriss und/oder Knorpelschaden ist in Analogie zu den Verletzungen bei Erwachsenen zu verfahren. Innenbandläsionen heilen sehr gut konservativ aus und sollten primär mit einer Orthese in leichter Flexion immobilisiert werden. Nach einer 4–6-wöchigen Ausheilung kann die Kreuzbandplastik erfolgen, vorausgesetzt der Patient hat sein physiologisches Bewegungsausmaß wiedererlangt. Meniskusläsionen können mit Ausnahme von eingeklemm-

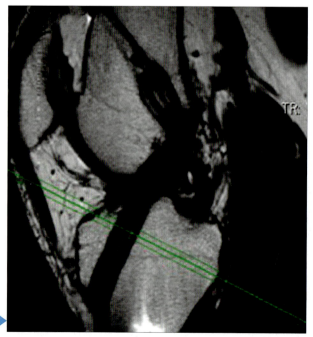
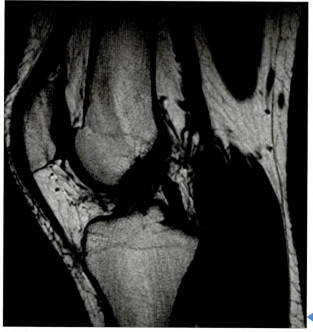

Abb. 19.1a, b: Sagittales MRT-Bild (T1) des operierten Kniegelenkes (a) und der kontralateralen gesunden Seite (b) nach 7 Jahren

ten Korbhenkelläsionen einzeitig mit der vorderen Kreuzbandplastik versorgt werden. Die Heilungspotenz ist im Vergleich zur isolierten Meniskusnaht deutlich besser, da das durch die Kreuzbandplastik verursachte Hämarthros zur erhöhten Konzentration von Wachstumsfaktoren führt, die fördernd für die Meniskusheilung zu sein scheinen [18]. Eine alleinige primäre Versorgung des Meniskus mit sekundärer Kreuzbandplastik zu einem späteren Zeitpunkt empfiehlt sich nicht. Die Ausnahme bilden eingeklemmte Menisken, die zeitnah genäht werden sollten, um eine weitere Schädigung des Meniskus und des Knorpels zu verhindern.

Der Operationszeitpunkt hängt vom Reizzustand des Kniegelenkes ab. Das Gelenk sollte keine Schwellung und keine wesentliche Bewegungseinschränkung aufweisen. Somit kann in manchen Fällen bereits nach 2 Wochen und in anderen Fällen erst nach 6 Wochen operiert werden.

Die Operationstechnik selbst weist keine Unterschiede zur Technik auf, die bei Patienten mit geschlossener Wachstumsfuge verwendet werden. Jedoch ist darauf zu achten, dass die tibiale und femorale Wachstumsfuge nicht zu schräg durchbohrt wird, um eine größerflächigere Schädigung zu vermeiden.

Neben den Kreuzbandrupturen die häufig an der femoralen Insertion oder intraligamentär auftreten, bestehen in ca. 2% der Fälle Avulsionsfrakturen im Bereich der Eminentia intercondylaris. Das vordere Kreuzband wird dabei mit dem ossären Ansatz aus der Eminentia gerissen. Die Avulsion wird nach Meyers und McKeever in Grad I bis III unterteilt, wobei Grad I ein nicht dislozitertes Fragment, Grad II ein partiell dislozitertes Fragment und Grad III ein vollständig dislozitertes Fragment charakterisiert (s. Abb. 19.2a) [15]. Die Refixation des tibialen Kreuzbandansatzes kann arthroskopisch durch eine Kleinfragmentschraube über ein hohes anteromediales oder anterolaterales Portal erfolgen. Sollten die ossären Fragmente hingegen sehr klein sein, so empfiehlt sich zur Refixation eine Fadentechnik (s. Abb. 19.2b und Abb. 19.3) [13, 22]. Dazu nimmt man sich die vordere Kreuzband-Ziellehre zu Hilfe. Man bohrt medial und lateral vom tibialen Kreuzbandansatz einen 4,2-mm-Kanal durch den die Fäden verlaufen, die man proximal der Avulsion durch das vordere Kreuzband führt. Damit werden die kleinen Knochenfragmente reponiert und das Kreuzband refixiert.

Die hintere Kreuzbandverletzung tritt im Vergleich zur vorderen Ruptur weitaus seltener auf. Bei Hyperex-

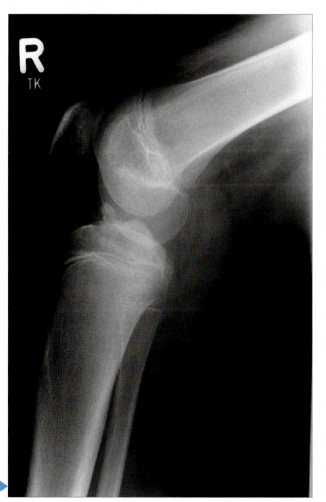
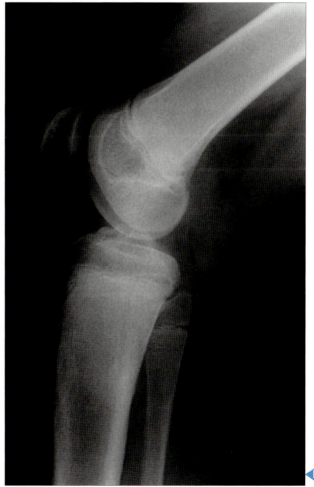

Abb. 19.2a, b: Laterales Röntgenbild mit einer Avulsionsfraktur (Grad III nach Meyers und McKeever) der Eminentia intercondylaris bei einem 12-jährigen Jungen (**a**); postoperatives Röntgenbild nach Reposition der Fragmente durch Fadenrefixation in arthroskopischer Technik (**b**)

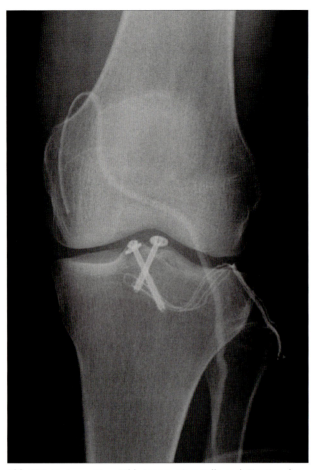

Abb. 19.3: Postoperatives Bild eines zweiten Falls nach Fixation der Eminentia intercondylaris mittels zweier Kleinfragmentschrauben

tensions- oder Dashboardverletzungen ist eine hintere Kreuzbandverletzung auszuschließen. Die konservative Behandlung steht im Vordergrund. Das Knie wird in Streckung mit Polsterung unter dem Unterschenkel in einer Schiene für 6 Wochen ruhiggestellt, um eine hintere Schublade während der Ruhigstellung zu verhindern (PTS-Schiene, MediBayreuth). Wird nach Abschluss der konservativen Behandlung eine persistierende Instabilität diagnostiziert, so sollte eine Stabilisierung des Kniegelenkes erfolgen. Darüber hinausgehende Instabilitäten sollten eher operativ versorgt werden. Die Inzidenz von kombinierten posterolateralen Instabilitäten spielt bei Kindern eine untergeordnete Rolle.

19.4 Zusammenfassung

Vordere Kreuzbandrupturen bei Kindern sollten operativ stabilisiert werden. Als Transplantat empfehlen sich die Hamstringsehnen. Die Bohrkanalplatzierung kann in Analogie zu den Erwachsenen auch bei Kindern mit offener Wachstumsfuge transepiphysär vorgenommen werden. Die Wachstumsfuge darf dabei nicht durch Fixationsmaterial oder durch Knochenblöcke überbrückt werden.

Kombinierte Kreuzband- und Meniskusverletzungen sollten operativ in einer Sitzung versorgt werden. Mediale Seitenbandverletzungen sollten primär vor der Versorgung des vorderen Kreuzbandes konservativ behandelt werden.

Literatur

1 Aichroth PM, Patel DV, Zorrilla P. The natural history and treatment of rupture of the anterior cruciate ligament in children and adolescents. A prospective review. J Bone Joint Surg Br 2002; 84: 38–41
2 Anderson AF. Transepiphyseal replacement of the anterior cruciate ligament using quadruple hamstring grafts in skeletally immature patients. J Bone Joint Surg Am 2004; 86-A(1): 201–209
3 Andrews M, Noyes FR, Barber-Westin SD. Anterior cruciate ligament allograft reconstruction in the skeletally immature athlete. Am J Sports Med 1994; 22: 48–54
4 Barrack RL, Bruckner JD, Kneisl J, Inman WS, Alexander AH. The outcome of nonoperatively treated complete tears of the anterior cruciate ligament in active young adults. Clin Orthop Relat Res 1990; 192–199
5 Bergstrom R, Gillquist J, Lysholm J, Hamberg P. Arthroscopy of the knee in children. J Pediatr Orthop 1984; 4: 542–545
6 Eiskjaer S, Larsen ST, Schmidt MB. The significance of hemarthrosis of the knee in children. Arch Orthop Trauma Surg 1988; 107: 96–98
7 Engebretsen L, Svenningsen S, Benum P. Poor results of anterior cruciate ligament repair in adolescence. Acta Orthop Scand 1988; 59: 684–686
8 Graf BK, Lange RH, Fujisaki CK, Landry GL, Saluja RK. Anterior cruciate ligament tears in skeletally immature patients: meniscal pathology at presentation and after attempted conservative treatment. Arthroscopy 1992; 8: 229–233
9 Ishibashi Y, Rudy TW, Livesay GA et al. The effect of anterior cruciate ligament graft fixation site at the tibia on knee stability: evaluation using a robotic testing system. Arthroscopy 1997; 13: 177–182
10 Kannus P, Jarvinen M. Incidence of knee injuries and the need for further care. A one-year prospective follow-up study. J Sports Med Phys Fitness 1989; 29: 321–325
11 Kopf S, Schenkengel JP, Wieners G, Röpke M, Nebelung W, Becker R. Clinical and radiological follow-up of adolescents with open epiphyseal growth plates after ACL. AAOS 2008, San Francisco (Abstract)
12 Lee K, Siegel MJ, Lau DM, Hildebolt CF, Matava MJ. Anterior cruciate ligament tears: MRT imaging-based diagnosis in a pediatric population. Radiology 1999; 213: 697–704
13 Lubowitz JH, Elson WS, Guttmann D. Part II: arthroscopic treatment of tibial plateau fractures: intercondylar eminence avulsion fractures. Arthroscopy 2005; 21: 86–92
14 Luhmann SJ. Acute traumatic knee effusions in children and adolescents. J Pediatr Orthop 2003; 23: 199–202
15 Meyers MH, McKeever FM. Fracture of the intercondylar eminence of the tibia. J Bone Joint Surg Am 1970; 52: 1677–1684
16 Millett PJ, Willis AA, Warren, RF. Associated injuries in pediatric and adolescent anterior cruciate ligament tears: does a delay in treatment increase the risk of meniscal tear? Arthroscopy 2002; 18: 955–959

17 Mizuta H, Kubota K, Shiraishi M et al. The conservative treatment of complete tears of the anterior cruciate ligament in skeletally immature patients. J Bone Joint Surg Br 1995; 77: 890–894
18 Morgan CD, Wojtys EM, Casscells CD, Casscells SW. Arthroscopic meniscal repair evaluated by second-look arthroscopy. Am J Sports Med 1991; 19: 632–637
19 Moustaki M, Pitsos N, Dalamaga M, Dessypris N, Petridou E. Home and leisure activities and childhood knee injuries. Injury 2005; 36: 644–650
20 Nebelung W, Becker R, Merkel M, Ropke M. Bone tunnel enlargement after anterior cruciate ligament reconstruction with semitendinosus tendon using Endobutton fixation on the femoral side. Arthroscopy 1998; 14: 810–815
21 Papageorgiou CD, Gil JE, Kanamori A et al. The biomechanical interdependence between the anterior cruciate ligament replacement graft and the medial meniscus. Am J Sports Med 2001; 29: 226–231
22 Reynders P, Reynders K, Broos P. Pediatric and adolescent tibial eminence fractures: arthroscopic cannulated screw fixation. J Trauma 2002; 53: 49–54
23 Seil R, Pape D, Adam F, Kohn D. ACL replacement in sheep with open physes: An Evaluation of risk factores for growth disturbance 2003. ISAKOS, Auckland (Abstract)
24 Seon JK, Song EK, Yoon TR, Park SJ. Transphyseal reconstruction of the anterior cruciate ligament using hamstring autograft in skeletally immature adolescents. J Korean Med Sci 2005; 20: 1034–1038
25 Stanitski CL, Harvell JC, Fu F. Observations on acute knee hemarthrosis in children and adolescents. J Pediatr Orthop 1993; 13: 506–510
26 Wester W, Canale ST, Dutkowsky JP, Warner WC, Beaty JH. Prediction of angular deformity and leg-length discrepancy after anterior cruciate ligament reconstruction in skeletally immature patients. J Pediatr Orthop 1994; 14: 516–521

20 Hohe tibiale Umstellungsosteotomie bei vorderer Instabilität

Wolf Petersen

Eine symptomatische vordere Instabilität führt langfristig zu Sekundärschäden und Osteoarthrose [9, 11]. Außerdem kann es gerade bei älteren Patienten (über 40 Jahre) vorkommen, dass degenerative Veränderungen des Gelenkes schon vor der VKB-Ruptur bestanden. Aufgrund des steigenden Aktivitätsbewusstseins unserer Gesellschaft und der veränderten Altersstruktur werden wir mit der Kombination aus Instabilität und Osteoarthrose immer häufiger konfrontiert werden.

Die Bedeutung der Beinachse für die Entwicklung unikompartimenteller degenerativer Veränderungen ist schon lange bekannt. Liegen unikompartimentelle Veränderungen in Kombination mit einer Varusfehlstellung und einer Instabilität vor (s. Abb. 20.1), kann das Fortschreiten der Osteoarthrose durch eine ligamentär stabilisierende Operation nicht verhindert werden.

In diesen Fällen sollte die Indikation zu einer Korrekturosteotomie in Erwägung gezogen werden (s. Kap. 7).

Früher wurden Patienten aufgrund der mangelnden Stabilität herkömmlicher Osteosynthesen (z.B. Klammern) nach einer hohen tibialen Umstellungsosteotomie bislang sehr zurückhaltend mit langer Immobilisation und Entlastung nachbehandelt. Ein solches Nachbehandlungskonzept findet heute nur wenig Akzeptanz beim Patienten. Bei einem Kombinationseingriff wäre eine Immobilisation sogar kontraindiziert.

Durch den Einsatz rigider Osteosyntheseplatten und die Entwicklung winkelstabiler Implantate konnte die Stabilität der Osteosynthesen in den letzten Jahren jedoch erheblich verbessert werden.

Durch die Verwendung winkelstabiler interner Plattenfixateure wurde sogar bei öffnenden Osteotomien eine frühfunktionelle Nachbehandlung möglich. Die öffnende Osteotomie erlaubt eine präzisere Korrektur und ist nicht mit der Gefahr der Schädigung des N. peroneus verbunden. Aus diesem Grunde erlebt die hohe Tibiakopfosteotomie in den letzten Jahren eine Renaissance und hat mittlerweile auch einen festen Stellenwert in der Behandlung der Osteoarthrose.

20.1 Osteotomie bei Instabilität

Die Korrekturosteotomie zur Entlastung arthrotisch veränderter Bereiche des Kniegelenkes zählt zu den ältesten orthopädischen Eingriffen. Die biomechanische Grundlage wurde durch die Arbeiten von Maquet bereitet [20]. Maquet [20] konnte vektoriell errechnen, dass es bei einem Genu varum zu einer Überlastung des medialen Kompartimentes kommt und dass mit einer Verlagerung der Standachse nach lateral eine Entlastung dieses Bereiches erzielt werden kann (s. Abb. 20.1). Dass sich mit

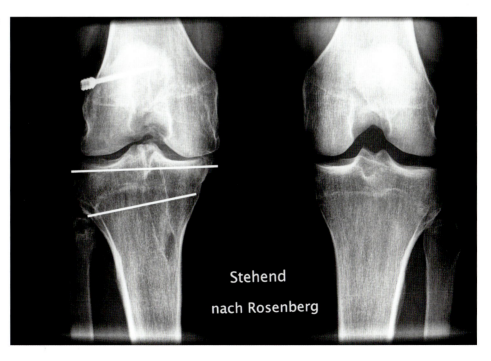

Abb. 20.1: Tibia vara bei Z.n. VKB-Rekonstruktion in der Rosenberg-Aufnahme. Es zeigt sich eine deutliche Gelenkspaltverschmälerung medial mit Varusgonarthrose.

diesem Konzept auch die Progression der Osteoarthrose aufhalten lässt, konnte durch eine Vielzahl klinischer Studien gezeigt werden [3, 7, 15].

Die Auswirkung der Beinachse auf die Stabilität des Kniegelenkes wurde jedoch lange Zeit nur wenig beachtet. Dabei ist lange bekannt, dass bei der Entwicklung unikompartimenteller Osteoarthrosen Instabilitäten auftreten können. Bei einer Varusfehlstellung kommt es auf der Innenseite aufgrund der Höhenminderung zu einer Pseudoinstabilität und auf der Außenseite zu einer Auslockerung des lateralen Bandapparates. Die Bedeutung der Mobilität des lateralen Kompartimentes für die Pathogenese der anterolateralen Rotationsintabilität ist hinreichend bekannt [5]. Durch eine zusätzliche Auslockerung der lateralen Strukturen wird diese Instabilität einerseits weiter verstärkt, andererseits kommt es zu einer weiteren Belastung des medialen Kompartimentes. Würde bei Genu varum und lateraler Instabilität eine alleinige Ersatzplastik des vorderen Kreuzbandes erfolgen, wäre das Transplantat als sekundärer Stabilisator gegen Varusstress einer erhöhten Belastung ausgesetzt. Auf diese Weise könnte es zu einem Transplantatversagen kommen. Daher sollte in diesen Fällen vor Durchführung des Weichteileingriffes eine knöcherne Korrektur der Beinachse in Erwägung gezogen werden.

Für die Stabilität des Kniegelenkes ist jedoch nicht nur die Stellung des Tibiakopfes in der Frontalebene bedeutsam. Auch die Kippung des Tibiaplateaus in der Sagittalebene hat eine Auswirkung auf die Stabilität des Kniegelenkes. Durch die Sagittalneigung („Slope") des Tibiaplateaus wird unter Belastung die anteroposteriore Stabilität beeinflusst (s. Abb. 20.2). Diese Hypothese konnte in den letzten Jahren durch biomechanische Studien untermauert werden [1, 13, 14].

In der operativen Therapie hinterer Instabilitäten wird von einigen Autoren eine Korrekturosteotomie zur Erhöhung der Sagittalneigung des Tibiaplateaus schon seit längerer Zeit empfohlen [17]. Bei vorderen Instabilitäten hat sich eine alleinige Sagittalkorrektur bisher nicht durchsetzen können. Im Rahmen einer Varuskorrektur sollte die Sagittalneigung des Tibiaplateaus jedoch Beachtung finden – zumal bekannt ist, dass die Sagittalneigung bei einer Varuskorrektur beeinflusst werden kann [19].

20.2 Indikation

Bei Vorliegen einer vorderen Instabilität mit unikompartimenteller Osteoarthrose sollte bei gleichzeitiger Varusfehlstellung eine hohe tibiale Osteotomie (HTO) in Erwägung gezogen werden (s. Abb. 20.3). Mit der zusätzlichen Korrektur der Neigung des Tibiaplateaus kann zwar die Stabilität des Gelenks beeinflusst werden; bei starker Instabilitätssymptomatik kann jedoch eine zusätzliche VKB-Plastik sinnvoll sein. Aufgrund der bisher veröffentlichten Studien kann derzeit keine evidenzbasierte Empfehlung gegeben werden, ob eine Osteotomie alleine oder in Kombination mit einer VKB-Plastik bessere Ergebnisse bringt [10, 18, 22].

Aufgrund der erhöhten Komplikationsrate von Kombinationseingriffen [18] bevorzugen wir ein zweizeitiges Vorgehen. Zuerst wird die Osteotomie durchgeführt. Sollten danach noch Instabilitätsprobleme bestehen, kann dann sekundär nach Ausheilung der Osteotomie eine Bandplastik durchgeführt werden. Insbesondere bei Revisionsfällen kann die Osteotomie mit einer evtl. notwendigen Auffüllung der Bohrkanäle kombiniert werden.

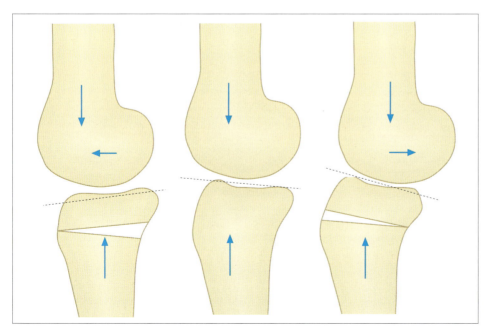

Abb. 20.2: Einfluss der Sagittalneigung („Slope") des Tibiaplateaus auf die Knielaxizität. Eine Verringerung des Slopes führt zur Stabilisation eines VKB-defizienten Kniegelenkes (links). Eine Slope-Erhöhung stabilisiert das posterior insuffiziente Knie (rechts).

Bei jüngeren Patienten mit hohem Aktivitätsanspruch oder Patienten mit ausgeprägter Instabilitätssymptomatik gehen wir jedoch einzeitig vor, um berufliche Auszeiten zu minimieren.

20.3 Öffnende oder schließende Osteotomie

Fehlstellungen im Bereich des Kniegelenkes können korrigiert werden, indem entweder ein ossärer Keil entnommen wird oder indem die Osteotomie entsprechend der Planung aufgespreizt wird. Bei der häufigeren Varusfehlstellung erfolgt die schließende Osteotomie von lateral und die öffnende Osteotomie von medial.

Die schließende Osteotomie von lateral galt lange Zeit als Standardverfahren. Die lateral schließende Osteotomie ist jedoch mit einigen Nachteilen verbunden.

Durch die enge topografische Beziehung von Fibulakopf und N. peroneus besteht die Gefahr iatrogener Nervenschäden [6, 8, 16]. Insbesondere elektrophysiologische Studien haben eine hohe Inzidenz von Schädigungen des N. peroneus beschrieben. Anatomische Studien haben gezeigt, dass die Anatomie des N. peroneus sehr variabel ist und dass bereits sehr weit proximal feine Muskeläste in die Peroneusloge abgegeben werden [4]. Selbst bei schonender Operationstechnik besteht daher die Gefahr, den Nerven zu verletzen.

Als weiterer Nachteil der schließenden Osteotomie von lateral wird die Notwendigkeit gesehen, die Streckmuskulatur zur Exposition des Tibiakopfes abzulösen.

Die Entnahme eines Keiles ist technisch schwieriger als eine reine Osteotomie. Die klinische Erfahrung hat gezeigt, dass die entnommenen Keile selten der präoperativen Planung entsprechen. Aus diesem Grunde ist die öffnende Osteotomie von medial, bei welcher der Osteotomiespalt schonend aufgespreizt wird, technisch einfacher.

Als Nachteil der medial öffnenden Osteotomie galt lange Zeit die nur geringe Stabilität herkömmlicher Osteosynthesetechniken und die Notwendigkeit der Auffüllung des Osteotomiespaltes mit autologem Knochenmaterial. Durch die Einführung winkelstabiler Implantate konnte die Stabilität der Osteosynthese jedoch so weit verbessert werden, dass eine frühfunktionelle Nachbehandlung möglich und eine Auffüllung des Osteotomiespaltes erst bei größeren Korrekturen notwendig ist [21].

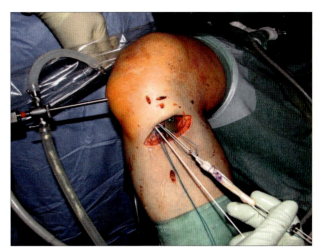

Abb. 20.3: Valgisierende hohe tibiale Umstellungsosteotomie in medial eröffnender Technik und VKB-Einzelbündelrekonstruktion. Zuerst erfolgt die Sehnenentnahme der Semitendinosussehne, anschließend die Umstellungsosteotomie. Zum Schluss erfolgt die VKB-Rekonstruktion.

Da die Osteotomie im Bereich der Metaphyse durchgeführt wird, stellt die Knochenheilung bei Fehlen von Risikofaktoren kein Problem dar. Die Osteosynthese sollte jedoch während der Heilungsphase einen Korrekturverlust verhindern und trotzdem eine frühfunktionelle Nachbehandlung ermöglichen. Die Möglichkeit der frühfunktionellen Nachbehandlung ist besonders bei gleichzeitiger VKB-Plastik sinnvoll.

Diesen Ansprüchen werden bei öffnenden Osteotomien nur winkelstabile Implantate gerecht (z.B. Tomofix, Synthes). Biomechanische Untersuchungen konnten zeigen, dass die Stabilität einer winkelstabilen Osteosynthese höher als die eines nicht winkelstabilen Implantates ist [2]. Durch das Prinzip der Winkelstabilität wirkt die Osteosyntheseplatte ohne Anpressdruck als interner Fixateur und schont auf diese Weise auch die periostale Durchblutung. Auf diese Weise können deutlich höhere Kräfte übertragen werden. Insbesondere bei niedriger Knochendichte kann diese Stabilität vorteilhaft sein. Die klinischen Erfahrungen haben gezeigt, dass die Osteosynthese sofort nach der Operation belastungsstabil ist. Ein Nachteil winkelstabiler Implantate ist deren hoher Preis.

Auch bei einer schließenden Osteotomie ist die Stabilität einer winkelstabilen Osteosynthese vorteilhaft, bei guten Knochenverhältnissen jedoch nicht zwingend notwendig. Osteosyntheseklammern, die eine lange Immobilisation erfordern, gelten jedoch auch lateral als obsolet.

20.4 Osteosynthese

Für die Osteosynthese nach schließender oder öffnender Umstellungsosteotomie an der Tibia oder am distalen Femur stehen verschiedene Osteosyntheseverfahren zur Verfügung.

20.5 Präoperative Planung

Eine sorgfältige präoperative Planung ist Voraussetzung für den klinischen Erfolg nach einer hohen tibialen Umstellungsosteotomie.

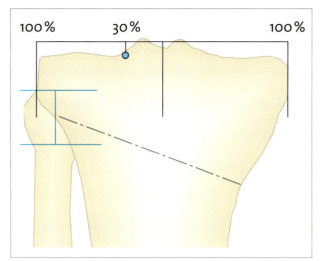

Abb. 20.4: Präoperative Planung der medial eröffnenden Osteotomie. Die Höhe der Osteotomie sollte medial knapp oberhalb des Pes anserinus superficialis beginnen und lateral auf das proximale Drittel des Caput fibulae zielen. Eine zu hohe Osteotomie kann die Gefahr einer Plateaufraktur beim Aufspreizen erhöhen.

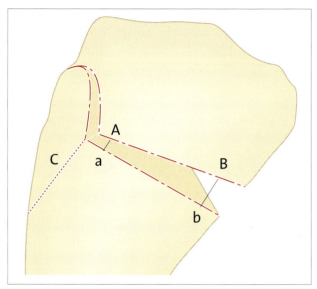

Abb. 20.5: Darstellung der 2 Osteotomieebenen (**A**, **B**) von medial. Um die Insertion der Patellarsehne zu schonen, erfolgt die zweite Osteotomie (**A**) schräg nach anterior aufsteigend. Da bei großen Korrekturwinkeln bei öffnender Osteotomie von medial die Gefahr der Patella baja besteht, kann die zweite Osteotomie auch nach distal geplant werden (**C**). Die Höhe der Osteotomie wird posterior bestimmt (**b**). Aufgrund der Form der Tibia ist die Osteotomiehöhe anterior geringer (**a**).

20.5.1 Osteotomielokalisation

Eine kniegelenksnahe Osteotomie sollte im Bereich der Fehlstellung lokalisiert sein. Bei Unsicherheit kann das Verfahren nach Nicod Anwendung finden. Dabei wird ein Pfeil in Korrekturrichtung auf die Kniebasislinie gelegt; die Richtung der Pfeilspitze gibt dann die Lokalisation der Osteotomie an (femoral oder tibial).

Bei nicht traumatischen Deformitäten liegt die Fehlstellung meist im Bereich der Tibia, da oft eine Tibia vara vorliegt. Eine primäre Tibia vara gilt als beste Indikation zur hohen tibialen Umstellungsosteotomie. Radiologisch lässt sich die Tibia vara bestimmen, indem eine Linie auf das Tibiaplateau gelegt wird und eine zweite Linie auf die ehemalige Epiphysenlinie. Bilden diese Linien einen nach außen offenen Winkel liegt eine Tibia vara vor (s. Abb. 20.1).

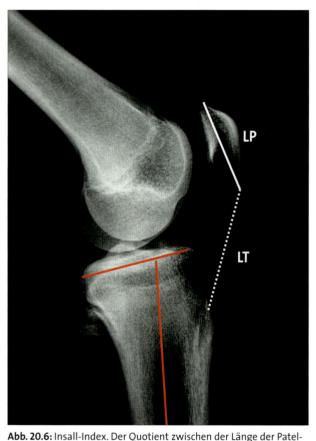

Abb. 20.6: Insall-Index. Der Quotient zwischen der Länge der Patellasehne (**LT**) und der Länge der Patella (**LP**) beträgt normwertig 1,02 (+/− 0,13). Eine Patella baja besteht ab 0,8. **Rot:** Neigung des Tibiaplateaus.

Die präoperative Planung legt Osteotomielokalisation, Osteotomiehöhe und Korrekturwinkel in Sagittal- und Frontalebene fest.

20.5.2 Osteotomiehöhe

Die Osteotomiehöhe wird im Bereich der Metaphyse geplant, da hier das Heilungspotenzial am besten ist. Die Osteotomie darf nicht zu dicht unter der Gelenkfläche liegen, da sonst beim Aufklappen oder Aufspreizen die Gefahr einer iatrogenen Plateaufraktur besteht. Distale Hindernisse sind die Tuberositas tibiae und medial der Pes anserinus. Die Osteotomie sollte knapp oberhalb des Pes anserinus beginnen und im oberen Drittel des Tibiofibulargelenkes enden (s. Abb. 20.4).

20.5 Präoperative Planung

Wird eine Osteotomie von medial knapp über dem Pes anserinus geplant, muss die Osteotomie biplanar erfolgen. Das bedeutet, dass eine zweite Osteotomie schräg nach anterior aufsteigend notwendig ist, um die Insertion der Patellarsehne zu schonen (s. Abb. 20.5). Bei großen Korrekturwinkeln besteht bei öffnender Osteotomie von medial die Gefahr der Patella baja. In diesen Fällen kann die zweite Osteotomie auch nach distal geplant werden. Die Patellahöhe kann auf der seitlichen Aufnahme des Kniegelenkes bestimmt werden (z.B. Methode nach Insall-Salvati, s. Abb. 20.6).

20.5.3 Sagittalkorrektur

Die seitliche Knieaufnahme ist jedoch nicht nur zur Bestimmung der Patellahöhe wichtig. Am seitlichen Röntgenbild kann auch die sagittale Neigung des Tibiaplateaus bestimmt werden (s. Abb. 20.6). Diese beträgt normal zwischen –5° und –7°. Bei Fehlstellungen in der Sagittalebene wird eine Korrektur angestrebt. Eine verstärkte Abkippung nach hinten kann z.B. Ursache für ein Streckdefizit sein. Bei hinteren Instabilitäten kann eine bewusste Erhöhung des Slopes angestrebt werden. Die Slope-Erhöhung sollte insgesamt jedoch 15° nicht überschreiten, da sonst die Gefahr von Streckdefiziten besteht. Aufgrund der dreieckigen Form der Tibia neigt die öffnende Osteotomie von medial zur Slope-Erhöhung. Dies sollte bei vorderen Instabilitäten unbedingt vermieden werden. Eine reine Slope-Verringerung zur Therapie vorderer Instabilitäten wird in unserer klinischen Praxis nicht durchgeführt.

20.5.4 Korrekturwinkel

Der Korrekturwinkel wird am korrektesten anhand einer Ganzbeinaufnahme im Stand geplant. In vielen Einrichtungen ist die Anfertigung von Ganzbeinaufnahmen jedoch nicht möglich. Durchführbar ist die Planung auch anhand des Knieaußenwinkels auf langen Aufnahmen (Normalwert 173°). Ungenauigkeiten können jedoch durch proximale oder distale Fehlstellungen auftreten.

Am genausten ist die digitale Planung. Bei der Planung anhand von Ganzbeinaufnahmen wird zunächst der Mittelpunkt des Hüftkopfes und des oberen Sprunggelenkes festgelegt (s. Abb. 20.7). Die Verbindung dieser Punkte ist die Standachse (Mikulicz-Linie). Danach wird die durch die Korrektur angestrebte Standachse gewählt. Maquet [20] hat anhand seiner biomechanischen Untersuchungen zeigen können, dass eine leichte Überkorrektur notwendig ist, um die medialisierenden Muskelkräfte zu neutralisieren. Diese Theorie konnte durch klinische Studien bestätigt werden. Nach Angaben von

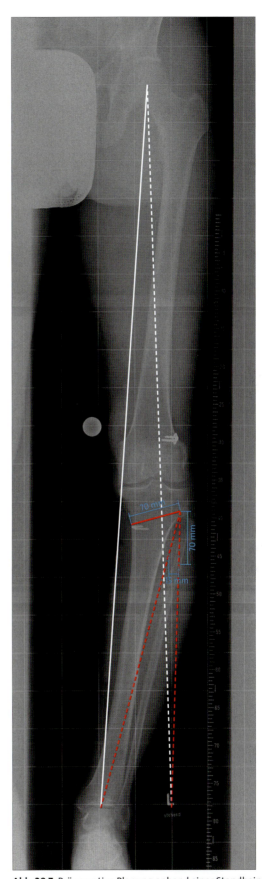

Abb. 20.7: Präoperative Planung anhand einer Standbeinachse. Zunächst wird die Mikulicz-Linie (**weiß**) eingezeichnet. Dann erfolgt das Einzeichnen der neuen Achse (**weiß-gestrichelt**) durch den Fujisawa-Punkt. Der Schnittpunkt mit der Ebene des OSG wird mit dem Drehzentrum der Osteotomie (**rot**) verbunden. Der Osteotomiewinkel entspricht dem Winkel zwischen der Verbindung OSG-Drehzentrum und Drehzentrum-Mitte-OSG (**rot-gestrichelt**).

Fujisawa et al. [12] haben diejenigen Patienten das beste Ergebnis, bei denen die neue Standachse das laterale Plateau bei 30–40% schneidet. Dieser Punkt wird daher als Fujisawa-Punkt bezeichnet. In der Praxis liegt dieser Punkt meist neben dem lateralen Eminentiahöcker. Wir tendieren derzeit eher zu einer Überkorrektur zwischen 20° und 30°.

Durch diesen Punkt wird nun die geplante Standachse (gleiche Länge) gelegt. Sie endet etwa auf Höhe des oberen Sprunggelenkes. Dann wird die geplante Osteotomie auf der Röntgenaufnahme eingezeichnet. Vom Drehpunkt der Osteotomie wird nun eine Linie zum Endpunkt der aktuellen Standachse und zum Endpunkt der geplanten Standachse gezeichnet. Der Winkel zwischen beiden Linien entspricht dem Korrekturwinkel.

20.6 Osteotomie allein oder in Kombination mit VKB-Plastik

Bei Varusgonarthrose und starker Instabilitätssymptomatik kann eine hohe tibiale Umstellungsosteotomie *und* eine VKB-Plastik erforderlich sein. Ob diese Eingriffe ein- oder zweizeitig erfolgen sollen, ist Gegenstand der gegenwärtigen Diskussion. Da die ossäre Korrektur die Stabilität des Gelenkes in der Sagittal- und in der Frontalebene beeinflusst, ist es wichtig, die Umstellungsosteotomie vor der Bandplastik vorzunehmen.

Die Literatur zu diesem Thema erlaubt keine evidenzbasierte Empfehlung (geringe Fallzahlen, kurze Nachuntersuchungszeit, verschiedene Techniken). Williams et al. [23] haben zwei verschiedene Fallserien miteinander verglichen. In dieser Studie wurden bessere Ergebnisse erzielt, wenn Osteotomie und VKB-Plastik miteinander kombiniert werden. Nach Angaben von Noyes et al. [22] besteht jedoch kein funktioneller Unterschied zwischen Osteotomie alleine und dem Kombinationseingriff. Lattermann und Jakob [18] haben ebenfalls keinen Unterschied zwischen HTO allein und der Kombination aus HTO und Patellarsehnentransplantat gefunden. In dieser Studie betrug die Komplikationsrate in der Kombinationsgruppe jedoch 37%. Diese Beobachtung entspricht unseren eigenen klinischen Erfahrungen. Aus diesem Grunde empfehlen wir, zuerst die HTO und dann ggf. später bei Vorliegen von Giving-way-Phänomenen eine Bandplastik durchzuführen. Oft hat sich nach der Osteotomie auch die Instabilitätssymptomatik gebessert, sodass kein weiterer Eingriff notwendig war. Insbesondere bei Revisionseingriffen sollte sorgfältig abgewogen werden, ob ein weiterer ligamentärer Eingriff notwendig ist. Im Zweifelsfall kann die Korrekturosteotomie ggf. mit einer Auffüllung der Bohrkanäle kombiniert werden.

In der eigenen Klinik wird die Entscheidung individuell zusammen mit den Patienten getroffen. Bei jüngeren Patienten mit beginnender Varusgonarthrose und hohem Aktivitätsanspruch wird das einzeitige Vorgehen favorisiert. Sollten diese Patienten nicht bereit sein, ihre Aktivität zu modifizieren, besteht die Indikation zur Bandplastik. Ein zweizeitiges Vorgehen würde diese Patientengruppe in ihrer beruflichen Entwicklung beeinträchtigen. Bei älteren Patienten oder Revisionsfällen wird das zweizeitige Vorgehen favorisiert. Unsere Erfahrung hat gezeigt, dass bei diesen Patienten eine sekundäre Bandplastik nur selten erforderlich ist.

20.7 Technik der öffnenden tibialen Umstellungsosteotomie

Der Patient wird in Rückenlage gelagert und der Oberschenkel mit einer Rolle unterpolstert [21]. Auf diese Weise werden die neurovaskulären Strukturen im Bereich der Fossa poplitea nicht an die Tibia herangedrückt. Es wird eine Blutsperre angelegt; der Eingriff wird aber immer ohne Blutleere durchgeführt.

Der Eingriff wird mit perioperativer Antibiose durchgeführt. Der Hautschnitt beginnt in Höhe der Tuberositas tibiae parallel zur Oberkante des Pes anserinus (s. Abb. 20.8). Es wird eine Schnittlänge von 7–9 cm benötigt. Nach Spaltung des subkutanen Fettgewebes wird die Oberkante des Pes anserinus und der Rand des Lig. patellae dargestellt. Die Bursa infrapatellaris wird mit einem Scherchen eröffnet und die Patellarsehne mit einem Hohmannhebel geschützt. Es folgt ein Seitenbandrelease, das entweder scharf mit dem Messer oder stumpf mit dem Raspatorium durchgeführt wird. Dabei wird der oberflächliche Teil des medialen Kollateralbandes (sMCL) abgelöst. Dann wird die Tibiahinterkante mit einem gebogenen Raspatorium umfahren und mit einem Hohmannhebel geschützt. Mit dem Elektromesser wird nun die Osteotomiehöhe angezeichnet. Die

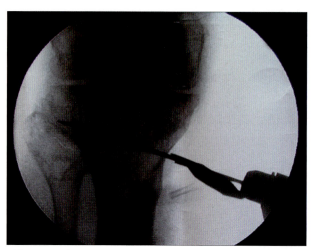

Abb. 20.8: Einbringen von 2 parallelen K-Drähten unter BV-Kontrolle bis zur Kortikalis der lateralen Tibia

Hauptosteotomie sollte knapp über dem Pes anserinus liegen.

Unter Bildwandlerkontrolle werden nun zwei K-Drähte (Durchmesser: 2 mm) in der Hauptosteotomieebene in die Tibia gebohrt. Dabei muss der Bildwandler so gekippt sein, dass der Gelenkspalt gut sichtbar ist. Die Drähte sollten sich in dieser Einstellung genau übereinander projizieren und an der lateralen Tibiakante enden. So ist eine Bestimmung der Osteotomielänge möglich. Die Hauptosteotomie verläuft leicht schräg aufsteigend. An der lateralen Tibiakortikalis sollte jedoch eine Distanz von ca. 2 cm zum lateralen Tibiaplateau bestehen. Bei geringerer Distanz besteht die Gefahr iatrogener Tibiakopffrakturen. Je nach Ausmaß des Korrekturwinkels oder Stellung der Patella erfolgt die zweite Osteotomie entweder aufsteigend und endet im Bereich der Bursa infrapatellaris oder sie endet distal der Tuberositas tibiae.

Die Osteotomie erfolgt mit einer oszillierenden Säge unter sorgfältiger Kühlung mit Flüssigkeit. Die Osteotomie sollte ca. 1 cm vor der lateralen Tibiakortikalis enden. Entweder erfolgt die Osteotomie unter Bildwandlerkontrolle oder die Osteotomielänge wird nach vorheriger Längenmessung des K-Drahtes an der Säge markiert (z.B. mit einem „Steri strip", Länge des K-Drahtes 10 mm).

Nach der Osteotomie wird der Osteotomiespalt langsam mit Lambottmeißeln aufgespreizt. Das Aufspreizen sollte langsam erfolgen, um ein plastisches Aufdehnen der lateralen Kortikalis zu ermöglichen. Ist die Osteotomiehöhe erreicht, wird ein gebogener Osteotomiespreizer eingesetzt und dieser exakt um den präoperativ geplanten Korrekturwert aufgespreizt (s. Abb. 20.9). Über die Lage des Spreizers kann die Sagittalneigung des Tibiaplateaus kontrolliert werden. Aufgrund der dreieckigen Form der Tibia neigt die öffnende Osteotomie von medial zu einer Erhöhung der Abkippung des Tibiaplateaus (s. Abb. 20.5). Aus diesem Grunde setzen wir den Spreizer in der Routine weit posterior ein. Erfahrungsgemäß lässt sich so eine slopeneutrale Aufspreizung erzielen. Eine Platzierung im vorderen Bereich des Osteotomiespaltes hat eine Slope-Erhöhung zur Folge. Klinisch kann eine Slope-Erhöhung zu einem Streckdefizit führen. Bei hinteren Instabilitäten kann eine Slope-Erhöhung zur Reduktion der hinteren Instabilität erwünscht sein.

Ist die Osteotomie aufgespreizt, wird mit einer Schere stumpf das Lager für die Osteosyntheseplatte gespreizt. Wir verwenden in der Routine ein winkelstabiles Implantat (Tomofix, Synthes). Dieses wird vor Implantation mit zwei Abstandshaltern besetzt. Die Abstandshalter gewährleisten einen ausreichenden Abstand der Platte zum Pes anserinus. Drückt der Plattenfixateur auf die Sehnen des Pes anserinus superficialis kann es zu

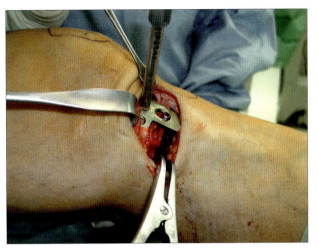

Abb. 20.9: Der Hautschnitt erfolgt parallel zur Oberkante des Pes anserinus in schräg verlaufender dorsomedialer Richtung.

Tendinosen kommen. Der Plattenfixateur wird nun subkutan nach distal eingeschoben. Im oberen Anteil passt sich das Plattendesign dem Tibiakopf an. Vom Hersteller wird empfohlen, dass der Plattenfixateur zunächst mit einer Zugschraube an die Tibia gezogen wird, und die distalen und proximalen Schraubenlöcher anschließend winkelstabil besetzt werden. Wird die Zugschraube gelöst, wird Druck auf den lateralen Osteotomiespalt erzeugt. In der eigenen Praxis verzichten wir seit einiger Zeit auf diesen Schritt und haben keine Heilungsstörungen beobachten können. Nach Einschieben des Platten-

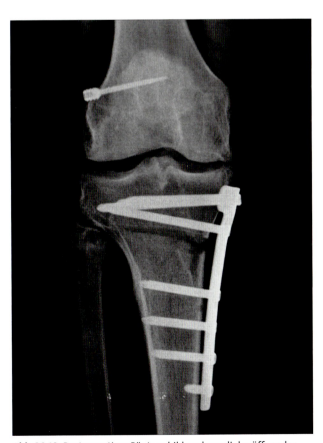

Abb. 20.10: Postoperatives Röntgenbild nach medial eröffnender Osteotomie von 9 mm. Z.n. VKB-Rekonstruktion (extern)

fixateurs werden einfach alle Löcher winkelstabil besetzt (s. Abb. 20.10). Für die beiden distalen Schrauben ist eine zusätzliche Stichinzision notwendig. Diese Schrauben werden oft monokortikal besetzt. Die oberen Schrauben sollten dicht unter dem subchondralen Knochen liegen. Die Schraubenlage sollte abschließend mit dem Bildwandler in 2 Ebenen kontrolliert werden. Da die Schrauben schräg von anteromedial im Tibiakopf liegen, besteht die Gefahr, dass sie posterior austreten.

Eine Spongiosaplastik wird erst ab einem Osteotomiespalt von 13–14 mm vorgenommen. Nach Fixation erfolgt entweder die arthroskopische Kreuzbandplastik oder der schichtweise Wundverschluss.

20.8 Rehabilitation

Die Rehabilitation nach einer mit einem winkelstabilen Plattenfixateur fixierten HTO hängt hauptsächlich von den Begleiteingriffen ab. Bei einer isolierten Osteotomie ohne z.B. Mikrofrakturierung empfehlen wir eine Teilbelastung von 2 Wochen.

Literatur

1 Agneskirchner JD, Hurschler C, Stukenborg-Colsman C, Imhoff AB, Lobenhoffer P. Effect of high tibial flexion osteotomy on cartilage pressure and joint kinematics: a biomechanical study in human cadaveric knees. Winner of the AGA-DonJoy Award 2004. Arch Orthop Trauma Surg 2004; 124(9): 575–584

2 Agneskirchner JD, Freiling D, Hurschler C, Lobenhoffer P. Primary stability of four different implants for opening wedge high tibial osteotomy. Knee Surg Sports Traumatol Arthrosc 2006; 14(3): 291–300

3 Aglietti P, Buzzi R, Vena LM, Baldini A, Mondaini A. High tibial valgus osteotomy for medial gonarthrosis: a 10- to 21-year study. J Knee Surg 2003; 16(1): 21–26

4 Aigner F, Longato S, Gardetto A, Deibl M, Fritsch H, Piza-Katzer H. Anatomic survey of the common fibular nerve and its branching pattern with regard to the intermuscular septa of the leg. Clin Anat 2004; 17(6): 503–512

5 Amis A, Bull D, Lie D. Biomechanics of rotational instability and anatomic anterior cruciate ligament reconstruction. Operative Techniques in Orthopaedics 2005; 15: 29–35

6 Aydogdu S, Cullu E, Araç N, Varolgüneş N, Sur H. Prolonged peroneal nerve dysfunction after high tibial osteotomy: pre- and postoperative elctrophysiological study. Knee Surg Sports Traumatol Arthrosc 2000; 8(5): 305–308

7 Billings A, Scott DF, Camargo MP, Hofmann AA. High tibial osteotomy with a calibrated osteotomy guide, rigid internal fixation, and early motion. Long-term follow-up. J Bone Joint Surg Am 2000; 82(1): 70–79

8 Curley P, Eyres K, Brezinova V, Allen M, Chan R, Barnes M. Common peroneal nerve dysfunction after high tibial osteotomy. J Bone Joint Surg Br 1990; 72(3): 405–408

9 Daniel DM, Stone ML, Dobson BE, Fithian DC, Rossman DJ, Kaufman KR. Fate of the ACL-injured patient: a prospective outcome study. Am J Sports Med 1994; 22: 632–644

10 Dejour H, Neyret P, Boileau P, Donell ST. Anterior cruciate reconstruction combined with valgus tibial osteotomy. Clin Orthop Relat Res 1994; 299: 220–228

11 Fink C, Hoser C, Benedetto KP. Development of arthrosis after rupture of the anterior cruciate ligament: a comparison of surgical and conservative therapy. Unfallchirurg 1994; 97: 357–361

12 Fujisawa Y, Masuhara K, Shiomi S. The effect of high tibial osteotomy on osteoarthritis of the knee. An arthroscopic study of 54 knee joints. Orthop Clin North Am 1979; 10(3): 585–608

13 Giffin JR, Vogrin TM, Zantop T, Woo SL, Harner CD. Effects of increasing tibial slope on the biomechanics of the knee. Am J Sports Med 2004; 32(2): 376–382

14 Giffin JR, Stabile KJ, Zantop T, Vogrin TM, Woo SL, Harner CD. Importance of tibial slope for stability of the posterior cruciate ligament deficient knee. Am J Sports Med 2007; 35(9): 1443–1449

15 Gstöttner M, Pedross F, Liebensteiner M, Bach C. Long-term outcome after high tibial osteotomy. Arch Orthop Trauma Surg 2008; 128(1): 111–115

16 Hassenpflug J, von Haugwitz A, Hahne HJ. Long-term results of tibial head osteotomy. Z Orthop Ihre Grenzgeb 1998; 136(2): 154–161

17 Harner C, Höher J. Evaluation and treatment of posterior cruciate ligament injuries. Am J Sports Med 1998; 26(3): 471–482

18 Lattermann C, Jakob RP. High tibial osteotomy alone or combined with ligament reconstruction in anterior cruciate ligament-deficient knees. Knee Surg Sports Traumatol Arthrosc 1996; 4: 32–38

19 Marti CB, Gautier E, Wachtl SW, Jakob RP. Accuracy of frontal and sagittal plane correction in open-wedge high tibial osteotomy. Arthroscopy 2004; 20(4): 366–372

20 Maquet P. Biomecanique du Genou 1977. Springer, Heidelberg

21 Lobenhoffer P, Agneskirchner J, Zoch W. Open valgus alignment osteotomy of the proximal tibia with fixation by medial plate fixator. Orthopade 2004; 33(2): 153–160

22 Noyes FR, Barber SD, Simon R. High tibial osteotomy and ligament reconstruction in varus angulated, anterior cruciate ligament-deficient knees. Am J Sports Med 1993; 21: 2–12

23 Williams RJ, Kelly BT, Wickiewicz TL, Altchek DW, Warren RF. The short-term outcome of surgical treatment for painful varus arthritis in association with chronic ACL deficiency. J Knee Surg 2003; 16: 9–16

Begleitverletzungen

21	Begleitende Knorpelschäden	173
22	Begleitende Meniskusläsionen	181
23	Multiligamentverletzungen	191

21 Begleitende Knorpelschäden

Wolf Petersen

21.1 Einleitung

Da es beim typischen Unfallmechanismus, der zu einer VKB-Ruptur führt, zu Scherkräften zwischen beiden Gelenkflächen kommt, können bei dieser Art von Trauma Schäden am Gelenkknorpel entstehen. Auch in Instabilitätssituationen (Pivot-Shift) treten Scherkräfte auf und können so zu einer Progredienz der Schädigung beitragen. Aus diesem Grunde gehören Knorpelläsionen zu den häufigsten Begleitläsionen bei einer VKB-Ruptur.

Der hyaline Gelenkknorpel besitzt eine wichtige Funktion für die Gelenke des Bewegungsapparates, denn er ermöglicht die Übertragung von Kräften und gewährleistet gleichzeitig die reibungsfreie Bewegung der Gelenkpartner. Aus diesem Grunde können Knorpelschäden zu einer Funktionseinschränkung führen und das Ergebnis nach einer VKB-Ersatzplastik beeinträchtigen [16].

Da Knorpelgewebe avaskulär ist, besitzt es ein schlechtes Heilungspotenzial. Aus diesem Grunde waren die therapeutischen Möglichkeiten bei einem symptomatischen Knorpelschaden lange Zeit begrenzt. Dem therapeutischen Nihilismus der 1970er- und 1980er-Jahre folgte in den 1990ern jedoch die Entwicklung einer Reihe neuer Methoden zur Therapie von Knorpelschäden – z.B. die Mikrofrakturierung, die Mosaikplastik oder die autologe Chondrozytentransplantation.

Das vorliegende Kapitel soll einen Überblick über das Management und die Therapiemöglichkeiten bei Koinzidenz von VKB-Ruptur und Knorpelläsionen geben.

21.2 Epidemiologie

Mafulli et al. [10] haben 378 Patienten mit einer VKB-Ruptur erfasst. Aus dieser Gruppe hatten 157 Patienten einen begleitenden Knorpelschaden. Am häufigsten war der mediale Femurkondylus betroffen, gefolgt von Knorpelschäden am medialen und lateralen Femurkondylus und isolierten lateralen Läsionen. Je länger der Zeitraum zwischen Arthroskopie und Unfall, umso ausgedehnter waren die Knorpelschäden. Es bestand weiterhin ein Zusammenhang zwischen assoziierten Meniskusverletzungen und der Inzidenz von Knorpelschäden.

Yüksel et al. [21] haben 317 Rekruten mit einer VKB-Ruptur untersucht. In der Studie betrug die Inzidenz von Knorpelläsionen 45,1%. Auch in dieser Studie war das relative Risiko für einen Knorpelschaden bei Patienten mit chronischer vorderer Instabilität signifikant höher.

Beide Studien zeigen zum einen, dass die Inzidenz von Knorpelschäden bei VKB-Insuffizienz hoch ist, und zum anderen, dass Knorpelschäden nicht nur beim initialen Trauma entstehen. Die symptomatische chronische Instabilität ist ein wichtiger Faktor für die Entstehung von weiteren Schäden am Gelenkknorpel.

Aus diesem Grunde hat eine lokale Therapie des Knorpelschadens bei instabilem Gelenk ohne eine Stabilisierung keinen Sinn.

21.3 Spontanverlauf

Shelbourne et al. [2003] haben Patienten nach VKB-Rekonstruktion und drei- bis viergradigen Knorpelschäden mit einer Ausdehnung von 1,7 cm^2 mit Patienten nach VKB-Rekonstruktion ohne Knorpelschäden verglichen. Nach 6 Jahren waren die Ergebnisse im IKDC-Score in der Gruppe mit Knorpelschäden signifikant schlechter als in der Gruppe ohne Knorpelschäden (94 vs. 95.2 für das mediale Kompartiment, 92.8 vs. 95.9 für das laterale Kompartiment). Radiologische Arthrosezeichen konnten nach dieser Zeit jedoch nicht beobachtet werden.

In einer weiteren Studie mit einem längeren Nachuntersuchungszeitraum (5–15 Jahre) konnte jedoch ein Zusammenhang zwischen initialem Knorpel- und Meniskusschaden und radiologischen Arthrosezeichen nachgewiesen werden [16].

Drogset und Grøntvedt [2] konnten ebenfalls bereits nach einem Zeitraum von 8 Jahren zeigen, dass eine Korrelation zwischen Arthrosegrad mit initialen Knorpelschäden besteht.

21.4 Klassifikation von Knorpelschäden

Ein Problem vieler epidemiologischer Studien ist, dass die Knorpelschäden nicht eindeutig klassifiziert wurden. Dabei ist die Therapie von der Art des Schadens abhängig.

Lokale Knorpelschäden können von flächigen Knorpelschäden im Sinne einer Osteoarthrose abgegrenzt werden. Die Übergänge sind gerade bei größeren posttraumatischen Schäden mit chronischer Instabilität fließend.

21.4.1 Chondrale Schäden

Für die Einteilung chondraler Schäden existieren im Schrifttum verschiedene Klassifikationssysteme. Am bekanntesten ist die von Outerbridge angegebene Klassifikation, die ursprünglich für retropatellare Knorpelschäden angegeben wurde [13]. Die International Cartilage Repair Society (ICRS) hat sich um die Vereinheitlichung der Systeme bemüht und ein Klassifikationssystem propagiert, dass ähnlich wie das Outerbridge-System die Defekttiefe berücksichtigt. Nach der ICRS-Klassifikation werden Knorpeldefekte entsprechend ihrer Tiefe in 5 verschiedene Stadien eingeteilt (0 = normal; IV = stark abnormal) [5].

Aber nicht nur die Defekttiefe ist therapeutisch relevant, sondern auch die Ausdehnung des Defektes. Als kleine Defekte gelten Defekte mit einer Größe bis zu 2 cm^2; als mittlere Defekte gelten Defekte von 2–10 cm^2, als groß gelten Defekte größer als 10 cm^2.

Unter klinischen Bedingungen ist die Einteilung der Fläche nach cm^2 jedoch nicht immer ganz einfach. Sinnvoller ist daher die Einteilung in geschulterte und ungeschulterte Defekte (s. Abb. 21.1). Ein geschulterter Defekt bietet einem Regenerat Schutz vor Druck- und Scherkräften. Bei einem ungeschulterten Defekt ist die Prognose einer therapeutischen Maßnahme schlechter, da das Regenerat ungeschützt ist. Außerdem scheint bei einem geschulterten Defekt langfristig auch ein qualitativ minderwertiges Regeneratgewebe (z.B. Faserknorpel) ausreichend zu sein.

21.4.2 Osteochondrale Schäden

Auch für osteochondrale Schäden wurde von der International Cartilage Repair Society (ICRS) ein Klassifikationssystem vorgeschlagen. Es richtet sich nach der Stabilität des Defektes und besteht aus 4 Stufen.

Als Grad I wird ein osteochondraler Schaden bezeichnet, der sich im MRT zwar ossär markiert, der Gelenkknorpel ist bei der arthroskopischen Untersuchung jedoch noch intakt. Das therapeutische Management dieser Läsionen ist umstritten. Insbesondere im Jugendalter bei noch offenen Epiphysenfugen haben diese Schäden eine gute Prognose.

Als Grad-II-Läsion wird ein Schaden bezeichnet, bei dem der Knorpel partiell bereits aufgebrochen ist.

Als Grad III wird ein Schaden bezeichnet, bei dem der Knorpel vollständig separiert ist, sich der Defekt jedoch in situ befindet.

Bei einer Grad-IV-Läsion befindet sich der Defekt nicht mehr in situ. Bei diesen Läsionen richtet sich die Therapie nach dem Zustand der Knorpeloberfläche. Bei guter Knorpeloberfläche sollte das Fragment refixiert werden. Ist der Gelenkknorpel des Knorpel-Knochen Fragmentes bereits geschädigt, sollte es entfernt werden.

21.4.3 Osteoarthrose

Auch die Osteoarthrose kann in Stadien eingeteilt werden. Bei der Osteoarthrose handelt es sich aber um eine Erkrankung des gesamten Gelenkes. Am Anfang steht der Knorpelschaden mit einer sekundären Synovialitis. Später kommt es zur Bewegungseinschränkung und zur Deformation des Gelenkes.

Auch bei der Osteoarthrose richtet sich die Beschreibung des Knorpelschadens nach den Kriterien der ICRS.

21.5 Therapie bei VKB-Ruptur und Knorpelschaden

Die Therapie des Knorpelschadens richtet sich nach dessen Morphologie. Es stehen verschiedene Verfahren zur Verfügung: Debridement, Mikrofrakturierung, autologe Chondrozytenimplantation, autologe Knorpel-Knochen-Transplantation und hohe tibiale Umstellungsosteotomie.

Da epidemiologische Studien gezeigt haben, dass die Instabilität eine wichtige Rolle für die Entstehung von Knorpelschäden spielt, besitzt die Stabilisierung des Gelenkes eine große Bedeutung für die Therapie des Knorpelschadens. Aus diesem Grunde sollten lokale Maßnahmen am Gelenkknorpel möglichst in einer Operation mit der Kreuzbandersatzplastik durchführbar sein.

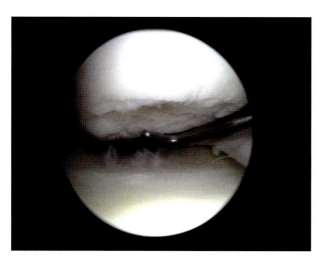

Abb. 21.1: Neben der Einteilung der Größe des Knorpelschadens ist die Beschaffenheit der Schulter des Knorpeldefekts von entscheidender Bedeutung für die Prognose der Knorpelschäden.

21.5.1 Chondrale Schäden

Die Therapie lokaler chondraler Schäden richtet sich nach deren Schweregrad. Während sich bei oberflächlichen Defekten (I und II) allenfalls eine Glättung von Knorpelfransen anbietet, können bei symptomatischen tieferen Defekten regeneratfördernde Techniken (Mikrofrakturierung) oder die autologe Knorpelzelltransplantation zur Anwendung kommen.

Bei erst- und zweitgradigen Schäden sollte die Indikation für eine lokale Knorpeltherapie zurückhaltend gestellt werden. Ausgeprägte Glättungen mit mechanischen Instrumenten dienen meist nur der optischen Kosmetik. Diese Eingriffe können den Knorpelschaden unter Umständen sogar vergrößern.

Um die Therapie lokaler chondraler Schäden der Grade III und IV konkurrieren regeneratfördernde Techniken (Mikrofrakturierung) mit der autologen Chondrozytenimplantation (ACT).

In einer prospektiv randomisierten Studie an 80 Patienten haben Knutsen et al. [6, 7] beide Verfahren miteinander verglichen. Die Unterschiede zwischen beiden Gruppen waren nur gering. Insbesondere im Hinblick auf die arthroskopische und histologische Beurteilung des Regenerates bestand kein Unterschied zwischen beiden Behandlungsgruppen. Nur der SF-36 war in der Mikrofrakturierungs-Gruppe signifikant besser als in der ACT-Gruppe. Weitere Nachteile der ACT sind die Notwendigkeit der Biopsie und die hohen Kosten. Aus diesen Gründen kommt die ACT für uns als Begleiteingriff zu einer VKB-Ersatzplastik nicht in Frage.

Das Prinzip der regeneratfördernden Techniken beruht auf einer Eröffnung des subchondralen Markraumes mit einer Blutung (s. Abb. 21.2). Aus dem Blutgerinnsel formt sich im Verlauf ein Ersatzgewebe, das histologisch Faserknorpel entspricht [17]. Aus dem Markraum sollen pluripotente Stammzellen in den Defekt gelangen und sich dort im organspezifischen Milieu

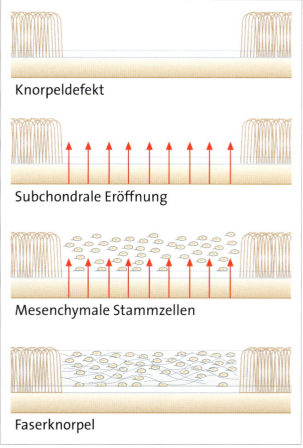

Abb. 21.2: Regeneratfördernde Technik. Die Eröffnung des subchondralen Markraumes führt zu einer Blutung. Durch passive Bewegungsübungen mit Hilfe einer CPM-Schiene werden die mesenchymalen Stammzellen zu Knorpelzellen dfferenziert.

zu Chondrozyten differenzieren. Steadman et al. [19] modifizierten das Verfahren dahingehend, dass zur Eröffnung des Markraumes feine Meißel verwendet werden (s. Abb. 21.3). Diese Technik wird als Mikrofrakturierung bezeichnet.

Über die gleichzeitige Durchführung einer VKB-Ersatzplastik mit Mikrofrakturierung gibt es im Schrifttum keine Angaben. Steadman et al. [18] haben jedoch 72

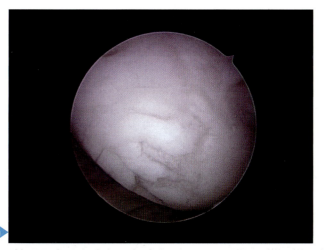
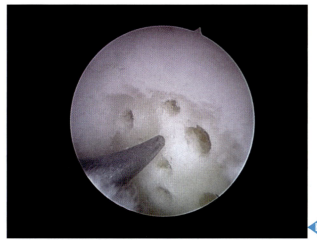

Abb. 21.3a, b: Technik der Mikrofrakturierung. Zunächst erfolgt das Debridement des drittgradigen Knorpelschadens (a). Anschließend wird mit einer Mikrofrakturierung der subchondrale Markraum eröffnet.

Patienten (Alter: jünger als 45 Jahre, d.h. 13–45 Jahre) nach durchschnittlich 11 Jahren (7–17 Jahre) nach einer Mikrofrakturierung untersucht. Es handelte sich um chondrale Läsionen traumatischen Ursprungs. Die mittlere Defektgröße betrug 2,8 cm². Der Lysholm-Score und die Tegner-Aktivitätsskala konnten durch die Mikrofrakturierung signifikant verbessert werden. 80% der Patienten beurteilten ihren Zustand als verbessert. Im SF-36 und WOMAC wurden gute bis exzellente Ergebnisse erzielt. In dieser Studie konnte das Alter als einziger Faktor identifiziert werden, der das Ergebnis einer Mikrofrakturierung nachteilig beeinflusst. Patienten unter 35 Jahren hatten bessere Scores als die Altersgruppe zwischen 35 und 45 Jahren. Größe des Defektes, Chronizität oder die Lokalisation hatten keinen Einfluss.

In einer weiteren Studie berichten Steadman et al. [19] über die Ergebnisse nach Mikrofrakturierung bei 25 American-Football-Spielern. 76% der Spieler konnten in der nächsten Saison zur sportlichen Aktivität zurückfinden. Nach 4,5 Jahren waren nur noch 36% in ihrem Sport aktiv.

21.5.2 Osteochondrale Schäden

Akute osteochondrale Läsionen kommen nur selten in Kombination mit einer VKB-Ruptur vor. Erscheint der Gelenkknorpel bei einer akuten osteochondralen Läsion intakt, sollte das Fragment refixiert werden.

Bei osteochondralen Läsionen können normale Osteosyntheseschrauben verwendet werden, die jedoch den Nachteil haben, wieder entfernt werden zu müssen. Das Problem der Materialentfernung kann umgangen werden, wenn bioresorbierbare Stifte verwendet werden. Die Industrie bietet eine Vielzahl an Systemen an (Polypin, Zimmer; SmartNail, Linvatec; Ethipin, Ethicon). Es sollte darauf geachtet werden, dass das Implantat eine gute Stabilität bietet.

In unserer klinischen Praxis hat sich der SmartNail bewährt, da es sich um ein sehr stabiles Implantat handelt (s. Abb. 21.4).

Auch osteochondrale Defekte kommen nur selten in Kombination mit einer Ruptur des VKBs vor. Osteochondrale Defekte können mit autologen oder allogenen Transplantaten rekonstruiert werden. Allogene Transplantate spielen in Deutschland aufgrund der gesetzlichen Situation derzeit keine Rolle. Die autologe Knorpel-Knochen-Transplantation wurde bereits 1964 von Wagner [20] angegeben. Das Prinzip dieser Operationsmethode beruht darauf, dass Knorpel-Knochen-Transplantate aus einer weniger belasteten Zone des Gelenkes entnommen werden und in den Bereich eines Knorpeldefektes im Hauptbelastungsbereich transplantiert werden.

Grundsätzlich werden zwei unterschiedliche Verfahren der autologen Knorpel-Knochen-Transplantation unterschieden:
1. Die Verwendung weniger großer Transplantate (Zylindergröße 8–20 mm) [8]
2. Die Verwendung weniger kleiner Transplantate (Zylindergröße 3,5–8 mm, Mosaikplastik) [4]

Als Spenderareal bieten sich die hinteren Anteile der Femurkondylen an. Die Entnahme von hinten ist zwar aufwendiger, weil der Patient während der Operation gewendet werden muss, bei Entnahme großer Transplantate aus dem femoralen Gleitlager ist jedoch eine Entnahmemorbidität zu befürchten.

Es werden von der Industrie verschiedene Systeme zur autologen Knorpel-Knochen-Transplantation angeboten (z.B. DBCS, OATS, SDS). Beim OATS-System (Arthrex) werden runde Klingenmeißel zur Transplantat- und Defektentnahme verwendet. Beim SDS-System (Zimmer) werden Rundsägen verwendet. Auch die Zylindergrößen variieren. Die größten Zylinder können mit dem DBCS-System entnommen werden. Im Rah-

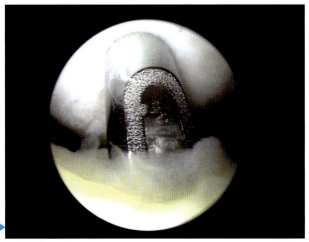
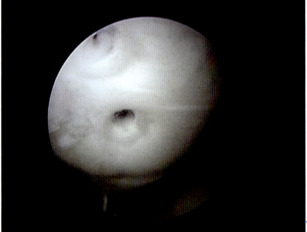

Abb. 21.4a, b: Refixation eines osteochondralen Fragmentes (**a**). Einbringen eines arthroskopischen Zielgerätes (**b**).

men klinischer Studien ohne Kontrollgruppe konnten mit allen Systemen gute bis sehr gute Ergebnisse erzielt werden. So wurde in einer Studie nach 6–12 Jahren der Zustand einer Mehrzahl der Gelenke, die mit der DBCS-Methode operiert wurden, nach der ICRS-Klassifikation als normal oder fast normal bewertet. Der radiologische Arthrose-Score verschlechterte sich leicht. Es handelte sich jedoch um eine retrospektive Studie ohne Kontrollgruppe.

Da es bei Verwendung weniger großer Transplantate durchaus zu Schwierigkeiten kommen kann, die Kongruenz der Gelenkfläche wiederherzustellen, wurde von Hangody et al. [4] die sog. Mosaikplastik entwickelt. Bei dieser Methode werden mehrere kleinere Knorpel-Knochen-Zylinder mit einem Stanzensystem gewonnen, der Defekt mit einem Bohrer kleineren Durchmessers ausgebohrt und die Transplantate mosaikartig in den Defekt eingepresst. Dabei überlappen sich die transplantierten Zylinder nicht oder nur minimal. Experimentelle Daten (Tierstudie am Hund) haben gezeigt, dass sich die Zwischenräume mit Faserknorpel auffüllen. Mit vielen kleinen Transplantaten lässt sich die Kongruenz der Gelenkfläche einfacher wiederherstellen. Ein weiterer Vorteil kleiner Transplantate ist, dass die Transplantate eher aus Zonen im vorderen Gelenkabschnitt (nahe der Fossa intercondylaris, Rand des femoralen Gleitlagers) entnommen werden können. Nachteil dieser Methode ist, dass die Stabilität der Zylinder bei tiefen osteochondralen Defekten fraglich ist. Ein weiteres Problem ist die Instabilität sehr kleiner Zylinder (Durchmesser 3,5–4,5 mm), insbesondere bei Knochen mit schlechter Knochendichte.

Bei kleinen Defekten ist die autologe Knorpel-Knochen-Transplantation mit dem OATS-System arthroskopisch durchführbar. In diesem Fall kann der Eingriff mit der VKB-Ersatzplastik kombiniert werden. Bei offenen Eingriffen empfiehlt sich ein zweizeitiges Vorgehen.

21.5.3 Osteoarthrose bei normaler Beinachse

Als Osteoarthrose wird eine degenerative Gelenkerkrankung mit Schädigung des Gelenkknorpels und sekundärer Entzündung der Synovialis bezeichnet. Die Synovialitis und der Knorpelschaden sind für die Anfangssymptome Schmerz und Schwellung verantwortlich. Später kommt es zu Bewegungseinschränkungen und zur Deformation des Gelenkes (Arthrosis deformans). Dabei korreliert das Ausmaß des Knorpelschadens nicht immer mit dem Stadium der Erkrankung. Selbst bei viertgradigem Knorpelschaden kann sich das Gelenk in einem Zustand befinden, der sogar die Ausübung von Leistungssport erlaubt.

Die morphologische Abgrenzung arthrotischer Knorpelveränderungen von lokalen Knorpelschäden ist jedoch besonders im chronischen Stadium oft schwer, da die Übergänge fließend sind. Aus primären Knorpelschäden kann sich bei entsprechender Größe oder bei Fortbestehen schädigender Einflüsse eine posttraumatische Osteoarthrose entwickeln. Aus diesem Grunde steht auch in der operativen Arthrosetherapie die Minimierung dieser Faktoren an erster Stelle.

Bei einer fortgeschrittenen Gelenkschädigung mit Bewegungseinschränkung und/oder Deformation steht die Instabilität klinisch oft nicht mehr im Vordergrund.

Besteht eine symptomatische Instabilität in beginnenden oder mittelgradigen Stadien der Osteoarthrose, kann eine operative Stabilisierung des Gelenkes jedoch ein kausaler Ansatz sein, die Progredienz der Knorpelschäden aufzuhalten [11]. Shelbourne et al. [16] haben 58 Patienten mit VKB-Ruptur und Osteoarthrose nach einem Zeitraum von 5,5 Jahren untersucht. Die Beinachse dieser Patienten war ausgeglichen. In dieser Studie verbesserten sich sowohl die mit dem KT-1000 gemessene AP-Stabilität als auch alle untersuchten klinischen Scores signifikant.

Diese Studie zeigt, dass die operative Stabilisierung des Gelenkes auch bei Patienten mit Osteoarthrose und symptomatischer Instabilität eine große Rolle spielt.

21.5.4 Osteoarthrose bei varischer Beinachse

Eine andere Situation liegt bei Patienten mit VKB-Ruptur, unikompartimenteller Osteoarthrose und varischer Beinachse vor [1, 9, 12]. Bei Genu varum und vorderer Instabilität bestehen zwei Faktoren, die eine Schädigung des Gelenkknorpels verursachen können. Bei einer alleinigen Stabilisierung könnte die verbliebene Fehlstellung weitere Knorpelschäden bedingen. Aus diesem Grunde sollte bei vorderer Instabilität, unikompartimenteller Osteoarthrose und Genu varum immer eine kniegelenksnahe Osteotomie zur Valgisierung in Erwägung gezogen werden. Über eine Veränderung der Sagittalneigung des Tibiaplateaus (Slope) kann mit einer hohen tibialen Umstellungsosteotomie außerdem die Stabilität des Gelenkes günstig beeinflusst werden [1]. Die normale Sagittalneigung des Tibiaplateaus nach posterior beträgt 5–8°. Zur Verbesserung einer vorderen Instabilität sollte diese Sagittalneigung reduziert werden (s. Kap. 20). Das kann bei einer öffnenden Osteotomie gelingen, wenn der Osteotomiespreizer weit posterior eingesetzt wird. Auf diese Weise kann die valgisierende und leicht extendierende Tibiakopfosteotomie sowohl die Fehlstellung und zu einem gewissen Grade auch die Instabilität korrigieren. Aus diesem Grunde bevorzugen wir bei vorderer Instabilität, unikompartimenteller Osteoarthrose und Genu varum zunächst eine Osteotomie durchzuführen. Das gilt besonders für Patienten, bei denen die

Schmerzsymptomatik die Instabilitätssymptome überwiegt. Diese Situation findet sich oft bei Patienten mit Varusgonarthrose und Rezidivinstabilität nach VKB-Ersatzplastik. In der klinischen Praxis kommen Patienten selten aufgrund einer verbleibenden Instabilität zur sekundären VKB-Ersatzplastik.

Stehen die Instabilitätssymptome im Vordergrund oder liegen bei einem jungen Patienten Risikofaktoren vor, kann eine einzeitige hohe tibiale Umstellungsosteotomie in Kombination mit einer VKB-Ersatzplastik in Erwägung gezogen werden. Um die Komplexität der Operation im Rahmen zu halten, bevorzugen wir in dieser Situation eine anatomische Einzelbündel-Rekonstruktion. Der Patient sollte jedoch darüber aufgeklärt werden, dass die peri- und postoperativen Risiken bei einzeitigem Vorgehen höher sind als bei zweizeitigem Vorgehen [9].

Literatur

1 Dejour H, Neyret P, Boileau P, Donell ST. Anterior cruciate reconstruction combined with valgus tibial osteotomy. Clin Orthop Relat Res 1994; 299: 220–228
2 Drogset JO, Grøntvedt T. Anterior cruciate ligament reconstruction with and without a ligament augmentation device: results at 8-year follow-up. Am J Sports Med 2002; 30(6): 851–856
3 Faber KJ, Dill JR, Amendola A, Thain L, Spouge A, Fowler PJ. Occult osteochondral lesions after anterior cruciate ligament rupture: six-year magnetic resonance imaging follow-up study. Am J Sports Med 1999; 27: 489–494
4 Hangody L, Ráthonyi GK, Duska Z, Vásárhelyi G, Füles P, Módis L. Autologous osteochondral mosaicplasty. Surgical technique. J Bone Joint Surg Am 2004; 86-A(1): 65–72
5 Hjelle K, Solheim E, Strand T, Muri R, Brittberg M. Articular cartilage defects in 1,000 knee arthroscopies. Arthroscopy 2002; 18(7): 730–734
6 Knutsen G, Engebretsen L, Ludvigsen TC, Drogset JO, Grøntvedt T, Solheim E, Strand T, Roberts S, Isaksen V, Johansen O. Autologous chondrocyte implantation compared with microfracture in the knee. A randomized trial. J Bone Joint Surg Am 2004; 86-A(3): 455–464
7 Knutsen G, Drogset JO, Engebretsen L, Grøntvedt T, Isaksen V, Ludvigsen TC, Roberts S, Solheim E, Strand T, Johansen O. A randomized trial comparing autologous chondrocyte implantation with microfracture. Findings at five years. J Bone Joint Surg Am 2007; 89(10): 2105–2112
8 Laprell H, Petersen W. Autologous osteochondral transplantation using the diamond bone-cutting system (DBCS): 6-12 years' follow-up of 35 patients with osteochondral defects at the knee joint. Arch Orthop Trauma Surg 2001; 121(5): 248–253
9 Lattermann C, Jakob RP. High tibial osteotomy alone or combined with ligament reconstruction in anterior cruciate ligament-deficient knees. Knee Surg Sports Traumatol Arthrosc 1996; 4: 32–38
10 Maffulli N, Binfield PM, King JB. Articular cartilage lesions in the symptomatic anterior cruciate ligament-deficient knee. Arthroscopy 2003; 19(7): 685–690
11 Noyes FR, Barber-Westin SD. Anterior cruciate ligament reconstruction with autogenous patellar tendon graft in patients with articular cartilage damage. Am J Sports Med 1997; 25: 626–634
12 Noyes FR, Barber SD, Simon R. High tibial osteotomy and ligament reconstruction in varus angulated, anterior cruciate ligament-deficient knees. Am J Sports Med 1993; 21: 2–12
13 Outerbridge RE. The etiology of chondromalacia patellae. J Bone Joint Surg Br 1961; 43-B: 752–757
14 Shelbourne KD, Gray T. Results of anterior cruciate ligament reconstruction based on meniscus and articular cartilage status at the time of surgery. Am J Sports Med 2000; 28: 446–452
15 Shelbourne KD, Jari S, Gray T. Outcome of untreated traumatic articular cartilage defects of the knee. J Bone Joint Surg Am 2003; 85(2): 8–16
16 Shelbourne KD, Stube KC. Anterior cruciate ligament (ACL)-deficient knee with degenerative arthrosis: treatment with an isolated autogenouspatellar tendon ACL reconstruction. Knee Surg Sports Traumatol Arthrosc 1997; 5: 150–156
17 Steadman JR, Rodkey WG, Rodrigo JJ. Microfracture: surgical technique and rehabilitation to treat chondral defects. Clin Orthop Relat Res 2001; 391: 362–369
18 Steadman JR, Briggs KK, Rodrigo JJ, Kocher MS, Gill TJ, Rodkey WG. Outcomes of microfracture for traumatic chondral defects of the knee: average 11-year follow-up. Arthroscopy 2003; 19(5): 477–484
19 Steadman JR, Miller BS, Karas SG, Schlegel TF, Briggs KK, Hawkins RJ. The microfracture technique in the treatment of full-thickness chondral lesions of the knee in National Football League players. J Knee Surg 2003; 16(2): 83–86
20 Wagner H. Surgical treatment of osteochondritis dissecans, a cause of arthritis deformans of the knee. Rev Chir Orthop Reparatrice Appar Mot 1964; 50: 335–352
21 Yüksel HY, Erkan S, Uzun M. The evaluation of intraarticular lesions accompanying ACL ruptures in military personnel who elected not to restrict their daily activities: the effect of age and time from injury. Knee Surg Sports Traumatol Arthrosc 2006; 14(11): 1139–1147

22 Begleitende Meniskusläsionen

Wolf Petersen

22.1 Einleitung

Die Inzidenz für primäre Meniskusverletzungen in Kombination mit einer VKB-Ruptur liegt zwischen 15% und 40% [19].

Die Menisken bedecken als transportable Gelenkflächen nahezu 70% des Tibiaplateaus und sie gleichen die Inkongruenz von Femur und Tibia aus [24]. Auf diese Weise tragen die Menisken zur gleichmäßigen Verteilung des Gelenkdruckes, zur Stabilisation des Gelenkes und zur Verteilung der Synovia bei. Aus diesem Grunde kommt es bei Verlust der Menisken zu degenerativen Gelenkschäden. Fairbanks [10] konnte in einer radiologischen Studie zeigen, dass nach kompletter Entfernung der Menisken eine Osteoarthrose entsteht. Auch nach partieller Meniskusentfernung wurde das Auftreten degenerativer Gelenkschäden beschrieben [32, 36].

Dieser Zusammenhang besteht auch für die posttraumatische Osteoarthrose nach VKB-Ruptur. Die Meniskusverletzung ist ein wichtiger Faktor für die Entwicklung einer Osteoarthrose nach VKB-Ruptur [16].

Aus diesem Grunde besitzt die Therapie der Meniskusläsion eine große Bedeutung für das Langzeitergebnis nach VKB-Rekonstruktion.

22.2 Refixation oder Resektion

Heute gilt in der Meniskuschirurgie der Grundsatz, so viel Meniskusgewebe wie möglich zu erhalten. Das gilt besonders für den lateralen Meniskus, da der laterale Meniskus einen wesentlich größeren Anteil der tibialen Gelenkfläche bedeckt. Hier manifestieren sich degenerative Gelenkschäden nach Meniskusentfernung schon nach wenigen Jahren.

Zur Refixation eignet sich eine Meniskusläsion jedoch nur unter bestimmten Bedingungen (s. Tab. 22.1). Liegen diese Bedingungen nicht vor, besteht ein hohes Risiko für eine Reruptur. Aus diesem Grunde sollte die Indikation zu einer Meniskusrefixation kritisch gestellt werden.

Die biologische Grundlage für die Meniskusrefixation bilden Studien zur Vaskularisation der Menisken [2, 23, 30]. Aufgrund des Vaskularisationsmusters kann man am Meniskus drei unterschiedliche Zonen unterscheiden. In der äußeren Zirkumferenz dringen Blutgefäße in die Meniskusbasis und versorgen auf diese Weise einen 2 mm bis 3 mm breiten Randsaum. Dieser Bereich wird im klinischen Schrifttum auch als „rote Zone" bezeichnet. Der überwiegende Teil der Menisken ist jedoch avaskulär. Die avaskuläre innere Zirkumferenz wird als „weiße Zone" bezeichnet. Der Übergangsbereich zwischen roter und weißer Zone wird als „rot-weiße Zone" bezeichnet (s. Abb. 22.1). Da das Blutgefäßsystem für die Heilung von Gewebsläsionen eine wichtige Rolle spielt, werden Meniskusrefixationen in der roten und in der rot-weißen Zone empfohlen [25, 37].

Tab. 22.1: Refixation einer Meniskusläsion

Indikationen
- Instabiler Meniskuslängsriss in der roten Zone bei intaktem zentralem Fragment
- Instabiler Meniskuslängsriss in der rot-weißen Zone bei intaktem zentralen Fragment
- Dislozierter, basisnaher Korbhenkelriss bei guter Gewebequalität.

Relativ:
- Radiärriss des Außenmeniskus beim jungen Patienten
- Längsriss in der roten Zone bei degenerativen Gelenkschäden

Kontraindikationen
- Läsion des zentralen Meniskusfragmentes bei basisnahen Längsrissen
- Meniskusrisse in der weißen, avaskulären Zone
- Radiärrisse
- Degenerative Meniskusläsionen
- Komplexe Meniskusläsionen
- Nicht behandelte Kniebandinstabilität
- Unkooperativer Patient

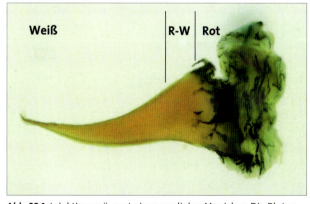

Abb. 22.1: Injektionspräparat eines medialen Meniskus. Die Blutgefäße dringen von der Gelenkkapsel in den Meniskus. Der innere Anteil der Menisken ist avaskulär (weiße Zone). In der äußeren Zirkumferenz sind die Menisken vaskularisiert (rote Zone). Die Übergangszone wird als rot-weiße Zone bezeichnet.

Die topografische Beziehung der Meniskusläsion zum vaskularisierten Anteil des Meniskus ist jedoch nicht der einzige Faktor, der für die Indikation zur Meniskusrefixation bedeutsam ist. Auch die Rissform spielt eine Rolle. Da die Menisken unter Last zirkulär auf Zug beansprucht werden, eignen sich Radiärrisse nicht zur Refixation. Die Naht eines Radiärrisses wird durch die zirkulären Ringspannungen stark beansprucht, sodass eine große Gefahr für ein Nahtversagen besteht. Es gibt im Schrifttum jedoch auch Mitteilungen über positive Verläufe nach Naht von Radiärrissen [38], sodass bei Kindern und Jugendlichen im Ausnahmefall auch bei einem Radiärriss die Indikation zur Refixation gestellt werden kann.

Auch bei degenerativen Veränderungen oder komplexen Meniskusläsionen sollte die Indikation zur Refixation zurückhaltend gestellt werden.

Eine gute Indikation zur Refixation sind instabile Längsrisse im äußeren Drittel, sofern der rupturierte Anteil des Meniskus nicht stark degenerativ verändert erscheint. Dasselbe gilt auch für luxierte Korbhenkelläsionen. Liegt ein zusätzlicher kleiner Radiärriss im Bereich der Pars posterior oder der Pars intermedia vor, kann der Meniskus in diesem Bereich schonend geglättet und das Restfragment refixiert werden.

Häufig lassen sich bei VKB-Ruptur stabile Längsrisse beobachten. Dabei handelt es sich um kurze Risse, bei denen sich das innere Fragment nicht mit dem Tasthaken vorziehen lässt. Diese Rupturen sollen eine gute Spontanheilungstendenz besitzen, wenn das Kniegelenk stabilisiert wurde. Wir setzen jedoch auch in diesen Fällen eine prophylaktische Naht.

22.3 Management

Der Erfolg einer Meniskusrefixation ist abhängig von der Stabilität des Kniegelenkes [7, 8]. Bei gleichzeitiger Durchführung einer Kreuzbandersatzplastik ist die Heilungsrate am höchsten. Das kann an den aus dem Knochen freigesetzten Wachstumsfaktoren liegen. Hohe Rerupturraten werden bei instabilen Kniegelenken beobachtet. Aus diesem Grunde sollte ein instabiles Kniegelenk nach Durchführung einer Meniskusrefixation ein- oder zweizeitig stabilisiert werden.

Beide Vorgehensweisen (ein- oder zweizeitig) werden durch klinische Studien unterstützt. In einer eigenen Untersuchung, die am Lubinus Clinicum in Kiel durchgeführt wurde, haben wir bei 17 Patienten primär eine Meniskusrefixation durchgeführt und das Gelenk nach ca. 6–8 Wochen mit einem Patellarsehnentransplantat stabilisiert [18]. Eine erhöhte Rerupturrate bestand nicht. Arthrofibrosen wurden nicht beobachtet.

Das zweizeitige Konzept beruhte auf der damaligen Annahme, dass ein Zusammenhang zwischen Arthrofibrose und Abstand der OP vom Unfall besteht. Neuere Studien haben jedoch gezeigt, dass nicht der Zeitpunkt der VKB-Rekonstruktion ein Risikofaktor für die Arthrofibrose ist, sondern der Zustand des Gelenkes. Schwellung, Bewegungseinschränkung und Muskelatrophie sind Risikofaktoren für die Arthrofibrose [21].

Nachteilig ist am zweizeitigen Vorgehen die Notwendigkeit eines zweiten Eingriffes, die Verlängerung der Rehabilitationszeit und der schlechte Zustand der Muskulatur zum Zeitpunkt der VKB-Rekonstruktion. Aus diesem Grunde bevorzugen wir heute ein einzeitiges Vorgehen. Das gilt besonders für Meniskusläsionen, die aufgrund eines Giving-way-Phänomens entstanden sind. In diesen Fällen handelt es sich oft um bisher unbemerkte VKB-Rupturen. Diese Fälle gehen nur mit geringer oder mäßiger Reizung des Gelenkes einher.

Aber auch bei einer akuten VKB-Ruptur mit Korbhenkelläsion bevorzugen wir ein einzeitiges Vorgehen, da die Heilungsrate der Meniskusläsion durch die gleichzeitig durchgeführte VKB-Rekonstruktion weiter gesteigert werden kann. Offenbar führen die durch die Eröffnung des Knochens in das Gelenk gespülten Wachstumsfaktoren zu einer Heilungsstimulation.

Liegt eine Meniskusläsion vor, die sich nicht zur Refixation eignet, kann bei freier Beweglichkeit eine aufgeschobene Versorgung von VKB und Meniskus gewählt werden.

22.4 Meniskusteilresektion

Eine Meniskusteilresektion sollte so sparsam wie möglich durchgeführt werden. Wichtig ist, dass ein peripherer Faserring bestehen bleibt, damit die Last des Restmeniskus weiter auf Vorder- und Hinterhorn übertragen werden kann.

Da es sich bei der Meniskusteilresektion um eine arthroskopische Standardtechnik handelt, soll auf diese Technik im Rahmen dieses Buches nicht eingegangen werden.

22.5 Technik der Meniskusrefixation

Meniskusrefixationen sind grundsätzlich arthroskopisch oder via Arthrotomie durchführbar. Auch wenn bisher kein Unterschied hinsichtlich der Langzeitergebnisse (Arthroskopie vs. Arthrotomie) besteht, so scheinen die arthroskopischen Verfahren den offenen Verfahren hinsichtlich der postoperativen Morbidität überlegen. Auch die Übersicht ist beim arthroskopischen Vorgehen mit den heutigen Kameras und Optiken wesentlich besser als bei einer Arthrotomie, sodass die offene Meniskusrefixation heute als obsolet gelten muss.

22.5 Technik der Meniskusrefixation

Das gilt besonders für die einzeitige Versorgung mit einer VKB-Plastik.

Bei der gleichzeitigen Rekonstruktion von VKB-Ruptur und Meniskusläsion sollte eine Technik gewählt werden, die eine zügige Versorgung beider Verletzungen gewährleistet.

Es werden drei grundsätzliche Meniskusrefixationstechniken unterschieden. Die Bezeichnung dieser Techniken richtet sich danach, wie der Faden durch den Meniskus geschoben wird: „outside/in", „inside/out" und „all-inside". Jede Technik besitzt Vor- und Nachteile. Bei der Inside-out-Technik überwiegen jedoch die Nachteile, sodass diese Technik für uns keine Rolle spielt: Es sind spezielle Nahtinstrumente erforderlich und es sind Zusatzinzisionen notwendig, um im Bereich der Pars posterior einen unkontrollierten Austritt der Nadel mit Schädigung neurovaskulärer Strukturen zu verhindern.

Ob die Outside-in- oder eine All-inside-Techik zur Anwendung kommt, richtet sich nach der Lokalisation des Meniskusrisses. So eignen sich Vorderhornläsionen nur für die Outside-in-Technik. Läsionen im Bereich der Pars intermedia können mit der Outside-in- oder der Inside-out-Technik versorgt werden (s. Abb. 22.2). Aufgrund der Gefäße und Nerven der Fossa poplitea eignen sich All-inside-Techniken besonders zur Versorgung von Hinterhornläsionen.

22.5.1 Vertikale oder horizontale Nähte

Nähte können vertikal oder horizontal durch das Meniskusgewebe gelegt werden (s. Abb. 22.2). Biomechanische Studien haben zeigen können, dass vertikale Nähte im Vergleich zur horizontalen Naht eine höhere Festigkeit aufweisen [17]. Da der Hauptteil der Kollagenfibrillen innerhalb der Menisken zirkulär verläuft [22], werden von vertikalen Nähten mehr Kollagenfibrillenbündel gefasst. Eine horizontale Naht soll eher zwischen den Kollagenfibrillen durchschneiden. Dennoch ist die in biomechanischen Studien nachgewiesene Haltekraft

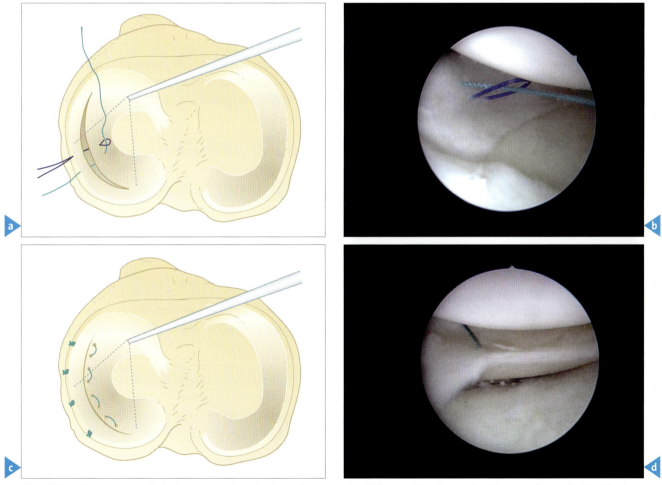

Abb. 22.2a–d: Bei Outside-in-Technik wird zuerst wird unter arthroskopischer Sicht eine Orientierungskanüle von außen in die Meniskusbasis gestochen. Liegt die Kanüle richtig, wird sie entfernt und im Bereich des Einstiches eine Stichinzision angefertigt. Die Stichinzision muss mit einem Klemmchen bis auf die Gelenkkapsel gespreizt werden. In eine weitere Kanüle wird eine Fadenschlaufe gelegt (z.B. Prolene Stärke 1) und in den Meniskus eingestochen, sodass die Nadel aus dem inneren Meniskusfragment austritt. Eine zweite Nadel mit dem Nahtfaden (z.B. 2-0 Ethibond) wird über den gleichen Zugang entweder über, unter oder hinter der Fadenschlaufe eingestochen. Über den Arbeitszugang wird eine Fasszange in das Gelenk eingebracht, der Nahtfaden gegriffen und durch die Fadenschlaufe gezogen (**a**). Durch Zurückziehen der Fadenschlaufe wird der Nahtfaden dann aus dem Gelenk ausgeleitet (**b**). Zum Schluss werden die Fäden unter arthroskopischer Sicht verknotet (**c** und **d**).

einer horizontalen Naht deutlich höher als die unter Last in den Menisken in Richtung der Naht auftretenden Kräfte. Bei der Applikation von Scherkräften ist die Haltekraft sogar höher [40, 41]. Aus diesem Grunde können unter biomechanischen Gesichtspunkten sowohl vertikale als auch horizontale Nähte empfohlen werden.

Horizontale Nähte sind technisch einfacher. Die Kontaktzone ist jedoch kleiner als bei der Vertikalnaht, sodass der Meniskus beim Knoten verzogen werden kann. Aus diesem Grunde ist es empfehlenswert, bei horizontalen Nähten abwechselnd supra- und inframeniskale Nähte zu legen.

22.5.2 Arthroskopische Zugänge zur Meniskusrefixation

Die Zugänge zum Gelenk müssen so gewählt werden, dass die Menisken problemlos erreicht werden können. Jeder Kompromiss hinsichtlich des Zuganges bedeutet Zeitverlust. Aus diesem Grunde müssen immer zusätzliche Portale angelegt werden, wenn der Meniskus über die Kreuzbandzugänge schlecht erreicht werden kann.

Als Arbeitszugang für den Innenmeniskus eignet sich eine Inzision im Übergangsbereich von Pars intermedia zum Vorderhorn (Sondierung mit Hilfe einer Nadel). Der Zugang soll unmittelbar über der Meniskusbasis liegen. Liegt der Zugang zu hoch, kann das Meniskushinterhorn nicht oder nur mit Schwierigkeiten erreicht werden.

Pars intermedia und Hinterhorn des Außenmeniskus können durch einen vorderen medialen Zugang leicht erreicht werden. Am Außenmeniskus wird die Refixation im Bereich der Pars posterior und Pars intermedia in 4er-Position durchgeführt.

22.5.3 Stimulation der Meniskusheilung durch Anfrischung, Stichelung, perimeniskale Synovialektomie oder Fibringerinnsel

Ist die Entscheidung zur Meniskusrefixation gefallen, muss zunächst die Meniskusbasis sowie das abgerissene Fragment angefrischt werden [25]. Instabile Anteile werden entweder mit einer kleinen Korbschere (z.B. Duckbill-Punch) oder einem motorgetriebenen Schneidegerät (Shaver) entfernt. Bei Läsionen in der Übergangszone (rot-weiße Zone) sollte die Heilungsreaktion durch einige Maßnahmen stimuliert werden.

Durch eine Stichelung der Meniskusbasis können Gefäßeinsprossungen induziert werden. Die Stichelung kann entweder bei der Outside-in-Naht mit der Orientierungskanüle, mit der Rosenberg-Nadel oder mit einem Mikrofrakturierungsmeißel erfolgen.

Auch eine suprameniskale Synovialektomie soll den Heilungsprozess stimulieren. Dabei wird ein schmaler Saum des Synovialgewebes über oder unter der Meniskusbasis mit dem Synovialresektor entfernt.

Aufwändig ist das Einbringen eines Fibringerinnsels [3]. Zu diesem Zwecke muss dem Patienten ca. 20 ml Blut entnommen werden. Das Blut wird mit einem sterilen Glasstab solange verrührt, bis sich ein Fibringerinnsel anlagert. Das Gerinnsel sollte erst in den Riss eingebracht werden, wenn die Nähte bereits gelegt wurden.

22.5.4 Outside-in-Naht

Zur Outside-in-Naht sind keine speziellen Instrumente notwendig. Es reichen 2 Kanülen und 2 Fäden, die in jedem Operationssaal vorhanden sein sollten. Aus diesem Grunde sollte die Outside-in-Technik von jedem arthroskopischen Operateur beherrscht werden.

Bei der Outside-in-Technik werden die Nähte von außen nach intraartikulär geführt (s. Abb. 22.2). Zuerst wird unter arthroskopischer Sicht die Orientierungskanüle von außen in die Meniskusbasis gestochen. Liegt die Kanüle richtig, wird sie entfernt und im Bereich des Einstiches eine Stichinzision durchgeführt. Die Stichinzision muss mit einem Klemmchen bis auf die Gelenkkapsel gespreizt werden. Sollten subkutane Brücken bestehen bleiben, besteht die Gefahr, dass die Haut beim Knoten der Fäden eingezogen wird. Soll die Naht im Hinterhornbereich gelegt werden, muss über einen Zugang zur posterolateralen oder posteromedialen Gelenkkapsel nachgedacht werden.

Nun wird in eine Kanüle eine Fadenschlaufe gelegt (z.B. Prolene Stärke 1) und in den Meniskus eingestochen, sodass die Nadel aus dem inneren Meniskusfragment austritt. Ein monophiler Faden ist günstig, da sich die Schlaufe durch die Steifigkeit des Fadens aufspreizt. Danach wird eine zweite Nadel mit dem Nahtfaden (z.B. 2-0 Ethibond) über den gleichen Zugang entweder über, unter oder hinter der Fadenschlaufe eingestochen. Vom Nahtfaden sollten die letzten 1–2 cm aus der Nadel herausragen. Nun wird eine Fasszange über den Arbeitszugang in das Gelenk eingebracht, der Nahtfaden gegriffen und durch die Fadenschlaufe gezogen. Bei einer Horizontalnaht ist es empfehlenswert, die Nadel mit der Fadenschlaufe vor dem Nahtfaden zu platzieren, da auf diese Weise der Nahtfaden leichter mit einer Fasszange gegriffen werden kann. Durch Zurückziehen der Fadenschlaufe wird der Nahtfaden dann aus dem Gelenk ausgeleitet. Die Fadenenden werden mit einem Klemmchen gesichert und weitere Nähte gelegt. Zum Schluss werden die Fäden unter arthroskopischer Sicht verknotet. Je nach Größe des Meniskusrisses sind 1–4 Nähte notwendig.

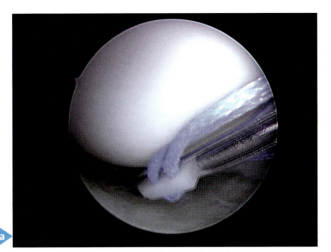
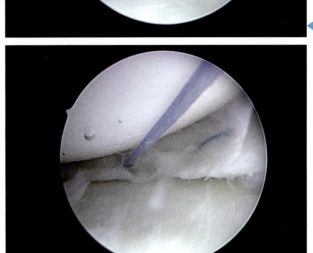

Abb. 22.3a–c: Technik der All-inside-Meniskusrefixation mit dem Fast-Fix. Die Applikation der Nadel sollte über eine Gelenkschleuse erfolgen, um Irritationen durch die Weichteile zu vermeiden. Zu diesem Zwecke eignet sich auch eine vorne abgeschnittene Hülle einer Venenverweilkanüle; Platzierung der Nadel auf dem inneren Meniskusfragment und Penetration des Meniskus, bis die Nadelspitze in der Kapsel liegt. Durch Zurückziehen der Nadel verkippt der erste Anker (**a**). Die Nadel wird zurückgezogen und der zweite Anker vorgeschoben. Nun erfolgt eine zweite Penetration entweder in horizontaler Richtung im inneren Meniskusfragment oder inneren Meniskussegment und das Ausleiten der Fadenschlaufe aus der Hautinzision (**b**). Unter arthroskopischer Kontrolle werden die Fäden abschließend geknotet (**c**).

Die Outside-in-Naht ist aufgrund ihrer Einfachheit unsere arthroskopische Standardnaht zur Meniskusrefixation.

22.5.5 All-inside-Naht

Die konventionelle All-inside-Naht kann als anspruchsvollste arthroskopische Meniskus-Nahttechnik gelten. Die All-inside-Technik eignet sich besonders für die Refixation von Rampenläsionen. Für diese Technik werden spezielle Naht-Instrumente verwendet.

Aufgrund ihrer Komplexität weichen wir in dieser Situation auf Fadenankersysteme aus. Mit diesen Implantaten ist eine zeitsparende und sichere Versorgung von Hinterhornläsionen möglich. Rigide Meniskusanker (z.B. Meniskus Arrow) verwenden wir nicht mehr, da in verschiedenen Studien beschrieben wurde, dass die prominenten Köpfe dieser Implantate Knorpelschäden induzieren können [31].

Zurzeit werden 2 flexible Fadenanker angeboten (Rapidloc, Mitek, und Fast-Fix, Smith & Nephew). Biomechanische Studien haben gezeigt, dass beide Systeme eine ausreichende Festigkeit haben [40, 41].

Der Fast-Fix wird mit einem Applikationsinstrument angeboten. Mit dem Applikator wird das innere Meniskusfragment und die Meniskusbasis penetriert (s. Abb. 22.3). Nach Zurückziehen der Basis verhakt sich ein Kippanker hinter der Meniskusbasis. Dann wird der zweite Kippanker auf dem Applikator nach vorne geschoben und der Meniskus ein zweites Mal penetriert – der zweite Kippanker verhakt sich hinter dem Meniskus. Der vorgelegte Knoten wird anschließend mit einem Knotenschieber auf den Meniskus geschoben und der Faden abgeschnitten. Wir verwenden das Fast-Fix-System nur für den Hinterhornbereich.

22.6 Postoperative Behandlung

Zur postoperativen Nachbehandlung werden im Schrifttum verschiedene Nachbehandlungsschemata angegeben [4, 8]. Einige Autoren favorisieren eine vorsichtige Nachbehandlung unter Ent- oder Teilbelastung sowie Limitierung der Beweglichkeit in starrer oder beweglicher Orthese [8]. Grundlage für die Limitierung der Beweglichkeit sind Studien, die gezeigt haben, dass die Menisken bei extremer Beugung über die hintere Kante des Tibiaplateaus gezogen werden. Die Teilbelastung dient der allgemeinen Schonung des Gelenkes. Unter biomechanischen Gesichtspunkten spricht eigentlich nur wenig gegen eine axiale Vollbelastung, da das innere Me-

Tab. 22.2: Klinische Ergebnisse nach offener Meniskusrefixation mit Naht

Autor/Jahr	Follow up	Methode	Ergebnisse
DeHaven et al. 1989	4,6 Jahre	Offene Refixation	Insgesamt 9 Rerupturen: 2 Rerupturen bei akuter Naht (innerhalb von 6 Wochen) 7 Rerupturen bei Naht im chronischen Stadium 6 Rerupturen bei VKB-defizientem Knie
DeHaven et al. 1995	10,9 Jahre	Offene Refixation	33 Refixationen: 7 Rerupturen (21%): 3 von 21 (14%) bei akuter Naht (innerhalb von 6 Wochen) 4 von 12 (33%) bei Naht im chronischen Stadium keine Reruptur bei stabilem Knie degenerative Veränderungen bei 4 von 26 (85%) nach erfolgreicher Naht degenerative Veränderungen in 4 von 7 (43%) Patienten mit Reruptur
Rockbon und Gillquist 2000	13 Jahre	Offene Refixation	Rerupturrate: 29% bei stabilem Knie

Tab. 22.3: Klinische Ergebnisse nach arthroskopischer Meniskusrefixation mit Naht

Autor/Jahr	Follow up	Methode	Ergebnisse
Rosenberg et al. 1986	3 Monate	Arthroskopische Inside-out-Refixation	Kontrollarthroskopie: In 24 von 29 Fällen komplette Heilung 5 von 29 inkomplette Heilung 4 von 5 inkomplette Heilungen bei instabilem Knie
Cannon und Vittori 1992	7–10 Monate	Arthroskopische Refixation	117 Refixationen: Rerupturrate: 18% Refixation mit VKB-Rekonstruktion: 7% Rerupturen Refixation bei stabilem Knie: 50% Rerupturen ältere Patienten hatten geringere Rerupturrate als jüngere, akute Risse hatten geringere Rerupturrate als chronische Risse
Eggli et al. 1995	7,5 Jahre	Arthroskopische Refixation	52 Refixationen: • Rerupturrate 27% Negative prognostische Faktoren: Alter > 30 Jahre, Risslänge > als 2,5 cm, Chronizität (> 8 Wochen), lateraler Meniskus
Barret et al. 1997	24,9 Monate	Arthroskopische Refixation	Insgesamt 7 Rerupturen (21%): 3 von 21 (14%) bei akuter Naht (innerhalb von 6 Wochen) 4 von 12 (33%) bei Naht im chronischen Stadium keine Reruptur bei stabilem Knie keine degenerative Veränderungen in 22 von 26 (85%) nach erfolgreicher Naht keine degenerative Veränderungen in 3 von 7 (43%) mit Reruptur
Miller 1988	39 Monate	Arthroskopische Inside-out-Refixation	79 Refixationen: • Rerupturrate 9% • bei chronischen Rupturen keine erhöhte Rerupturrate
Van Trommel et al. 1998	15 Monate	Arthroskopische Outside-in-Refixation	• komplette Heilung bei 23 Menisci (45%) • partielle Heilung bei 16 Menisci (32%) • keine Heilung bei 12 (24%) • schlechte Heilung bei Hinterhornrupturen des med. Meniskus
Johnson et al. 1999	10,9 Jahre	Arthroskopische Refixation	• klinische Versager bei isolierten Refixationen: 24%

niskusfragment durch den Gelenkdruck nach außen gegen das periphere Fragment gedrückt wird.

Verschiedene Studien haben gezeigt, dass auch mit einem aggressiven Nachbehandlungsprotokoll gute klinische Ergebnisse erzielt werden können [4, 20].

Das eigene Vorgehen richtet sich nach dem intraoperativen Befund. Bei ausgedehnteren Rupturen mit 3–4 Nähten werden die Patienten mit einer beweglichen Knieorthese versorgt (0-0-60) und für 6 Wochen unter Belastung mit 20 kg Teilbelastung mobilisiert. Bei kleineren Rupturen (1–2 Nähte) wird auf die Orthese verzichtet und eine Teilbelastung für ca. 4 Wochen durchgeführt. Bei nur einer Naht (stabile Läsion) kann unter Volllast ohne Orthese mobilisiert werden. Zur Kontrolle der postoperativen Gelenkreizung verwenden wir im Wesentlichen physikalische Maßnahmen (Cryocuff direkt postoperativ) sowie isometrische Anspannungsübungen zur Reduktion des intraartikulären Ergusses. Auf die Gabe nicht steroidaler Antiphlogistika (NSAR) verzichten wir, da diese Medikamente in der Frühphase auch Heilungsreaktionen inhibieren können.

22.7 Ergebnisse aus dem Schrifttum

Es gibt nur wenige prospektiv randomisierte Studien zur Meniskusrefixation [13]. Aus diesem Grunde müssen die meisten Schlussfolgerungen aus Fallserien ohne Kontrollgruppe gezogen werden. In den Tabellen 22.2–22.5 werden klinische Studien zur Meniskusrefixation zusammengefasst. Es handelt sich um Studien, in denen Meniskusrefixationen bei basisnahen Längsrissen durchgeführt wurden.

In diesen Studien liegen die Rerupturraten zwischen 50% und ca. 10%. Je länger die Nachuntersuchungszeit, desto höher die Rerupturrate. So liegt die Rerupturrate bei arthroskopischen und offenen Naht-Techniken im Langzeitverlauf jeweils bei ca. 20%. Bei starren Implantaten (Meniskus Arrow) liegt die Rerupturrate im Langzeitverlauf bei ca. 28%. Über flexible Fadenanker wurden bisher nur Kurzzeitergebnisse berichtet. Bei diesen Systemen liegen die Rerupturraten im Kurzzeitverlauf bei ca. 12%.

Nichtresorbierbare Fadenmaterialien sollen geringere Rerupturraten haben als resorbierbare. Auch die akute Versorgung einer Meniskusläsion (innerhalb von 6–8

Tab. 22.4: Klinische Ergebnisse nach arthroskopischer Meniskusrefixation mit starrem Anker

Autor/Jahr	Follow up	Methode	Ergebnisse
Albrecht-Ohlsen et al. 2000	3–4 Monate	Arthroskopische All-inside-starrer-Anker (Arrow, Bionx, Linvatec); prospektiv randomisiert; verglichen mit Naht	9% Rerupturen kein Unterschied zwischen Naht und Arrow
Laprell et al.	1 Jahr	Arthroskopische All-inside-starrer-Anker (H-Fix, Mitek)	37 Refixationen: • 5 Rerupturen (13%)
Siebold et al. 2007	6 Jahre	Arthroskopische All-inside-starrer-Anker (Arrow, Bionx, Linvatec)	113 Patienten: • 28% Rerupturen • VKB-Rekonstruktion hatte keinen Einfluss auf Rerupturrate
Kurzweil et al. 2005	4,5 Jahre	Arthroskopische All-inside-starrer-Anker (Arrow, Bionx, Linvatec)	60 Refixationen: • 28% Rerupturen • 42% Rerupturen bei intaktem VKB • 20% Rerupturen mit VKB-Rekonstruktion
Lee und Diduch 2005	2,3 Jahre 6,6 Jahre	Arthroskopische All-inside-starrer-Anker (Arrow, Bionx, Linvatec)	32 Refixationen: • 2,3 Jahre: 9,4% Rerupturen • 6,6 Jahre: 28,6% Rerupturen

Tab. 22.5: Klinische Ergebnisse nach arthroskopischer All-inside-Meniskusrefixation mit flexiblem Anker

Autor/Jahr	Follow up	Methode	Ergebnisse
Haas et al. 2005	24,3 Monate	Arthroskopische All-inside-Fadenankersystem (FasT Fix, S&N)	42 Refixationen: • 5 Rerupturen • 3 bei isolierten Refixationen (20%) • 2 mit VKB-Rekonstruktion (9%)
Barber et al. 2006	31 Monate	Arthroskopische All-inside-Fadenankersystem (Rapidloc, Mitek)	32 Refixationen: • 4 Rerupturen (12,5%)
Quinby et al. 2006	2 Jahre	Arthroskopische All-inside-Fadenankersystem (Rapidloc, Mitek)	54 Refixationen: • 5 Rerupturen (9,3%) Negative prognostische Faktoren: Korbhenkelriss, Risslänge > als 2 cm, Chronizität, multiplanare Rupturen

Wochen) führt seltener zur Reruptur. Das Lebensalter wird kontrovers beurteilt. So war bei Cannon und Vittori [6] die Rerupturrate bei älteren Patienten niedriger, bei Eggli et al. [1995] war die Rerupturrate bei Patienten über 30 Jahren erhöht.

Übereinstimmend haben viele Studien gezeigt, dass die Stabilität des Gelenkes eine große Bedeutung für das Ergebnis nach Meniskusrefixation besitzt. Bei stabilen Gelenken waren die Rerupturraten niedriger als bei instabilen Gelenken. Einen positiven Einfluss soll auch die operative Rekonstruktion des vorderen Kreuzbandes besitzen [6]. Offenbar spielen die bei der VKB-Rekonstruktion ausgeschütteten Wachstumsfaktoren eine Rolle.

Auch hinsichtlich des präventiven Effektes gibt es widersprüchliche Angaben. In einer Matched-pair-Analyse [27] hatten Patienten nach offener Meniskusrefixation ebenso viele Arthrosezeichen wie Patienten nach arthroskopischer partieller Meniskektomie. DeHaven et al. [7, 8] konnten jedoch im Langzeitverlauf zeigen, dass Patienten nach erfolgreicher Meniskusrefixation weniger Arthrosezeichen hatten als nach Reruptur.

Literatur

1. Albrecht-Olsen P, Kristensen G, Burgaard P, Joergensen U, Toerholm C. The arrow versus horizontal suture in arthroscopic meniscus repair: a prospective randomized study with arthroscopic evaluation. Knee Surg Sports Traumatol Arthrosc 1999; 7: 268–273
2. Arnoczky SP, Warren RF. Microvasculature of the human meniscus. Am J Sports Med 1982; 10: 90–95
3. Arnoczky SP, Warren RF, Spivak JM. Meniscal repair using an exogenous fibrin clot. An experimental study in dogs. J Bone Joint Surg 1988; 70-A: 1209–1217
4. Barber FA. Accelerated rehabilitation for meniscus repairs. Arthroscopy 1994; 10(2): 206–210
5. Barrett GR, Richardson K, Ruff CG, Jones A. The effect of suture type on meniscus repair. A clinical analysis. Am J Knee Surg 1997; 10(1): 2–9
6. Cannon WD, Vittori JM. The incidence of healing in arthroscopic meniscus repairs in anterior cruciate ligament reconstructed knees versus stable knees. Am J Sport Med 1992; 20: 176–181
7. DeHaven KE, Black KP, Griffiths HJ. Open meniscus repair. Technique and two to nine year results. Am J Sports Med 1989; 17(6): 788–795
8. DeHaven KE, Lohrer WA, Lovelock JE. Long term results of open meniscal repair. Am J sports Med 1995; 23: 524–530
9. Eggli S, Wegmüller H, Kosina J Huckell C, Jakob RP. Long term results of arthroscopic meniscus repair. An analysis of isolated tears. Am J Sports Med 1995; 23: 715–720
10. Fairbanks TJ. Knee joint changes after meniscectomy. J Bone Joint Surg 1948; 30-Br: 664–670
11. Fink C, Hoser C, Benedetto KP. Development of arthrosis after rupture of the anterior cruciate ligament: a comparison of surgical and conservative therapy. Unfallchirurg 1994; 97: 357–361
12. Haas AL, Schepsis AA, Hornstein J, Edgar CM. Meniscal repair using the FasT-Fix all-inside meniscal repair device. Arthroscopy 2005; 21(2): 167–175
13. Howell JR, Handoll HH. Surgical treatment for meniscal injuries of the knee in adults. Cochrane Database Syst Rev 2000; 2: 1353
14. Jensen NC, Riis J, Robertsen K, Holm AR. Arthroscopic repair of the ruptured meniscus: one to 6.3 years follow up. Arthroscopy 1994; 10(2): 211–214
15. Johnson MJ, Lucas GL, Lucas GL, Dusek JK, Henning CE. Isolated arthroscopic meniscus repair: a long term outcome study more than 10 years. Am J Sport Med 1999; 27: 44–49
16. Jomha NM, Borton DC, Clingeleffer AJ, Pinczewski LA. Long-term osteoarthritic changes in anterior cruciate ligament reconstructed knees. Clin Orthop Relat Res 1999; 358: 188–193
17. Kohn D, Siebert W. Meniscus suture techniques: a comparative biomechanical cadaver study. Arthroscopy. 1989; 5(4): 324–327
18. Laprell H, Stein V, Petersen W. Arthroscopic all-inside meniscus repair using a new refixation device: a prospective study. Arthroscopy 2002; 18(4): 387–393
19. Levy AS, Meier SW. Approach to cartilage injury in the anterior cruciate ligament-deficient knee. Orthop Clin North Am 2003; 34: 149–157
20. Mariani PP, Santori N Adriani E, Mastrantuono M. Accelerated rehabilitation after arthroscopic meniscus repair: a clinical and magnetic resonance imaging evaluation. Arthrocopy 1996; 12: 680–686
21. Mayr HO, Weig TG, Plitz W. Arthrofibrosis following ACL reconstruction – reasons and outcome. Arch Orthop Trauma Surg 2004; 124(8): 518–522
22. Petersen W, Tillmann B. Collagenous fibril texture of the human knee joint menisci. Anat Embryol 1998; 197: 317–324
23. Petersen W, Tillmann B. Age-related blood and lymph supply of the knee menisci. A cadaver study. Acta Orthop Scand 1995; 66(4): 308–312
24. Petersen W, Tillmann B. Structure and vascularization of the knee joint menisci. Z Orthop Ihre Grenzgeb 1999; 137(1): 31–37
25. Petersen W, Zantop T. Arthroscopic meniscal suture. Oper Orthop Traumatol 2006; 18(5-6): 393–410
26. Quinby JS, Golish SR, Hart JA, Diduch DR. All-inside meniscal repair using a new flexible, tensionable device. Am J Sports Med 2006; 34(8): 1281–1286
27. Rockborn P, Gillquist J. Results of open meniscus repair. Long term follow up study with a matched uninjured control. J Bone Joint Surg 2000; 82-B: 494–498
28. Rockborn P, Messner K. Long-term results of meniscus repair and meniscectomy: a 13-year functional and radiographic follow-up study. Knee Surg Sports Traumatol Arthrosc 2000; 8(1): 2–10
29. Rosenberg TD, Scott SM, Coward DB, Dunbar WH, Ewing JW, Johnson CL, Paulos LE. Arthroscopic meniscus repair evaluated with repeat arthroscopy: Arthroscopy 1986; 2: 14–20
30. Scapinelli R. Vascular anatomy of the human cruciate ligaments and surrounding structures. Clin Anat 1969; 10(3): 151–162
31. Seil R, Rupp S, Dienst M, Mueller B, Bonkhoff H, Kohn DM. Chondral lesions after arthroscopic meniscus repair using meniscus arrows. Arthroscopy 2000; 16(7): 17
32. Shelbourne KD, Dickens JF. Joint space narrowing after partial medial meniscectomy in the anterior cruciate ligament-intact knee. J Am Acad Orthop Surg 2007; 15(9): 519–524
33. Siebold R, Dehler C, Boes L, Ellermann A. Arthroscopic all-inside repair using the Meniscus Arrow: long-term clinical follow-up of 113 patients. Arthroscopy. 2007; 23(4): 394–349

34 Tillmann B, Petersen W. Funktionelle Anatomie. In: Kohn D (Hrsg.). Das Knie. Thieme, Stuttgart, New York
35 van Trommel MF, Simonian PT, Potter HG, Wickiewicz TL. Different regional healing rates with the outside-in technique for meniscal repair. Am J Sports Med 1998; 26(3): 446–452
36 Veth RPH. Clinical significance of knee joint changes after meniscectomy. Clin Orth Rel Res 1985; 198: 56–60
37 Warren RF. Arthroscopic meniscus repair. Arthroscopy 1985; 1: 170–172
38 Yoo JC, Ahn JH, Lee SH, Lee SH, Kim JH. Suturing complete radial tears of the lateral meniscus. Arthroscopy 2007; 23(11): 1249–1257
39 Zantop T, Eggers AK, Musahl V, Weimann A, Petersen W. Cyclic testing of flexible all-inside meniscus suture anchors: biomechanical analysis. Am J Sports Med 2005; 33(3): 388–394
40 Zantop T, Eggers AK, Weimann A, Hassenpflug J, Petersen W. Initial fixation strength of flexible all-inside meniscus suture anchors in comparison to conventional suture technique and rigid anchors: biomechanical evaluation of new meniscus refixation systems. Am J Sports Med 2004; 32(4): 863–869
41 Zantop T, Temmig K, Weimann A, Eggers AK, Raschke MJ, Petersen W. Elongation and structural properties of meniscal repair using suture techniques in distraction and shear force scenarios: biomechanical evaluation using a cyclic loading protocol. Am J Sports Med 2006; 34(5): 799–805

23 Multiligamentverletzungen

Wolf Petersen

Die Inzidenz ligamentärer Begleitverletzungen bei einer VKB-Ruptur ist hoch. Ligamentäre Begleitverletzungen können aufgrund ihrer Unfallmechanismen unterteilt werden:
1. Bandrupturen nach Niedrigenergie-Trauma
2. Bandrupturen nach Hochenergie-Trauma

Niedrigenergie-Traumen treten z.B. bei Sportunfällen auf. Meist handelt es sich nicht um eine direkte Krafteinwirkung auf das Kniegelenk. Der typische Unfallmechanismus, der zu begleitenden Rupturen des medialen Kollateralbandes führt, ist das Valgus-Außenrotations-Trauma. Als typische Verletzung gilt die „unhappy triad" (VKB-Ruptur, Ruptur des medialen Kollateralbandes, Innenmeniskusläsion). Schwere Instabilitäten treten bei diesem Unfallmechanismus jedoch selten auf. Die ligamentären Begleitverletzungen des medialen Bandkomplexes nach Niedrigenergie-Trauma haben eine gute Heilungstendenz.

Bei Hochenergie-Traumen handelt es sich um die direkte Einwirkung einer Kraft auf das Kniegelenk. Typischer Unfallmechanismus für ein Hochenergie-Trauma ist der Anprall des gebeugten Kniegelenkes an das Armaturenbrett im Auto („dashboard injury"). Aber auch im Sport kann es zu direkter Gewalteinwirkung auf das Kniegelenk kommen [10]. Bei Hochenergie-Traumen besteht die Gefahr einer Verletzung aller ligamentären Strukturen am Kniegelenk (VKB, HKB, laterale Gelenkecke, mediale Gelenkecke). Eine extreme Folge eines Hochenergie-Traumas ist die Knieluxation (s. Abb. 23.1). Es handelt sich meist um schwere Bandverletzungen, die zum einen aufgrund der Verletzungsschwere (hochgradige Rupturen), zum anderen aber auch aufgrund der begleitenden Bandverletzungen (komplexe Instabilität mit Wegfall sekundärer Stabilisatoren) ein schlechtes Heilungsverhalten aufweisen.

Das folgende Kapitel soll einen Überblick über die Therapie bei Verletzung mehrerer Bänder am Kniegelenk geben.

23.1 Anteromediale Instabilitäten

Die anteromediale Instabilität ist die häufigste ligamentäre Kombinationsinstabilität. Der Schweregrad der Rupturen des medialen Kollateralbandes reicht von erstgradigen Dehnungen oder zweitgradigen Teilrupturen bis zur kompletten drittgradigen Ruptur aller Anteile des medialen Kollateralbandkomplexes.

Erst- und zweitgradige Verletzungen betreffen meist den oberflächlichen, oder je nach Schweregrad auch den tiefen, Anteil des medialen Kollateralbandes. Erst- und zweitgradige Rupturen des medialen Kollateralbandes treten oft bei Sportunfällen auf. Bei derartigen Verletzungen ist durch die noch intakten Anteile der medialen Gelenkecke eine Reststabilität gewährleistet, die sicherstellt, dass die Bandstümpfe in Kontakt bleiben. Diese Verletzungen haben eine gute Heilungstendenz und es besteht weitgehend Übereinstimmung, dass sie keiner operativen Behandlung bedürfen. Bei erstgradigen Läsionen reicht oft eine schmerzadaptierte Teilbelastung für einige Tage. Bei zweitgradigen Rupturen kann zusätzlich eine Orthese appliziert werden (s. Abb. 23.2).

Verschiedene Autoren haben zeigen können, dass auch drittgradige Rupturen des medialen Kollateralbandes in Kombination mit einer Ruptur des vorderen Kreuzbandes unter konservativer Behandlung ausheilen [3, 8, 9].

In einer eigenen retrospektiven Auswertung am Lubinus Clinicum in Kiel haben wir Patienten mit akuter Naht des medialen Kollateralbandes in Kombination mit einer Kreuzbandersatzplastik und Patienten mit primär konservativer Therapie des medialen Kollateralbandes und sekundärer Kreuzbandersatzplastik (BPTB) verglichen [4]. Die Inzidenz medialer und vorderer Restinstabilitäten war in beiden Gruppen gleich. In der Gruppe nach primärer Naht des medialen Kollateral-

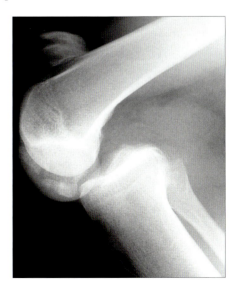

Abb. 23.1: Röntgenbild eines dislozierten Kniegelenkes mit Patellafraktur

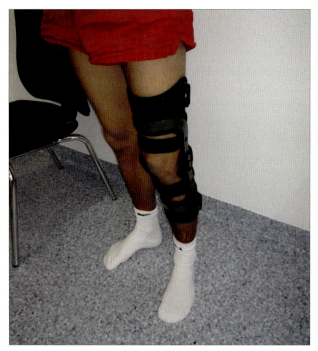

Abb. 23.2: Hartrahmenorthese zur Therapie einer erst- bis zweitgradigen Ruptur des medialen Kollateralbandes

bandes gab es jedoch mehr postoperative Bewegungseinschränkungen.

Die nicht operative Therapieempfehlung gilt jedoch nur für drittgradige Rupturen des oberflächlichen und evtl. auch des tiefen Teils des medialen Kollateralbandes. In diesen Fällen sind die Bandstümpfe gut approximiert und intakte sekundäre Stabilisatoren (tiefes mediales Kollateralband, hinteres Schrägband) gewährleisten, dass keine sekundäre Dislokation auftritt. Sind die Bandstümpfe jedoch eingeschlagen (s. Abb. 23.3) und ist zusätzlich das hintere Schrägband und die posteromediale Kapsel betroffen, sehen wir die Indikation für ein operatives Vorgehen [6, 7]. Unsere klinische Erfahrung hat gezeigt, dass nach komplexen Verletzungen der posteromedialen Gelenkecke oft chronische Instabilitäten resultieren. Diese Verletzungen sind jedoch häufig Folge direkter Krafteinwirkung. Klinischer Indikator für zusätzliche Verletzung des hinteren Schrägbandes und der posteromedialen Kapsel ist die Aufklappbarkeit des Kniegelenkes in Streckung.

Eine weitere Steigerung der Verletzungsschwere ist die zusätzliche Patellaluxation mit Ruptur des Ligamentum patellofemorale mediale und die Teilruptur des M. vastus medialis obliquus. Auch in diesen Fällen empfehlen wir die primäre Naht oder ossäre Fixation der verletzten Strukturen. Auch Patellarsehnenrupturen können in Kombination mit medialen Instabilitäten vorkommen. In diesen Fällen handelt es sich schon um Knieluxationen.

Diagnostisch ist eine MRT einerseits hilfreich, um die Indikation zu einem operativen Vorgehen zu stellen, andererseits erleichtert sie die Operationsplanung (proximale, distale oder intraligamentäre Läsion). Vor einem offenen Eingriff empfehlen wir in gleicher Sitzung trotzdem die Durchführung einer Arthroskopie zur Beurteilung des intraartikulären Status (Meniskusläsion!). Da gerade bei komplexen Bandverletzungen die Kapsel verletzt ist, sollte auf niedrigen Wasserdruck geachtet werden. Über einen medialen Hautschnitt werden dann die verletzten Strukturen freigelegt, gerissene Bandanteile dargestellt und mit Nähten adaptiert oder über Knochenanker refixiert. Resorbierbare Knochenanker sind vorteilhaft, da sie Revisionen erleichtern.

Ist der Streckapparat involviert, muss er rekonstruiert werden. Eine Patellarsehnenruptur sollte durch eine Drahtcerclage gesichert werden, die nach 6–8 Wochen entfernt wird. Bei nicht spontan reponierter Knieluxation empfiehlt sich die Anlage eines Fixateur externe.

Die Nachbehandlung richtet sich individuell nach dem Verletzungsmuster. Eine bewegliche Knieorthese kann die medialen Strukturen schützen und trotzdem eine funktionelle Nachbehandlung gewährleisten.

23.2 VKB-Ruptur mit anterolateraler und posterolateraler Instabilität

Auf der lateralen Seite müssen anterolaterale Instabilitäten, posterolaterale Instabilitäten und die Kombination aus anterolateraler und posterolateraler Instabilität unterschieden werden.

23.2.1 Anterolaterale Instabilität

Anterolaterale Instabilitäten betreffen das laterale Kollateralband, die anterolaterale Kapsel und den Tractus iliotibialis. Geringgradige anterolaterale Instabilitäten sind gerade im chronischen Stadium schwierig von einer angeborenen Laxität zu unterscheiden. Im akuten Stadium werden erst- und zweitgradige anterolaterale Instabilitä-

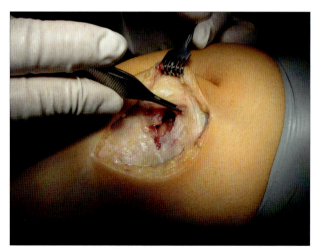

Abb. 23.3: Operativer Situs bei drittgradiger Ruptur des medialen Kollateralbandes

ten nicht operativ behandelt. Bei drittgradigen Läsionen mit massiver Aufklappbarkeit in Streckung und leichter Beugung sollte eine operative Versorgung in Erwägung gezogen werden.

Schwierig ist die Diagnostik anterolateraler Kombinationsinstabilitäten im chronischen Stadium. Bei intaktem Tractus iliotibialis kommt es zu einem deutlich positiven Pivot-Shift-Phänomen, kombiniert mit einer lateralen Aufklappbarkeit. Bei insuffizientem Tracus iliotibialis kann das Pivot-Shift auch negativ sein. Arthroskopisch fällt ein weites laterales Kompartiment auf.

Übersehene anterolaterale Rotationsinstabilitäten sind ein häufiger Grund für Versager nach VKB-Rekonstruktion. Bei begleitender anterolateralen Rotationsinstabilität sollte die VKB-Ersatzplastik mit einem extraartikulären Stabilisationsverfahren kombiniert werden. Ein mögliches Verfahren ist die femorale Fixation eines anterioren Streifens aus dem Tractus iliotibialis nach Angaben von Lemaire [2] (s. Abb. 23.4).

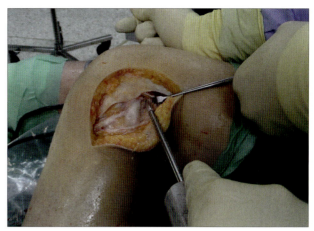

Abb. 23.4: Laterale extra-artikuläre Stabilisierung nach Lemaire

23.2.2 Posterolaterale Instabilität

Posterolaterale Instabilitäten können das laterale Kollateralband, die Sehne des M. popliteus und die posterolaterale Kapsel betreffen. Rupturen der Popliteussehne und des popliteofibularen Bandes bewirken reine Rotationsinstabilitäten bei intaktem lateralen Kollateralband.

Posterolaterale Instabilitäten kommen nur selten in Kombination mit einer VKB-Ruptur vor, da die typischen Unfallmechanismen für die VKB-Ruptur nicht geeignet sind, die posterolateralen Strukturen zu zerstören. Posterolaterale Verletzungen deuten immer auf ein komplexes Knietrauma mit kompletter Zerstörung des zentralen Pfeilers (VKB/HKB) und ggf. zusätzlicher medialer Verletzung hin (Knieluxation).

Verschiedene Autoren haben gezeigt, dass übersehene posterolaterale Instabilitäten Ursachen für Fehlschläge nach VKB-Ersatz sein können. Aus diesem Grunde sollten höhergradige posterolaterale Instabilitäten im akuten und im chronischen Stadium adressiert werden.

Bei akuten Verletzungen erfolgt nach Darstellung des Verletzungsmusters entweder die Naht oder eine ossäre Refixation. Bei chronischen posterolateralen Instabilitäten kann eine posterolaterale Rekonstruktion erfolgen. In unseren Händen hat sich die Technik nach Larson bewährt. Dabei wird ein autologes Semitendinosussehnentransplantat durch einen Tunnel in der Fibula gezogen und dann isometrisch im Bereich zwischen Insertion des lateralen Kollateralbandes und der Insertion der Popliteussehne in einem Knochentunnel verankert.

23.3 Komplexe Bandverletzungen

Als komplexe Bandverletzungen gelten Verletzungen des zentralen Pfeilers (VKB/HKB) in Kombination mit peripheren Instabilitäten (mediale Strukturen, laterale Strukturen). Auch Läsionen des Streckapparates können vorkommen.

Da die Ursache einer Knieluxation oft ein Hochrasanz-Trauma ist, sind auch Begleitverletzungen anderer Strukturen häufig (s. Tab. 23.1).

Tab. 23.1: Akutes Management komplexer Bandverletzungen

Begleitverletzung	Diagnostik	Therapie
Läsion des N. peroneus	Klinische Untersuchung, OP-Befund, neurophysiologische Untersuchungen	Hämatomentlastung, Neurolyse, Nerventransplantation
A. poplitea	Angiografie, Doppler-Ultraschall, CT-Angiografie	Naht oder Gefäßprothese
Frakturen	Röntgen, CT	Transfixation, ORIF bei Instabilität und/oder Dislokation
Weichteilschäden	Inspektion	Debridement, ggf. offene Wundbehandlung, Infektionsprävention, Vakuum-Therapie, sekundäre Deckung mit Lappenplastiken
Läsion des Streckapparates	Röntgen, Inspektion	Patellafraktur: ORIF Ruptur der Patellarsehne: Naht und Drahtcerclage
Polytrauma	Schockraumdiagnostik, CT, Röntgen	Operative Versorgung lebensbedrohlicher Verletzungen, Intensivüberwachung

23.3.1 Akutes Management komplexer Bandverletzungen

In der Akutphase wird das Management akuter Komplex-Instabilitäten von den Begleitverletzungen bestimmt. Da die Begleitverletzungen die untere Extremität oder sogar das Leben des Patienten gefährden können, steht ihre Therapie im Vordergrund (s. Tab. 23.1).

Eine akute Indikation zur Rekonstruktion der verletzten Bandstrukturen besteht nur bei offenen Verletzungen. In diesen Fällen sollte sorgfältig debridiert und gespült werden. Die rupturierten Bandstrukturen werden adaptiert und ggf. der Streckapparat rekonstruiert. Ein primärer Wundverschluss soll nicht erzwungen werden. Bei Weichteildefekten erfolgen rezidivierende Spülungen und später die Deckung mit einem Hautlappen. Die Transfixation mit einem Fixateur externe erleichtert das Weichteilmanagement auf der Intensivstation. Auch bei Vorliegen einer nicht spontan reponierten Knieluxation kann die Transfixation erforderlich sein, um die rekonstruierten Strukturen postoperativ zu schützen.

Auch wenn Harner et al. [1] zeigen konnten, dass ein Ersatz des zentralen Pfeilers mit autologen Sehnentransplantaten und eine Naht der peripheren Strukturen in der subakuten Phase bessere Ergebnisse bringen, als ein Bandersatz bei chronischer Instabilität, so ist ein Bandersatz in der subakuten Phase aufgrund der Begleitverletzungen häufig nicht möglich. In diesen Fällen streben wir jedoch die Naht oder ossäre Fixation der verletzten peripheren Strukturen an.

23.4 Chronische Komplexinstabilitäten

Die Therapie chronischer Komplexinstabilitäten erfordert eine sorgfältige Diagnostik, um die verletzten Strukturen differenziert therapieren zu können (s. Kap. 6).

Die klinische Untersuchung gibt Hinweise auf das Verletzungsmuster. So helfen Schubladen-Phänomene in Außen- und Innenrotation bei der Differenzierung posterolateraler und posteromedialer Instabilitäten. Gehaltene Aufnahmen zeigen das Ausmaß der hinteren In-

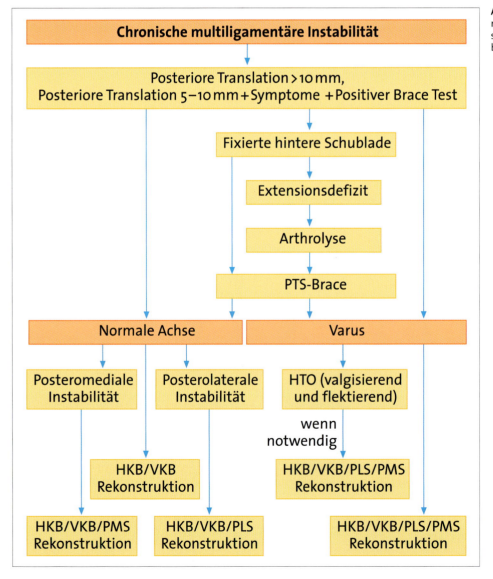

Abb. 23.5: Algorithmus zur Diagnostik und Therapie der chronischen multiligamentären Instabilität

stabilität und helfen beim Ausschluss einer fixierten hinteren Schublade. Die MRT hat im Hinblick auf die Banddiagnostik in der chronischen Phase nur eine untergeordnete Rolle. Die Bestimmung der radiologischen Standachse dient der Diagnostik von Varus- oder Valgusfehlstellungen.

Für die präoperative Planung einer komplexen Bandrekonstruktion hat auch eine rein diagnostische Arthroskopie ihren Stellenwert (s. Abb. 23.5). Die arthroskopische Inspektion dient jedoch mehr der Beurteilung des Zustandes des Gelenkes als der Diagnostik der Kreuzbandschäden. Das HKB ist arthroskopisch schlecht sichtbar und selbst, wenn es mit dem Synovialresektor freigelegt wird, erlaubt die Arthroskopie keine Aussage über die Funktion des Bandes. Das VKB ist arthroskopisch zwar sehr gut sichtbar, eine scheinbare Elongation darf bei komplexen Bandschäden jedoch nicht dazu verleiten, das VKB zu resezieren. Eine Elongation liegt nur vor, wenn präoperativ eine HKB-Ruptur mit gehaltenen Aufnahmen ausgeschlossen wurde. Dieser Befund wird im angloamerikanischen Sprachraum als „Floppy ACL" bezeichnet.

Das HKB und die periphere Instabilität gibt die Therapie bei der multiligamentären Instabilität an. Leider werden uns oft Fälle zum HKB-Ersatz zugewiesen, bei denen das VKB schon rekonstruiert wurde. Sind beide Kreuzbänder insuffizient, fixiert ein isolierter VKB-Ersatz das Knie in der hinteren Schublade (fixierte hintere Schublade) [11]. In diesen Fällen muss die VKB-Plastik oft wieder durchtrennt werden. Bei der Revisionsoperation fehlen dann 1–2 Transplantate. Entweder es erfolgt in einem ersten Schritt die HKB-Plastik mit Rekonstruktion der peripheren Strukturen oder es werden alle Bänder in einem Schritt ersetzt. Wenn Erfahrungen mit komplexen Bandrekonstruktionen fehlen oder diese Eingriffe aus ökonomischen Gründen nicht durchführbar sind, sollte der Patient an ein entsprechendes Zentrum überwiesen werden.

23.5 Technik der VKB-, HKB-, PLS- oder PMS-Rekonstruktion

Bei einer Rekonstruktion mehrerer Bänder am Kniegelenk handelt es sich um einen sehr komplexen Eingriff, eine sorgfältige präoperative Planung ist Voraussetzung [12]. Jede operative Maßnahme sollte präoperativ feststehen; für den Eingriff sollte das beste OP-Team (Assistent und Schwester/Pfleger) zur Verfügung stehen.

Die Operation wird in Rückenlage ohne Beinhalter durchgeführt. Der Operateur sitzt.

23.5.1 Transplantatentnahme

Als Transplantate verwenden wir autologe Beugesehnen von ipsi- und kontralateral. Sollten Beugesehnen nicht in ausreichender Anzahl zur Verfügung stehen, kann auf die Quadrizepssehne oder allogene Transplantate ausgewichen werden.

Der Eingriff wird mit perioperativer Antibiose durchgeführt. Der Patient wird in Rückenlage gelagert und beidseits eine Blutsperrenmanschette angelegt.

Zuerst erfolgt die Transplantatentnahme auf der Gegenseite in Blutleere. Der Hautschnitt beginnt in Höhe der Tuberositas tibiae in Höhe des Pes anserinus (s. Kap. 15). Es wird eine Schnittlänge von ca. 3 cm benötigt. Nach Spaltung des subkutanen Fettgewebes wird die Sartoriusfaszie dargestellt und die Semitendinosus- und Gracilissehne mit einem Sehnenstripper entnommen.

Die Transplantatvorbereitung erfolgt durch den Assistenten parallel zur arthroskopischen Bandrekonstruktion. Es wird ein HKB-Transplantat aus der Semitendinosus- und Gracilissehne präpariert. Das HKB-Transplantat sollte eine Gesamtlänge von ca. 11 cm haben. Es wird proximal mit einem Flipbutton armiert. Distal wird es mit einem Fixationsknopf verbunden.

Das PLS-Transplantat wird aus der Semitendinosussehne präpariert (Länge: 22–24 cm). Aus den Resten wird das VKB-Transplantat präpariert. Sollte nicht ausreichend Material zur Verfügung stehen, verzichten wir auf die Rekonstruktion des VKBs.

23.5.2 HKB- und VKB-Rekonstruktion

Nach der Transplantatentnahme auf der Gegenseite wird die Blutleere ipsilateral erzeugt und ebenfalls zunächst die Transplantate entnommen. Es werden 4 ver-

Tab. 23.2: OP-Schritte bei der VKB-, HKB- und PLS-Rekonstruktion

Reihenfolge	OP-Schritt
1.	Transplantatentnahme kontralateral (SemiT)
2.	Transplantatentnahme ipsilateral (SemiT, Gracilis)
3.	Femoraler HKB-Tunnel
4.	Femoraler VKB-Tunnel
5.	Tibialer HKB-Tunnel
6.	Einzug HKB-Transplantat
7.	Tibialer VKB-Tunnel
8.	Einzug VKB-Transplantat
9.	PLS-Rekonstruktion
10.	Spannung und Fixation PLS in 70° Beugung
11.	Spannung und Fixation HKB in 90° Beugung
12.	Spannung und Fixation VKB in 20° Beugung

schiedene Zugänge benötigt. Ein hoher anterolateraler Zugang dient der Visulisierung der Operation. Ein tiefer anterolateraler Zugang wird für das Bohren des femoralen HKB-Tunnels benötigt. Über ein anteromediales Portal wird der femorale VKB-Tunnel gebohrt. Ein posteromediales Portal dient der Präparation der tibialen HKB-Insertion.

Zuerst werden die Reste des anterolateralen Bündels des HKBs debridiert, dann wird über das tiefe anterolaterale Portal ein K-Draht im Mittelpunkt der AL-Insertion platziert (ca. 7–8 mm von der Knorpel-Knochen-Grenze). Danach wird mit dem 4,5-mm-Bohrer der femorale Kanal für das HKB gebohrt [5]. Nach Messen der Gesamtkanallänge wird das Sackloch auf eine Länge von ca. 30 mm gebohrt (s. Abb. 23.6).

Nach dem femoralen HKB-Kanal wird der femorale VKB-Kanal über das anteromediale Portal gebohrt. Zur K-Draht-Platzierung wird ein Off-set-Zielgerät verwendet. Mit dem Zielgerät wird der K-Draht im Mittelpunkt der ehemaligen VKB-Insertion platziert (s. Kap. 15 und Kap. 16).

Jetzt muss eine Verbindung zum posteromedialen Kompartiment geschaffen werden. Fehlen beide Kreuzbänder („empty notch") ist dieser OP-Schritt einfach. Stehen noch Teile des HKBs, muss das anterolaterale Bündel des HKBs vorsichtig debridiert und der synoviale Teil der Gelenkkapsel resiziert werden, um eine Verbindung zum posteromedialen Kompartiment zu erhalten. Unter Sicht wird dann mithilfe einer Nadel ein posteromedialer Zugang angelegt. Dieser sollte so weit posterior liegen, dass die tibiale HKB-Insertion mit dem Synovialresektor oder Raspatorium erreicht werden kann. Liegt der Zugang zu weit vorne, kann der hintere Anteil des medialen Femurkondylus die Instrumente ablenken.

Über den posteromedialen Zugang erfolgt zunächst ein Debridement mit dem Synovialresektor, danach wird die Kapsel mit einem Raspatorium abgeschoben. Über einen Wechselstab wird das Arthroskop im posteromedialen Zugang platziert und die Darstellung der Insertion überprüft. Die tibialen HKB-Fasern werden belassen. Ist die tibiale HKB-Insertion ausreichend sichtbar, wird über den anteromedialen Zugang ein spezielles HKB-Zielgerät in das hintere Kompartiment geschoben (s. Abb. 23.7). Es ist wichtig, dass die Spitze des Zielgerätes nicht perforiert ist, damit der K-Draht nicht versehentlich in die Fossa poplitea geschoben werden kann. Die tibiale HKB-Insertion liegt etwa 15–20 mm unter dem Niveau der Menisken. Am Zielgerät kann die Länge des tibialen Tunnels abgelesen werden (s. Abb. 23.8). Dann wird der K-Draht eingebohrt. Der K-Draht sollte etwas länger als die Tunnellänge eingespannt sein. So kann man den Widerstand am Zielgerät spüren, er kann jedoch nicht weit in die Fossa poplitea vorgebohrt werden. Hat der K-Draht die Spitze des Zielgerätes erreicht, wird sein Austritt arthroskopisch kontrolliert und das Zielgerät dann wieder über den K-Draht geschoben, um zu verhindern, dass der K-Draht durch den Bohrer vorgetrieben wird. Das kann passieren, wenn der Bohrer nicht optimal gereinigt wurde oder kein neuer K-Draht verwendet wurde. Der Durchmesser für den tibialen Kanal wird 0,5 mm größer gewählt, als der Transplantatdurchmesser errechnet wurde. Der Austritt des Bohrers sollte arthroskopisch kontrolliert werden. Nach dem Bohrvorgang wird der Tunnelausgang mit dem Synovialresektor debridiert und die Kante am Bohrkanal mit einer feinen Raspel geglättet, um den „Killer turn"-Effekt zu minimieren.

Um ebenfalls den tibialen Wasserverlust zu minimieren, erfolgt nun der Einzug des HKB-Transplantates. Zu diesem Zwecke wird ein Zugfaden (z.B. Ethibond 1 mm) in den HKB-Kanal eingebracht und ins Gelenk geleitet. Über einen K-Draht, in dessen Öse eine Fadenschlaufe eingelegt wurde, wird der Zugfaden nun in den femoralen HKB-Tunnel eingezogen. Um die Umlenkung am tibialen Tunnel zu erleichtern, wird ein spezielles Elevatorium in das posteromediale Portal eingebracht und das

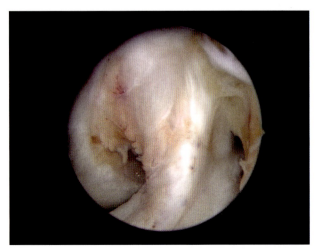

Abb. 23.6: Typisches „M"-Zeichen bei Ruptur des vorderen und hinteren Kreuzbandes

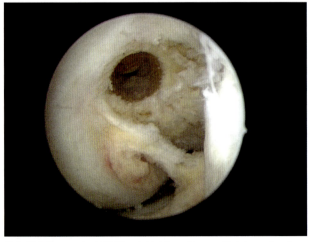

Abb. 23.7: Femoraler HKB-Tunnel im Insertionsgebiet des anterolateralen Bündels

23.5 Technik der VKB-, HKB-, PLS- oder PMS-Rekonstruktion

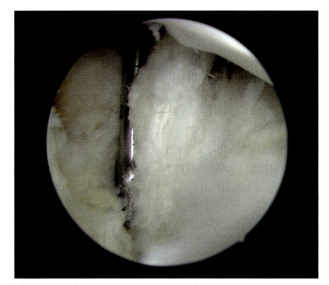

Abb. 23.8: Zielgerät im Insertionsgebiet des HKBs an der Tibia

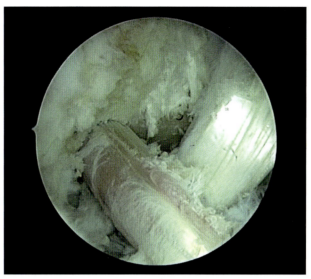

Abb. 23.9: VKB- und HKB-Transplantat nach dem Einzug in das Gelenk

Transplantat damit beim Einziehen nach hinten gedrückt. Sobald die zweite Markierung des Transplantates (Flip-Markierung) im Tunnel liegt, wird der Anker gekippt („geflippt"), das Transplantat zurückgezogen und das Gelenk mehrfach durchbewegt. Nun wird der femorale Tunnel zusätzlich mit einer unterdimensionierten Interferenzschraube abgedichtet. Die tibiale Fixation des HKB-Transplantates erfolgt erst zum Schluss vor der Fixation des VKB-Transplantates.

Jetzt wird der tibiale Kanal für das VKB-Transplantat gefertigt. Zu diesem Zwecke wird ein VKB-Zielgerät in das anteromediale Portal eingebracht, ein K-Draht im Insertionsgebiet des VKB platziert und der Kanal gebohrt. Zum Transplantateinzug wird ein K-Draht mit Fadenschlaufe über das anteromediale Portal in den femoralen Tunnel eingebracht und mit einer Fasszange aus dem tibialen Kanal ausgeleitet. Über die Fadenschlaufe wird nun das Transplantat eingezogen und der Anker gekippt. Da es sich um kleine Tunneldurchmesser handelt, erfolgt keine zusätzliche Interferenzschraubenfixation. Die tibiale Fixation des VKB-Transplantates geschieht erst zum Schluss nach der Fixation des HKB-Transplantates.

Sind das HKB- und VKB-Transplantat eingezogen, werden die posterolateralen oder die posteromedialen Strukturen rekonstruiert.

23.5.3 Posterolaterale Rekonstruktion

Zur posterolateralen Rekonstruktion sind verschiedene Techniken beschrieben. Wir verwenden die Technik nach Larson in der von Strobel beschriebenen minimalinvasiven Technik. Dabei handelt es sich um eine isometrische und nicht um eine anatomische Technik. Die Operation erfolgt in 90° Beugung (s. Abb. 23.9).

Zur posterolateralen Rekonstruktion wird ein 3–4 cm langer Schnitt über dem Fibulakopf und ein zweiter Schnitt im rechten Winkel zum ersten über dem Epicondylus lateralis angefertigt. Am Fibulakopf erfolgt zunächst die Darstellung des N. peroneus. Dann wird die Hinterkante des Fibulakopfes präpariert und die Spitze des VKB-Zielgerätes hinter dem Fibulakopf platziert. Über das Zielgerät wird von vorn ein K-Draht perkutan durch den Fibulakopf gebohrt. Bei korrekter Lage wird dieser je nach Transplantatdurchmesser überbohrt (meist 4,5 mm).

Jetzt wird der Tractus iliotibialis gespalten und der Epicondylus lateralis palpiert. In dieser Region wird nun ein K-Draht in den lateralen Kondylus gebohrt. Nach Einzug einer Fadenschlaufe in den fibularen Tunnel wird diese unter dem unteren Tractusanteil durchgezogen und am K-Draht fixiert. Nun erfolgt die Isometrieprüfung. Spannen sich beide Fäden gleichmäßig an, wird das Transplantat eingezogen und in ca. 70° Beugung in maximaler Innenrotation mit einer Interferenzschraube fixiert.

23.5.4 Posteromediale Rekonstruktion

Zur posteromedialen Rekonstruktion sind im Schrifttum nur wenige Techniken beschrieben. Wir verwenden eine selbstentwickelte Technik, mit der sowohl das für die posteriore Stabilisierung wichtige hintere Schrägband als auch das mediale Kollateralband mit einem autologen Sehnentransplantat ersetzt werden kann [7] (s. Abb. 23.10). Besteht nur eine posteromediale Rotationsinstabilität, wird nur das hintere Schrägband ersetzt. Besteht eine kombinierte Valgus-Rotationsinstabilität, wird zusätzlich noch das mediale Kollateralband mit einem autologen Sehnentransplantat ersetzt.

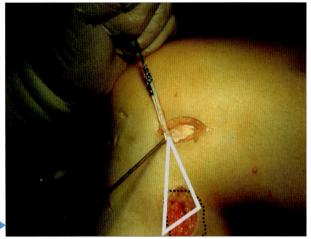
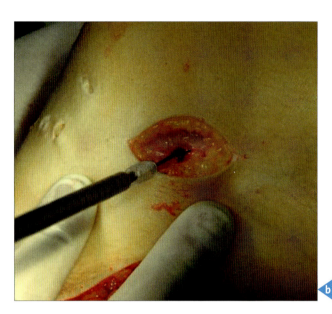

Abb. 23.10a, b: Posterolaterale Rekonstruktion nach Larsen in der minimalinvasiven Technik nach Strobel. Ein Schenkel des Transplantates ersetzt das laterale Kollateralband, der andere Schenkel soll das popliteofibulare Band simulieren (**a**). Fixation mit einer resorbierbaren Interferenzschraube (**b**, Megafix, Karl Storz, Tuttlingen)

23.6 Rehabilitation

Die Rehabilitation richtet sich nach dem hinteren Kreuzband. Es wird für 6 Wochen mit 20 kg teilbelastet und ein PTS-Brace angepasst. In dieser Zeit sind nur passive Bewegungsübungen in Bauchlage erlaubt (2 Wochen 0-0-30, 2 Wochen 0-0-60, 2 Wochen 0-0-90). Nach 6 Wochen wird für weitere 6 Wochen eine bewegliche HKB-Orthese angepasst und der PTS-Brace nur zur Nacht getragen.

Literatur

1. Harner CD, Waltrip RL, Bennett CH, Francis KA, Cole B, Irrgang JJ. Surgical management of knee dislocations. J Bone Joint Surg Am 2004; 86-A(2): 262–273
2. Lemaire M. Instabilité chronique du genou: technique et résultats des plasties ligamentaires en traumatologie sportive. J Chir (Paris) 1975; 110: 281–294
3. Noyes FR, Barber-Westin SD. The treatment of acute combined ruptures of the anterior cruciate and medial ligaments of the knee. Am J Sports Med 1995; 23: 380–391
4. Petersen W, Laprell H. Combined injuries of the medial collateral ligament and the anterior cruciate ligament. Early ACL reconstruction versus late ACL reconstruction. Arch Orthop Trauma Surg 1999; 119(5-6): 258–262
5. Petersen W, Lenschow S, Weimann A, Strobel MJ, Raschke MJ, Zantop T. Importance of femoral tunnel placement in double-bundle posterior cruciate ligament reconstruction: biomechanical analysis using a robotic/universal force-moment sensor testing system. Am J Sports Med 2006; 34(3): 456–463
6. Petersen W, Coerck S, Schanz S, Raschke MJ, Zantop T. The role of posterior oblique ligament in controlling posterior tibial translation in the PCL deficient knee. Am J Sports Med 2008; 36: 495–501
7. Petersen W, Schanz S, Raschke MJ, Weimann A, Zantop T. The effect of different POL reconstruction technique on the posterior tibial translation in the PCL deficient knee. Am J Sports Med (submitted)
8. Shelbourne KD, Patel DV. Management of combined injuries of the anterior cruciate and medial collateral ligaments. J Bone Joint Surg Am 1995; 77: 800–805
9. Shelbourne KD, Porter DA. Anterior cruciate ligament-medial collateral ligament injury: nonoperative management of medial collateral ligament tears with anterior cruciate ligament reconstruction. Am J Sports Med 1992; 20: 283–286
10. Schulz MS, Russe K, Weiler A, Eichhorn HJ, Strobel MJ. Epidemiology of posterior cruciate ligament injuries. Arch Orthop Trauma Surg 2003; 123(4): 186–191
11. Strobel MJ, Weiler A, Schulz MS, Russe K, Eichhorn HJ. Fixed posterior subluxation in posterior cruciate ligament-deficient knees: diagnosis and treatment of a new clinical sign. Am J Sports Med 2002; 30(1): 32–38
12. Strobel MJ, Schulz MS, Petersen WJ, Eichhorn HJ. Combined anterior cruciate ligament, posterior cruciate ligament, and posterolateral corner reconstruction with autogenous hamstring grafts in chronic instabilities. Arthroscopy 2006; 22(2): 182–192

Komplikationen

24	Tunnelweitung	201
25	Bewegungseinschränkungen und Arthrofibrose nach VKB-Ersatz	209
26	Infektion nach VKB-Ersatz	215
27	Revisionsersatz des VKBs	221

24 Tunnelweitung

Wolf Petersen

Die postoperative Vergrößerung der Knochentunnel ist ein gut dokumentiertes Phänomen nach Durchführung einer VKB-Ersatzplastik (s. Abb. 24.1).

Auch wenn die klinische Bedeutung einer postoperativen Tunnelweitung noch umstritten ist, so können große Tunneldurchmesser Revisionseingriffe erheblich erschweren und evtl. ein zweizeitiges Vorgehen notwendig machen.

Der genaue Pathomechanismus, der zur Tunnelweitung führt, ist weiterhin unbekannt. Es ist jedoch eine Vielzahl an Studien veröffentlicht worden, anhand derer Ergebnisse Rückschlüsse auf die Ursachen für eine postoperative Tunnelweitung gezogen werden können. Wahrscheinlich handelt es sich um ein multikausales Problem. Tunnelweitungen wurden bisher nämlich nach allen Transplantattypen und allen Fixationsmethoden beobachtet.

Die möglichen Ursachen für eine postoperative Tunnelweitung lassen sich in mechanische und biologische Faktoren unterteilen. Eine klare Trennung beider Phänomene ist jedoch nicht möglich, da mechanische Reize auch immer zu biologischen Veränderungen führen und umgekehrt. Bei der Tunnelweitung handelt es sich wahrscheinlich um ein multifaktorielles Problem (s. Abb. 24.2).

Dieses Buchkapitel soll einen Überblick über den aktuellen Stand der Literatur zum Thema Tunnelweitung geben.

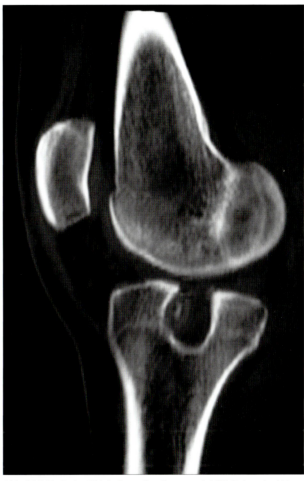

Abb. 24.1: Typische tibiale Tunnelweitung nach VKB-Rekonstruktion. Die Verwendung einer tibialen Interferenzschraube hat zu einer primären Tunnelweitung geführt. Biologische und mechanische Faktoren können zu einer sekundären Tunnelweitung beitragen.

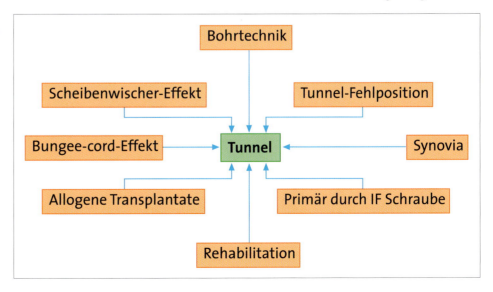

Abb. 24.2: Multifaktorielle Ursachen einer Tunnelweitung nach VKB-Rekonstruktion.

24.1 Zeitlicher Verlauf und Morphologie

Bei der Tunnelweitung handelt es sich um ein Phänomen, das innerhalb der ersten 6–8 postoperativen Wochen entsteht [5, 7, 17]. Innerhalb der ersten 6 Wochen kommt es zu einer erheblichen Zunahme des Tunnelquerschnittes, nach 3 Monaten wird nur noch eine geringe Verbreiterung des Tunnels beobachtet und nach 3 Jahren kann es wieder zu einer Abnahme des Querschnittes kommen.

Es wurden bisher verschiedene morphologische Tunneltypen beschrieben: linear, zystisch, waffelförmig und kavitär.

24.2 Mechanische Faktoren

Zu den mechanischen Faktoren gehören der Bungee-Effekt, der Scheibenwischer-Effekt, die Bohrtechnik, die Fixationstechnik und die postoperative Rehabilitation.

24.2.1 Bungee- und Scheibenwischer-Effekt

Verschiedene Studien geben Hinweise, dass Bewegungen zwischen Transplantat und Tunnelwand zur Tunnelweitung führen können. Patellarsehnentransplantate können femoral gelenknah über den Knochenblock fixiert werden. Hier wird selten eine Tunnelweitung beobachtet. An der Tibia hingegen erfolgt die Fixation des Knochenblockes häufig gelenkfern. Da das rechteckige Transplantat den Tunnel oft nicht richtig ausfüllt, kann es zu sagittalen Bewegungen des Transplantates im Tunnel kommen. Dieses Phänomen wurde von Insalata et al. [11] als „Scheibenwischer-Effekt" bezeichnet (s. Abb. 24.3).

Verschiedene Studien haben diese Hypothese bestätigt und gezeigt, dass Tunnelweitungen nach VKB-Rekonstruktion mit Patellarsehnentransplantat häufig tibial, aber nur sehr selten femoral auftreten [1, 7, 9, 11].

Auch das Transplantat scheint bei der Entstehung von Tunnelweitungen eine Rolle zu spielen. Verschiedene Studien haben gezeigt, dass Tunnelweitungen häufiger nach VKB-Rekonstruktion mit autologer Semitendinosussehne als nach VKB-Rekonstruktion mit Patellarsehne auftreten [5, 11, 25]. In all diesen Studien wurde das Beugesehnentransplantat mit einem Verbindungsmaterial gelenkfern fixiert (z.B. Endobutton) (s. Abb. 24.2). Aufgrund der geringen Steifigkeit des Verbindungsmaterials kann es zu longitudinalen Bewegungen des Transplantates im Knochentunnel kommen. Dieses Phänomen wird im Schrifttum als „Bungee-Effekt" bezeichnet (s. Abb. 24.3) [10]. Der Bungee-Effekt wird im Wesentlichen für femorale Tunnelweitungen verantwortlich gemacht [20, 25].

Clatworthy et al. [5] haben eine prospektive Studie durchgeführt und die Inzidenz der Tunnelweitung nach Patellarsehnen- und Semitendinosussehnentransplantat verglichen. In der Semitendinosus-Gruppe wurde eine gelenkferne Fixation durchgeführt. Im Bereich des femoralen Tunnels kam es in der Semitendinosus-Gruppe zu einer Tunnelweitung um ca. 100% im Vergleich zu 25% in der Patellarsehnen-Gruppe. Tibial betrug die Tunnelweitung 73% in der Semitendinosus-Gruppe im Vergleich zu 20% in der Patellarsehnen-Gruppe.

Auch Insalata et al. [11] haben Tunnelweitungen nach Beugesehnen- (mit gelenkferner Fixation) und Pa-

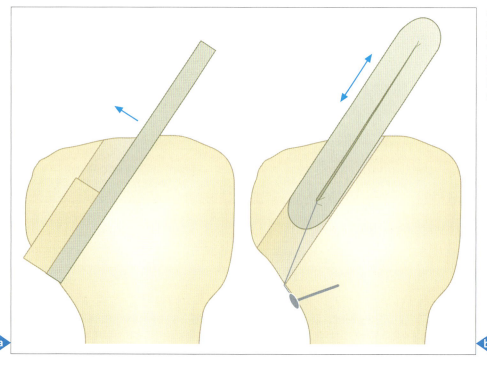

Abb. 24.3: Mechanische Ursachen einer Tunnelweitung. Scheibenwischer-Effekt bei Verwendung von BPTB-Transplantaten (**a**). „Bungee cord"-Effekt bei Verwendung einer kortikalen Fixation mit Fadenmaterial einer geringen Steifheit (**b**).

24.2 Mechanische Faktoren

tellarsehnentransplantat mit Interferenzschraubenfixation verglichen. Auch in dieser Studie bestand ein signifikanter Unterschied der tibialen Tunnelweitung zwischen Patellarsehnen- und Beugesehnentransplantat. Die Autoren ziehen die Schlussfolgerung, dass der Abstand von der Fixation für diesen Effekt verantwortlich sein muss. In einer prospektiv randomisierten Studie kommen Webster et al. [25] zu einem ähnlichen Ergebnis. In dieser Studie stabilisierte sich die Tunnelweitung innerhalb der ersten 4 Monate. Aus diesem Befund zogen die Autoren den Schluss, dass die Tunnelweitung nur während der Einheilung des Transplantates eine Rolle spielt. Eine Tierstudie hat gezeigt, dass die Einheilung eines VKB-Transplantates 8–12 Wochen benötigt [18].

24.2.2 Primäre Tunnelweitung durch Interferenzschrauben

Aus diesen Beobachtungen wurde die Schlussfolgerung gezogen, dass beide Phänomene (Bungee- und Scheibenwischer-Effekt) durch eine gelenknahe Fixation vermieden werden können. Simmonian et al. [23] haben gezeigt, dass Tunnelweitungen durch die Augmentation eines Semitendinosussehnentransplantates mit einer Interferenzschraube reduziert werden können. Im Gegensatz dazu konnten Buelow et al. [2] zeigen, dass auch eine gelenknahe Fixation mit einer Interferenzschraube zu einer primären Tunnelweitung führen kann. Durch die Schraube wird nämlich nicht nur das Transplantat komprimiert; auch die Tunnelwand kann dem Druck der Schraube nachgeben (s. Abb. 24.4 und Abb. 24.5). Das gilt besonders für Knochen mit geringerer Dichte. In dieser Studie war der Tunnel nach Interferenzschraubenfixation 75% größer als der anhand der Bohrergröße kalkulierte Durchmesser.

24.2.3 Rehabilitation

Unter akzelerierter Rehabilitation wird unmittelbar postoperative Vollbelastung, freie Beweglichkeit und früher Beginn mit Kräftigungsübungen verstanden [21]. Durch eine akzelerierte Rehabilitation soll die Inzidenz der Arthrofibrose und des vorderen Knieschmerzes vermindert werden. Andere Studien haben gezeigt, dass eine akzelerierte Rehabilitation die postopertive Tunnelweitung begünstigen kann. Vadala et al. [24] konnten zeigen, dass sich die Knochentunnel in der Gruppe mit normaler Rehabilitation von 9,04 mm auf 9,3 mm vergrößerten; in der Gruppe mit akzelerierter Rehabilitation vergrößerte sich der Tunneldurchmesser von 9,04 mm auf 9,94 mm. Auch Hantes et al. [8] kamen zu ei-

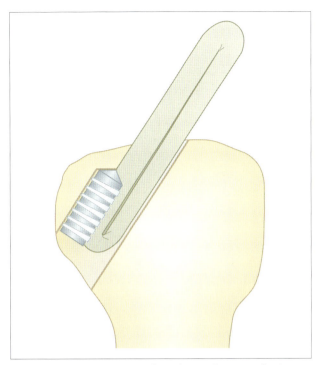

Abb. 24.4: Schematische Darstellung der primären Tunnelweitung bei Verwendung von Interferenzschraubenfixation.

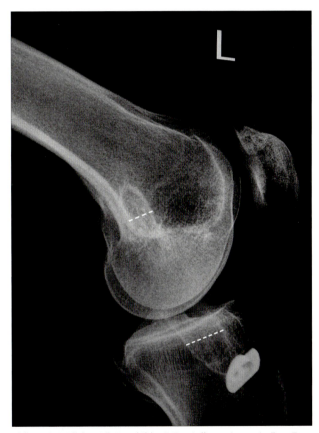

Abb. 24.5: Seitliches Röntgenbild mit Darstellung einer primären Tunnelweitung nach biodegradierbarer Interferenzschraubenfixation.

nem ähnlichen Ergebnis. Durch die akzelerierte Rehabilitation wird offenbar der Einheilungsprozess des Transplantates im Tunnel kompromittiert. Das gilt besonders für Beugesehnentransplantate, die mit einem Fixationssystem mit geringer Steifigkeit fixiert wurden.

Aufgrund dieser Studien wurde die Hypothese aufgestellt, dass eine akzelerierte Rehabilitation die Mikrobewegungen im Tunnel und auf diese Weise den Bungee-Effekt und das Scheibenwischer-Phänomen verstärken [8, 24]. Tierstudien haben gezeigt, dass die Heilung eines knochenfreien Sehnentransplantates 8–12 Wochen dauert [18]. Rodeo et al. [18] haben in einem extraartikulären Modell am Hund gezeigt, dass freie Sehnentransplantate im postoperativen Verlauf ossär integriert werden. In den ersten Wochen bildet sich eine Schicht aus lockerem Bindegewebe zwischen Transplantat und Knochen. Später entstehen Verbindungsfasern zwischen Transplantat und Knochen, die Sharpey-Fasern ähneln. Nach 2, 4 und 8 Wochen versagten alle Transplantate durch Ausriss aus dem Tunnel. Nach 12 Wochen versagten die Transplantate außerhalb des Tunnels. Das bedeutet, dass die knöcherne Einheilung zwischen der 8. und 12. postoperativen Woche stattfindet. Möglicherweise führen die durch aggressive Rehabilitation verstärkten Mikrobewegungen zu Einheilungsstörungen, die zu einer Tunnelweitung führen können. Diese Hypothese wird durch eine Vielzahl an Studien unterstützt, die gezeigt haben, dass die Tunnelweitung in den ersten 3 Monaten entsteht und dass die Tunnelweite danach konstant bleibt [2, 7, 9, 25].

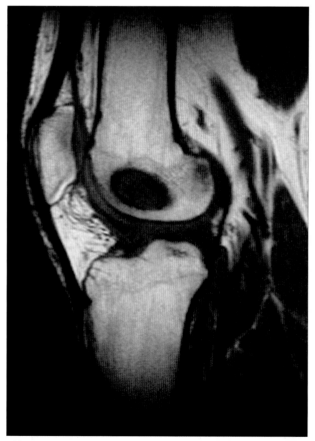

Abb. 24.6: Femorale Tunnelweitung nach Transfixation mit einem biodegradierbaren Stift.

24.2.4 Primäre Tunnelweitung durch transtibiales Bohren

Chabbra et al. [4] haben den Einfluss der Bohrtechnik auf die postoperative Tunnelweitung untersucht. Es wurden Patienten (N = 41), bei denen der femorale Tunnel transtibial gebohrt wurde, mit Patienten (N = 34) verglichen, bei denen der femorale Tunnel über das mediale Portal gebohrt wurde. In der Gruppe mit transtibialer Bohrung betrug die postoperative Tunnelweitung auf den lateralen Aufnahmen femoral 50%; in der Gruppe mit Portalbohrung betrug die postoperative Tunnelweitung femoral 24%. Tibial bestand kein signifikanter Unterschied in der Tunnelweitung. Die Autoren erklären diesen Befund mit der anatomischeren Lage des femoralen Tunnels bei Portalbohrung.

Theoretisch könnte es bei transtibialer Bohrtechnik auch zu einer tibialen Tunnelweitung kommen, da der Bohrer mehrfach durch den tibialen Tunnel geführt wird. Bei Korrektur der femoralen Tunnelposition kann es zu einer exzentrischen Bohrerlage kommen; auf diese Weise könnte es bei Zurückziehen des Bohrers zu einer primären tibialen Tunnelweitung kommen. Diese Hypothese wurde bisher in klinischen Studien jedoch nicht bestätigt.

Siebold et al. [22] haben den Effekt eines Extraktionsbohrers mit dem Effekt eines Kompaktionsbohrers im Hinblick auf die postoperative Tunnelweitung verglichen. In dieser Studie bestand kein Unterschied zwischen beiden Bohrern.

Über den Vergleich von Bohrung und Dilatation gibt es bisher keine Abgaben im Schrifttum. Es ist jedoch zu vermuten, dass nach Dilatation seltener Tunnelweitungen auftreten als nach Bohrung.

24.2.5 Transplantatfehlplatzierungen

Verschiedene Studien unterstützen die Hypothese von Chabbra et al. [4], dass eine nicht anatomische Platzierung des Transplantates zur Tunnelweitung führt [17, 26]. Zijl et al. [26] haben festgestellt, dass es bei vorderen Fehlplatzierungen des tibialen Tunnels zur Tunnelweitung kommt. In dieser Studie bestand eine Korrelation zwischen Tunnelfehlplatzierung und klinischem Ergebnis. Möglicherweise führt ein Impingement zu verstärkten Kräften im Transplantat. Auch am Femur werden bei Fehlplatzierungen oft dramatische Weitungen des Tunnels beobachtet (s. Abb. 24.6).

Segawa et al. [20] konnten einen Zusammenhang zwischen Tunnelwinkel und Tunnelweitung feststellen. Ein großer Winkel zwischen Tunnel und Kondylenwand führt zu erhöhtem mechanischen Stress an der vorderen Tunnelwand.

24.3 Biologische Faktoren

Von den mechanischen Faktoren müssen biologische Faktoren, die zur Tunnelweitung beitragen, unterschieden werden.

24.3.1 Allogene Transplantate

Im Rahmen einer retrospektiven Studie konnte beobachtet werden, dass allogene Transplantate zu stärkeren Tunnelweitungen führen als autogene Transplantate [6]. In dieser Studie wurden frisch gefrorene Patellarsehnentransplantate verwendet. In der Gruppe mit den allogenen Transplantaten war die Tunnelweitung signifikant höher als in der Gruppe mit autologen Transplantaten. Fahey et al. [6] vermuten subklinische Immunreaktionen als Ursache für diesen Befund. Eine Auswirkung auf die klinischen Ergebnisse hatte die Tunnelweitung in dieser Studie nicht.

Auch Linn et al. [16] haben Tunnelweitungen nach VKB-Rekonstruktion mit frisch gefrorenem Achillessehnentransplantat ohne Knochenblock beobachtet. Auswirkungen auf die Stabilität hatten diese Tunnelweitungen nicht.

Es gibt jedoch auch Studien, die keinen statistisch signifikanten Unterschied zwischen allogenen und autologen Transplantaten im Hinblick auf die postoperative Tunnelweitung gefunden haben [19, 26]. In Tierstudien konnte ebenfalls kein Unterschied in der postoperativen entzündlichen Reaktion zwischen frisch gefrorenen allogenen und autologen Transplantaten gesehen werden.

Aufgrund der Datenlage im Schrifttum ist es derzeit schwer, eine klare Aussage zur Induktion der Tunnelweitung durch ein frisch gefrorenes allogenes Transplantat zu machen. Die Tatsache, dass bestimmte, heute nicht mehr verwendete Sterilisationsverfahren (Ethylenoxid) zu starken postoperativen Entzündungsreaktionen führen, ist weitgehend bekannt [12].

24.3.2 Zytokine und Synovialflüssigkeit

Verschiedene Studien konnten zeigen, dass das Zytokinprofil der Synovialflüssigkeit nach VKB-Ruptur und nach Durchführung einer VKB-Ersatzplastik verändert ist [3, 27]. Cameron et al. [3] haben berichtet, dass die Konzentrationen der proinflammatorischen Zytokine TNF-α, IL-6 und IL-1 mehrere Wochen nach VKB-Ersatzplastik erhöht sind. Es ist bekannt, dass diese Zytokine Osteoklasten stimulieren und auf diese Weise zur Resorption von Knochen beitragen [14]. Zysk et al. [27] haben die Konzentration verschiedener Zytokine (TNF-α, IL-1-β, IL-6, BMP-2, NO) in der Synovia vor (24 Tage nach Trauma) und nach VKB-Rekonstruktion bestimmt. In dieser Studie konnte bei allen Patienten mit einer Erweiterung des Knochentunnels 7 Tage postoperativ eine erhöhte Konzentration von NO, TNF-α, und IL-6 nachgewiesen werden.

Postoperative MRT-Aufnahmen haben gezeigt, dass unter bestimmten Bedingungen Synovialflüssigkeit zwischen Transplantat und Tunnelwand dringen kann (s. Abb. 24.7). Auf diese Weise kann die Tunnelwand mit den den Knochenabbau fördernden Zytokinen der Synovia in Kontakt kommen. Dieses Modell dient zur Erklärung von Tunnelweitungen, in denen mechanische Faktoren keine Rolle spielen dürften (Patellarsehne, Cross-Pin-Fixation von Beugesehnentransplantaten). In beiden Situationen füllt das Transplantat den Tunnel oft nicht vollständig aus. Bei Patellarsehnentransplantaten

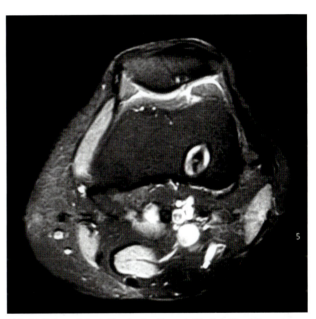

Abb. 24.7: Synovialer Influx in den Tunnel. Die Cytokine können zu einer Tunnelweitung beitragen.

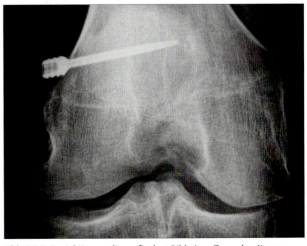

Abb. 24.8: Projektionsradiografisches Bild einer Tunnelweitung nach VKB-Rekonstruktion mit femoraler Fehlplatzierung und femoraler Transfixation.

besteht tibial ein Missverhältnis zwischen dem rechteckigen Transplantat und dem runden Knochentunnel. Bei Beugesehnentransplantaten, die mit dem Transfix-System fixiert wurden, besteht aufgrund des speziellen Einzugsystems die Tendenz, den femoralen Tunnel weit aufzubohren (s. Abb. 24.8). Auf diese Weise kann Synovialflüssigkeit postoperativ zwischen Transplantat und Tunnel gelangen. Klein et al. [15] haben die Tunnelweitung bei 29 Patienten mit einem Semitendinosus-/Gracilissehnentransplantat, das femoral mit einem Transfix fixiert wurde, untersucht. In dieser Studie betrug die postoperative Tunnelweitung 65%, obwohl es sich um ein Fixationssystem handelt, das am Tunnelende mit einer hohen Steifigkeit fixiert. Eine Korrelation zwischen Tunnelweitung und klinischem Ergebnis bestand nicht.

24.3.3 Transplantathypertrophie und Druck

Jackson et al. [13] haben in einem Tiermodell zeigen können, dass der Transplantatquerschnitt postoperativ um ca. 50% zunimmt. In einer MRT-Studie am Menschen wurde ebenfalls eine Zunahme des Transplantatdurchmessers festgestellt [2, 5]. Jedoch war das Ausmaß geringer. Der resultierende Druck des Transplantates gegen die Wand kann den Tunnel einerseits mechanisch dilatieren, andererseits aber über eine Transplantatnekrose zur Zytokin-Expression führen.

Eine Korrelation zwischen Tunnelweitung und Transplantathypertrophie konnte allerdings bisher nicht nachgewiesen werden.

Theoretisch können auch die Abbauprozesse und Abbauprodukte resorbierbarer Interferenzschrauben zur Knochenresorption führen.

24.4 Zusammenfassung

Die genaue Ätiologie der postoperativen Tunnelweitung ist weiterhin unklar. Die bisher publizierten Befunde legen jedoch nahe, dass es sich um einen multikausalen Prozess handelt, bei dem mechanische und biologische Faktoren eine Rolle spielen.

Literatur

1. Aglietti P, Zaccherotti G, Simeone AJV et al. Anatomic versus non-anatomic tibial fixation in anterior cruciate ligament reconstruction with bone-patellar tendon-bone graft. Knee Surg Sports Traumatol Arthrosc 1998; 6: 43–48
2. Buelow JU, Siebold R, Ellermann A. A prospective evaluation of tunnel enlargement in anterior cruciate ligament reconstruction with hamstrings: extracortical versus anatomical fixation. Knee Surg Sports Traumatol Arthrosc 2002; 10: 80–85
3. Cameron ML, Fu FH, Passler HH et al. Synovial fluid cytokine concentrations as possible prognostic indicators in the ACL-deficient knee. Knee Surg Sports Traumatol Arthrosc 1994; 2: 38–44
4. Chabbra A, Kline AJ, Nilkes KM, Harnes CD. Tunnel expansion after ACL reconstruction with anterlogous hamstrings: comparison of medial portal and transtibial technique. Arthroscopy 2006; 22: 1107–1112
5. Clatworthy MG, Annear P, Bulow JU et al. Tunnel widening in anterior cruciate ligament reconstruction: a prospective evaluation of hamstring and patella tendon grafts. Knee Surg Sports Traumatol Arthrosc 1999; 7: 138–145
6. Fahey M, Indelicato PA. Bone tunnel enlargement after anterior cruciate ligament replacement. Am J Sports Med 1994; 22:4 10–414. http://ajs.sagepub.com/cgi/ijlink?linkType=ABST&journalCode=amjsports&resid=22/3/410
7. Fink C, Zapp M, Benedetto KP, Hackl W et al. Tibial tunnel enlargement following anterior cruciate ligament reconstruction with patellar tendon autograft. Arthroscopy 2001; 17: 138–143
8. Hantes ME, Mastrokalos DS, Yu J, Paessler HH. The effect of early motion on tibial tunnel widening after ACL reconstruction using hamstring grafts. Arthroscopy 2004; 20: 572–580
9. Höher J, Möller HD, Fu FH. Bone tunnel enlargement after anterior cruciate ligament reconstruction: fact or fiction. Knee Surg Sports Traumatol Arthrosc 1998; 6: 231–240
10. Höher J, Withrow JD, Livesay GA et al. Early stress causes graft-tunnel motion in hamstring grafts. Trans Orthop Res Soc 1998; 23: 44
11. Insalata JC, Klatt B, Fu FH et al. Tunnel expansion following anterior cruciate ligament reconstruction: a comparison of hamstring and patellar tendon autografts. Knee Surg Sports Traumatol Arthrosc 1997; 5: 234–238
12. Jackson DW, Grood ES, Goldstein JD et al. A comparison of patellar tendon autograft and allograft used for anterior cruciate ligament reconstruction in the goat model. Am J Sports Med 1993; 21: 176–185
13. Jackson DW, Windler GE, Simon TM. Intraarticular reaction associated with the use of freeze-dried, ethylene oxide-sterilized bone-patella tendon-bone allografts in the reconstruction of the anterior cruciate ligament. Am J Sports Med 1990; 18: 1–10
14. Jacobs JJ, Roebuck KA, Archibeck M, Hallab NJ, Glant TT. Osteolysis: basic science. Clin Orthop 2001; 393: 71–77
15. Klein JP, Litner DM, Downs D, Varenka K. The incidence and significance of femoral tunnel widening after quadrupled hamstring anterior cruciate ligament reconstruction using femoral cross pin fixation. Arthroscopy 2003; 19: 470–476
16. Linn RM, Fischer DA, Smith JP et al. Achilles tendon allograft reconstruction of the anterior cruciate ligament-deficient knee. Am J Sports Med 1993; 21: 825–831
17. Peyrache MD, Djian P, Christel P et al. Tibial tunnel enlargement after anterior cruciate ligament reconstruction by autogenous bone-patellar tendon-bone graft. Knee Surg Sports Traumatol Arthrosc. 1996;4: 2–8.
18. Rodeo SA, Arnoczky SP, Torzilli PA et al. Tendon healing in a bone tunnel: a biomechanical and histological study in in the dog. J Bone Joint Surg 1993; 75-A: 1795–1803
19. Schulte K, Majewski M, Irrgang JJ et al. Radiographic tunnel changes following arthroscopic ACL reconstruction: autograft versus allograft. Arthroscopy 1995; 11: 372–373
20. Segawa H, Omori G, Tomita S et al. Bone tunnel enlargement after anterior cruciate ligament reconstruction

using hamstring tendons. Knee Surg Sports Traumatol Arthrosc 2001; 9: 206–210
21 Shelbourne KD, Nitz P. Accelerated rehabilitation after anterior cruciate ligament reconstruction. Am J Sports Med 1990; 18: 292–299
22 Siebold R, Kiss ZS, Morris HG. Effect of compaction drilling during ACL reconstruction with hamstrings on postoperative tunnel widening. Arch Orthop Trauma Surg 2008; 128: 461–468
23 Simonian PT, Monson JT, Larson RV. Biodegradeable interference screw augmentation reduces tunnel expansion after ACL reconstruction. Am J Knee Surg 2001; 14: 104–108
24 Vadala A, Iorio R, DeCarli A, Argento G, Di Santo V, Conteduca F, Ferretti A. The effect of accelerated brace free rehabilitation on bone tunnel enlargement after ACL reconstrution using hamstring tendons: a CT study. Knee Surg Sports Traumatol Arthrosc 2007; 15: 365–371
25 Webster KE, Feller JA, Hameister KA. Bone tunnel enlargement following anterior cruciate ligament reconstruction: a randomised comparison of hamstring and patellar tendon grafts with 2-year follow-up. Knee Surg Sports Traumatol Arthrosc 2001; 9: 86–91
26 Zijl JAC, Kleipool AEB, Willems WJ. Comparison of tibial tunnel enlargement after anterior cruciate ligament reconstruction using patellar tendon autograft or allograft. Am J Sports Med 2000; 28: 547–551. http://ajs.sagepub.com/cgi/ijlink?linkType=ABST&journalCode=amjsports&resid=28/4/547
27 Zysk SP, Fraunberger P, Veihelmann A, Dörger M, Kalteis T, Maier M, Pellengahr C, Refior HJ. Tunnel enlargement and changes in synovial fluid cytokine profile following anterior cruciate ligament reconstruction with patellar tendon and hamstring tendon autografts. Knee Surg Sports Traumatol Arthrosc 2004; 12(2): 98–103

25 Bewegungseinschränkungen und Arthrofibrose nach VKB-Ersatz

Wolf Petersen

25.1 Einleitung

Bewegungseinschränkungen sind eine der häufigsten Komplikationen nach VKB-Ersatz und können zu einer erheblichen funktionellen Beeinträchtigung des Patienten führen.

Im Schrifttum existieren verschiedene Definitionen der Arthrofibrose. Nach Angaben von Harner et al. [7] ist eine Arthrofibrose eine Bewegungseinschränkung von mehr als 10° Extension und weniger als 125° Flexion. Shelbourne et al. [18] bezeichnen jede symptomatische Bewegungseinschränkung nach VKB-Ersatz als Arthrofibrose. Andere Autoren sprechen nur von einer Arthrofibrose, wenn Narbengewebe zu einer Einschränkung der Beweglichkeit führt [5, 11].

Laxdal et al. [9] haben 948 Patienten nach einem VKB-Ersatz mit einem Patellarsehnentransplantat analysiert. In diesem Kollektiv war in 60 Fällen (6,3%) eine zusätzliche operative Maßnahme aufgrund einer Bewegungseinschränkung erforderlich. Damit war die Bewegungseinschränkung die zweithäufigste Ursache für einen Re-Eingriff nach VKB-Ersatzplastik. Für Beugesehnentransplantate existiert eine Nachuntersuchung mit einem derart großen Kollektiv nicht. Mayr et al. [11] haben 156 Patienten mit einer Arthrofibrose und Revisionsoperation nach VKB-Ersatzplastik aus den Jahren 1990–1998 untersucht. In diesem Kollektiv ist nur in 8,5% der Fälle ein Semitendinosussehnen-Transplantat verwendet worden (75,3% Patellarsehne). In einer Metaanalyse konnte gezeigt werden, dass postoperative Streckdefizite häufiger nach VKB-Ersatzplastik mit Patellarsehne als bei Beugesehnentransplantaten vorkommen [6].

Dieses Buchkapitel soll einen Überblick über die Ursachen, Prävention und Therapie der Arthrofibrose nach VKB-Ersatz geben.

25.2 Ätiologie und Klassifikation

Verschiedene Autoren unterscheiden primäre Arthrofibrosen von sekundären Formen [3, 11]. Oft liegen auch Mischformen vor.

Der exakte Pathomechanismus der primären Arthrofibrose ist unklar (s. Tab. 25.1). Hier handelt es sich um einen generalisierten Prozess, der durch eine Briden- und Narbenbildung im Gelenk gekennzeichnet ist [3]. Die Operation ist der auslösende Faktor für diesen Prozess. In vielen Fällen besteht eine Infektanamnese. Charakteristisch ist eine exzessive Bindegewebsneubildung im Rahmen reparativer Prozesse (s. Abb. 25.1). Histomorphologische Befunde weisen auf eine chronische inflammatorische Reaktion hin [3]. Lymphoplasmozelluläre Infiltrate werden als Ausdruck eines immunreaktiven Prozesses gesehen. Somit besteht Ähnlichkeit zu anderen organspezifischen Fibrosen und es handelt sich um ein eigenständiges Krankheitsbild, das durch den operativen Eingriff aktiviert wurde. Die Therapie der primären Arthrofibrose ist schwierig.

Zu den primären Formen der Arthrofibrose zählt auch das von Paulos et al. [12] beschriebene inferiore Patella-Kontraktur-Syndrom (IPCS). Dabei kommt es nach

Tab. 25.1: Ursachen, Prävention und Therapie von Bewegungseinschränkungen

Ursachen für Bewegungseinschränkungen nach VKB-Ersatzplastik	Prävention	Therapie
1. Generalisierte Arthrofibrose	VKB-Rekonstruktion nur bei reizlosem Kniegelenk ohne Bewegungseinschränkung, optimales peri- und postoperatives Schmerzmanagement, postoperative Kontrolle der Entzündungssymptomatik	Arthroskopische Arthrolyse

2. Lokale Arthrofibrose
  a. Zyklopsläsion
  b. Lokale Narbenstränge
	Präventionsmaßnahmen der primären Arthrofibrose, Debridement des VKB-Stumpfes	Arthroskopische Arthrolyse

3. Fehllage der Knochentunnel	Zielgeräte, Kenntnis der Anatomie	Transplantatresektion und Revisionsoperation
4. Notchosteophyten	Notchplastik	Notchplastik
5. Voluminöse Transplantate	keine größeren Durchmesser als 10 mm	Notchplastik

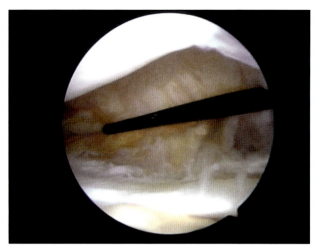

Abb. 25.1: Narbengewebe im oberen Rezessus bei generalisierter Arthrofibrose nach VKB-Ersatzplastik (Patient: männlich, 18 Jahre).

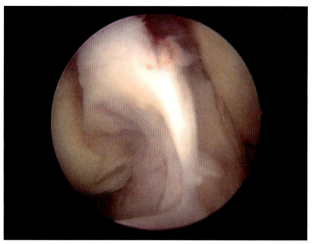

Abb. 25.2: Zyklopsläsion bei einem 32-jährigen Patienten. Die Zyklopsläsion wird von einigen Autoren der lokalen Form der Arthrofibrose zugeordnet.

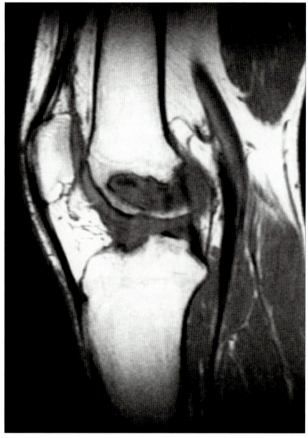

Abb. 25.3: Extreme Fehllage eines femoralen Bohrkanals bei einem 18-jährigen Patienten. Die Fehllage des Bohrkanals und das konsekutive Beugedefizit kann nicht als Arthrofibrose bezeichnet werden. In der Folge kam es jedoch zu einer postoperativen Gelenkinfektion, nach deren Ausheilung sich eine generalisierte Arthrofibrose entwickelte.

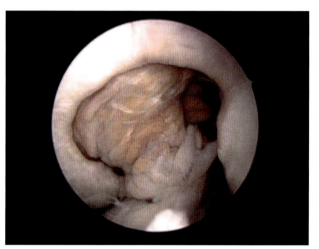

Abb. 25.4: Notchosteophyten, die zu einem Impingement-Syndrom führen. Eine Bewegungseinschränkung aufgrund von Notchosteophyten ist nicht der Arthrofibrose zuzuordnen.

einem Prodromalstadium (2–8 Wochen postoperativ) zu einem aktiven Stadium (6–20 Wochen postoperativ). Das aktive entzündliche Stadium ist gekennzeichnet durch peripatelläre Schwellung mit Induration, eingeschränkter Patellabeweglichkeit und starker Quadrizepsatrophie. Stadium III wird als Residualstadium oder „ausgebranntes Stadium" bezeichnet. Die Entzündungssymptomatik ist weniger ausgeprägt, es besteht eine Patella infera und Zeichen einer Retropatellararthrose.

Die sekundäre Arthrofibrose – oder lokalisierte Arthrofibrose – ist auf eine lokale, mechanische Problematik zurückzuführen (s. Tab. 25.1). Zu den Ursachen der sekundären Arthrofibrose zählen die Transplantathyperplasie, das Zyklopssyndrom (s. Abb. 25.2, noduläre Narbenformation auf dem VKB-Transplantat) [8], das Notch-Impingement, falscher Transplantatverlauf (s. Abb. 25.3) nach VKB-Ersatz, einzelne Narbenstränge und mechanisch störende Osteophyten (s. Abb. 25.4). Strenggenommen handelt es sich bei einigen Prozessen nicht um eine wirkliche Fibrose (z.B. Fehlpositionierung des Transplantates, Osteophyten). Auch einzelne Narbenstränge müssen der lokalisierten Form zugeordnet werden. Die Prognose der sekundären Arthrofibrose wird von den meisten Autoren als günstig eingeschätzt.

Shelbourne et al. [18] haben ein Klassifikationssystem für die Arthrofibrose nach VKB-Ersatz vorgeschlagen. Dieses System beinhaltet primäre und sekundäre

Formen der Arthrofibrose. Ein Verlust der Extension unter 10° ohne Flexionseinschränkung wird als erstgradig bezeichnet. In diesen Fällen kann das Knie manuell mit Druck in die Extension gebracht werden. Ursächlich soll eine Kontraktur der posterioren Kapsel sein.

Eine zweitgradige Arthrofibrose liegt vor bei einem Extensionsdefizit von mehr als 10° bei normaler Flexion. In diesen Fällen kann das Knie nicht durch manuellen Druck in die Streckung gebracht werden. Ursächlich ist ein Impingement zwischen Transplantat und Fossa intercondylaris. Dieses Impingement kann durch fibröse Gewebsformationen (Zyklopsläsion) oder eine enge Fossa intercondylaris (Osteophyten) bedingt sein. Typ 1 und 2 entsprechen am ehesten der sekundären Arthrofibrose.

Eine drittgradige Arthrofibrose besteht bei einem Flexionsdefizit größer als 10° und einem Flexionsdefizit größer als 25° mit verminderter Patellabeweglichkeit. Bei diesen Patienten wird eine eingeschränkte Patellabeweglichkeit mit straffem medialen und lateralen Bandapparat beobachtet. Eine Patella infera besteht nicht.

Eine viertgradige Störung liegt vor bei einem Flexionsdefizit größer als 10° und einem Flexionsdefizit über 30° mit stark verminderter Patellabeweglichkeit und Patella infera. Typ 3 und 4 entsprechen am ehesten der primären Arthrofibrose.

25.3 Folgen der Arthrofibrose

Eine Bewegungseinschränkung stört die Kinematik des Gelenkes und kann zu erheblichen funktionellen Defiziten führen. Die postoperative Inzidenz der Osteoarthrose ist bei Patienten mit Arthrofibrose erhöht [11]. Mayr et al. [11] fanden bei 88,2% der Patienten mit einer Arthrofibrose nach VKB-Plastik radiologische Arthrosezeichen. Es bestand eine signifikante Korrelation zwischen persistierenden Bewegungseinschränkungen und degenerativen Veränderungen.

Selbst leichte Einschränkungen der Streckung können zu funktionellen Einschränkungen führen. Über den erhöhten Anpressdruck der Patella kann es schnell zu degenerativen Veränderungen im Femoropatellargelenk kommen.

Auch die sozioökonomischen Konsequenzen der Arthrofibrose sind bedeutsam. Nach Angaben von Mayr et al. [11] beträgt der arthrofibrosebedingte Arbeitsausfall 4,97 Monate.

Aufgrund dieser dramatischen Folgen sollten alle Möglichkeiten zur Prävention sowie im Falle einer Arthrofibrose alle Therapiemöglichkeiten ausgeschöpft werden.

25.4 Prävention

Um Bewegungseinschränkungen nach VKB-Ersatzplastik zu verhindern, müssen die Risikofaktoren für die Entstehung einer Arthrofibrose bekannt sein.

25.4.1 OP-Zeitpunkt

Verschiedene Autoren haben über eine Korrelation zwischen OP-Zeitpunkt und Arthrofibrose berichtet. So soll die Arthrofibroserate bei Durchführung einer VKB-Ersatzplastik in den ersten 4 Wochen nach dem Trauma erhöht sein [2, 17]. Mayr et al. [11] haben 372 Patienten, die aufgrund einer Arthrofibrose nach VKB-Ersatzplastik reoperiert werden mussten, nachuntersucht. Auch in dieser Studie bestand eine signifikante Korrelation zwischen früher operativer Versorgung und Arthrofibrose. Es bestand jedoch auch eine signifikante Korrelation zwischen einer präoperativen Reizung des Kniegelenkes (Symptome: Schwellung, Erguss, Überwärmung). Ein Reizzustand bestand bei 73,1% der innerhalb der ersten 4 Wochen nach Trauma operierten Patienten. Es bestand jedoch auch ein erhöhtes Risiko für die Entwicklung einer Arthrofibrose, wenn ein Patient mit einem gereizten Knie nach mehr als 4 Wochen nach dem Trauma operiert wurde. Als weiterer wichtiger Risikofaktor konnte in dieser Studie die präoperative Bewegungseinschränkung identifiziert werden. Auch andere Autoren haben auf den Einfluss der präoperativen Beweglichkeit auf die Arthrofibroserate hingewiesen [4, 16]. Aus diesem Grunde wird von manchen Autoren auch eine präoperative Physiotherapie empfohlen, um das Knie für die Kreuzbandrekonstruktion zu konditionieren. Begleitend sollten entzündungslimitierende Maßnahmen zum Einsatz kommen (Kühlung, NSAR, Lymphdrainage).

Aufgrund dieser Ergebnisse darf der OP-Zeitpunkt nicht isoliert als Risikofaktor gesehen werden. Wichtiger ist der Zustand des Kniegelenkes. Bei reizlosem Knie mit freier Beweglichkeit ist die Gefahr einer Arthrofibrose auch bei Frühversorgung gering.

25.4.2 Perioperativer und postoperativer Schmerz

Nach Angaben von Bosch et al. [2] soll peri- und postoperativer Schmerz die Entzündungsreaktion unterhalten und auf diese Weise das Arthrofibroserisiko steigern. Eine klinische Studie, die peri- und postoperativen Schmerz mit dem Arthrofibroserisiko korreliert, existiert bisher nicht.

Dennoch ist davon auszugehen, dass ein optimiertes peri- und postoperatives Schmerzmanagement das Arthrofibroserisiko senkt.

25.4.3 Postoperative Rehabilitation

Der Beginn der postoperativen Rehabilitation hatte in der bereits zitierten Studie von Mayr et al. [11] einen Einfluss auf die Arthrofibroserate. Wenn das postoperative Muskeltraining in den ersten 2 Wochen nach der Operation begann, bestand eine erhöhte Arthrofibroserate. Der während der postoperativen Rehabilitation auftretende Schmerz und die mobilisationsbedingte Reizung des Gelenkes soll die Entstehung einer Arthrofibrose triggern [11].

Eine andere Hypothese wird von Shelbourne und Patel [17] vertreten. Diese Autoren fordern eine Rehabilitation mit sofortigem Quadrizepstraining und voller Beweglichkeit. Durch das Quadrizepstraining soll eine Patella infera verhindert werden. Die postoperative Quadrizepsatrophie wird als Ursache für eine Kontraktur der Patellarsehne gesehen. Auch die Flexion wirkt einer Patella infera entgegen, da durch die Flexion die seitlichen Retinakula gedehnt werden. Aus diesem Grunde wird von Shelbourne und Patel [17] empfohlen, direkt postoperativ mit isometrischen Quadrizepsübungen und passiven Flexionsübungen zu beginnen. Es wird jedoch eine angemessene Entzündungskontrolle empfohlen.

Unser eigenes Vorgehen deckt sich mit diesem Prozedere. Zur Reduktion der postoperativen Entzündungssymptomatik sollten physikalische Methoden (Kühlung, Hochlagerung, Lymphdrainage) und eine effektive Schmerztherapie zur Anwendung kommen. Auf NSAR verzichten wir, da NSAR im Tierexperiment die Sehnen-Knochen-Heilung inhibieren.

25.4.4 Begleitende Bandverletzungen

Zwei Studien konnten zeigen, dass auch begleitende Verletzungen des medialen Seitenbandes einen Einfluss auf das Arthrofibroserisiko haben [13, 15]. In beiden Studien wurde Patienten mit einer Kombinationsverletzung des vorderen Kreuzbandes und des medialen Seitenbandes untersucht. Es wurde die akute operative Versorgung des Seitenbandes durch Naht in Kombination mit einer VKB-Ersatzplastik mit einer konservativen Seitenbandtherapie und sekundärem VKB-Ersatz verglichen. Die Arthrofibroserate war in der Gruppe, in der akut beide Strukturen versorgt wurden, signifikant geringer als bei Patienten nach einer konservativen Seitenbandtherapie und sekundärem VKB-Ersatz.

Für schwere mediale oder laterale Seitenbandverletzungen wird eine primäre anatomische Naht des Seitenbandes und ein aufgeschobener Ersatz des VKBs empfohlen [15].

25.4.5 OP-Technik

Einige Bewegungseinschränkungen sind auf intraoperative Fehler zurückzuführen. Bei diesen Bewegungseinschränkungen handelt es sich jedoch nicht um eine Arthrofibrose (pathologische Gewebsvermehrung mit Bewegungseinschränkung).

Ein zu weit anterior liegender Bohrkanal kann zu einem Impingement zwischen Transplantat und Fossa intercondylaris mit einem Streckdefizit führen. In der Vergangenheit wurde aus diesem Grunde eine posteriore Platzierung des tibialen Bohrkanals empfohlen. In diesen Fällen kommt es jedoch zu einem steilen Transplantat, das weniger effektiv gegen die anteriore tibiale Translation stabilisieren kann. Bei korrekter femoraler Position des Bohrkanals ist nicht mit einem Impingement zu rechnen, wenn die tibiale Insertion respektiert wird [14].

Eine andere Ursache für ein vorderes Impingement ist die Zyklopsläsion. Dabei handelt es sich um eine noduläre Narbenformation zwischen Transplantat und Dach der Fossa intercondylaris. Intraoperativ kann einer Zyklopsläsion vorgebeugt werden, wenn die vorderen tibialen Stumpfreste des rupturierten VKBs sorgfältig debridiert werden.

Auch Osteophyten im vorderen Anteil der Fossa intercondylaris (häufig bei chronischen Instabilitäten) können zu einem Transplantatimpingement führen. Liegen bei einer VKB-Ersatzplastik Osteophyten vor, sollte eine primäre Notchplastik durchgeführt werden.

Eine anteriore Fehlplatzierung des femoralen Bohrkanals führt zu einem Flexionsdefizit. Femorale Fehlplatzierungen sollte vermieden werden.

25.5 Therapie

Aufgrund der funktionellen Folgen ist eine schnelle und effektive Therapie erforderlich. Nach Angaben von Mayr et al. [11] war der IKDC-Score signifikant besser, wenn die operative Arthrolyse im ersten Jahr postoperativ durchgeführt wurde. Diese Befunde werden durch eine prospektive Studie von Aglietti et al. [1] bestätigt. Dennoch ist das funktionelle Ergebnis nach Revisionsoperationen mit Arthrolyse schlechter als nach primärem komplikationslosem VKB-Ersatz [11]. Nach Angaben von Aglietti et al. [1] konnte nur in 37% der Fälle mit Arthrolyse nach VKB-Ersatz ein zufriedenstellendes Ergebnis erzielt werden.

Es besteht weitgehend Einigkeit, dass die lokale Form der Arthrofibrose eine weitaus bessere Prognose als die generalisierte Arthrofibrose hat.

Prinzipiell stehen 3 verschiedene Therapieoptionen zur Verfügung: konservative Therapie, arthroskopische Arthrolyse und offene Arthrolyse.

25.5.1 Konservative Therapie

Zur konservativen Therapie kann sich eine Arthrofibrose des Stadiums I nach Shelbourne und Patel [17] eignen, wenn die Bewegungseinschränkung endgradig „weich" ist. In diesen Fällen muss eine posteriore Kapselkontraktur aufgedehnt werden und eine Patella infera über ein Quadrizepstraining verhindert werden. Die Physiotherapie muss von antiphlogistischen Maßnahmen (NSAR, Lymphdrainage, Cryotherapie) begleitet werden.

25.5.2 Arthroskopische Arthrolyse

Die arthroskopische Arthrolyse eignet sich für alle Formen der Arthrofibrose. Die arthroskopischen Maßnahmen unterscheiden sich jedoch bei lokalen und generalisierten Formen der Arthrofibrose.

Da dem peri- und postoperativen Schmerz in der Pathogenese der Arthrofibrose eine große Bedeutung beigemessen wird, stellen wir die Indikation zu einer peri- und postoperativen Leitungsbahnenanästhesie (NFK, NIK) großzügig. Der Patient muss präoperativ darüber aufgeklärt werden, dass die postoperative Nachbehandlung einen großen Stellenwert besitzt. Arthrolysen werden in unserer Klinik stationär durchgeführt, um eine möglichst effektive Nachbehandlung zu garantieren.

Lokale Arthrofibrose

Da eine Korrelation von postoperativem Ergebnis und Zeitpunkt der Arthrolyse besteht, sollte auch bei lokalen Formen zügig die Indikation zu einem operativen Vorgehen gestellt werden. Das gilt besonders für therapieresistente Streckdefizite mit hartem Endpunkt, da es in diesen Fällen schnell zu degenerativen Veränderungen im Femoropatellargelenk kommen kann. Ursächlich ist meist eine Zyklopsläsion (s. Abb. 25.2). Diese kann arthroskopisch reseziert werden. Intraoperativ muss das Knie in Streckung gebracht werden, um zu überprüfen, ob weiterhin ein Impingement besteht. Besteht es weiterhin, kann eine Notchplastik erforderlich sein.

Andere Ursachen für ein vorderes Impingement können Osteophyten im Bereich der Fossa intercondylaris, eine vordere Tunnellage oder eine Transplantathypertrophie sein. Auch in diesen Fällen ist eine Notchplastik indiziert.

Lokale Briden oder Narbenstränge sollten entfernt werden. Bei femoralen Tunnelfehllagen muss gelegentlich das Transplantat reseziert werden.

Generalisierte Arthrofibrose

Bei der arthroskopischen Therapie der generalisierten Arthrofibrose handelt es sich um anspruchsvolle Eingriffe.

Bei hochgradigen Bewegungseinschränkungen ist bereits der Zugang und das Einführen des Arthroskopes schwierig. Wir beginnen mit einem hohen anterolateralen Portal und inspizieren zunächst das Femoropatellargelenk.

Nach Angaben von Mayr et al. [11] kommt es in 96,2% der Fälle zu Verwachsungen im oberen Rezessus. Diese Beobachtung deckt sich mit den eigenen Erfahrungen. Aus diesem Grund wird nach Darstellung des Femoropatellargelenkes ein suprapatellarer Zugang angelegt, um die Narben im Recessus suprapatellaris zu resezieren. Eine schnelle gezielte Durchtrennung gelingt am besten mit der Hakenelektrode (s. Abb. 25.1). Mit einem motorbetriebenen Synovialresektor werden die Gewebsreste so weit entfernt, bis sämtliches Narbengewebe aus dem oberen Rezessus ausgeräumt ist und oben Muskelgewebe sichtbar wird. Nach jedem Schritt erfolgt ein vorsichtiger Mobilisationsversuch. Durch die Arthrolyse im oberen Rezessus lässt sich die Beugung steigern.

Nach der Lösung der Narben im Recessus suprapatellaris erfolgt eine Narbenresektion im medialen und lateralen Rezessus und ggf. ein laterales und mediales Release. Mit diesen Maßnahmen lässt sich die Beugung in den meisten Fällen auf 90° steigern.

Danach werden Narben im vorderen Kompartiment entfernt, Verwachsungen zwischen Kapsel und Gelenkknorpel gelöst und die Fossa intercondylaris unter Schonung des Bandersatzes von Briden befreit. Mit der Gewebsresektion in der Fossa intercondylaris lässt sich die Streckung steigern. In seltenen Fällen ist ein weiteres Kapselrelease im posteromedialen und posterolateralen Kompartiment erforderlich. Auch dieses Kapselrelease kann arthroskopisch durchgeführt werden. Sollte eine posteriore arthroskopische Arthrolyse nicht möglich sein, kann das arthroskopische Vorgehen mit einer posteromedialen und posterolateralen Mini-Arthrotomie kombiniert werden [10].

Zum Schluss der Operation erfolgen eine Gelenkmobilisation und eine Fotodokumentation des Befundes. Die Fotodokumentation dient nicht nur der medicolegalen Absicherung; sie kann auch hilfreich sein, um dem Patienten postoperativ vom Operationserfolg zu überzeugen.

Da Arthrofibrosen häufig nach Gelenkinfekten beobachtet werden, ist die Gewinnung einer Probe zur mikrobiologischen Begutachtung essenziell.

Aufgrund der Rezidivneigung ist oft ein Revisionseingriff indiziert.

25.5.3 Offene Arthrolyse

Die offene Arthrolyse ist heute nur noch selten indiziert, da fast alle Bewegungseinschränkungen arthroskopisch beherrscht werden. Eine Indikation besteht z.B. bei erheblichen periartikulären Ossifikationen.

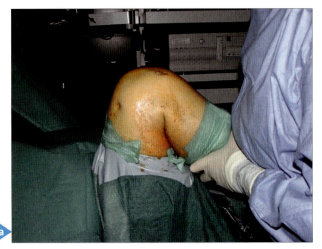 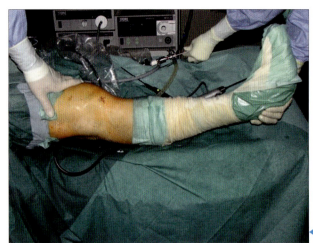

Abb. 25.5a, b: Ergebnis nach arthroskopischer Arthrolyse: postoperative Beugung (**a**), postoperative Streckung (**b**)

25.6 Postoperative Therapie

Die postoperative Behandlung besitzt bei der Therapie der Arthrofibrose eine große Bedeutung. Sie muss besonders in den ersten Tagen eng kontrolliert und individuell an den Patienten angepasst werden. Insbesondere bei generalisierten Formen sehen wir die Indikation zur stationären Nachbehandlung. Wichtig ist eine effiziente begleitende Schmerztherapie (Leitungsanästhesie, orale und i.v.-Analgetika) und antiphlogistische Maßnahmen (Cryotherapie, manuelle Lymphdrainage). Die Rezidivneigung ist groß.

Direkt postoperativ wird das Gelenk mit einer Schiene in Streckung gelagert. Sollte die Streckung mit der Schienenbehandlung nicht gehalten werden können, sollte die Ferse mit einem Sandsack unterlagert und das Knie ggf. mit einem weiteren Sandsack beschwert werden. Intermittierend erfolgt die Anwendung einer Bewegungsschiene (CPM-Schiene). Unter krankengymnastischer Anleitung werden Übungen in die Beugung durchgeführt. Wichtig ist dabei, nicht über die Schmerzgrenze hinauszugehen. Sollte die Mobilisation schmerzhaft sein, muss die Schmerztherapie angepasst werden. Bei Fehllage des Schmerzkatheters sollte schnell auf Analgetika ausgewichen werden.

Literatur

1. Aglietti P, Buzzi R, De Felice R, Paolini G, Zacherotti G. Results of surgical treatment of arthrofibrosis after mACL reconstruction. Knee Surg Sports Traumatol Arthrosc 1995; 3: 83–88
2. Almekinders LC, Moore T, Freedman D, Taft TN. Postoperative problems following anterior cruciate ligament reconstruction. Knee Surg Sports Traumatol Arthrosc 1995; 3: 78–82
3. Bosch U, Zeichen J, Lobenhoffer P, Albers I, van Griensven M. Arthrofibrose – Ein chronisch inflammatorischer Prozess. Arthroskopie 1999;12: 117–120
4. Cosgarea AJ, Sebastianelli WJ, DeHaven KE. Prevention of arthrofibrosis after anterior cruciate ligament reconstruction. Am J Sports Med 1995; 23: 87–92
5. Dandy DJ, Edwards DJ. Problems in regaining full extension of the knee after anterior cruciate ligament reconstruction: does arthrofibrosis exist? Knee Surg Sports Traumatol Arthrosc 1994; 2: 76–79
6. Goldblatt JP, Fitzsimmons SE, Balk E, Richmond JC. Reconstruction of the anterior cruciate ligament: meta-analysis of patellar tendon versus hamstring tendon autograft. Arthroscopy 2005; 21(7): 791–803
7. Harner CD, Irrgang JJ, Paul J, Dearwater S, Fu FH. Loss of motion after anterior cruciate ligament reconstruction. Am J Sports Med 1992; 20: 499–506
8. Jackson DW, Schaefer RK. Cyclops syndrome: loss of extension following intra-articular anterior cruciate ligament reconstruction. Arthroscopy 1990; 6: 1771–1778
9. Laxdal G, Kartus J, Ejerhed L, Sernert N, Magnusson L, Faxén E, Karlsson J. Outcome and risk factors after anterior cruciate ligament reconstruction: a follow-up study of 948 patients. Arthroscopy 2005; 21(8): 958–964
10. Lobenhoffer P, Gerich T, Hernandez R. Die Therapie von Streckdefiziten des Kniegelenkes durch arthroskopische Arthrolyse und dorsale Kapsulotomie. Unfallchirurg 1996; 99: 487–491
11. Mayr HO, Weig TG, Plitz W. Arthrofibrosis following ACL reconstruction: reasons and outcomes. Arch Orthop Trauma Surg 2004; 124: 518–522
12. Paulos LE, Rosenber TD, Drawbert J, Manning J, Abbott P. Infrapatellar contraction syndrome: an unrecognized cause of knee stiffness with patella entrapment and patella infera. Am J Sports Med 1987; 15: 331–341
13. Petersen W, Laprell H. Treatment of combined Ruptures of the anterior cruciate ligament and the medial collateral ligament. Arch Orthop Trauma Surg 1999, 119: 258–262
14. Petersen W, Zantop T. Anatomy of the anterior cruciate ligament with regard to its two bundles. Clin Orthop Relat Res. 2007; 454: 35–47
15. Shelbourne KD, Patel DV. Management of combined injuries of the anterior cruciate and medial collateral ligament. J Bone Joint Surg (Am) 2000; 77: 800–806
16. Shelbourne KD, Patel DV. Timing of ACL reconstruction. Knee Surg Sports Traumatol Arthrosc 1995; 5: 150–156
17. Shelbourne KD, Patel DV. Treatment of limited motion after anterior cruciate ligament reconstruction. Knee Surg Sports Traumatol Arthrosc 1999; 7: 85–92
18. Shelbourne KD, Patel DV, Martini DJ. Classification and management of arthrofibrosis of the knee after anterior cruciate ligament reconstruction. Am J Sports Med 1996; 24: 857–862

26 Infektion nach VKB-Ersatz

Wolf Petersen

26.1 Einleitung

Postoperative Infektionen sind seltene, aber schwerwiegende Komplikationen nach VKB-Ersatz. Die Inzidenz einer postoperativen Infektion liegt bei zwischen 0,14% und 1,4% [3, 5, 8, 12, 14, 16, 18, 20]. Eine intraartikuläre Infektion kann unbehandelt oder zu spät behandelt jedoch frühzeitig zu Knorpelschäden, Bewegungseinschränkung und langfristig zur Osteoarthrose führen (s. Abb. 26.1 und Abb. 26.2). Knorpelschäden manifestieren sich aufgrund des schädigenden Einflusses bakterieller Enzyme schnell. Daher ist eine zügige Diagnostik und Therapie der Infektion wichtig. Infektbedingte Arthrofibrosen sind häufig extrem therapieresistent. Ein verzögerter Therapiebeginn kann katastrophale Folgen für das entsprechende Gelenk haben und schon bei jungen Patienten zur fortgeschrittenen Osteoarthrose führen (s. Abb. 26.3).

Dieses Buchkapitel soll einen Überblick über die Ursachen, Erreger, Prävention und Therapie der postoperativen Infektion nach VKB-Ersatz geben.

26.2 Ursachen und Risikofaktoren

Grundsätzlich kann die Kontamination des Gelenkes mit pathogenen Erregern prä-, peri- oder postoperativ erfolgen.

Eine präoperative Kontamination kann durch iatrogene Manipulation am Gelenk erfolgen (Punktion, vorheriger Eingriff). Auch eine hämatogene Infektion ist denkbar.

Perioperativ gibt es viele Infektionsmöglichkeiten: kontaminierte Instrumente, Kontamination des Operationsteams, kontaminiertes Transplantat, kontaminierte Implantate usw. In einer Studie aus dem Schrifttum waren kontaminierte Inflow-Katheter Ursache für den Infekt [18]. In dieser Studie ereigneten sich 10 Infekte in einer Periode, in der 70 VKB-Ersatzplastiken durchgeführt wurden. Durch eine Analyse der Infektkette konnte die Infektionsquelle ermittelt werden. Bei jeder Häufung von Infektionen sollte immer nach einem systematischen Fehler gefahndet und eine systematische Prozessanalyse durchgeführt werden.

Ein wesentlicher Faktor für das perioperative Infektionsrisiko ist die Operationszeit. Das gilt besonders für die Präparation des Transplantates. Dieses sollte so kurz wie möglich frei liegen. Nach Präparation sollte es mit

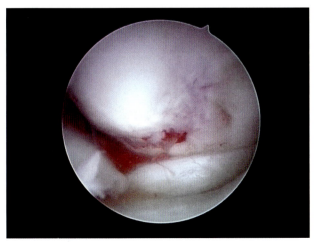

Abb. 26.1: Pathomechanismus der postinfektiösen Osteoarthrose

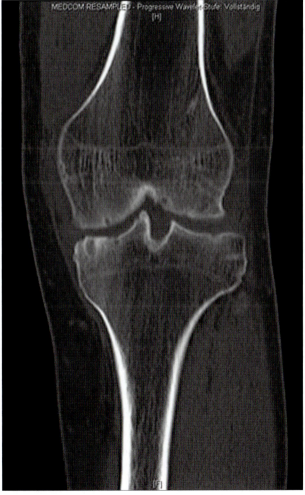

Abb. 26.2: Erosionen des Gelenkknorpels bei postoperativem Infekt

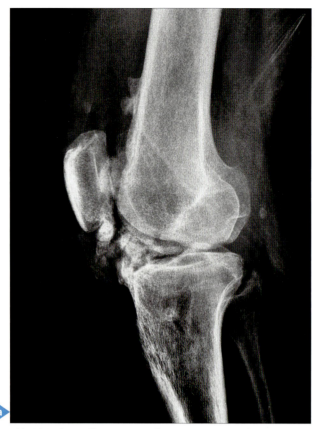 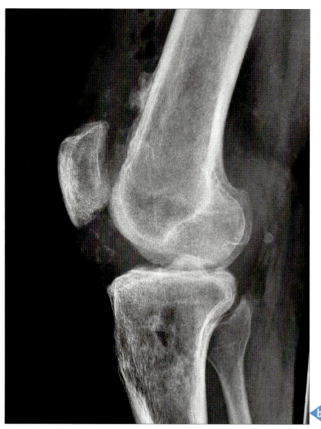

Abb. 26.3a, b: 25-jähriger Patient bei Z.n. Empyem nach VKB-Ersatzplastik mit heterotopen Ossifikationen, präoperativ (**a**); postoperativ (**b**)

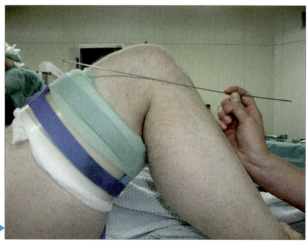 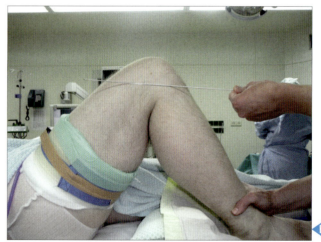

Abb. 26.4a, b: Darstellung einer zu tief sitzenden Blutsperre und der Möglichkeit der K-Draht-Penetration (**a**), korrekter Sitz (**b**)

einer sterilen Kompresse eingewickelt werden. Andere perioperative Kontaminationsquellen können z.B. die K-Drähte für den femoralen Tunnel sein, wenn sie die Haut im unsterilen Bereich des Oberschenkels perforieren (s. Abb. 26.4; Prophylaxe: Blutsperre hoch anlegen).

Postoperativ können Erreger entweder von außen (Punktionen, Drainagen, fistelnde Wunden) oder hämatogen (generelle Infekte, lokale Infektionen [z.B. Unguis incarnatus etc.]) in das Gelenk gelangen.

Aufgrund der geringen Inzidenz postoperativer Infektionen sind große Fallserien notwendig, um eindeutige Risikofaktoren identifizieren zu können. Die bisher publizierten Fallserien reichen nur von 2 bis 24 Patienten. Daher ist die wissenschaftliche Evidenz hinsichtlich der Risikofaktoren für eine Infektion gering. Einigen Studien konnten jedoch vorangegangene chirurgische Maßnahmen am Kniegelenk als Risikofaktor identifizieren [10, 12]. In einer Studie bestand ein Zusammenhang zu gelenkfernen Fixationsmethoden (Post und Washer, Endobutton) [10].

26.3 Erreger

Verschiedene Erreger konnten als Ursache intra- und extraartikulärer Infektionen nach VKB-Ersatzplastik identifiziert werden (s. Tab. 26.1). Am häufigsten wird über Staphylococcus aureus, gefolgt von Staphylococcus epidermidis, berichtet [9, 10, 12, 14, 18, 20]. Andere Keime sind selten (Staphylococcus lugdunensis, Pseudomonas aeruginosa, Enterobacter, Erysipelothrix rhusiopathiae, Proprioni-Bakterien, Clostridien, Pilze) [1, 7, 13].

Tab. 26.1: Erreger von Infektionen nach VKB-Ersatzplastiken

Autor (Jahr)	Anzahl (Inzidenz)	Transplantate	Mikroorganismen	Tage bis zur Diagnose	Vorangegangene Eingriffe am selben Knie	Begleiteingriffe	Anzahl der arthroskopischen Revisionen	Erhalt des Transplantates	Dauer der Antibiose
Williams et al. 1997	7 (0,3%)	4 x Patellarsehne 3 x Beugesehnen	4 x S. aureus 1 x S. epidermidis 1 x S. aureus und epidermidis 1 x S. aureus und Peptostreptococcus	21	Keine Angabe	6	1,6	3 von 7	4–6 Wochen
McAllister et al. 1999	4 (0,48%)	3 x Patellarsehne 1 x Beugesehnen	4 x S. aureus	11,2	3	2	2,7	4 von 4	2–6 Wochen
Indelli et al. 2002	6 (0,14%)	4 x Patellarsehne 2 x allogene Achillessehnen	3 x S. aureus 2 x S. epidermidis 1 x nicht hämolytische Streptococcen	20	Keine Angabe	0	2,3	4 von 6	6 Wochen
Burks et al. 2003	8 (0,42%)	1 x Patellarsehne 7 x Beugesehnen	3 x S. arueus 1 x Pseudomonas	24	Keine Angabe	5	2	1 von 8	6 Wochen
Viola et al. 2000	14 (0,78%)	14 x Patellarsehnen	11 x negativ 2 S. epidermidis	7,7	3	2	1	14 von 14	2–10 Wochen
Judd et al. 2006	11 (0,62%)	11 x Beugesehnen	1 x S. aureus 8 x S. epidermidis 1 x Enterobacter aerogenes 1 x Proprioni bacterium acnes	14,2	6	0	2,4	10 von 11	4–6 Wochen
Fong und Tan 2004	7 (1,48%)	7 x Beugesehnen	2 x S. aureus 1 x MRS. aureus 1 x S. aureus und Enterobacter 1 x Klebsiella und Peptostreptococcus 2 x Pepto-streptococcus	24,5	3	Keine Angabe	1,4 (1–3)	7 von 7	17,3 Tage
Schulz et al. 2007	24 (0,78% für eigene Patienten)	12 x Patellarsehne 7 x Beugesehnen 4 x Refixation mit Vicryl-Band 1 x Trevira-Band	12 x S. aureus 5 x S. epidermidis 2 x Streptococcus 1 x S. warneri 4 x negativ	61,7	13	Keine Angabe	2,2 (8 x arthroskopisch, 16 x Arthrotomie)	7 von 24	5–8 Tage
Binnet und Basarir 2007	6 (0,49%)	4 x Patellarsehne 2 x Beugesehnen	3 x S. aureus 1 x Pseudomonas 2 x negativ	22	Keine Angabe	Keine Angabe	2,6 (1–5)	6 von 6	Minimum 3 Wochen
Van Tongel et al. 2007	15 (0,51% für eigene Patienten)	11 x Beugesehnen	1 x S. aureus 8 x koagulase-negative Staphlokokken 1 x Enterobacter 1 x Streptococcus 1 x Enterobacter cloacae 1 x Mischkultur	10,9 (1 x 455 Tage)		6	1,9	14 von 15	24,6 Tage

Tab. 26.2: Stadien nach Gächter [1994]

Stadium	Befund
I	Beginnende Synovialitis mit Hyperämie, petechiale Blutungen
II	Starke Synovialitis mit Fibrin, trübes Sekret, Pus, kein Knorpelschaden
III	Deutliche Verdickung der Synovialis, Briden und fibröse Stränge, beginnender Knorpelschaden ohne radiologische Arthrosezeichen
IV	Pannusartiges Wachstum der Synovialis, der Pannus zerstört den Gelenkknorpel, freiliegender subchondraler Knochen, Erosionen und Zysten

26.4 Klassifikation

Da es sich bei einer Kreuzbandersatzplastik um einen extra- und einen intraartikulären Eingriff handelt, können sich auch Infektionen extra- und intraartikulär manifestieren.

Zur Einteilung intraartikulärer Infektionen hat sich die Klassifikation nach Gächter [6] bewährt (s. Tab. 26.2). Beim Stadium I handelt es sich um einen beginnenden Infekt mit leicht trübem intraartikulären Erguss und entzündlichen Reaktionen im Bereich der Synovialis. Im Stadium II werden zusätzlich Fibrinbeläge beobachtet. Bei Stadium III ist es bereits zu Knorpelschäden gekommen. Im Stadium IV bestehen bereits ossäre Destruktionen.

26.5 Diagnose

Die Zeit zwischen VKB-Ersatzplastik und Diagnose der intraartikulären Infektion variiert im Schrifttum zwischen durchschnittlich 7,7 und 61,7 Tagen. Der häufigste Diagnosezeitpunkt liegt zwischen 2 und 3 Wochen.

Die frühzeitige Diagnose eines postoperativen Infektes ist nicht leicht, da Schmerz und Schwellung zu den typischen postoperativen Symptomen gehören. Starke Schwellung und Schmerz sind klinische Warnsymptome. Ein erhöhtes CRP und erhöhte Leukozyten können ebenfalls auf eine Infektion hinweisen. Eine fehlende Leukozytose schließt einen Infekt jedoch nicht aus. Eine erhöhte Leukozytenzahl kann auch andere Ursachen haben (Raucher).

Bei Verdacht auf eine Infektion kann eine Punktion weiterhelfen. Ein graues trübes Punktat spricht für eine Infektion. Bei putridem Sekret ist die Infektion erwiesen. Es sollte auf jeden Fall eine Probe zur bakteriologischen Begutachtung eingeschickt werden. Auch eine Synovialanalyse kann den Infektionsverdacht erhärten. So spricht eine Leukozytenzahl über 50 000 für eine Infektion.

Mit der Therapie darf jedoch nicht bis zum Erregernachweis gewartet werden.

Zur Beurteilung ossärer Destruktionen und degenerativer Veränderungen sind konventionelle Röntgenaufnahmen in 2 Ebenen erforderlich. Bei Unklarheiten oder Infektpersistenz sollte zum Ausschluss einer Osteomyelitis auch eine Schichtbildgebung (CT, MRT) hinzugezogen werden.

26.6 Prävention

Aufgrund der dramatischen Folgen einer intraartikulären Infektion sollte deren Prävention höchste Priorität haben.

Da die Infektionsrate nach arthroskopischer VKB-Ersatzplastik höher als nach arthroskopischen Routineeingriffen ist, sollten gleiche Ansprüche an die intraoperative Sterilität wie bei offenen Gelenkeingriffen gestellt werden. Hinsichtlich der Hygienevorschriften sei hier auf entsprechende Fachliteratur und die gesetzlichen Bestimmungen verwiesen.

Bei floriden Infekten (lokal oder generalisiert) sollten diese auskuriert werden, bevor die Kreuzbandersatzplastik durchgeführt wird. Auch Hautveränderungen (Neurodermitis, Schürfwunden) sollten präoperativ behandelt werden. Für eine Kreuzbandersatzplastik besteht nie eine Notfallindikation.

Der Nutzen der perioperativen Antibiotikaprophylaxe bei arthroskopischen Eingriffen wird im Schrifttum unterschiedlich beurteilt. In einer prospektiv randomisierten Doppelblind-Studie konnte kein Unterschied in der postoperativen Infektionsrate mit und ohne perioperative Antibiose gefunden werden [19]. Auch in einer retrospektiven Untersuchung an 3231 Arthroskopien konnte kein Unterschied der Infektionsraten der Patienten mit oder ohne perioperativer Antibiose gefunden werden [2]. In beiden Studien wurden jedoch unkomplizierte arthroskopische Eingriffe (Meniskusteilentfernungen) analysiert. Für kompliziertere Eingriffe, wie z.B. Kreuzbandersatzplastiken, existieren derartige Studien nicht. Dennoch wird eine perioperative Antibiotikaprophylaxe für kompliziertere arthroskopische Eingriffe empfohlen [11].

Wir führen bei Kreuzbandersatzplastiken unter Berücksichtigung der Allergieanamnese normalerweise eine perioperative Antibiotikaprophylaxe mit einem Cephalosporin (Cephazolin 1,5 g) durch.

26.7 Therapie

Die Therapie einer intraartikulären Infektion sollte so schnell wie möglich eingeleitet werden. Je früher der Therapiebeginn, desto besser die Prognose. Daher sollte der klinische Verdacht ausreichen, eine Therapie der Infektion zu beginnen. Dabei richtet sich die Therapie nach dem Stadium der Infektion (s. Tab. 26.2).

Die meisten Autoren empfehlen zur Therapie intraartikulärer Infektionen wiederholte arthroskopische Spülungen in Kombination mit einer antibiotischen Therapie. Bei der arthroskopischen Revision sollte die Synovialis möglichst intakt gelassen werden, damit das Antibiotikum in das Gelenk diffundieren kann. Auf den Einsatz von Spül-Saug-Drainagen wird heute weitgehend verzichtet.

Beim Infekt nach Kreuzbandersatz kommt erschwerend hinzu, dass ein avaskuläres Transplantat in frisch gebohrten Knochentunneln verankert wird. Da das Transplantat avaskulär ist, ist es der körpereigenen Immunabwehr nur über die Synovia zugänglich. Auch Antibiotika müssen von der Synovialis zum Transplantat diffundieren. Da gerade in der frühen Phase Flüssigkeit zwischen Transplantat und Tunnelwand dringen kann, ist bei einem intraartikulären Infekt von einer Kontamination der Knochentunnel auszugehen.

Trotz dieser Probleme war es in der Mehrzahl der im Schrifttum berichteten Fälle möglich, den Infekt durch arthroskopische Spülungen mit Erhalt des Transplantates zu Ausheilung zu bringen. Die Anzahl der arthroskopischen Revisionen variiert zwischen 1 und 5 (s. Tab. 26.1). Die meisten Autoren führen bei der arthroskopischen Revision ein Debridement mit Resektion von Hämatom- und Fibrinbelägen durch. Hinsichtlich der Durchführung eine Synovialektomie sind die Angaben widersprüchlich. Wir bevorzugen den Erhalt der Synovialis, da über eine gut durchblutete Synovialis das Antibiotikum besser in das Gelenk diffundieren kann. Eine Immobilisation des Gelenkes erfolgt nicht. Passive Bewegungsübungen auf der CPM-Schiene sollen eine Arthrofibrose verhindern und tragen außerdem dazu bei, dass ein Teil der avaskulären Knorpeloberflächen in Kontakt mit der Synovialis kommen kann.

In einer Studie wurden in zwei Dritteln der Fälle Arthrotomien durchgeführt [15]. In dieser Studie betrug der Zeitraum zwischen VKB-Ersatzplastik und Revision jedoch durchschnittlich 61 Tage. Entsprechend wurden viele Patienten erst in fortgeschrittenen Stadien (Gächter III und IV) der Gelenkinfektion behandelt. Bei einem frühen Therapiebeginn (bis zu 3 Wochen) sollte eine arthroskopische Therapie des Infektes möglich sein.

Auch der Erhalt des Transplantates wird im Schrifttum kontrovers angegeben (s. Tab. 26.1). Schultz et al. [15] konnten 7 von 24 Transplantaten erhalten (Diagnosedauer: 61 Tage). Bei Patienten im Stadium III und IV nach Gächter wurde das Transplantat reseziert. Burks et al. [5] haben das Transplantat in nur einem von 8 Fällen erhalten (Diagnosedauer: 24 Tage), in diesen Fällen jedoch eine frühe Revision durchgeführt. In allen anderen Studien konnte das Transplantat in der Mehrzahl der Fälle erhalten bleiben (s. Tab. 26.1). Das gleiche gilt für die Implantate zur Fixation.

Wichtig ist eine postoperative Antibiose, die zunächst ungerichtet begonnen und nach Erhalt des Antibiogrammes modifiziert wird. Wir bevorzugen aufgrund seiner Knochengängigkeit Clindamycin.

Die meisten Studien zeigen, dass die klinischen Ergebnisse nach intraartikulärer Infektion schlechter sind als bei Patienten mit VKB-Ersatz ohne intraartikuläre Infektion [12, 15, 17, 18]. Ursachen für schlechte Ergebnisse sind Knorpelschäden und Bewegungseinschränkungen. Knorpelschäden entstehen durch die Wirkung bakterieller Enzyme und durch die Entzündungsreaktion, Bewegungseinschränkungen durch die verzögerte postoperative Mobilisation. Knorpelschäden lassen sich nur durch eine frühzeitige Behandlung des Infektes erkennen.

26.8 Eigenes Vorgehen

Die Indikation zur arthroskopischen Spülung (ca. 10 l) wird schon bei klinischem Verdacht auf eine Infektion gestellt. Bei der Arthroskopie werden Hämatom, Fibrin und Briden entfernt. Das Transplantat wird beim ersten Eingriff wenn möglich belassen. Bei fortgeschrittenen Infekten (Gächter III und IV) sollte die Indikation zur Transplantatresektion und zum Debridement der Tunnel überprüft werden. Bei Schwellung und Rötung im Bereich der Transplantatentnahmestelle wird auch diese revidiert. Direkt postoperativ wird mit der i.v.-Antibiose begonnen. Bei Persistenz der klinischen Symptome und der laborchemischen Entzündungsparameter wird die arthroskopische Spülung nach 1–4 Tagen wiederholt. In der Regel reichen 1–3 arthroskopische Revisionen aus, um den Infekt zur Ausheilung zu bringen. Auf eine Spül-Saug-Drainage wird immer verzichtet.

Eine Indikation zur primären Arthrotomie sehen wir erst in fortgeschrittenen Stadien mit ossärem Befall, da alle erforderlichen Maßnahmen zur Infektbekämpfung auch arthroskopisch durchgeführt werden können. Eine sekundäre Arthrotomie kann bei Infektpersistenz erforderlich werden.

Literatur

1. Allianatos PG, Tilentzoglou AC, Koutsoukou AD. Septic arthritis caused by erysipelothrix rhusiopathiae infection after arthroscopically assisted anterior cruciate ligament reconstruction. Arthroscopy 2003; 19: E26
2. Bert JM, Giannini D, Nace L. Antibiotic prophylaxis for arthroscopy of the knee: is it necessary? Arthroscopy 2007; 23(1): 4–6
3. Binnet M, Basarir K. Risk and outcome of infection after different arthroscopic anterior cruciate ligament reconstruction techniques. Arthroscopy 2003; 23: 862–868
4. Burke WV, Zych GA. Fungal infection following replacement of the anterior cruciate ligament: a case report. J Bone Joint Surg Am 2002; 84: 449–453
5. Burks RT, Friederichs MG, Fink B, Luker MG, West HS, Greis PE. Treatment of postoperative anterior cruciate ligament infections with graft removal and early reimplantation. Am J Sports Med 2003; 31: 414–418
6. Gächter A. Gelenkinfekt – Arthroskopische Spülungsbehandlung – Hints und Tricks. Arthroskopie 1994; 7: 98–101
7. Farooq AH, Dabke HV, Majeed MA, Carbarns NJ, Mackie IG. Clostridial wound infection following reconstruction of the anterior cruciate ligament using bone-patella-bone autograft. J Coll Physicians Surg Pak 2007; 17(6): 369–370
8. Fong SY, Tan JL. Septic arthritis after arthroscopic anterior cruciate ligament reconstruction. Ann Acad Med Singapore 2004; 33: 228–234
9. Indelli PF, Dillingham M, Fanton G, Schurman DJ. Septic arthritis in postoperative anterior cruciate ligament reconstruction. Clin Orthop Rel Res 2002; 398: 182–188
10. Judd D, Bottoni C, Kim D, Burke M, Hooker S. Infections following arthroscopic anterior cruciate ligament reconstruction. Arthroscopy 2002; 22: 375–384
11. Kurzweil PR. Antibiotic prophylaxis for arthroscopic surgery. Arthroscopy 2006; 22(4): 452–454
12. McAllister DR, Parker RD, Cooper AE, Recht MP, Abate J. Outcomes of postoperative septic arthritis after anterior cruciate ligament reconstruction. Am J Sports Med 1999; 27: 562–570
13. Mei-Dan O, Steinbacher G, Ballester SJ, Cugat RB, Alvarez PD. Septic arthritis with staphylococcus lugdunensis following arthroscopic ACL revision with BPTB allograft. Knee Surg Sports Traumatol Arthrosc 2007; 8: Epub ahead of print
14. Schollin-Borg M, Michaelsson K, Rahme H. Presentation, outcome, and cause of septic arthritis after anterior cruciate ligament reconstruction: a case control study. Arthroscopy 2003; 19: 941–947
15. Schultz AP, Götze S, Schmidt HG, Jürgens C, Faschingbauer M. Septic arthrotis of the knee after anterior cruciate ligament surgery – A stage adapted treatment regimen. Am J Sports Med. 2007; 35: 261–267
16. Sekiya JK, Ong BC, Bradley JP. Complications in anterior cruciate ligament surgery. Orthop Clin North Am 2003; 34: 99–105
17. Van Tongel, Stuyck J, Bellemans J, Vandenneucker H. Septic arthritis after arthroscopic anterior cruciate ligament reconstruction. A retrospective analysis of incidence, management and outcome. Am J Sports Med 2005; 35: 1059–1063
18. Viola R, Marzano N, Vianello R. An unusual epidemic: staphylococcus negative infections involving anterior cruciate ligament reconstruction with salvage of the graft and function. Arthroscopy 2000; 16: 173–177
19. Wieck JA, Jackson JK, O'Brien TJ, Lurate RB, Russell JM, Dorchak JD. Efficacy of prophylactic antibiotics in arthroscopic surgery. Orthopedics 1997; 20(2): 133–134
20. Williams RJ III, Laurencin CT, Warren RF, Speciale AC, Brause BD, O'Brien S. Septic arthritis after arthroscopic anterior cruciate ligament reconstruction. Am J Sports Med 1997; 25: 261–267

27 Revisionsersatz des VKBs

Michael Wagner, Andreas Weiler

27.1 Einleitung

Aufgrund der hohen Inzidenz von Rupturen des vorderen Kreuzbandes und der sozioökonomischen Bedeutung dieser Verletzung wurde und wird weiterhin ein enormer wissenschaftlicher Aufwand betrieben, um die Rekonstruktionsmöglichkeiten des vorderen Kreuzbandes und die Langzeitergebnisse nach Ersatz des vorderen Kreuzbandes zu verbessern. Nichtsdestotrotz scheint die perfekte Methode zur Rekonstruktion des vorderen Kreuzbandes noch nicht gefunden zu sein. Dies wird einerseits durch eine enorme Bandbreite an aktuell erhältlichen Verankerungssystemen demonstriert, und andererseits dadurch belegt, dass die physiologische Kinematik des Kniegelenkes nicht in jedem Fall eines vorderen Kreuzbandersatzes langfristig wiederhergestellt werden kann. Anhand der aktuellen Literatur ist davon auszugehen, dass heutzutage ca. 3–15% aller primären vorderen Kreuzbandrekonstruktionen im Verlauf einer Revisionsrekonstruktion bedürfen [4, 31, 47, 49]. Zusätzlich muss bei aktuell steigenden Zahlen primärer vorderer Kreuzbandrekonstruktionen zukünftig mit einer zunehmenden Häufigkeit von notwendigen Revisionsrekonstruktionen gerechnet werden. Aktuell werden in Deutschland ca. 2000–3000 Revisionsrekonstruktionen des vorderen Kreuzbandes durchgeführt. In spezialisierten Zentren sind mittlerweile ca. 15% aller vorderen Kreuzbandrekonstruktionen Revisionseingriffe.

Im Allgemeinen ist der Revisionsersatz des vorderen Kreuzbandes als ein anspruchsvoller Eingriff zu werten, für den der Operateur Erfahrungen mit unterschiedlichen chirurgischen und arthroskopischen Techniken und mit verschiedenen Verankerungssystemen und Transplantaten mitbringen sollte. Ein Revisionsersatz des vorderen Kreuzbandes kann schnell deutlich komplexer werden, wenn bei dem primären Eingriff chirurgische Fehler unterlaufen sind, wenn ein Ersatz in Doppelbündel-Technik durchgeführt wurde (s. Abb. 27.1) oder wenn deutliche Tunnelerweiterungen bestehen (s.u.). Das operative Management von Tunneln und bestehenden Implantaten bestimmt, ob der Revisionsersatz einzeitig durchgeführt werden kann, oder ob ein zweizeitiges Vorgehen notwendig ist [28, 31, 41, 47].

Die Ziele des Revisionsersatzes des vorderen Kreuzbandes entsprechen denen des primären Ersatzes und beinhalten die Stabilisierung des Kniegelenkes und Normalisierung der Kniekinematik, die Prävention späterer Sekundärschäden von Knorpel und Menisken und die Wiederherstellung der Kniefunktion.

An dieser Stelle sollte hervorgehoben werden, dass die vom Chirurgen gewählte Operationstechnik und die verwendeten Verankerungssysteme zum primären oder sekundären Ersatz des vorderen Kreuzbandes eine spätere Revision nicht behindern oder erschweren sollten.

Die klinischen Ergebnisse nach Revisionsersatz des vorderen Kreuzbandes werden in der aktuellen Literatur allgemein schlechter als nach primärem Ersatz dargestellt [1, 6, 7, 12, 21, 24, 31, 36, 38, 46, 47]. Diese schlechteren Ergebnisse korrelieren aber nicht notwendigerweise mit einer geringeren postoperativen Kniestabilität, verglichen mit dem primären Ersatz des vorderen Kreuzbandes [46], sondern resultieren u.a. aus Faktoren, die sich chirurgisch nicht oder nur unbefriedigend lösen lassen – wie z.B. bereits vorhandene höhergradige Schädigungen der Menisken oder des Knorpels. Daher sollte der Patient über vergleichsweise weniger befriedigende Ergebnisse als nach dem primärem Ersatz aufgeklärt werden. Dies darf den behandelnden Chirurgen jedoch nicht dazu verleiten, schlechtere Ergebnisse von vorneherein zu akzeptieren. Vielmehr erfordert gerade der Revisionsersatz des vorderen Kreuzbandes ein Höchstmaß an Präzision, nicht nur in der eigentlichen Operation, sondern auch bei der individuellen Vorbereitung und Nachsorge des Patienten.

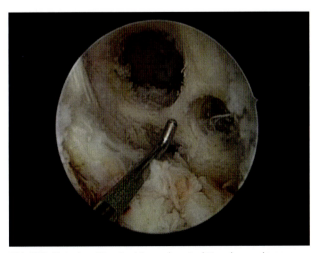

Abb. 27.1: Eine einzeitige Revisionsrekonstruktion des vorderen Kreuzbandes ist in dieser Situation nach Doppelbündel-Rekonstruktion nahezu unmöglich.

27.2 Fehleranalyse

Die Homogenität des Patientenkollektives mit einer Re-Insuffizienz des vorderen Kreuzbandes ist vergleichsweise gering. Vielmehr stellt jeder Patient einen Einzelfall dar, der einer individuellen Analyse bedarf und ein spezielles Behandlungskonzept erfordert. Im Vergleich zu dem Patientenkollektiv mit primärer vorderer Kreuzbandruptur ist die Variabilität dieser Gruppe hauptsächlich in den verschiedenen chirurgischen Techniken und Verankerungsverfahren und den unterschiedlichen Transplantattypen des primären Ersatzes begründet.

Eine echte Reruptur des vorderen Kreuzbandes, als Folge eines adäquaten Traumas, kann natürlich jederzeit postoperativ erfolgen, auch wenn ein perfektes Operationsergebnis vorlag. Nach unserer Erfahrung bilden diese Patienten jedoch eher eine Minderheit. Nach gründlicher Analyse lassen sich in den meisten Fällen spezifische Fehler finden, die für das Transplantatversagen verantwortlich sind. Diese können unterteilt werden in:

1. Technische Fehler (z.B. fehlplatzierte Tunnel)
2. Nicht oder falsch adressierte Begleitpathologien (z.B. posterolaterale Rotationsinstabilität)
3. Transplantatwahl (z.B. synthetische Materialien, Allografts)
4. Biologische Gründe (Transplantateinheilung)
5. Nicht adäquate Physiotherapie

Die Strategie und auch die Komplexität des Revisionseingriffes werden streng durch die Gründe des Transplantatversagens und durch die Technik des primären Ersatzes (Transplantatwahl, Verankerungsverfahren, Tunnel, Zugänge) bestimmt. Daher ist eine ausführliche präoperative Fehleranalyse und Diagnostik sämtlicher Variablen zwingend erforderlich. Dies beinhaltet eine exakte Anamneseerhebung mit spezifischer Fragestellung nach adäquatem Retrauma und postoperativen Problemen wie z.B. protrahierter Bewegungseinschränkung, subjektivem Instabilitätsgefühl, Schmerz, rezidivierenden Schwellungen und Blockaden. Die klinische Diagnostik adressiert einen intraartikulären Erguss, den Bewegungsumfang, den Status der Menisken, die Stabilität des vorderen Kreuzbandes (v.a. Lachman- und Pivot-Shift-Test) und ligamentäre Begleitverletzungen, besonders des hinteren Kreuzbandes und der Rotationsinstabilitäten.

27.2.1 Radiologische Untersuchung

Eine spezielle radiologische Untersuchung ist erforderlich, um die Platzierung der Bohrkanäle, eine Tunnelerweiterung, den Typ und die Lokalisierung vorhandener Implantate, degenerative Veränderungen und eine Insuffizienz des hinteren Kreuzbandes (HKB) erfassen zu können.

Daher sollte die radiologische Standarduntersuchung aus folgenden konventionellen Röntgenbildern bestehen:

1. Knie beidseits p.a. 45° im Stehen nach Rosenberg [32] – dient der Lokalisierung der Implantate und der

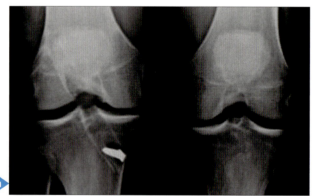

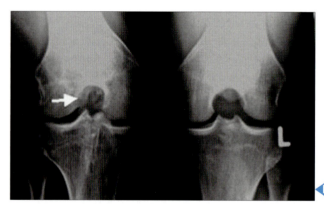

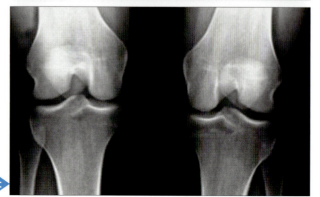

Abb. 27.2a–c: 45°-Röntgenaufnahmen im Stehen nach Rosenberg: zur Lokalisation der Tunnel nach Ersatz des vorderen Kreuzbandes (**a**), nebenbefundlich osteophytäre Notchstenose nach Ersatz des vorderen Kreuzbandes (**b**), gothische Notchkonfiguration (**c**)

27.2 Fehleranalyse

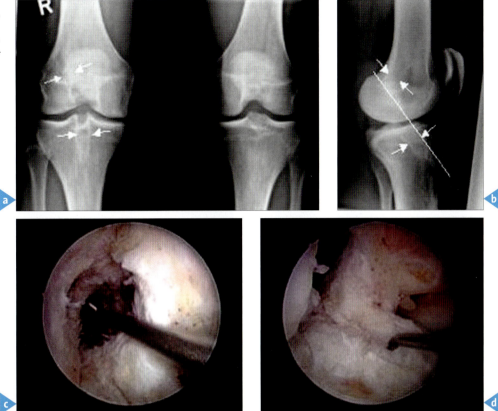

Abb. 27.3a–d: Korrekter femoraler und tibialer Tunnel im radiologischen und intraoperativen Bild (weiße Linie = Blumensaatsche Linie, Pfeile zeigen die Tunnel)

Evaluation der Tunnel im posterior-anterioren Strahlengang, der Evaluation degenerativer Veränderungen sowie der Einschätzung der Notch-Konfiguration und einer osteophytären Notchstenose (s. Abb. 27.2).

2. Knie streng seitlich in Hyperextension (bzw. maximal möglicher Extension) – dient der Lokalisierung der Implantate und der Tunnel im seitlichen Strahlengang (wichtig ist hier die Positionierung des tibialen Tunnels in Relation zur Blumensaatschen Linie [18] (s. Abb. 27.3, oben rechts).
3. Hintere Schubladenaufnahmen beidseits [35] – dient dem sicheren Ein- oder Ausschluss einer HKB-Insuffizienz.

Ein MRT ist nur in wenigen Ausnahmesituationen erforderlich. In erster Linie dann, wenn die klinische und konventionell radiologische Untersuchung keinen klaren Befund zulässt (z.B. akut traumatisiertes und schmerzhaftes Knie) und der Verdacht auf eine Begleitpathologie besteht, durch die sich eine zügige operative oder konservative therapeutische Konsequenz ergibt:
- V.a. luxierten Meniskus-Korbhenkel
- V.a. akute Läsion des hinteren Kreuzbandes
- V.a. akute Läsion des medialen Kollateralbandes oder des lateralen/posterolateralen Komplexes
- V.a. freien chondralen Gelenkkörper
- V.a. implantatspezifische Komplikation bei resorbierbaren Materialien (s. Abb. 27.4)

Bei klinisch auffälliger Varus- oder Valgusfehlstellung der Beinachse, bei Varus- oder Valgusgonarthrose, bei einer posterolateralen Rotationsinstabilität oder einem klinisch auffälligen Varus- oder Valgus-Thrust (Aufklappen des Kniegelenkes unter Belastung bei Kollateralbandschwäche mit oder ohne entsprechender Achsfehlstellung) empfiehlt sich die Anfertigung von Ganzbeinachsaufnahmen beidseits im Stehen, um die Notwendigkeit einer zusätzlichen Achskorrektur einschätzen zu können.

Bei konventionell radiologisch auffälliger Tunnelerweiterung ist ein CT indiziert, um die genauen Dimensionen der Knochendefekte exakt erfassen zu können (s. Abb. 27.5). Als Konsequenz sehr weiter Tunnel ergibt sich ggf. die Notwendigkeit eines zweizeitigen Vorgehens mit einer Auffüllung der Tunnel, z.B. mit autologer Beckenkammspongiosa, allogenem Knochen oder Knochenersatzmaterialien, gefolgt vom Revisionsersatz des vorderen Kreuzbandes nach sicher evaluierter Einheilung der Spongiosa [35] (s. Abb. 27.5).

27.2.2 Begleitpathologien

Es ist bekannt, dass die einzelnen Freiheitsgrade des Kniegelenkes nicht durch jeweils eine einzelne ligamentäre Struktur stabilisiert werden. Vielmehr wird die physiologische Kinematik des Kniegelenkes durch ein komplexes Zusammenspiel von statischen und aktiven Sta-

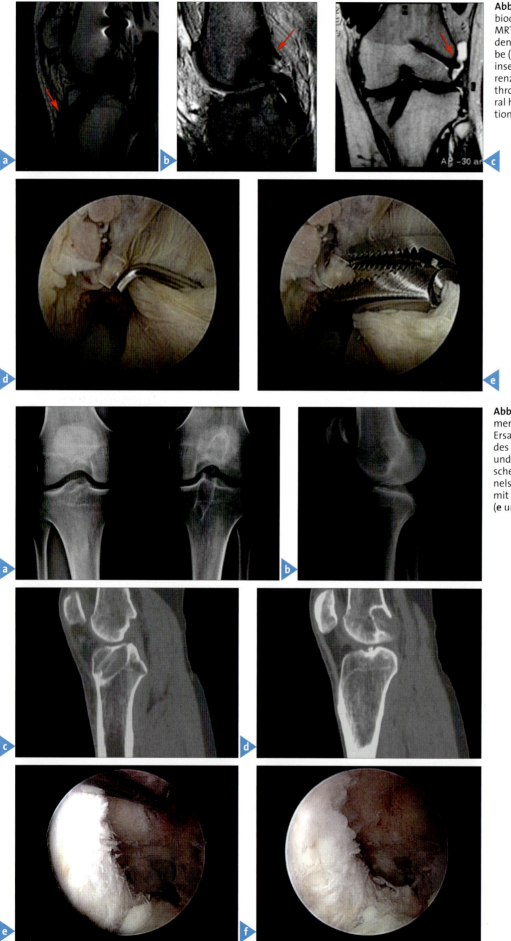

Abb. 27.4a–e: Komplikationen biodegradierbarer Implantate: MRT einer ventral hervorstehenden tibialen Interferenzschraube (**a**), MRT einer inkomplett inserierten femoralen Interferenzschraube (**b**), MRT und arthroskopische Bilder eines lateral hervorstehenden Transfixationsstiftes (**c–e**)

Abb. 27.5a–f: Tunnel-Enlargement femoral und tibial nach Ersatz des vorderen Kreuzbandes im konventionellen Röntgen und im CT (**a–d**), arthroskopisches Bild des femoralen Tunnels vor und nach Auffüllung mit allogener Spongiosa (**e** und **f**)

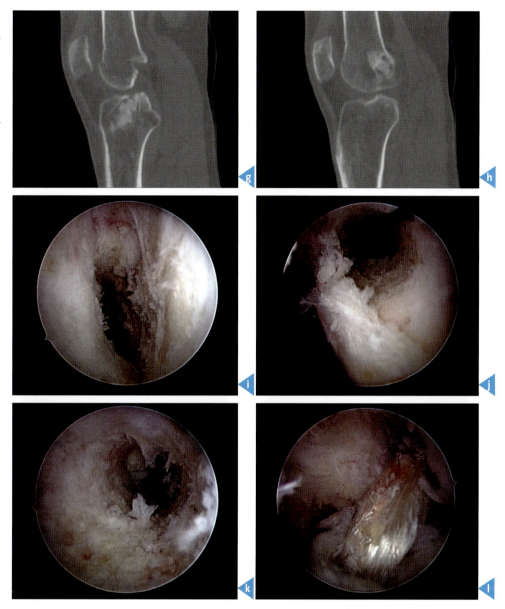

Abb. 27.5g–l: Tibialer und femoraler Tunnel 3 Monate nach Auffüllung im CT (**g** und **h**), 4 Monate nach Auffüllung des femoralen Tunnels zeigt sich arthroskopisch eine gute Konsolidierung der lateralen Notchwange (**i**), die arthroskopische Sicht in den neu angelegten femoralen Tunnel zeigt eine gute Knochenqualität (**j**), der neu angelegte tibiale Tunnel zeigt eine gute Knochenqualität (**k**), Revisionsrekonstruktion des vorderen Kreuzbandes mit 4-fach-Semitendinosussehnen-Transplantat (**l**)

bilisatoren gewährleistet. Aus diesem Grunde kann die physiologische Kinematik des Kniegelenkes nur wiederhergestellt werden, wenn alle geschädigten Strukturen therapeutisch erfolgreich adressiert werden. Weiterhin besteht die Gefahr, dass ein alleiniger Ersatz des vorderen Kreuzbandes bei einer komplexeren Instabilität durch Überbeanspruchung des Konstruktes zu einem Transplantatversagen führt. Daher müssen bei der präoperativen Planung der Revisionsrekonstruktion alle Richtungen der Knieinstabilität, inklusive die Rotationsinstabilitäten (v.a. AMRI = anteromediale Rotationsinstabilität und PLRI = posterolaterale Rotationsinstabilität), sorgfältig evaluiert werden. Inwiefern einzelne ligamentäre Komorbiditäten letztendlich operativ mitversorgt werden müssen, hängt im Einzelfall vom Schweregrad der Insuffizienz ab, zumal der Einfluss dieser Instabilitäten bisher nicht klar definiert ist und die Ergebnisse chirurgischer Interventionsmöglichkeiten, insbesondere im Bereich des medialen Kollateralbandes und des hinteren medialen Schrägbandes, oft unbefriedigend sind. Bei Vorliegen eines höhergradigen medialen Aufklappens kann eine Doppelung des hinteren Schrägbandes nach Hughston sinnvoll sein [10, 16]. Die mediale Mikroperforation nach Rosenberg scheint in unserer Erfahrung bei Vorliegen einer geringen bis mittelgradigen residuellen Insuffizienz des medialen Kollateralbandes bzw. hinteren Schrägbandes Erfolg versprechend zu sein.

Anders stellt sich die Situation dar, wenn die Instabilität des vorderen Kreuzbandes kombiniert mit einer postero- oder anterolateralen Rotationsinstabilität vorliegt. V.a. in Frankreich wurde früher häufig bei Fällen mit einem grob positiven Pivot-Shift-Test eine zusätzliche extraartikuläre anterolaterale Stabilisierung im Sinne einer Tractus-Tenodese nach Lemaire durchgeführt [8, 19, 26]. Heutzutage wird dieses Vorgehen nicht mehr prinzipiell empfohlen, kann aber nach unserer eigenen Erfahrung gerade in schwierigen Revisionsfällen sinnvoll sein, z.B. wenn nach der Revisionsrekonstruktion trotz lateraler femoraler Tunnelpositionierung der Pivot-Shift nicht kontrolliert werden kann oder wenn eine grobe anterolaterale Rotationskomponente vorliegt. Die einzige periphere Instabilität, die in Kombination mit einer Insuffizienz des vorderen Kreuzbandes immer behandlungsbedürftig ist, stellt die posterolaterale Rotationsinstabilität dar. In der Literatur findet sich eine hohe Rate von Transplantatversagern nach isoliertem vorderen Kreuzbandersatz bei Vorliegen einer zusätzlichen posterolateralen Rotationsinstabilität [13, 20, 39]. Standardverfahren an unseren Zentren ist hier die posterolaterale Stabilisierung in einer nach Strobel modifizierten Larson-Technik [22].

27.3 Verbliebene Implantate

Vorhandenes altes Verankerungsmaterial – oder auch andere Implantate – können sowohl die Präparation der neuen Tunnel als auch die Transplantatverankerung erschweren oder gänzlich verhindern. Daher ist eine genaue Identifizierung und Lokalisierung vorhandener Materialien zur präoperativen Planung einer Revisionsrekonstruktion des vorderen Kreuzbandes unerlässlich. Metallische Implantate lassen sich mittels konventioneller Radiologie in 2 Ebenen sicher darstellen. Aber auch degradierbare Materialien lassen sich teilweise anhand noch sichtbarer Knochenkanäle (z.B. degradierbare Transfixationsstifte) oder sklerotischer Knochenzonen um die Implantate gut einschätzen, sodass ein MRT hier nur in Sonderfällen indiziert ist (s. Abb. 27.4).

27.3.1 Implantatentfernung

Die Entfernung von liegenden Verankerungssystemen kann teilweise zu deutlichen Schäden führen (z.B. subkortikal versenkte Transfixationsstifte, tief versenkte Interferenzschrauben). Daher sollten vorhandene Verankerungssysteme nur dann entfernt werden, wenn die Anlage der neuen Tunnel oder die Transplantatverankerung beeinträchtigt werden. Weitere Indikationen zur Materialentfernung ergeben sich, wenn die Implantate zu lokalen Problemen wie Schmerzen oder chronischen Reizungen führen (s. Abb. 27.6) oder wenn der Patient ausdrücklich die Materialentfernung wünscht. Besonders in letzterer Situation muss der Patient explizit darauf hingewiesen werden, dass eine schwierige Materialentfernung unter Umständen ein zweizeitiges Vorgehen notwendig werden lassen kann. Biodegradierbare Materialien müssen nicht entfernt werden, auch wenn sie noch nicht vollständig degradiert sind, da sie leicht überbohrt werden können. In diesen Fällen ist jedoch auf eine äußerst sorgfältige Entfernung sämtlicher Fragmente des überbohrten Implantates aus dem intraartikulären Raum zu achten, da diese oft zu rezidivierenden Synovialitiden und chondralen Läsionen führen.

Aufgrund der großen Auswahl unterschiedlicher Verankerungssysteme kann die Implantatentfernung schnell sehr frustran verlaufen, wenn die entsprechenden Instrumentarien zur Materialentfernung nicht vorhanden sind. In unserer Erfahrung hat es sich bisher als sehr hilfreich und zeitsparend erwiesen, ein Set mit den üblichen Schraubendrehern vorhalten zu können.

Nach unserer Erfahrung ist in den meisten Fällen ein einzeitiges Vorgehen mit Materialentfernung und Revisionsersatz des vorderen Kreuzbandes möglich [46]. Nichtsdestotrotz muss jeder Patient explizit über eine evtl. eintretende Notwendigkeit eines zweizeitigen Vorgehens aufgeklärt werden.

27.4 Tunnelmanagement

27.4.1 Fehlplatzierte Tunnel

Eine der wesentlichsten Voraussetzungen für eine erfolgreiche vordere Kreuzbandrekonstruktion ist die korrekte Anlage der Bohrkanäle. Fehlplatzierte Tunnel füh-

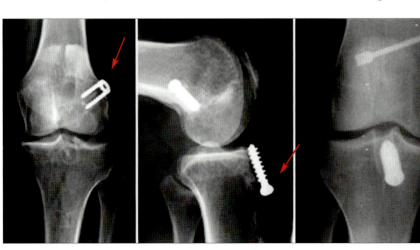

Abb. 27.6: Implantate, die nach radiologischen Gesichtspunkten eine korrekte Tunnelanlage zwar nicht verhindern, aber zu lokalen Problemen führen können und daher entfernt werden sollten.

27.4 Tunnelmanagement

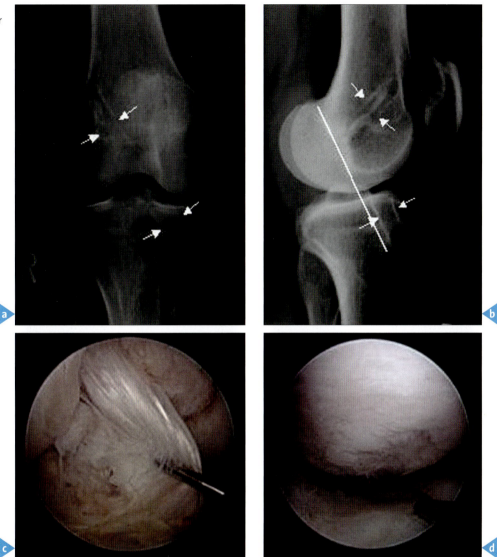

Abb. 27.7a–d: Anterior fehlpositionierter femoraler und tibialer Tunnel im Röntgen und im arthroskopischen Bild sowie mediale Degeneration (Pfeile zeigen die Tunnel)

ren zu Spannungsspitzen des Gesamtkonstruktes und damit entweder zu einer sukzessiven Elongation des Transplantates bis zum Transplantatversagen oder aber zu einer Druckerhöhung im femorotibialen Gelenk. Diese, auch als „Nussknackerknie" bezeichnete Situation findet sich v.a. bei zu weit anteriorer Lage des femoralen Tunnels und kann zu einer raschen Degeneration des Gelenkes führen (s. Abb. 27.7).

Berichtet der Patient in der Anamnese über deutliche Schwierigkeiten, postoperativ eine Flexion über ca. 90° zu erzielen, mit einer plötzlichen Besserung während der physiotherapeutischen Nachsorge, findet sich in vielen Fällen ein zu weit anterior angelegter Tunnel. Die plötzlich eintretende freie Beugung entspricht dem Moment, in dem das Transplantat versagt hat. Findet sich in der klinischen Untersuchung ein Beugedefizit bei radiologisch erkennbarer anteriorer Positionierung des femoralen Tunnels und klinisch intaktem vorderen Kreuzbandtransplantat, muss die Resektion des Transplantates und eine arthroskopische Arthrolyse erwogen werden. Dieser sollte eine intensive physiotherapeutische Beübung folgen. Ein ggf. notwendiger Revisionsersatz des vorderen Kreuzbandes sollte dann frühestens bei Erreichen eines schmerz- und reizfreien Kniegelenkes und vollem oder annähernd vollem Bewegungsumfang erfolgen (empfehlenswert sind ca. 4–6 Monate nach der Arthrolyse).

Bei einem Extensionsdefizit des Kniegelenkes nach Ersatz des vorderen Kreuzbandes findet sich gehäuft ein anterior gelegener tibialer Tunnel. Durch die anteriore Lage entsteht in Extension ein Impingement des Transplantates mit der vorderen Begrenzung der Fossa intercondylaris. Hiervon abzugrenzen ist das sog. Zyklops-Syndrom. Hierbei sind ventrale Fasern des Kreuzbandtransplantates, ggf. durch ein Impingement in Extension, abgeschert und ventral der tibialen Insertion vernarbt (s. Abb. 27.8).

Neben einer anatomischen posterioren Lage sollte der femorale Tunnel in der koronaren Ebene in der Single-Bundle-Technik bei rechten Kniegelenken in der sog. 10-Uhr-Position, und bei linken Kniegelenken in der sog. 2-Uhr-Position angelegt werden [15, 27, 33].

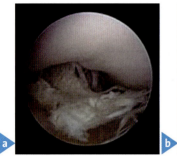
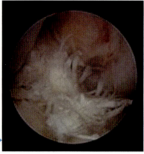

Abb. 27.8a–c: Auffaserung ventraler Fasern des Transplantates nach Ersatz des vorderen Kreuzbandes bei anteriorem Impingement: in Extension (**a**), in 90° Flexion (**b**), nach Resektion der abgescherten Fasern (**c**)

Diese weit laterale Positionierung des Tunnels hat die Zielsetzung, nicht nur die antero-posteriore tibio-femorale Translation, sondern auch die Rotation – und damit letztlich den Pivot-Shift – kontrollieren zu können. Ein femoraler Tunnel, der in der 12-Uhr-Position angelegt wurde („High noon" oder „Central cruciate"), ist zwar in der Lage, die AP-Translation des Kniegelenkes, nicht aber die Rotationskräfte zu kontrollieren [2, 29]. In diesen Fällen lässt sich bei der klinischen Untersuchung oft ein negativer und fester Lachman-Test in Kombination mit einem positiven Pivot-Shift-Test auslösen. Im Revisionsfall stellen solche High-noon-Tunnel in den meisten Fällen kein Problem dar, da die Anlage des neuen Tunnels oft nicht gestört wird (s.u.).

Der tibiale Tunnel sollte radiologisch in der sagittalen Ebene direkt dorsal der Verlängerung der Blumensaatschen Linie positioniert sein, um ein anteriores Impingement des Transplantates in Kniestreckung zu verhindern. Liegt ein sog. Notch-Impingement vor, kann dies sowohl zu einem Streckdefizit, als auch zu einem Transplantatversagen führen [18]. Aus diesem Grunde ist die präoperative Evaluation der bestehenden tibialen Tunnelposition mittels einer seitlichen Aufnahme in Hyperextension bzw. in maximal möglicher Extension unerlässlich (s.o.).

27.4.2 Klassifikation vorliegender Tunnelpositionen

Wir haben an unseren Zentren eine Klassifikation vorhandener Tunnelpositionen etabliert, die der spezifischen Planung des Revisionsersatzes dient. Die Tunnelpositionen werden mittels konventioneller Röntgenaufnahmen evaluiert und folgendermaßen eingeteilt:
1. Korrekt (s. Abb. 27.3) – der Tunnel wurde richtig angelegt und kann erneut verwendet werden.
2. Inkorrekt (s. Abb. 27.7) – die Position des Tunnels liegt komplett neben der korrekten Position, und zwar so weit, dass der neue Tunnel angelegt werden kann, ohne mit dem alten Tunnel in Kontakt zu geraten.
3. Inkomplett inkorrekt – die Anlage eines korrekten Tunnels in dieser Situation kann zu einem größeren Knochendefekt führen, da der alte und neue Tunnel miteinander kommunizieren.

27.4.3 Chirurgisches Management

Zur Evaluation vorhandener Tunnel gehört nicht nur die Bestimmung der Positionierung des Tunnels, sondern auch die Art des Transplantates, das zur primären Rekonstruktion des vorderen Kreuzbandes verwendet worden ist. Korrekt positionierte Tunnel mit einem Durchmesser von weniger als ca. 8 mm können, in Abhängigkeit des gewünschten Verankerungsverfahrens (hybrid oder isoliert), meist problemlos wieder verwendet werden, wenn ein reines Weichteiltransplantat verwendet wurde. In diesen Fällen sollte der alte Tunnel primär sorgfältig von altem Weichteilgewebe gesäubert werden (z.B. mit einem Shaver oder einem Bohrer). Anschließend kann der Tunnel mittels Bohrung oder Dilatation auf den gewünschten Durchmesser gebracht werden (s. Abb. 27.9). Um bestmögliche biologische Rahmenbedingungen für die ossäre Integration des Transplantates zu schaffen, sollte bei diesem Schritt sorgfältig darauf geachtet werden, dass sklerotischer Knochen im Bereich der Tunnelwand entfernt wird. Schafft man hierdurch einen größeren Tunneldurchmesser als eigentlich angestrebt, stehen unterschiedliche Techniken zur Verfügung, durch die, in Abhängigkeit des Transplantat-Tunnel-Mismatchings, dennoch eine sichere Transplantatverankerung gewährleistet werden kann (s.u.).

Komplett inkorrekt platzierte Tunnel bieten, unabhängig vom verwendeten Transplantattyp, chirurgisch meist die geringsten Probleme. Hier kann die Anlage korrekter Tunnel prinzipiell wie in der primären Kreuzbandchirurgie erfolgen. Wenn ein alter Tunnel allerdings eine deutliche Erweiterung zeigt, oder sich letztlich nur eine geringe Knochenbrücke zwischen altem und neuem Tunnel befindet, empfiehlt sich die Auffüllung des alten Tunnels mit einem spongiösen Knochenzylinder (autolog, allogen oder synthetisch) oder mit einer biodegradierbaren Interferenzschraube vor Einzug und Verankerung des neuen Transplantates. Hierdurch kann ein Kollaps zwischen den beiden Tunneln in der Regel wirksam verhindert werden.

27.4 Tunnelmanagement

Abb 27.9a–f: Ein korrekter femoraler Tunnel wird mit einem Bohrer von Weichteilgewebe gesäubert und mittels serieller Dilatation auf den geplanten Durchmesser gebracht (**a–d**). Säuberung eines tibialen Tunnels (**e** und **f**)

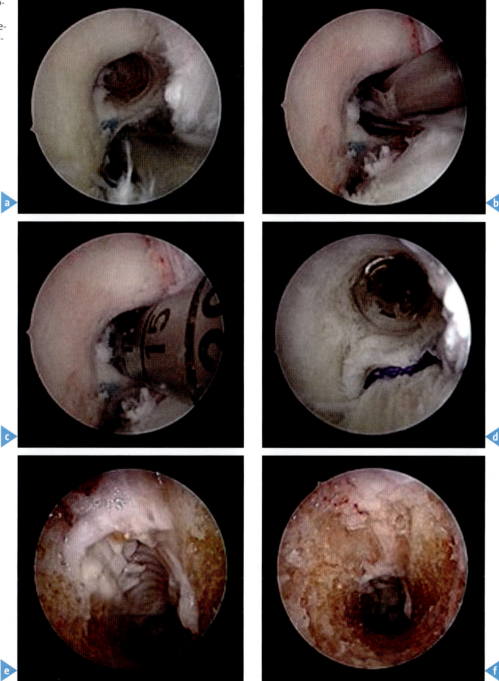

Eine inkomplett inkorrekte Tunnelposition ist häufig unproblematisch, wenn zum primären Ersatz des vorderen Kreuzbandes ein Transplantat mit anhängenden Knochenblöcken verwendet wurde, diese Knochenblöcke komplett eingeheilt sind und keine retinierten Implantate störend wirken. Technisch sicherlich am anspruchsvollsten sind inkomplett inkorrekte Tunnelpositionen, wenn für den primären Ersatz des vorderen Kreuzbandes ein reines Weichteiltransplantat verwendet worden ist. Die Anlage eines korrekten Kanals kann hier zu großen Knochendefekten führen, welche die folgende Transplantatverankerung deutlich erschweren und die ossäre Integration durch fehlende Kompression des Transplantates im Tunnel verschlechtern kann. Um in dieser Situation dennoch eine einzeitige und sichere Vorgehensweise zu gewährleisten, stehen in Abhängigkeit des Befundes jedoch durchaus chirurgische Lösungsstrategien zur Verfügung. So kann bspw. der neue Kanal initial mit einem sehr geringen Durchmesser (z.B. 4 oder 5 mm) begonnen werden. Mittels serieller Dilatation des Tunnels bis zu dem gewünschten Durchmesser kann eine Kompaktierung von spongiösem Knochen in den alten Tunnel mit einer ausreichend stabilen Tunnelwand erreicht werden. In kritischeren Fällen kann der alte Tunnel vor dieser Verfahrensweise mit Spongiosa oder auch einer biodegradierbaren Interferenzschraube aufgefüllt werden. Gerade in diesen Fällen sollte jedoch bei unklaren Verhältnissen immer auf ein zweizeitiges Verfahren zurückgegriffen werden.

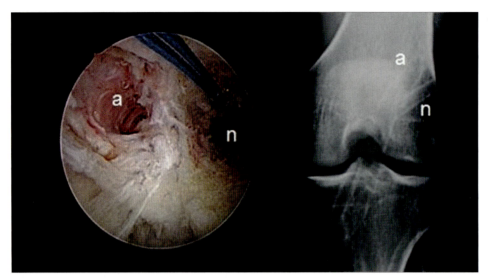

Abb. 27.10: Arthroskopische und radiologische Darstellung einer Divergenz des alten (a) und neuen (n) femoralen Tunnels

Zusätzlich zur Bestimmung des Tunneleingangspunktes empfiehlt sich sowohl prä- als auch intraoperativ, die genaue Richtung des alten Tunnels zu evaluieren. Da viele Chirurgen eine transtibiale Technik zur Anlage des femoralen Bohrkanals verwenden, führt die Verwendung des anteromedialen Portals zur Anlage des Tunnels zwangsläufig zu einer Divergenz der Tunnelrichtungen (s. Abb. 27.10). Dies kann bedeuten, dass durchaus eine sichere femorale Verankerung des Transplantates möglich ist, auch wenn die Tunneleingänge sich überschneiden sollten.

Bei der Anlage des tibialen Tunnels passiert es nicht selten – trotz Verwendung eines Zielgerätes –, dass der Führungsdraht entlang eines bereits bestehenden Tunnels rutscht und man Schwierigkeiten hat, den gewünschten Zielpunkt im Bereich der Eminentia zu erreichen. Bei anterior angelegten tibialen Tunneln besteht dann die Gefahr, den Revisionstunnel ebenfalls zu weit anterior anzulegen, zumal die intraartikuläre Orientierung durch Vernarbungen etc. erschwert sein kann. Um eine zu weit anteriore Anlage des tibialen Tunnels sicher zu vermeiden, ist gerade beim Revisionsersatz des vorderen Kreuzbandes ein intraoperativer Impingement-Test unerlässlich. Dieser kann schnell und effektiv durchgeführt werden, indem ein beliebiges gerades Instrument (z.B. Dilatator, Shaverblade, Spülkanüle etc.) durch den tibialen Kanal bis nach intraartikulär geführt und das Knie unter arthroskopischer Sicht in die volle Extension bewegt wird. Das Instrument sollte hierbei in die Spitze der ventralen Notch gleiten, ohne die Extension zu behindern. Zeigt der Patient eine massive Hyperextension ist ggf. eine relativ weit dorsal gelegene Anlage des tibialen Tunnels notwendig (s. Abb. 27.11), um ein ventrales Impingement in voller Extension zu verhindern. In diesen Fällen muss der Impingement-Test besonders sorgfältig durchgeführt werden.

Um eine eventuell zu weit anteriore Lage des tibialen Tunnels noch korrigieren zu können, empfehlen wir eine schrittweise Bohrung des tibialen Tunnels. Soll bspw. ein 9-mm-Tunnel angelegt werden, kann man zuerst einen 7-mm-Tunnel anlegen und dann den Impingement-Test durchführen. Zeigt sich eine anteriore Lage

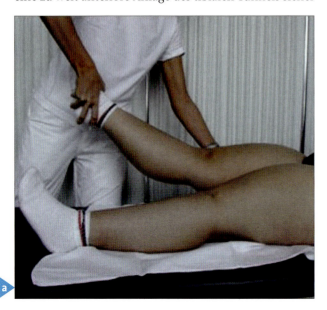
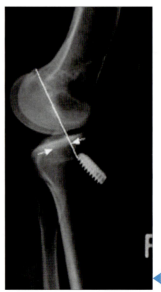

Abb. 27.11a, b: Eine deutliche Hyperextension verlangt ggf. eine relativ weit dorsale Positionierung des tibialen Tunnels, um ein anteriores Transplantat-Impingement zu vermeiden (weiße Linie = Blumensaatsche Linie, Pfeile zeigen den tibialen Tunnel).

des Tunnels, kann dies dann bei der Bohrung auf die gewünschten 9 mm korrigiert werden.

27.4.4 Tunnelerweiterung

Massive Tunnelerweiterungen können schnell zu einem limitierenden Faktor werden, falls ein erneuter Ersatz des vorderen Kreuzbandes notwendig werden sollte.

Wenn anhand der konventionellen Röntgenaufnahmen eine deutliche Tunnelerweiterung festgestellt werden kann, ist ein CT zur genauen Analyse des Knochendefektes indiziert (s. Abb. 27.5). Ob einzeitig verfahren werden kann oder ob ein zweizeitiges Verfahren notwendig ist, hängt letztendlich aber primär von dem geplanten Transplantattyp und der Verankerungsmethode ab.

Wenn ein zweizeitiges Vorgehen sinnvoll erscheint, beinhaltet der erste operative Schritt die Auffüllung der Knochendefekte mit autologer Spongiosa. Alternativ können auch allogene Spongiosa oder synthetische Knochenersatzmaterialien gewählt werden. Hier muss ggf. mit einer verlängerten Konsolidierungsphase gerechnet werden. Vor der geplanten Revisionsrekonstruktion des vorderen Kreuzbandes sollte mittels CT kontrolliert werden, ob die Spongiosaplastik ausreichend eingeheilt ist. Allerdings sollte vor einer übervorsichtigen Betrachtung dieser CT-Befunde gewarnt werden, da das CT die tatsächliche Situation zumeist nicht naturgetreu wiedergibt. Nach unserer Erfahrung zeigt sich intraoperativ häufig tatsächlich ein qualitativ hochwertigerer Knochen, als es das CT erwarten ließ (s. Abb. 27.5). Letztendlich zeigt also erst der intraoperative Befund, ob eine vorherige Knochenauffüllung erfolgreich war. Wichtig ist es daher, den Patienten, unabhängig vom CT-Befund, über evtl. intraoperative Schwierigkeiten, bis hin zu einer erneuten Tunnelauffüllung, aufzuklären.

Wenn die vorherige Spongiosaplastik erfolgreich war, kann die Revisionsrekonstruktion des vorderen Kreuzbandes prinzipiell wie bei einem primären Ersatz erfolgen. Die minimale Zeitspanne zwischen der Tunnelauffüllung und dem Revisionsersatz sollte 3, besser 6 Monate betragen.

27.5 Transplantatauswahl und Verankerung

27.5.1 Wahl des Transplantates

Wie auch für den primären vorderen Kreuzbandersatz differenziert man beim Revisionsersatz zwischen autologen und allogenen Transplantaten und zwischen Transplantaten mit und ohne anhängendem Knochenblock [43]. Der Gebrauch synthetischer Bandersatzmaterialien gilt heutzutage, aufgrund von hohen Versagensquoten und häufigen inflammatorischen Reaktionen bis hin zu deutlichen Sekundärschäden, allgemein als obsolet (s. Abb. 27.12).

Aufgrund der zunehmenden Inzidenz von vorderen Kreuzband-Rerupturen gewinnen die allogenen Transplantate, v.a. in den USA, zunehmend an Beliebtheit. Vorteile dieser Transplantate sind die reduzierte Komorbidität, verringerte Operationsdauer, bessere Kosmetik und die Möglichkeit, Transplantate aller Längen, Größen und Typen zu erhalten. Gerade der letztgenannte Punkt kann sich als durchaus vorteilhaft erweisen, wenn eine massive Tunnelerweiterung vorliegt. In solchen Fällen kann z.B. eine Achillessehne mit großem Block aus dem Calcaneus eine zweizeitige Operation mit vorheriger Auffüllung des Knochendefektes unnötig werden lassen. Hierbei ist allerdings zu bedenken, dass die Verankerung sehr großer Knochenblöcke häufig technisch sehr schwierig sein kann. Als deutlicher und gesicherter Nachteil ist die verlängerte Einheilungsphase allogener Transplantate – verglichen mit autologen Materialien – zu nennen. Daher muss hier die Nachbehandlungsphase zeitlich adaptiert werden. Zudem muss, trotz heutzutage hochwertiger Sterilisationsverfahren, das Risiko einer Krankheitsübertragung mit dem Patienten ausführlich besprochen werden.

Nach primärem Ersatz des vorderen Kreuzbandes mit autologen Hamstringsehnen-Transplantaten zeigen sich im Vergleich zur Patellarsehne eine geringere Entnahmemorbidität, bessere funktionelle und klinische Resultate im Langzeitverlauf und eine mindestens gleichwertige Kniestabilität, wenn moderne Verankerungsmethoden verwendet werden [42]. Aus diesem Grund verwenden wir die Sehnen des Pes anserinus (zumeist 4-fach-Semitendinosussehne) auch zum Revisionsersatz des vorderen Kreuzbandes, wenn die lokalen Variablen (Tunnelerweiterung) dies erlauben. Wurden die ipsilate-

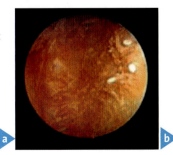
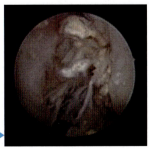
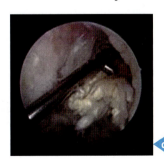

Abb. 27.12a–c: 7 Jahre nach Ersatz des vorderen Kreuzbandes mit einem Dacronband. Es zeigt sich eine deutliche chronische Synovialitis (**a**). Das synthetische Ersatzmaterial ist rupturiert (**b** und **c**).

ralen Hamstringsehnen bereits zum primären vorderen Kreuzbandersatz benutzt, entnehmen wir routinemäßig die Semitendinosussehne der Gegenseite. In den Fällen bei denen keine Hamstrings mehr vorhanden sind, oder die kontralaterale Semitendinosussehne z.B. für eine einzeitige posterolaterale Stabilisierung verwendet werden soll, favorisieren wir die autologe Quadrizepssehne vor der Patellarsehne oder den Allografts zum Revisionsersatz des vorderen Kreuzbandes.

27.5.2 Verankerung des Transplantates

Prinzipiell können zur Verankerung des Transplantates beim Revisionsersatz des vorderen Kreuzbandes die gleichen Verankerungsverfahren wie zum primären Ersatz verwendet werden.

An unseren Zentren wird routinemäßig eine anatomische und direkte Verankerung des Transplantates, mittels biodegradierbarer Interferenzschrauben und femoraler und tibialer Hybridverankerung, vorgenommen. Femoralseitig wird hierzu die Interferenzschraube mit einer EndoPearl (Linvatec, Largo) kombiniert [44], tibialseitig erfolgt eine Backup-Verankerung in Form einer Naht der Fäden, mit denen das Transplantat armiert wurde, über eine knöcherne Brücke distal des Tunnelausgangs [40, 45].

Technische Probleme bei dieser Art der Verankerung können durch ein Missverhältnis von Transplantat- und Tunneldurchmesser entstehen, und zwar vor allem in den Fällen mit korrekter oder inkomplett inkorrekter Tunnelposition oder bei einer massiven Tunnelerweiterung. Wenn der Tunneldurchmesser nur ca. 1–3 mm größer ist als der Transplantatdurchmesser, verhindert nach unserer Erfahrung die femorale Hybridverankerung mittels Interferenzschraube und EndoPearl sicher ein Slippage des Transplantates, sodass eine sichere initiale Verankerungsfestigkeit erreicht werden kann (z.B. 9-mm-Tunnel, 7-mm-Transplantat; 9-mm-EndoPearl, 8-mm-Interferenzschraube).

Ein spezifisches Problem bei der femoralen Verankerung von Weichteiltransplantaten mit Interferenzschrauben ist die mögliche Rotation des Transplantates mit der Schraube bei der Schraubeninsertion [5] (s. Abb. 27.13).

Diese Rotation führt letztendlich zu einer unerwünschten Position des Transplantates im Tunnel, und zwar kommt es aufgrund des rechtsdrehenden Gewindes bei rechten Kniegelenken zu einer zu hohen Position des Transplantates [2] (sog. 12-Uhr- oder High-noon-Position) mit möglicherweise resultierender verminderter Rotationskontrolle des vorderen Kreuzbandersatzes [30], und bei linken Kniegelenken zu einer anterioren Position des Transplantates am Tunneleingang.

Um die Rotation des Transplantates bei der Schraubeninsertion zu vermindern können verschiedene technische Details angewendet werden:

1. Hybridverankerung. Die femorale Hybridverankerung mit der EndoPearl erlaubt die Verwendung einer Interferenzschraube mit geringerem Durchmesser als es bei isolierter Verwendung einer Interferenzschraube allgemein empfohlen wird. Hierdurch wird das Eindrehmoment der Interferenzschraube reduziert und somit die Transplantatrotation durch verminderte Kontaktkräfte zwischen Schraube und Transplantat während der Schraubeninsertion verringert, ohne die initiale Verankerungsfestigkeit des Konstrukts zu vermindern [44] (z.B. 8-mm-Tunnel, 8-mm-EndoPearl, 7-mm-Interferenzschraube). Alternativ hat die Hybridverankerung mit einem femoralen Verankerungs-Button und einer Interferenzschraube den gleichen Effekt.
2. Bone-wedge-Technik (s. Abb. 27.14). Mit einem speziellen Meißel wird eine Knochenschuppe an der anterioren superioren Kante des Tunnels abgeschlagen. Die Interferenzschraube wir dann zwischen Tunnelwand und Knochenschuppe positioniert. Hierdurch kann eine Rotation des Transplantates während der Schraubeninsertion äußerst effektiv verhindert werden.

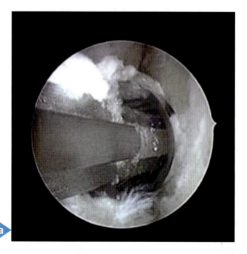
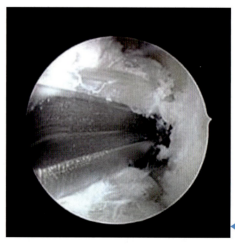

Abb. 27.13a, b: Unerwünschte Rotation des Transplantates bei der Insertion der femoralen Interferenzschraube

Abb. 27.14a–d: Bone-wedge-Technik bei der tibialen Verankerung mit einer Interferenzschraube.

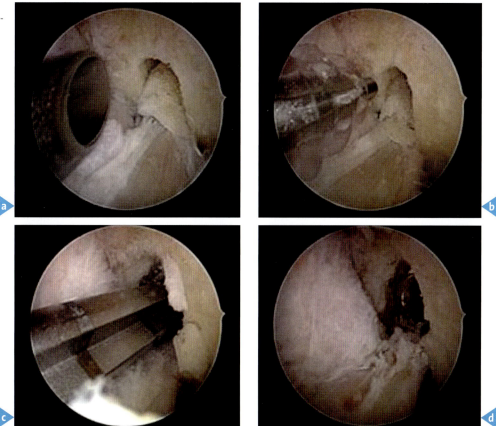

3. Notching (Einkerben) des Tunneleingangs. Alternativ zur Bone-wedge-Technik kann, z.B. bei Vorliegen einer Tunnelerweiterung, mit einem speziellen Meißel eine Kerbe an der anterioren Kante des Tunneleingangs angelegt werden. Diese Kerbe erleichtert die Schraubeninsertion an der gewünschten Stelle (anterior) und sichert dadurch die posteriore Positionierung des Transplantates im femoralen Tunnel.
4. Vernähen der intraossären Anteile des Transplantates. Ein zirkumferentes Vernähen der intraossären Anteile des Transplantates mit z.B. Vicryl der Stärke 0 führt zu einem festeren Transplantat an diesen Stellen, wodurch sowohl die Insertion der Schraube in den Tunnel erleichtert, als auch eine Rotation des Transplantates bei der Insertion der Schraube erschwert wird.

Eine gute Alternative bei problematischer femoraler Verankerung mit einer Interferenzschraube, z.B. bei einem dorsalen Tunnelausbruch, stellt der Wechsel auf eine femorale Verankerung mittels Endobutton (z.B. Fliptack, Karl Storz, Tuttlingen) dar. Hierzu muss das Transplantat wieder aus dem Knie entfernt und der Endobutton angebracht werden, was meist allerdings ohne Probleme möglich ist. Um die Prinzipien der Hybridverankerung (in diesem Fall minimierte intraossäre Transplantatbewegungen) zu wahren, empfehlen wir, wenn möglich, das zusätzliche Einbringen einer kleineren Interferenzschraube nach Einzug des Transplantates.

Bei der tibialen Interferenzschraubenverankerung von Weichteiltransplantaten empfiehlt sich prinzipiell immer die Verwendung eines Hybridverfahrens. Es konnte gezeigt werden, dass die solitäre Interferenzschrauben-Verankerung tibialseitig ein Slippage, d.h. ein Vorbeirutschen des Transplantates an der Schraube, nicht sicher verhindern kann [34]. Eine einfache, kostengünstige und sichere Methode zur tibialen Backup-Verankerung ist die Naht der an das Transplantat armierten Fäden über eine distal des Tunneleingangs präparierte Knochenbrücke. In Fällen mit sehr weichem Knochen oder vorgeschädigtem tibialen Kortex (Revisionskanal) kann die Verwendung eines tibialen Verankerungsknopfes (z.B. Endotack, Karl Storz, Tuttlingen) sinnvoll sein. Zusätzlich empfiehlt sich in Fällen mit ausgeprägter Osteopenie oder bei einer Tunnelerweiterung die Verwendung einer Interferenzschraube mit einem größeren Durchmesser oder die Verwendung von 2 Interferenzschrauben (sog. Sandwich-Verfahren).

27.6 Eigene Ergebnisse

In der aktuellen Literatur findet sich eine nur vergleichsweise geringe Anzahl klinischer Studien nach Revisionsersatz des vorderen Kreuzbandes. Die publizierten Untersuchungen sind zudem meist retrospektiver Natur, zeigen nur geringe Fallzahlen oder schließen keine Kontrollgruppe ein [3, 7, 9, 11, 21, 25, 36, 37, 50]. Im Allgemeinen berichten diese Studien über schlechtere klinische Ergebnisse im Vergleich zum primären Ersatz des vorderen Kreuzbandes [1, 6, 7, 11, 12, 21, 24, 31, 36, 38, 47, 49]. Allerdings finden sich in der aktuellen Literatur nur 4 prospektive Studien, die einen direkten klinischen Vergleich zwischen primärem und Revisionsersatz des vorderen Kreuzbandes vornehmen [14, 23, 38, 48]. In allen diesen Studien wurden zudem die Patellarsehne als auch die Hamstrings als Transplantate verwendet.

Daher haben wir anhand unseres eigenen Patientenkollektivs das klinische Outcome nach primärem vs. Revisionsersatzes des vorderen Kreuzbandes unter Verwendung von autologen Hamstringsehnen-Transplantaten und einer direkten und anatomischen Verankerung in einer prospektiven Matched-group-Analyse untersucht [46].

Zwischen Oktober 1997 und Juli 2005 erfolgten an unserer Klinik insgesamt 166 ein- oder zweizeitige Revisionsrekonstruktionen des vorderen Kreuzbandes unter Verwendung unterschiedlicher Transplantattypen. Davon erfolgte in 124 Fällen ein einzeitiger Re-Ersatz des vorderen Kreuzbandes mittels autologer Hamstringsehnen. Zum Zeitpunkt der Datenauswertung erfüllten 50 Fälle ein Mindest-Follow-Up von 2 Jahren und konnten in die Auswertung einbezogen werden. Die Kontrollgruppe wurde anhand von bestimmten Matching-Parametern (Alter, Geschlecht, Hybrid- oder solitäre Verankerung, Semitendinosussehne alleine oder mit der Gracilissehne, Komorbidität wie Chondromalazie und Meniskusschaden) aus einer Gruppe von Patienten mit primärem vorderen Kreuzbandersatz unter Verwendung einer identischen Verankerungstechnik gewählt.

Im postoperativen Vergleich nach 2 Jahren zeigten die beiden Gruppen keine signifikanten Unterschiede bezüglich des IKDC-Scores, des Pivot-Shift-Tests und der manuellen Laxizitätsmessung mit dem KT-1000 (2,1 ± 1,6 mm in der Revisionsgruppe und 2,2 ± 1,1 mm in der Gruppe nach primärem vorderen Kreuzbandersatz). Der Lysholm-Score zeigte ein signifikant besseres Ergebnis in der Gruppe des primären Ersatzes (90 ± 9 in der Revisionsgruppe und 94 ± 8 in der Gruppe nach primärem vorderen Kreuzbandersatz).

Diese Ergebnisse zeigen, dass der Revisionsersatz des vorderen Kreuzbandes unter Verwendung von Hamstringsehnen und einer direkten und anatomischen Verankerung zu identischen Ergebnissen bzgl. postoperativer Kniestabilität – verglichen mit dem primären Ersatz – führen kann.

27.7 Fazit für die Praxis

Der Revisionsersatz des vorderen Kreuzbandes stellt auch für den erfahrenen Operateur immer wieder eine große Herausforderung dar. Um intraoperativ auf möglichst wenig unbekannte Variablen zu stoßen, empfiehlt sich zwingend eine detaillierte präoperative Analyse der aktuellen klinischen Situation des Patienten sowie eine entsprechende Evaluation der Mechanismen, die zum Transplantatversagen geführt haben. Weiterhin sollte der Operateur mit unterschiedlichen Transplantattypen sowie mit verschiedenen technischen Möglichkeiten der Transplantatverankerung vertraut sein. Es empfiehlt sich weiterhin, ein gewisses Repertoire an Verankerungssystemen bzw. unterschiedliche Schraubengrößen vorrätig zu haben, um im Einzelfall auf entsprechende Situationen adäquat reagieren zu können.

Nach unserer Erfahrung bietet das Hamstringsehnen-Transplantat – kombiniert mit einer anatomischen und direkten Interferenzschraubenverankerung in Hybridtechnik – eine hervorragende Alternative zum Revisionsersatz des vorderen Kreuzbandes.

Literatur

1. Allen CR, Giffin JR, Harner CD. Revision anterior cruciate ligament reconstruction. Orthop Clin North Am 2003; 34: 79–98
2. Arnold MP, Kooloos J, van Kampen A. Single-incision technique misses the anatomical femoral anterior cruciate ligament insertion: a cadaver study. Knee Surg Sports Traumatol Arthrosc 2001; 9: 194–199
3. Bach BR, Jr. Revision anterior cruciate ligament surgery. Arthroscopy 2003; 19: 14–29
4. Bach BR, Jr, Levy ME, Bojchuk J, Tradonsky S, Bush-Joseph CA, Khan NH. Single-incision endoscopic anterior cruciate ligament reconstruction using patellar tendon autograft. Minimum two-year follow-up evaluation. Am J Sports Med 1998; 26: 30–40
5. Brand J, Weiler A, Caborn DN, Brown CH, Johnson DL. Graft fixation in cruciate ligament reconstruction. Am J Sports Med 2000; 28: 761–774
6. Brown CH, Jr, Carson EW. Revision anterior cruciate ligament surgery. Clin Sports Med 1999; 18: 109–171
7. Carson EW, Anisko EM, Restrepo C, Panariello RA, O'Brien SJ, Warren RF. Revision anterior cruciate ligament reconstruction: etiology of failures and clinical results. J Knee Surg 2004; 17: 127–132
8. Christel P, Djian P. Anterio-lateral extra-articular tenodesis of the knee using a short strip of fascia lata. Rev Chir Orthop Reparatrice Appar Mot 2002; 88: 508–513
9. Eberhardt C, Kurth AH, Hailer N, Jager A. Revision ACL reconstruction using autogenous patellar tendon graft. Knee Surg Sports Traumatol Arthrosc 2000; 8: 290–295
10. Fanelli GC, Orcutt DR, Edson CJ. The multiple-ligament injured knee: evaluation, treatment, and results. Arthroscopy (2005); 21: 471–486
11. Fox JA, Pierce M, Bojchuk J, Hayden J, Bush-Joseph CA, Bach BR, Jr. Revision anterior cruciate ligament reconstruction with nonirradiated fresh-frozen patellar tendon allograft. Arthroscopy 2004; 20: 787–794
12. Fules PJ, Madhav RT, Goddard RK, Mowbray MA. Revision anterior cruciate ligament reconstruction using autografts with a polyester fixation device. Knee 2003; 10: 335–340
13. Gollehon D, Torzilli P, Warren R. The role of the posterolateral and cruciate ligaments in the stability of the human knee. J Bone Joint Surg 1987; 69-A: 233–242

14 Harilainen A, Sandelin J. Revision anterior cruciate ligament surgery. A review of the literature and results of our own revisions. Scand J Med Sci Sports 2001; 11: 163–169
15 Hefzy M, Grood E, Noyes F. Factors affecting the region of most isometric femoral attachments. Am J Sports Med 1989 17: 208–216
16 Hillard-Sembell D, Daniel DM, Stone ML, Dobson BE, Fithian DC. Combined injuries of the anterior cruciate and medial collateral ligaments of the knee. Effect of treatment on stability and function of the joint. J Bone Joint Surg Am 1996; 78: 169–176
17 Höher J, Möller H, Fu F. Bone tunnel enlargement after anterior cruciate ligament reconstruction: Fact or fiction. Knee Surg Sports Traumatol Arthrosc 1998; 6: 231–240
18 Howell SM, Taylor MA. Failure of reconstruction of the anterior cruciate ligament due to impingement by the intercondylar roof. J Bone Joint Surg (Am) 1993; 75: 1044–1055
19 Ireland J. LeMaire procedure for anterior cruciate instability. Injury 1999; 30: 151–152
20 Ishibashi Y, Tsuda E, Satoh H, Toh S. Posterolateral bundle reconstruction for rotatory instability after revision anterior cruciate ligament surgery. J Orthop Sci 2005; 10: 546–549
21 Johnson DL, Swenson TM, Irrgang JJ, Fu FH, Harner CD. Revision anterior cruciate ligament surgery: experience from Pittsburgh. Clin Orthop 1996; 325: 100–109
22 Jung T, Schmeling A, Weiler A. Periphere Instabilitäten bei Läsion des hinteren Kreuzbandes. Arthroskopie 2006; 19: 265–276
23 Kartus J, Stener S, Lindahl S, Eriksson BI, Karlsson J. Ipsior contralateral patellar tendon graft in anterior cruciate ligament revision surgery. A comparison of two methods. Am J Sports Med 1998; 26: 499–504
24 Kohn D, Rupp S. Strategies for interventional revisions in failed anterior cruciate ligament reconstruction. Chirurg 2000; 71: 1055–1065
25 Kruger-Franke M, Buchner M, Rosemeyer B. Mid-term outcome after surgically managed re-rupture of the anterior cruciate ligament. Unfallchirurg 1997; 100: 274–279
26 Lemaire M, Combelles F. Plastic repair with fascia lata for old tears of the anterior cruciate ligament (author's transl). Rev Chir Orthop Reparatrice Appar Mot 1980; 66: 523–525
27 Loh JC, Fukuda Y, Tsuda E, Steadman RJ, Fu FH, Woo SL. Knee stability and graft function following anterior cruciate ligament reconstruction: Comparison between 11 o'clock and 10 o'clock femoral tunnel placement. Arthroscopy 2003; 19: 297–304
28 Miller MD. Revision cruciate ligament surgery with retention of femoral interference screws. Arthroscopy 1998; 14: 111–114
29 Musahl V, Plakseychuk A, Vanscyoc A, Sasaki T, Debski RE, McMahon PJ, Fu FH. Varying Femoral Tunnels Between the Anatomical Footprint and Isometric Positions. Am J Sports Med 2005;
30 Musgrove TP, Salmon LJ, Burt CF, Pinczewski LA. The influence of reverse-thread screw femoral fixation on laxity measurements after anterior cruciate ligament reconstruction with hamstring tendon. Am J Sports Med 2000; 28: 695–699
31 Noyes FR, Barber-Westin SD. Revision anterior cruciate surgery with use of bone-patellar tendon-bone autogenous grafts. J Bone Joint Surg Am 2001; 83-A: 1131–1143
32 Rosenberg TD, Paulos LE, Parker RD, Coward DB, Scott SM. The forty-five-degree posteroanterior flexion weight-bearing radiograph of the knee. J Bone Joint Surg Am 1988; 70: 1479–1483
33 Sapega AA, Moyer RA, Schneck C, Komalahiranya N. Testing for isometry during reconstruction of the anterior cruciate ligament. Anatomical and biomechanical considerations. J Bone Joint Surg Am 1990; 72: 259–267
34 Scheffler SU, Sudkamp NP, Gockenjan A, Hoffmann RF, Weiler A. Biomechanical comparison of hamstring and patellar tendon graft anterior cruciate ligament reconstruction techniques: The impact of fixation level and fixation method under cyclic loading. Arthroscopy 2002; 18: 304–315
35 Strobel M. Manual of arthroscopic surgery 2001. Springer, Berlin, Heidelberg, New York
36 Taggart TF, Kumar A, Bickerstaff DR. Revision anterior cruciate ligament reconstruction: a midterm patient assessment. Knee 2004; 11: 29–36
37 Texier A, Hulet C, Acquitter Y, Tallier E, Locker B, Vielpeau C. Arthroscopy-assisted revision in failed reconstruction of anterior cruciate ligament: 32 cases. Rev Chir Orthop Reparatrice Appar Mot 2001; 87: 653–660
38 Thomas NP, Kankate R, Wandless F, Pandit H. Revision anterior cruciate ligament reconstruction using a 2-stage technique with bone grafting of the tibial tunnel. Am J Sports Med 2005; 33: 1701–1709
39 Veltri D, Warren R. Operative treatment of posterolateral instability of the knee. Clin Sports Med 1994; 13: 615–627
40 Wagner M, Scheffler S, Weiler A. Vorderer Kreuzbandersatz: Verankerung des Transplantates. Arthroskopie 2005; 18: 27–35
41 Wagner M, Strobel M, Weiler A. Single staged ACL revision reconstruction using autologous hamstring tendons. Tech Orthop 2005; 20: 313
42 Wagner M, Kaab MJ, Schallock J, Haas NP, Weiler A. Hamstring tendon versus patellar tendon anterior cruciate ligament reconstruction using biodegradable interference fit fixation: a prospective matched-group analysis. Am J Sports Med 2005 33: 1327–1336
43 Weiler A, Schmeling A, Stöhr I, Kääb M, Wagner M. Primary versus single staged revision anterior cruciate ligament reconstruction using autologous hamstring tendon grafts – a prospective matched-group analysis. 2006
44 Weiler A, Richter M, Schmidmaier G, Kandziora F, Sudkamp NP. The EndoPearl device increases fixation strength and eliminates construct slippage of hamstring tendon grafts with interference screw fixation. Arthroscopy 2001; 17: 353–359
45 Weiler A, Scheffler SU, Sudkamp NP. Current aspects of anchoring hamstring tendon transplants in cruciate ligament surgery. Chirurg 2000; 71: 1034–1044
46 Weiler A, Schmeling A, Stohr I, Kaab MJ, Wagner M. Primary versus single-stage revision anterior cruciate ligament reconstruction using autologous hamstring tendon grafts: a prospective matched-group analysis. Am J Sports Med 2007; 35: 1643–1652
47 Wirth CJ, Peters G. The dilemma with multiply reoperated knee instabilities. Knee Surg Sports Traumatol Arthrosc 1998; 6: 148–159
48 Wirth C, Kohn D. Revision anterior cruciate ligament surgery: Experiences from Germany. Clin Orthop 1996; 325: 110–115
49 Wolf RS, Lemak LJ. Revision anterior cruciate ligament reconstruction surgery. J South Orthop Assoc 2002; 11: 25–32
50 Woods GW, Fincher AL, O'Connor DP, Bacon SA. Revision anterior cruciate ligament reconstruction using the lateral third of the ipsilateral patellar tendon after failure of a central-third graft: a preliminary report on 10 patients. Am J Knee Surg 2001; 14: 23–31

Rehabilitation

28 Rehabilitation nach VKB-Rekonstruktionen 239

28 Rehabilitation nach VKB-Rekonstruktionen

Thore Zantop

Obwohl sich Grundlagenforscher und klinisch tätige Wissenschaftler und Chirurgen einig sind, dass verschiedene Faktoren die Spannung im vorderen Kreuzband und in einem VKB-Transplantat erhöhen, so gibt es unzählige unterschiedliche Rehabilitationsschemata, die ein Patient nach der Rekonstruktion durchlaufen kann. Diese sind zum einen durch die unterschiedliche Transplantatwahl (BPTB-, Hamstring- oder Körperspender [Allograft]-Transplantate) bedingt. Auf der anderen Seite entspringen die Rehabilitationsschemata häufig der klinischen Erfahrung des Operateurs und somit auch dem subjektiven Empfinden. Die frühe postoperative Stabilität einer Rekonstruktion des VKBs wird zunächst durch die strukturellen Eigenschaften der verwandten femoralen und tibialen Fixation sowie dem Transplantat selbst bestimmt (s. Kap. 9 und Kap. 10). Im Verlauf der Einheilung und somit auch der Rehabilitationsphase kommt es zu einer ossären Integration des Transplantates. Diese Integration führt zu einer höheren Ausreißfestigkeit als die verwandten Fixationssysteme selbst. Somit scheint es klinisch sinnvoll, biodegradierbare Systeme zu nutzen, die im Laufe der Zeit degradieren.

Die Ziele der Rehabilitation lassen sich in unterschiedliche Phasen einteilen:
- Phase 1: Reduktion der postoperativen Schwellung
- Phase 2: Steigerung der Beweglichkeit
- Phase 3: Muskelkräftigung
- Phase 4: Rückführen des Patienten an die sportliche Aktivität

Ein wichtiger Aspekt bei der Entwicklung von Rehabilitationsprotokollen ist das verwandte Transplantat. Die Rehabilitationsmaßnahmen nach Rekonstruktion mit einem BPTB- oder einem Hamstringtransplantat unterscheiden sich grundlegend. Die Tatsache, dass BPTB-Transplantate in der Regel an beiden Seiten Knochenblöcke besitzen und somit die Einheilung im Vergleich zu reinen Sehnentransplantaten beschleunigt sein kann (s. Kap. 1 und Kap. 2), bedingt auch eine beschleunigte Rehabilitation. Hier zeigt sich die Notwendigkeit der Kommunikation und Information des behandelnden Physiotherapeuten über die durchgeführte operative Therapie vonseiten des Arztes. Wichtige, die Rehabilitationmaßnahmen beeinflussende Informationen sind z.B. Transplantatwahl, durchgeführte meniskuschirurgische Eingriffe (Resektion/Rekonstruktion), knorpelregenerierende Maßnahmen (Mikrofrakturierung/autologe Chondozytentransplantation) oder assoziierte ligamentäre Rekonstruktionen (Tractusrekonstruktion/posterolaterale Rekonstruktion). Im Sinne des Patienten und auch des klinischen Ergebnisses ist eine gute Information des behandelnden Physiotherapeuten sicher förderlich. Durch eine Kopie des Arztbriefes kann so verhindert werden, dass der Patient in ein Rehabilitationsschema gepresst wird, welches das klinische Ergebnis negativ beeinflusst.

Die wissenschaftliche Forschung über Rehabilitationskonzepte wurde in den 1990er-Jahren geprägt durch die wissenschaftlichen Arbeiten von Shelbourne et al. [23]. Diese Autoren berichteten schon früh über die Erfolge ihres Rehabilitationsprotokolls zur Wiedererlangung des postoperativen vollen Bewegungsumfanges und der Muskelkraft. Die Autoren bezeichneten ihr Protokoll als „accelerated rehabilitation". Eine zutreffende Übersetzung ins Deutsche ist „beschleunigte Rehabilitation". Leider wurde der Terminus der geforderten beschleunigten Rehabilitation durch falsche Interpretation und unumsichtige Zitierung im Verlauf häufiger als „aggressive" Rehabilitation genutzt. Tatsächlich stellten Shelbourne und Nitz 1990 ein Konzept vor, das eine Vollbelastung und freie Beweglichkeit am ersten postoperativen Tag verfolgte [23].

Im Rahmen dieses Kapitels soll zunächst eine allgemeine Übersicht über unterschiedliche Aspekte zur Rehabilitation gegeben werden. Ziel ist es daher nicht, ein möglichst umfassendes Rehabilitationsprotokoll vorzustellen, sondern vielmehr einen Überblick über die wissenschaftliche Datenlage zu geben und somit die Grundlage von unterschiedlichen Rehabilitationsprinzipien zu erklären.

28.1 Reduktion der postoperativen Schwellung (Phase 1)

In der ersten Phase der Rehabilitation sollte man zunächst daraufhin zielen, die postoperative Schwellung zu reduzieren. Dies kann mithilfe von Cryotherapie und isometrischen Anspannungsübungen zur Kräftigung des M. vastus medialis obliquus erfolgen. Insbesondere in dieser Phase darf es kein starres Schema für die Patienten geben. Die operierten Patienten zeigen aufgrund von verschiedenen Faktoren unterschiedliche Schwellungszustände nach der Operation. Begleitende Verletzungen wie ein dislozierter Korbhenkelriss des Meniskus oder andere ligamentäre Instabilitäten, der präoperative Schwellungszustand sowie das Zeitintervall zwischen Verletzung und Operation sind wichtige Faktoren, die den postoperativen Schwellungszustand beeinflussen.

Zunächst sollten die Vorraussetzungen für eine schmerzfreie physiotherapeutische Übungsbehandlung erfolgen. Hier kann das Einlegen einer Drainage in den intraartikulären Raum die Durchführung postoperativer Anspannungsübungen limitieren. In vielen Praxen ist die Verwendung von Drainagen postoperativ in die alltägliche Routine übernommen worden. Allerdings scheint die wissenschaftliche Datenlage diese Praxis nicht uneingeschränkt zu unterstützen. Eine Umfrage unter den Direktoren der sportmedizinischen Ausbildungskliniken der Vereinigten Staaten zeigte eine deutliche Diskrepanz unter den Operateuren bezüglich einer Drainageneinlage [12]. In dieser Umfrage nutzten 51% der befragten Operateure routinemäßig eine Drainage nach Rekonstruktion des VKBs. McCormack et al. folgten in einer prospektiven randomisierten Studie (Evidenzlevel II) 118 Patienten nach VKB-Rekonstruktion mit autologem Hamstring- oder BPTB-Transplantat [13]. Die Patienten wurden randomisiert mit intraartikulärer Drainage (60 Patienten) und ohne Drainage (58 Patienten) bei gleichem postoperativen Rehabilitationsschema behandelt. Obwohl die Patienten ohne Drainage subjektiv eine höhere Schwellungsneigung während der ersten postoperativen Woche berichteten, konnte objektiv bei einem Nachuntersuchungszeitraum von 4 und 8 Wochen kein Unterschied zwischen den beiden Gruppen festgestellt werden. Der subjektive Unterschied der Schwellung nach einer Woche war nicht mit einem Unterschied im Schmerzempfinden oder in der postoperativen Beweglichkeit verbunden [13]. Während der ersten postoperativen Woche berichten Dhawan et al. keinen signifikanten Unterschied bezüglich Schmerzen, postoperativer Beweglichkeit oder Schwellungszustand bei 21 Patienten nach BPTB-Rekonstruktion mit Drainage (n = 12) oder ohne Drainage (n = 9). Sollte der Operateur dazu neigen, eine intraartikuläre Drainage einzulegen, so sollte diese im lateralen Rezessus zu liegen kommen. Die Lage im lateralen Rezessus ist mit signifikant geringeren Beschwerden verbunden – verglichen mit einer Positionierung im Bereich der interkondylären Notch oder im retropatellaren Raum. So können während der frühpostoperativen Phase isometrische Anspannungsübungen durchgeführt werden.

Der Nutzen von Cryotherapie während dieser Phase scheint unter den Operateuren weniger umstritten (s. Abb. 28.1). Unterschiede scheint es jedoch während des Zeitpunktes des Beginns der Cryotherapie zu geben. Während in einigen Kliniken die Cryotherapie zu einem undefinierten Zeitpunkt auf der Station beginnt, wird in anderen Kliniken eine Cryotherapie bereits im OP nach Wundverband initiiert. Umso erstaunlicher, dass Konrath et al. in ihrer Studie keinen Nutzen der Applikation von Cryotherapie nachweisen konnten [11]. Nach VKB-Rekonstruktion mit BPTB-Transplantaten konnten die Autoren in dieser prospektiven randomisierten Studie zwar eine signifikante Reduktion der Knietemperatur bei der Applikation von einem mit zerstoßenem Eis gefüllten Beutel oder einer mit Eiswasser gefüllten Bandage im Vergleich zu einer mit wärmerem Wasser gefüllten Bandage oder keiner Applikation von Eistherapie zeigen. Zwischen den 4 Gruppen war jedoch kein Unterschied bzgl. der Parameter Krankenhausaufenthalt, Kniebeweglichkeit bei Entlassung und benötigte Schmerzmedikation zu verzeichnen. Unklar bleibt allerdings, ob die positiven Effekte der Cryotherapie in dieser Studie durch die Standardmedikation und intraartikuläre Applikation von Analgetika beeinflusst wurden und damit nicht evaluierbar waren. Glenn et al. berichten bei einer Messung der intraartikulären Temperatur mittels implantierten Temperatursonden über eine signifikante Reduktion der Temperatur bei der Anwendung von Cryotherapie – unabhängig vom Zeitpunkt des Beginns (0–60 vs. 60–120 min postoperativ) [7]. Diese Autoren unterstreichen den Benefit von Cryotherapie nach VKB-Rekonstruktion auch bezüglich der postoperativen Schmerzen.

In die erste Phase der Rehabilitation gehört unserer Ansicht auch die Initiierung von isometrischen Anspannungsübungen des M. quadriceps femoris (s. Abb. 28.2). In der frühesten postoperativen Zeit kann beim schmerzadaptierten Anheben des gestreckten Beines ein Auspressen des Recessus suprapatellaris durch die Kontraktion des M.vastus medialis beobachtet werden. Dies führt zu einem Auspressen der intraartikulären Restspül-

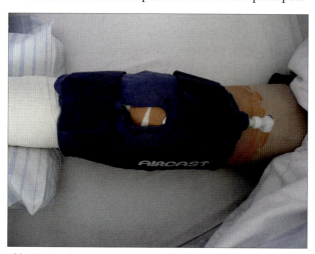

Abb. 28.1: Direkt postoperative Cryotherapie. Die Kühlung sollte nicht kontinuierlich erfolgen, sondern intermittierend, um einen Abtransport eines Hämatoms durch Phasen der Hyperämie zu gewährleisten.

28.2 Steigerung der Beweglichkeit (Phase 2)

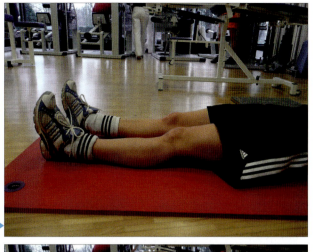 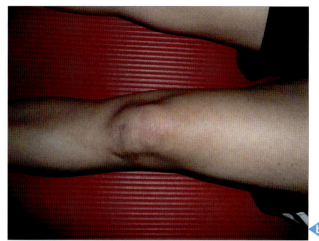

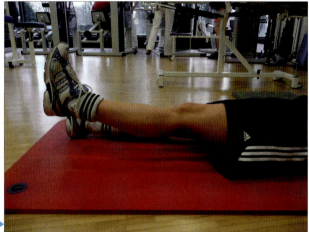 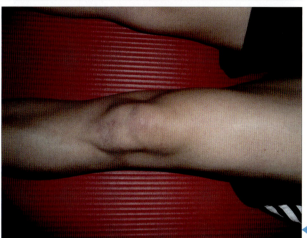

Abb. 28.2a–d: Isometrische Anspannungsübung. Beim Anheben des zuvor liegenden (a) gestreckten Beines (c) kommt es zur Kontraktion des zuvor entspannten (b) M. vastus medialis (d). Bei dieser Kontraktion kommt es zum Ausstreichen des Recessus suprapatellaris. Die Übungen können direkt postoperativ durchgeführt werden.

flüssigkeit und des Hämarthros, was im Drainageschlauch festgestellt werden kann.

28.2 Steigerung der Beweglichkeit (Phase 2)

In der zweiten Phase sollte die Beweglichkeitssteigerung im Vordergrund stehen. Hierfür stehen die unterschiedlichsten Koordinationsübungen zur Verfügung, die in erster Linie zunächst gegen die Schwerkraft ausgeführt werden. Sollte im Rehabilitationsprozedere die Verwendung einer beweglichen Knieorthese enthalten sein, so sollte der behandelnde Arzt die Bewegungslimitation genauestens reflektieren (s. Abb. 28.3). Im Allgemeinen ist eine Flexionslimitation nach Meniskusrefixation sinnvoll. Über eine Bewegungslimitation der Flexion nach isolierter VKB-Rekonstruktion kann aufgrund der wissenschaftlichen Studienlage keine Empfehlung gegeben werden. Die Extension sollte auf 0° oder −10° geblockt werden. Eine Hyperextension sollte aufgrund der Spannungssteigerung des Transplantates bei einem Anstoßen an die Linea intercondylaris vermieden werden. Eine höhergradige Limitation der Extension kann zu einem postoperativen Defizit führen und ist unter dem Gesichtspunkt der Arthrofibroseprophylaxe zu vermeiden.

Haggmark und Eriksson untersuchten frühzeitig den Effekt von sofortiger gegen einen verzögerten Beginn von Bewegungsübungen [9]. In einer der ersten prospektiven randomisierten Studien 1979 wurden die Patienten nach VKB-Rekonstruktion zunächst alle mit einer Immobilisation von einer Woche behandelt. Nach einer Woche erfolgte dann die Randomisierung in Gruppen mit einer beweglichen Knieorthese (4 Wochen) oder mit einem Immobilisationsgips (4 Wochen). Bei einem Nachuntersuchungszeitpunkt von 12 Monaten zeigten Patienten, die mit einem Immobilisationsgips therapiert wurden, immer noch eine signifikante Atrophie des M. vastus lateralis. Schnell wurde in der Literatur diskutiert, dass ein früher Beginn mit Bewegungsübungen zu einer gesteigerten Laxität nach VKB-Rekonstruktion führen könnte. In einer Studie von Noyes et al. konnte jedoch gezeigt werden, dass Patienten, die mit einer passiven Beweglichkeit mit CPM-Schiene am zweiten postoperativen Tag begannen, nach einem Jahr keine signifikant höhere Knielaxizität aufwiesen – im Vergleich zu Patien-

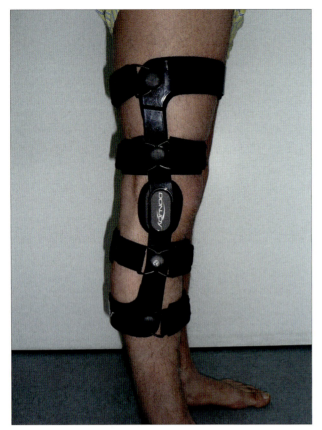

Abb. 28.3: Bei Weichteiltransplantaten scheint eine Rehabilitation mit einer Orthese sinnvoll. Eine Bewegungslimitation von 0-10-90 kann die VKB-Rekonstruktion schützen und so eine zu hohe Spannung im Transplantat verhindern.

ten, die erst am siebten postoperativen Tag mit passiven Beweglichkeitsübungen starteten [17]. In einer ähnlich angelegten Studie wurde weiter differenziert, dass auch aktive Bewegungsübungen zu keiner erhöhten Laxizität nach VKB-Rekonstruktion führen [21].

Auch die Frage der Teilbelastung nach VKB-Rekonstruktionen wird immer wieder kontrovers diskutiert. In vielen Fällen handelt es sich bei VKB-Rupturen um schwerwiegende Verletzungen des Kniegelenkes, die häufig mit Verletzungen anderer intraartikulärer Strukturen (Meniskusverletzungen, Seitenbandverletzungen, Knorpelläsion) assoziiert sind. Diese Verletzungen und ggf. deren operative Therapie müssen bei der Wahl der postoperativen Belastung in Betracht gezogen werden. Jörgensen et al. haben Patienten nach VKB-Rekonstruktion mit einem Transplantat des Tractus illiotibialis im Rahmen ihrer prospektiven randomisierten Studie entweder direkt postoperativ schmerzadaptiert voll belasten lassen oder zunächst 5 Wochen entlasten lassen. Bei einem Nachuntersuchungszeitpunkt von 2 Jahren zeigten sich vergleichbare Werte für die Knielaxizität und den Aktivitätsgrad der Patienten in beiden Gruppen [10]. In einer ähnlich angelegten Studie (sofortige vs. 2 Wochen spätere Belastung) verglichen Tyler et al. Patienten nach BPTB-Rekonstruktionen und berichteten vergleichbare Ergebnisse für die Beweglichkeit, Funktion des M. vastus medialis und Knielaxizität. Allerdings zeigten Patienten der Gruppe mit einer sofortigen Belastung deutlich geringere vordere Knieschmerzen [28]. Zusammenfassend lässt sich aus den beiden Studien schließen, dass eine frühe schmerzadaptierte Vollbelastung die Spannung im Transplantat nicht exzessiv erhöht und den Erfolg der VKB-Rekonstruktion nicht negativ beeinflusst.

28.3 Muskelkräftigung (Phase 3)

Auf dem Weg zum Aktivitätslevel vor der Verletzung („preinjury level") spielt diese Phase eine essenzielle Rolle. Verschiedene Tierstudien haben gezeigt, dass die Fixationsstrategien der VKB-Rekonstruktion zunächst die initialen Struktureigenschaften bestimmen (siehe Kap. 2). Im Verlauf können die Implantate jedoch zu schwerwiegenden Problemen führen. Nach Fixation von Weichteiltransplantaten kann es zu einem Ausbleiben der ossären Integration des Transplantates im Bereich der Schraube kommen [25, 31]. Umso wichtiger erscheint es, den Patienten zu führen und die Phase der Muskelkräftigung nicht zu früh zu beginnen.

Prinzipiell gilt es zwischen 2 unterschiedlichen Kräftigungsübungen zu unterscheiden. Übungen in der „offenen Kette" („open chain exercises") zeichnen sich dadurch aus, dass die Krafteinwirkung direkt auf das Knie und damit auf das Transplantat übertragen wird. Ein typisches Beispiel sind Übungen im Beincurler (s. Abb. 28.4). Bei Übungen der offenen Kette ist der Fuß stets ohne Bodenkontakt und bildet somit das Ende der offenen Kette. Übungen im Rahmen einer „geschlossenen Kette" („closed chain exercises") zeichnen sich dadurch aus, dass die auf das Knie einwirkenden Kräfte durch die Kokontraktion der kniegelenkumgreifenden Muskeln reduziert werden. Dies induziert höhere tibiofemorale Kompressionskräfte sowie eine geringere Schubladenkraft und kann somit protektiv für das VKB-Transplantat wirken. Ein typisches Beispiel sind Übungen an einer Beinpresse (s. Abb. 28.5). Bei Übungen der geschlossenen Kette ist der Fuß nie das Ende der Kette, sondern fungiert vielmehr als Kraftüberträger an den Fußboden, die Muskelkräftigungsmaschine oder ähnliche Widerstände. Theoretisch erscheinen Übungen im Sinne einer geschlossenen Kette sinnvoll und als effektiver zum Muskelaufbau, verglichen mit Übungen einer offenen Kette. Ein Jahr nach VKB-Rekonstruktionen mit BPTB-Transplantat berichten Bynum et al. über signifikant bessere Limitation der anterioren Knielaxizität (gemessen im KT-1000-Test), geringeren vorderen Knieschmerz, bessere subjektive Zufriedenheit der Patienten und eine schnellere Rückkehr zu Belastungen des Alltags bei Patienten, die prospektiv randomisiert in ein Reha-

28.3 Muskelkräftigung (Phase 3)

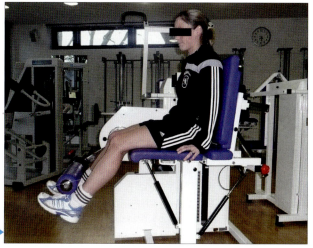 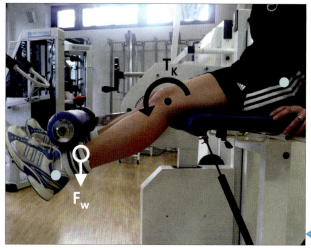

Abb. 28.4a, b: Beispiel einer Kräftigung in der offenen Kette. Bei Übungen im Beincurler (**a**) wird die Widerstandskraft (**FW**) nur durch das Kniegelenk übertragen (**TK**). Es kommt zu einer isolierten Quadrizepskontraktion (**b**), welche die Spannung im Transplantat stark erhöhen kann.

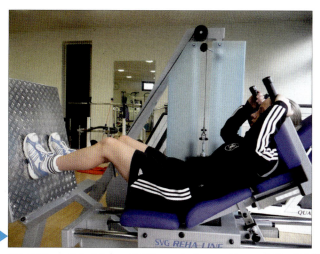 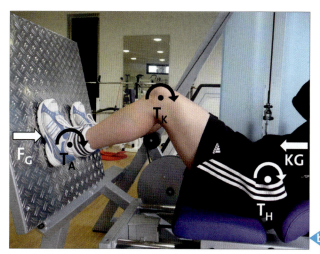

Abb. 28.5a, b: Beispiel einer Kräftigung in der geschlossen Kette. Bei Übungen in der Beinpresse wird die Grundreaktionskraft (**FG**) und ein Anteil des Körpergewichts (**KG**) durch das Sprunggelenk (**TA**), das Kniegelenk (**TK**) und die Hüfte (**TH**) übertragen. Im Bereich des Kniegelenkes kommt es zu einer Kokontraktion des Quadrizeps und der ischiokruralen Muskulatur.

bilitationsschema mit Übungen der geschlossenen Kette gelost wurden – verglichen mit Patienten, die Übungen der offenen Kette durchführten [2]. Die Kombination von geschlossener und offener Kette scheint eine sinnvolle Ergänzung der Rehabilitation zu ergeben und die Quadrizepskraft signifikant zu erhöhen. Mickelsen et al. berichten zusätzlich über eine frühere Rückkehr zur sportlichen Aktivität bei Patienten, die ein gemischtes Rehabilitationsprogramm mit Übungen der offenen und geschlossenen Kette durchliefen – im Vergleich zu Patienten, die Übungen nur in der geschlossenen Kette durchführten [14].

Eine interessante strategische Überlegung im Rehabilitationsplan – auch unter dem Aspekt der finanziellen Notwendigkeit – ist die Frage der physiotherapeutischen Behandlungen. In der wissenschaftlichen Literatur wenden sich 3 prospektive Studien dieser Frage zu. Bei der Interpretation ist es essenziell zu beachten, dass alle Studien die Notwendigkeit der physiotherapeutischen Anleitung unterstreichen. Die von den Studien wissenschaftlich untersuchte Fragestellung ist die kontinuierliche physiotherapeutische Anleitung gegen die limitierte physiotherapeutische Anleitung der Patienten. In der internationalen Fachliteratur wird dieser Unterschied häufig als „home based" (limitierte physiotherapeutische Anleitungen) und „clinic based" (kontinuierliche physiotherapeutische Anleitungen) bezeichnet. Die Studien von Schenk et al. [20] und Fischer et al. [6] zeigen bzgl. der Ergebnisses keine signifikanten Unterschiede im Ergebnis nach VKB-Rekonstruktion mit BPTB-Transplantat. In einer kürzlich veröffentlichten Studie von Beard und Dott wurden die Patienten zunächst für 4 Wochen demselben Rehabilitationsprotokoll unterzogen [1]. Dann erfolgte die Randomisierung in eine Gruppe mit limitierter physiotherapeutischer Anleitung und in eine Gruppe mit kontinuierlicher physiotherapeutischer Anleitung [1]. Bei den Folgeuntersuchungen nach 12 und 24 Wochen durch einen unabhängigen Untersucher konnten keine Unterschiede bzgl. IKDC-Werten, Kniefunktion, Muskelkraft und Knielaxizität gefunden werden. Nach Studien von Snyder-Mackler et al. zeigen Patienten die nach VKB-Rekonstruktion neben willkürlichen Kräftigungsübungen auch neuromuskuläre Stimulationsgeräte benutzten, ein symmetrischeres Gangbild und stärkere Quadrizepsaktivität als Patienten, die nur mit willkürlichen Kräftigungsübungen rehabilitiert wurden [26, 27].

Neben Kräftigungsübungen sollte in dieser Phase auch die intramuskuläre Kontraktionsfähigkeit verbessert werden. Hier bieten sich neben statischen auch dynamische Übungen mit dem Therapiekreisel an. Diese Übungen sind aus den Planungen der Prävention bekannt [18, 19]. Der Patient versucht zunächst, auf dem Therapiekreisel die Balance zu halten und somit die Koordination der Muskulatur zu verbessern. Im Verlauf können dann sportartspezifische Übungen durchgeführt werden.

28.4 Wiederaufnahme der sportlichen Aktivität (Phase 4)

Die Frage „Wann kann ich wieder spielen?" wird heutzutage fast von jedem Patienten gestellt, der sportlich aktiv ist.

Über die Wiederaufnahme der sportlichen Aktivität gibt es in der Literatur jedoch unterschiedliche Angaben. Interessanterweise belaufen sich die wissenschaftlichen Angaben über die Wiederaufnahme des Sports nach nicht operativ therapierter VKB-Ruptur zwischen 19% (Fußball) und 82% (Handball) [15, 16, 20]. Hierbei ist allerdings zu beachten, dass es sich in beiden Studien um Sportlerinnen handelt, die ein funktionell stabiles Knie („Coper") in der klinischen Untersuchung zeigten und eine hohe Motivation aufweisen, die sportliche Aktivität trotz Verletzung fortzuführen [16]. In einer Follow-up-Studie 6–11 Jahre nach VKB-Ruptur bei Handballerinnen berichten Myklebust et al. über eine Wiederkehr zum Leistungsniveau von vor der Verletzung von 58% [16]. Wenn der Patient die Entscheidung zur Rückkehr zum Sport getroffen hat, so ist vonseiten der ärztlichen und physiotherapeutischen Betreuung darauf zu achten, dass der Sportler mit sportartspezifischen Übungsbehandlungen auf die Wiedereingliederung in das Wettkampfgeschehen vorbereitet wird. Hierfür scheinen propriozeptive Übungen gut geeignet [18, 19] (s. Abb. 28.6). Eine frühe Integration von Übungen, die den Ball mit einbeziehen, kann die Akzeptanz des Sportlers erhöhen und zu einer Motivationssteigerung führen (s. Abb. 28.7). Eine prospektive Studie konnte hier den Vorteil eines neuromuskulären Trainingsprogrammes zur Prophylaxe von Kniegelenkverletzungen feststellen [18, 19] (s. Kap. 4). Prinzipiell scheint die operative Therapie in der Lage, den Patienten innerhalb des ersten Jahres wieder an die sportliche Aktivität heranzuführen [4, 8, 27]. Verschiedene Nachuntersuchungen konnten

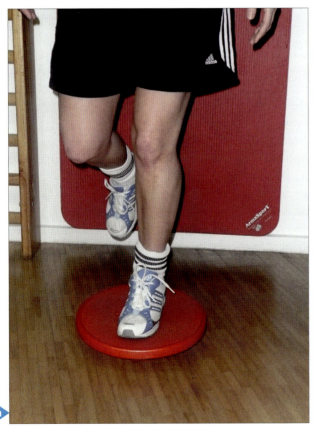
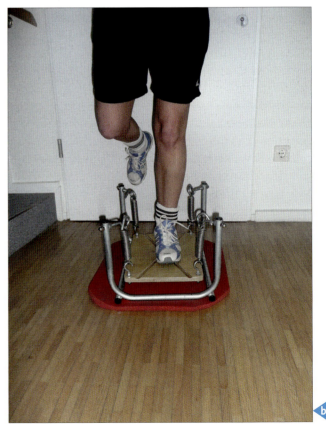

Abb. 28.6a, b: Propriozeptive Übungen sollten Bestandteil der Rehabilitation und der Vorbereitung für die Wiederaufnahme der sportlichen Aktivität sein. Zunächst können Übungen mit dem Therapiekreisel beidbeinig oder im Einbeinstand durchgeführt werden (**a**). Später können anspruchsvollere Übungen auch zur Prävention von erneuten Traumata durchgeführt werden (**b**).

zeigen, dass 65–88% der Patienten innerhalb des ersten Jahres wieder die sportliche Aktivität aufnehmen konnten [4, 8, 27]. Für den Patienten scheint es wichtig zu sein, eine realistische Aussage zu bekommen, ob eine Rückkehr zum Aktivitätslevel vor der Operation möglich ist. Myklebust et al. berichten, dass bei einem Nachuntersuchungszeitraum von 6–11 Jahren nach Ruptur des VKBs 58% der VKB-rekonstruierten und 82% der konservativ therapierten Patienten zu dem vorherigen Aktivitätslevel zurückkehren konnten [16]. Andere Daten werden von Fink et al. präsentiert [5]. In dieser Studie wird bei einem Nachuntersuchungsintervall von 10–13 Jahren eine Reduktion der sportlichen Aktivität bei Hochrisikosportarten von 44% in der operativen und 70% in der konservativen Gruppe berichtet [5]. Wenn eine Rückkehr zum Sport ermöglicht ist, und der Patient das Level von vor der Verletzung wiedererlangt hat, so ist eine sportliche Aktivität mit einer erhöhten Gefahr der Reruptur verbunden. Die Rerupturrate nach VKB-Rekonstruktion variiert in der Literatur abhängig von Sportart, Aktivitätsniveau, Transplantatwahl und Erfolg der ersten Rekonstruktion von 2,3–13% [15]. Die höchste Rerupturrate wurde in einer norwegischen Studie bei Handballerinnen erhoben. Hier betrug die Rate 13% nach VKB-Rekonstruktionen [16]. Allerdings muss hierbei angemerkt werden, dass gerade beim Frauenhandball eine extrem hohe Inzidenz von VKB-Rupturen zu finden ist [18, 19]. Im Rahmen der Studienerhebung fanden sich bei 9% der eingeschlossen Sportlerinnen VKB-Rupturen der kontralateralen, initial nicht verletzten Seite [16]. Aber nicht nur die Rerupturrate ist bei Patienten mit VKB-Ruptur erhöht. Auch die degenerativen Veränderungen im Sinne osteoarthrotischer Veränderungen sind bei Patienten mit Läsionen des VKBs erhöht. Die Frage, ob durch eine operative Therapie mit einer Rekonstruktion des VKBs das Risiko einer Osteoarthrose reduziert werden kann, ist aufgrund der fehlenden prospektiven Studienlage nicht sicher zu beantworten. Langzeitstudien bei Patienten nach VKB-Rekonstruktion zeigen, dass die Prävalenz osteoarthrotischer Veränderungen nicht primär davon abhängt, ob eine operative oder nicht operative Therapie erfolgte. Porat et al. berichten über eine Prävalenz osteoarthrotischer Veränderungen von 78% nach 14 Jahren in beiden Gruppen [17], Fink et al. von 78% in der operativ und 83% in der nicht operativ versorgten Gruppe 10–13 Jahre danach [5] und Myklebust et al. von 42% und 46% nach 6–11 Jahren [16]. Aufgrund dieser Datenlage scheint es keine Evidenz zu geben, dass eine operative VKB-Rekonstruktion das Auftreten von Osteoarthrose verhindert.

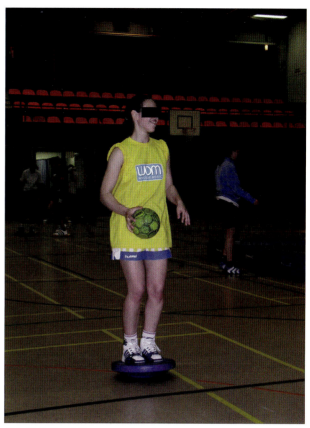

Abb. 28.7: Eine frühe Integration des Sportlers in das Mannschaftstraining und Übungen, welche die obere Extremität mit einbeziehen, können die Motivation des Sportlers und der Mannschaft steigern. Bei Aktivität im Bereich der oberen Extremität wird der Schwierigkeitsgrad der propriozeptiven Übungen durch den Verlust der visuellen Kontrolle erhöht.

Zusammenfassend lässt sich sagen, dass aufgrund der wissenschaftlichen Studienlage die Möglichkeit der Wiederaufnahme der sportlichen Aktivität nach VKB-Rekonstruktion wahrscheinlich ist. Der Zeitraum, bis der Patient seine sportliche Aktivität erneut beginnen kann, hängt sehr stark von der Sportart ab. Nach einem Zeitraum von 10–12 Wochen scheint eine Aufnahme von nicht pivotierenden Sportarten wie Laufen und Schwimmen möglich zu sein. Für pivotierende Sportarten ist abhängig vom Erfolg der muskulären und propriozeptiven Rehabilitationsmaßnahmen ein Zeitraum von 6–12 Monaten anzunehmen. Der initial vom Patienten gestellten Frage, wann eine Wiederaufnahme der sportlichen Aktivität wieder möglich sein wird, kann aufgrund der erhöhten osteoarthrotischen Veränderungen nach operativer und nicht operativer Therapie eine noch schwerer zu beantwortenden Frage gegenübergestellt werden: Sollte der Patient die sportliche Aktivität auf dem gleichen Level wie vor der Verletzung wiederaufnehmen?

Literatur

1. Beard DJ, Dodd CA. Home or supervised rehabilitation following anterior cruciate ligament reconstruction. A randomized controlled trial. J Ortho Sports Phys Ther 1998; 27: 134–143
2. Bynum EB, Barrack RL, Alexander AH. Open versus closed kinetic chain exercises after anterior cruciate ligament reconstruction. Am J Sports Med 1995; 23: 401–406
3. Dhawan A, Doukas WC, Papazis JA, Scoville CR. Effect of drain use in the early postoperative period after arthroscopically assisted anterior cruciate ligament reconstruction with bone-patellar tendon-bone graft. Am J Sports Med 2003; 31(3): 419–424
4. Feller JA, Webster KE. A randomized comparison of patellar tendon and hamstring tendon anterior cruciate ligament reconstruction. Am J Sports Med 2003; 31: 564–573
5. Fink C, Hoser C, Hackl W et al. Long-term outcome of operative or nonoperative treatment of anterior cruciate ligament rupture: is sports activity a determining variable? Int J Sports Med 2001; 22: 304–309
6. Fischer DA, Tewes DP, Boyd JL et al. Home based rehabilitation for anterior cruciate ligament reconstruction. Clin Orthop 1998; 347: 194–199
7. Glenn RE Jr, Spindler KP, Warren TA, McCarty EC, Secic M. Cryotherapy decreases intraarticular temperature after ACL reconstruction. Clin Orthop Relat Res. 2004; 421: 268–272
8. Gobbi A, Tuy B, Mahajan S et al. Quadrupled bone-semitendinosus anterior cruciate ligament reconstruction: a clinical investigation in a group of athletes. Arthroscopy 2003; 19: 691–699
9. Haggmark T, Erickson E. Cylinder or mobile cast brace after knee ligament surgery. A clinical analysis and morphological and enzymatic study of changes in quadriceps muscle. Am J Sports Med 1979; 7: 48–56
10. Jorgensen U, Jensen CM, Scavenius M et al. Rehabilitation with or without initial weightbearing. A prospective randomized study. Proceedings of Sports Medicine 2000 1995, Stockholm
11. Konrath GA, Lock T, Goitz HT, Scheidler J. The use of cold therapy after anterior cruciate ligament reconstruction. A prospective, randomized study and literature review. Am J Sports Med 1996; 24(5): 629–633
12. Matava MJ, Evans TA, Wright RW, Shively RA. Septic arthritis of the knee following anterior cruciate ligament reconstruction: results of a survey of sports medicine fellowship directors. Arthroscopy 1998; 14(7): 717–25
13. McCormack RG, Greenhow RJ, Fogagnolo F, Shrier I. Intra-articular drain versus no drain after arthroscopic anterior cruciate ligament reconstruction: a randomized, prospective clinical trial. Arthroscopy 2006 Aug; 22(8): 889–893
14. Mikkelsen C, Werner S, Eriksson E. Closed kinetic chain alone compared to combined open and closed kinetic chain exercises for quadriceps strengthening after anterior cruciate ligament reconstruction with respect to return to sports. A prospective matched follow up study. Knee Surg Sports Traumatol Arthrosc 2000; 8: 337–342
15. Myklebust G, Bahr R. Return to play guidelines after anterior cruciate ligament surgery. Br J Sports Med 2005; 39: 127–31
16. Myklebust G, Bahr R, Engebretsen L et al. Clinical, functional and radiological outcome 6–11 years after ACL injuries in team handball players: a follow-up study. Am J Sports Med 2003; 31: 981–989
17. Noyes FR, Mangine RE, Barber S. Early knee motion after open and arthroscopic anterior cruciate ligament reconstruction. Am J Sports Med. 1987; 15: 149–160
18. Petersen W, Zantop T, Steensen M, Hypa A, Wessolowski T, Hassenpflug J. Prevention of lower extremity injuries in handball: initial results of the handball injuries prevention programme. Sportverletz Sportschaden 2002; 16(3): 122–126
19. Petersen W, Braun C, Bock W, Schmidt K, Weimann A, Drescher W, Eiling E, Stange R, Fuchs T, Hedderich J, Zantop T. A controlled prospective case control study of a prevention training program in female team handball players: the German experience. Arch Orthop Trauma Surg 2005; 125(9): 614–621
20. Roos H, Ornell M, Gardsell P et al. Soccer after anterior cruciate ligament injury: an incompatible combination? A national survey of incidence and risk factors and a 7-year follow-up of 310 players. Acta Orthop Scand 1995; 66: 107–112
21. Rosen MA, Jackson DW, Atwell EA. The efficacy of continuous passive motion in the rehabilitation of anterior cruciate ligament reconstruction. Am J Sports Med 1992; 20: 122–127
22. Schenck RC, Blaschak MJ, Lance ED et al. A prospective outcome study of rehabilitation programs and anterior cruciate ligament reconstruction. Arthroscopy 1997; 13: 285–290
23. Shelbourne KD, Nitz P. Accelerated rehabilitation after ACL reconstruction. Am J Sports Med 1990; 18: 292–299
24. Siegel MG, Barber-Westin SD. Arthroscopicassisted outpatient anterior cruciate ligament reconstruction using the semitendinosus and gracilis tendons. Arthroscopy 1998; 14: 268–277
25. Singhatat W, Lawhorn KW, Howell SM, Hull ML. How four weeks of implantation affect the strength and stiffness of a tendon graft in a bone tunnel: a study of two fixation devices in an extraarticular model in ovine. Am J Sports Med 2002; 30: 506–513
26. Snyder-Mackler L, Delitto A, Bailey SL et al. Strength of the quadriceps femoris muscle and functional recovery after reconstruction of the anterior cruciate ligament. J Bone Joint Surg 1995; 77-A: 1166–1173
27. Snyder-Mackler L, Ladin Z, Schepsis AA et al. Electrical stimulation of the thigh muscles after reconstruction of the anterior cruciate ligament: Effects of electrically elicited contraction of the quadriceps femoris and hamstrings muscles on gait and strength of the thigh muscles. J Bone Joint Surg 1991; 73-A: 1025–1036
28. Tyler TF, McHugh MP, Gleim GW et al. The effect of immediate weightbearing after anterior cruciate ligament reconstruction. Clin Orthop 1998; 357: 141–148
29. Von Porat A, Roos EM, Roos H. High prevalence of osteoarthritis 14 years after an anterior cruciate ligament tear in male soccer players: a study of radiographic and patient relevant outcomes. Br J Sports Med 2004; 38: 263
30. Weiler A, Hoffmann R, Bail H, Rehm O, Sudkamp NP. Tendon healing in a bone tunnel. Part II: Histological analysis after biodegradable interference fit fixation in a model of Anterior Cruciate Ligament reconstruction. Arthroscopy 2002; 18: 124–135
31. Zantop T, Weimann A, Wolle K, Musahl V, Langer M, Petersen W. Initial and six weeks post-operative structural properties of soft tissue ACL reconstructions using cross pin or interference screw fixation: An in-vivo study in ovine. Arthroscopy 2007; 23(1): 14–20

Stichwortverzeichnis

A

Achsdiagnostik 60
ACL cascade 68
Aktivität, sportliche 244f.
All-inside-Naht 185
Allografts 89ff.
AM-Bündel 6, 14f., 39, 41f., 44, 54, 81, 117, 121f., 125, 143, 149
AM-Portal 145
AM-Transplantat 81, 144, 149
AM-Tunnel 146, 148
Anamnese 49
    – hinteres Kreuzband 50
    – vorderes Kreuzband 49
Anleitung, physiotherapeutische 243
Anspannungsübung, isometrische 240f.
Antibiotika 218f.
AP-Laxität 119
Arthrofibrose 209, 213, 215
    – Ätiologie 209
    – Folgen 211
    – Klassifikation 209
    – postoperative Therapie 214
    – Prävention 211
    – primäre 209
    – sekundäre 210
    – Therapie 212f.
Arthrolyse 213
Arthrose 69f.
Arthroskopie 43, 45, 82, 182, 195, 219
    – diagnostische 63
Arthrotomie 182, 213, 219
Aufnahmen, gehaltene 60
Augmentation 121, 123ff., 127
Ausreißkraft 98
Ausreißtest 99
Außenrotations-Valgus-Test 56
Autografts 90f.
Avulsionsfraktur 161

B

Ballsport 23, 31
Bandapparat 3
Bandkomplex
    – lateraler 4
    – medialer 3
Bandnaht, primäre 80
Bandrekonstruktionen, komplexe 195
Bandverletzungen, komplexe 193f.
Begleitläsionen 49
Beinachse 166
Beugesehnen 87
Beugesehnentransplantate 100
Beugewinkel 117
Beweglichkeit 239, 241
Bewegungseinschränkung 51, 117, 179, 209, 211f.
Bewegungslimitation 241
Biomechanik 11
Blowout 140
Blutgefäßversorgung 7, 9
Bone bruise 63, 70
Bone-wedge-Technik 104, 232f.
BPTB 90
Buckel-Phänomen 63
Bündel
    – anterolaterales 8
    – anteromediales 5
    – posterolaterales 5
    – posteromediales 8
Bungee cord effect 101
Bungee cord-Effekt 202

C

Chondrozytenimplantation, autologe 177
Cincinnati Sportsmetric Training Program 34
Computertomografie 61
Coper 41, 43, 57, 72, 74
Coupled Motion 121
Cryotherapie 240

D

dashboard injury 191
Diagnostik 49
    – arthroskopische 42, 122
    – klinische und bildgebende 122
    – radiologische 58
Doppelbündel-Rekonstruktion 19, 83, 115, 119, 143, 151
    – arthroskopische 19
    – Studien 150f.
    – Vor- und Nachteile 151
Doppelbündel-Technik 18
Doppelbündel-Zielgerät 146f.
Drainage 240
Drehbewegungen 24

E

Einbündel-Technik
    – mediale 139
    – transtibiale 139
Einheilung 98
Einzelbündel-Rekonstruktion 17, 19, 83, 129ff., 133, 135, 151
Einzelbündel-Technik 16, 118
Empty notch 62
Endobutton 101, 124
Entnahmemorbidität 86

Entwicklung, geschichtliche 79
Epidemiologie 23
Erguss, intraartikulärer 49

F

Fadenrefixation 161
Fixation 97, 99f., 103, 142
- gelenknahe 101
  - mit Interferenzschrauben 102
  - implantatfreie 106
  - transfemorale, mit einem Pin am Tunnelende 105
Fixationsknopf 145, 149
Fixationstechniken
- gelenkferne 100
- transfemorale 104
  - mit zwei Pins 104
Floppy ACL 42
Fossa intercondylaris 5, 23, 112
Fremdtransplantate 89ff.
- Aufbereitung 90
- Sterilisation 90

G

Ganzbeinaufnahme 169
Gelenkkapsel 3
- posteriore 5
- posterolaterale 5
- posteromediale 3
Geschlechtsunterschiede 23
Giving-way-Phänomene 49, 72
Gonarthrose 50
Gracilissehne 87f., 136

H

Hamstring-Transplantate 140, 142
Henning-Programm 32
High-noon-Position 18, 111ff., 116
Hochenergie-Trauma 191
Hormone 24
Hybridfixation 104, 133
Hybridverankerung 232f.
Hyperextensionstrauma 39

I

ICRS-Klassifikation 176
Immobilisation 241
Impingement 7, 17, 111, 212f.
- pathologisches 115
- physiologisches 114
Impingement-Test 130, 134, 230
Implantatentfernung 154, 157, 226
Infektion 215
- Diagnose 218
- Klassifikation 218
- perioperative Infektionsrisiko 215
- postoperative 216
- präoperative Kontamination 215
- Prävention 218
- Therapie 219
Inkorporation 92
Insertion 98
- femorale 6
- tibiale 7

Insertionsanatomie, radiologische 116
Instabilität
- anterolaterale 192
- anteromediale 191
- dynamische 72
- posterolaterale 192f.
- vordere 165f.
Interferenzschraube 102, 142, 203
Interferenzschraube, biodegradierbare 102f.
Intrafix 104

J

Jerk-Test 56

K

Kette
- geschlossene 242f.
- offene 242
Kinder 73, 159f., 162
Kinematik 11, 14, 16, 18
Knieluxation 192
Knie-Trauma-Kaskade 69, 71
Knochendichte 99
Knochenwachstum 160
Knorpel-Knochen-Transplantation 178f.
Knorpelschäden 70, 175
- Epidemiologie 175
- Klassifikation 175
- Spontanverlauf 175
- Therapie 176
Kombinationsprogramme 34
Komplexinstabilität, chronische 194
Kontrolle, neuromuskuläre 27
Korbhenkelläsion 182
Korbhenkelriss 72
Korrekturosteotomie 165
Korrekturwinkel 169
Kräfte im VKB 97
Kraft-Moment-Sensor 11
Kreuzband
- hinteres 8
- vorderes 5
KT-1000-Arthrometer 54
KT-1000-Test 11

L

Lachman-Test 11, 15, 53f., 228
Läsionen, osteochondrale 159
Latenzzeit 27
Laxitäts-Test, aktiver 56
Lemaire-Test 55
Losee-Test 56
Luxationsfrakturen 59

M

Magnetresonanztomografie 61
Materialentfernung 226
Menisektomie 70
Meniskus 50
Meniskusheilung 184
Meniskusläsion 50, 159f., 181ff., 187
Meniskusrefixation 181, 183ff., 241
- postoperative Behandlung 185

Meniskusteilresektion 182
Meniskus-Test 57
Mikrofrakturierung 177f.
Mikulicz-Linie 60
Mosaikplastik 179
Motivation 245
Multiligamentverletzungen 191
Muskelkräftigung 239, 242
Muskelreaktionszeit 27
Muskulatur, ischiokrurale 26
M-Zeichen 196

N

Nahtcerclage 153
Narbenbildung 209
Nervenschäden 167
Nicht-Kontakt-Mechanismen 39
Niedrigenergie-Trauma 191
Notch-Impingement 210
Notching 233

O

Off-set-Zielgerät 113
Osteoarthrose 59, 68ff., 73, 165f., 175f., 211, 245
  – bei normaler Beinachse 179
  – bei varischer Beinachse 179
Osteophyten 210, 212
Osteosynthese 153, 167
Osteotomie 165ff., 169, 171, 179
  – in Kombination mit VKB-Plastik 170
Osteotomiehöhe 168
Osteotomielokalisation 168
Östrogen 24
Outerbridge-System 176
Outside-in-Naht 184
Over-the-top-Position 81

P

Partialruptur 39, 45, 62, 122, 127
  – Behandlung 123
  – Klassifizierung 121
  – Operationstechnik 124
Patella 3, 159
Patella baja 86f., 169
Patella-Kontraktur-Syndrom 86
  – inferiores 209
Patellaluxation 159, 192
Patellarkontraktur-Syndrom 87
Patellarsehne 86, 129, 131
Patellarsehnentransplantate 99f.
Patienten, ältere 73
Perlenfixation 104
Physiotherapie 211, 213
Pivot-Shift-Phänomen 72
Pivot-Shift-Test 13, 15, 55f., 228
Plattenfixateur 171f.
PL-Bündel 6, 14f., 39, 41f., 44, 54f., 81, 117, 121ff., 143, 149
PL-Portal 145
PL-Transplantat 144
PL-Tunnel 146, 148f.
Popliteussehne 5

Prävention 31
Präventionsprogramme 32
Präventionstraining 36
Prevent Injury Enhance Performance (PEP) 36
Propriozeption 27, 33
Propriozeptionstraining 33, 35
Punktion 51

Q

Quadrizepsmuskulatur 26
Quadrizepssehne 88f.

R

Radiärriss 182
Rampenläsion 185
Refixation 153, 181
Rehabilitation 172, 198, 212, 239
  – akzelerierte 203f.
  – beschleunigte 239
Reißkraft 8
Rekonstruktion
  – posterolaterale 197
  – posteromediale 197
Remodeling 118
Reposition, arthroskopische 153
Residents ridge 112f.
Revisionsersatz 221, 230ff., 234
  – Begleitpathologien 223
  – Studien 233
  – Transplantatauswahl 231
  – Verankerung 231f.
Rigidfix-System 104f.
Risikofaktoren
  – anatomische 23
  – hormonelle 24
Risikomanöver 26
Röntgenuntersuchung 58
Rosenberg-Aufnahme 59
Rotationsinstabilität 53, 123, 143, 226
  – anterolaterale 13, 15
  – anteromediale 225
  – posterolaterale 225
Rotationskontrolle 16
Rotationsschubladen 53
Rotationsstabilität 13f., 16, 123
Ruptur
  – akute 62
  – chronische 62
  – Klassifikationen 40
  – Spontanverlauf 67
Rupturform 40f.
Rupturmuster 39, 44

S

Sag sign 52
Sagittalkorrektur 169
Sandwich-Verfahren 233
Santa Monica ACL Prevention Projects 36
Schäden
  – chondrale 176f.
  – osteochondrale 176, 178
Scheibenwischer-Effekt 101, 202

Schraubenosteosynthese 153f.
Schublade 60
Schubladen-Phänomen 50, 52ff.
Schubladentest 11
Schwellung 239f.
Segondfraktur 59
Sehnentransfer
– freier 80, 82
– gestielter 80
Sehnentransplantate 88
Seitenband
– laterales 4
– mediales 4
Seitenband-Test 51
Sekundärschäden 74
Sekundärstabilität 103
Semitendinosussehne 87f., 133, 136, 143f.
Skisport 25, 33
Slippage 233
Slocum-Test 56
Slope-Erhöhung 169, 171
Spendertransplantate 89f., 92
Sportunfälle 23
Sprung 24
Sprung-Test 57
Sprungtraining 34f.
Sprungübungen 33
Stabilität, funktionelle 27
Struktur, histologische 7
Struktureigenschaften 85
Studien, biomechanische 98
Subluxations-Test
– dynamische anteriorer 55
– instrumenteller 56
Sulcuszeichen 58, 63
Surgical Risk Factor (SURF) 71
Synovia 105
Synovialflüssigkeit 205

T

Tasthakenprobe 44
Teilbelastung 242
Therapie
– nicht operative 67
– operative 67, 72
TransFix 139ff.
Translationsmessungen 54
Transplantatdurchmesser 87, 103
Transplantate, künstliche 85
Transplantatentnahme 195
Transplantatfehlplatzierung 204
Transplantathyperplasie 210
Transplantathypertrophie 206
Transplantatspannung 117f.
– initiale 118f.

Transplantatversagen 85, 166, 222, 226
Transplantatwahl 85
Tunnel
– femorale 112
– femorale Landmarken 113
– tibiale 114
– tibiale Landmarken 114
Tunnelerweiterung 231
Tunnelfehllagen 112, 114
Tunnelfehlplatzierung 204
Tunnelmanagement 226
Tunnelposition 111, 228f.
– anatomische 17
– femorale 17ff.
– isometrische 17
– tibiale 17f.
Tunnelweitung 201f., 205f.
– biologische Faktoren 205
– durch Interferenzschrauben 203
– durch transtibiales Bohren 204

U

Uhr-Position 7
Umstellungsosteotomie 165, 167, 170
unhappy triad 191
Unterschiede, geschlechtsspezifische 27
Untersuchung
– körperliche 50
– radiologische 222

V

Varus-/Valgus-Test 52
Verletzungsmechanismen 24, 31
Verletzungsmuster 39
Vermont ACL Prevention Program 33
Versagenslast 99
VKB-Ersatzplastik, arthroskopische 134
VKB-Kaskade 68
Vollbelastung 242

W

Wachstumsfuge 153f., 159ff.
Wachstumsstörung 160
Winkelstabilität 167

Z

Zeichen
– direkte 62
– indirekte 63
Zirkeltraining 35
Zyklopsläsion 212f.
Zyklops-Syndrom 210, 227
Zytokine 205

Alle wichtigen und aktuellen OP-Techniken – Fuß und Sprunggelenk

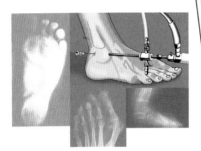

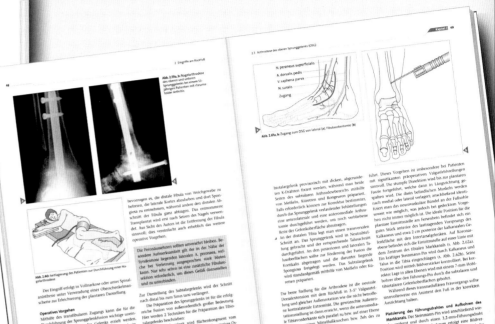

Das Handbuch für den Fußchirurgen!

Fußbeschwerden gehören zu den häufigsten Konsultationsgründen in der orthopädischen Praxis. Entsprechend oft sind Eingriffe an Fuß und Sprunggelenk indiziert.

Sie finden in diesem Buch:

- Aktuelle Standards der Fuß- und Sprunggelenkschirurgie
- Einheitliche Darstellung der einzelnen Operationen, von der Indikation über die OP-Planung und -vorbereitung bis zur OP-Technik und Nachbehandlung
- Komplikationsrisiken und Behandlungsalternativen
- Arthroskopische und endoskopische Verfahren
- Über 500 aussagekräftige Abbildungen

Aus dem Inhalt:

- Arthroskopie/Endoskopie, Arthrodesen, Endoprothetik am Rückfuß
- Eingriffe an Sehnen und Knochen des Rück- und Mittelfußes
- Hallux valgus, Hallux rigidus
- Kleinzehenkorrekturen
- Neuralgien
- Rheumatischer Fuß
- Traumatologie
- Kindliche Fußdeformitäten
- Diabetischer Fuß
- Amputationen

Ein unentbehrliches Nachschlagewerk für jeden, der verstärkt in der Fußchirurgie tätig werden will!

2009, 448 Seiten, 518 Abbildungen in 841 Einzeldarst., 12 Tabellen
ISBN 978-3-7691-0488-2
gebunden **€ 199,–**

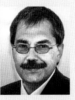

Prof. Dr. med. h.c. Jörg Jerosch
Chefarzt der Klinik für Orthopädie, Unfallchirurgie und Sportmedizin des Johanna-Etienne-Krankenhauses, Neuss
Generalsekretär der IGOST-IMPS

Prof. Dr. med. Dr. h.c. mult. Jürgen Heisel
Chefarzt der Orthopädischen Abteilung der Fachkliniken Hohenurach, Bad Urach

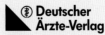

Bestellungen bitte an Ihre Buchhandlung oder Deutscher Ärzte-Verlag, Versandbuchhandlung:
Postfach 400244, 50832 Köln; Tel. (0 22 34) 7011-314 / Fax 7011-476
E-Mail: vsbh@aerzteverlag.de

Mehr Information: aerzteverlag.de

Empfehlungen von Sportarten aus orthopädischer und sportwissenschaftlicher Sicht

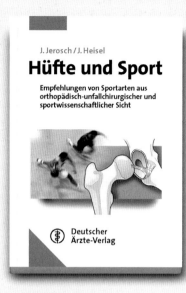

2009, 202 S., 51 Abbildungen
in 81 Einzeldarst., 26 Tabellen
ISBN 978-3-7691-1247-4
broschiert € **44,95**

Sport trotz Hüftbeschwerden?

Sie erfahren, welche Sportarten empfehlenswert sind und was Patienten mit bereits geschädigten Hüftgelenken auch nach Implantation einer Endoprothese beim Sport beachten müssen.

- Anatomische und sportmedizinische Grundlagen
- Erkrankungen und Verletzungen der Hüfte
- Geeignete Sportarten auch für Patienten mit Hüftendoprothese
- Bewertung der Sportarten von A–Z

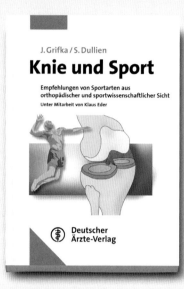

2009, 203 S., 69 Abbildungen
in 150 Einzeldarstellungen
ISBN 978-3-7691-1251-1
broschiert € **44,95**

Knie und Sport

Sie erfahren, welche Sportarten kniefreundlich sind und welche Konsequenzen sich bei Knieverletzungen für das Sporttreiben ergeben.

- Anatomische, trainingswissenschaftliche und biomechanische Grundlagen
- Erkrankungen und Verletzungen der Knieregion
- Sportarten von A-Z
- Sport in verschiedenen Lebensabschnitten
- Knieprobleme beim Leistungssportler
- Bandagen, Orthesen und Einlagen

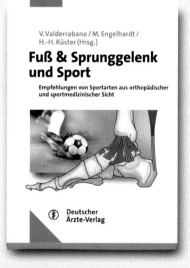

2009, 417 S., 199 vierfarb. Abb.
in 291 Einzeldarst., 62 Tabellen
ISBN 978-3-7691-1258-0
broschiert € **59,95**

Fuß & Sprunggelenk und Sport

Hier erhalten Sie Hilfestellung, um Patienten und Sportler mit Verletzungen und Überlastungsschäden am Fuß und Sprunggelenk kompetent zu beraten.

- Anatomische, biomechanische und diagnostische Grundlagen
- Sportverletzungen und Überlastungsschäden am Fuß und Sprunggelenk
- Sportarten von A-Z
- Sport in verschiedenen Lebensabschnitten
- Behindertensport
- Sportschuhe und orthopädietechnische Versorgung

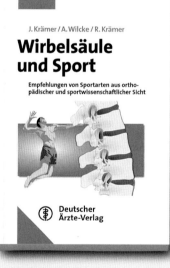

2005, 228 Seiten, 112 Abb.
in 157 Einzeldarst., 43 Tabellen
ISBN 978-3-7691-1198-9
broschiert € **39,95**

Wirbelsäule und Sport

Welche Sportarten empfehlen Sie bei Wirbelsäulenerkrankungen? Hier erfahren Sie, wie Sie Ihre Patienten mit Wirbelsäulenproblemen individuell beraten können.

- Orthopädische und sportwissenschaftliche Grundlagen
- Bewertungen der Sportarten aufgrund klinischer Erfahrungen
- Verletzungen und Überlastungsschäden der Wirbelsäule: die Ergebnisse einer Expertenumfrage
- Sport in verschiedenen Lebensabschnitten
- Rückenschmerzen bei Leistungssportlern

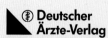

Deutscher Ärzte-Verlag

Bestellungen bitte an Ihre Buchhandlung oder Deutscher Ärzte-Verlag, Versandbuchhandlung:
Postfach 400244, 50832 Köln; Tel. (0 22 34) 7011-314 / Fax 7011-476
E-Mail: vsbh@aerzteverlag.de

Mehr Information: aerzteverlag.de